한눈에 보는
근력운동 해부학
The Student's Anatomy of Exercise Manual

저자 : Professor Ken Ashwell 역자 : 심재훈 외 9인

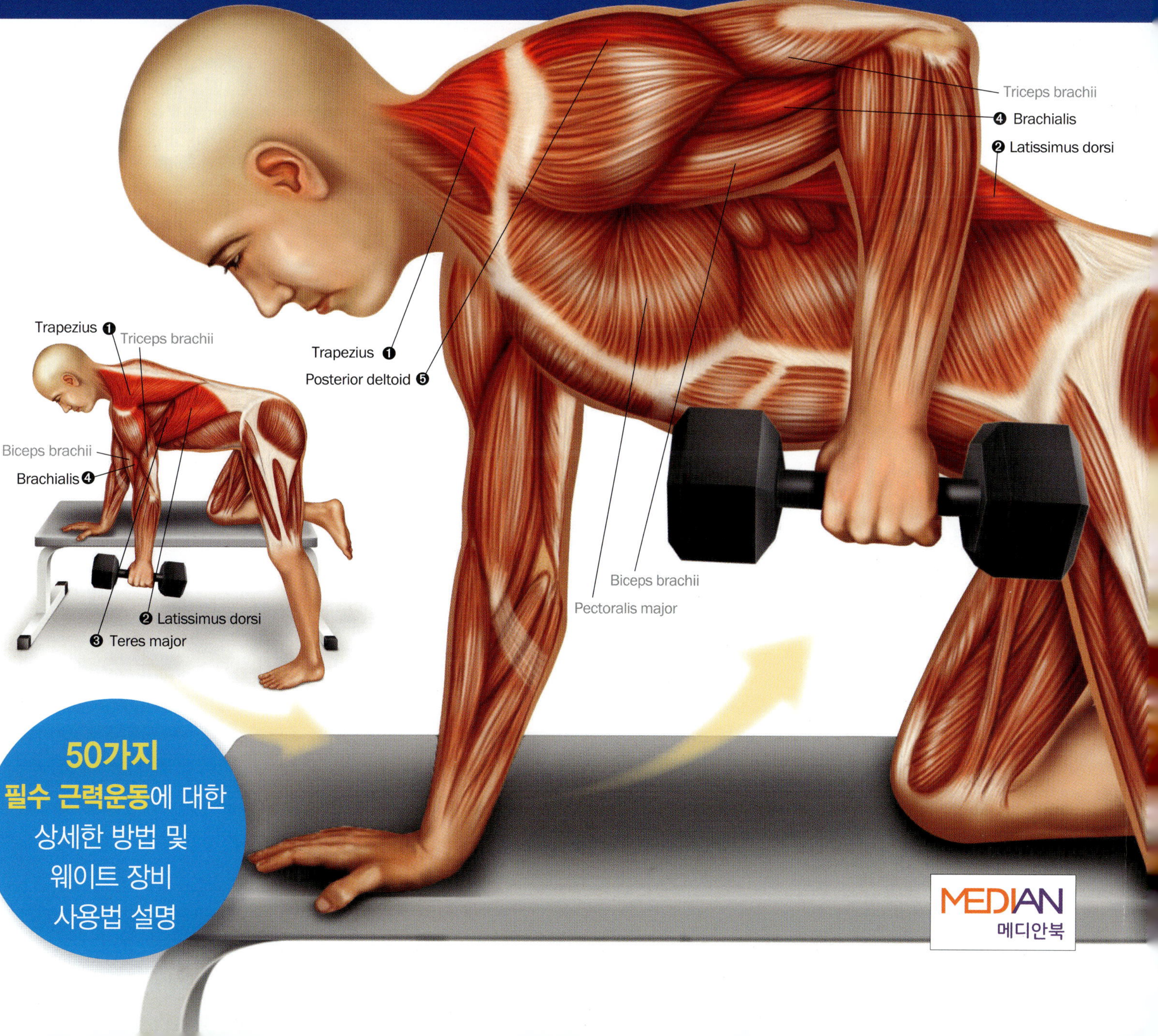

50가지
필수 근력운동에 대한
상세한 방법 및
웨이트 장비
사용법 설명

MEDIAN
메디안북

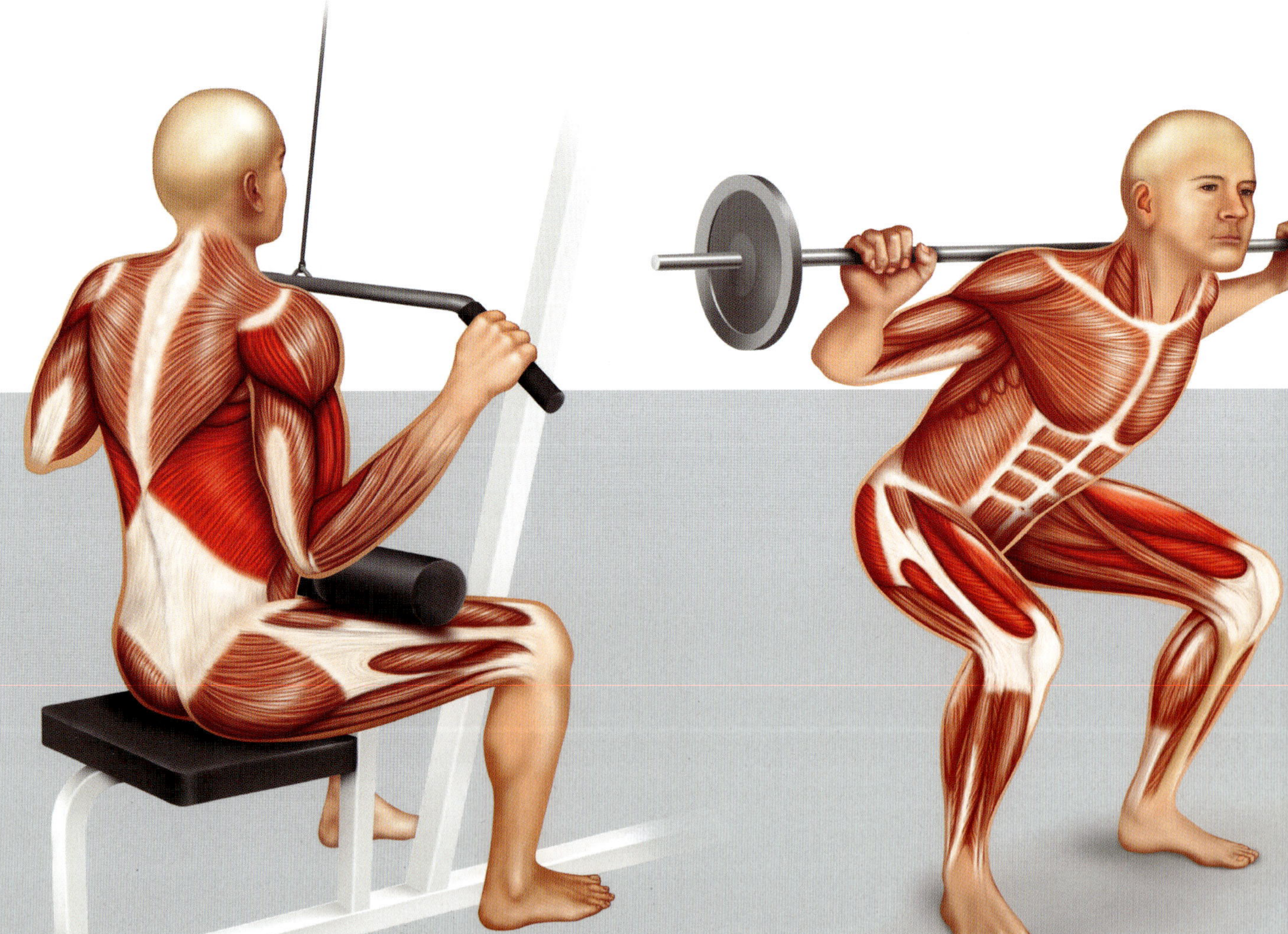

한눈에 보는
근력운동 해부학

The Student's Anatomy of Exercise Manual

Chief consultant
Professor Ken Ashwell B.Med.Sc., M.B., B.S., Ph.D.

역자 : 심재훈, 오덕원, 이규완, 이형렬, 박현주,
박혜진, 강민수, 배영대, 김종혁, 어경태

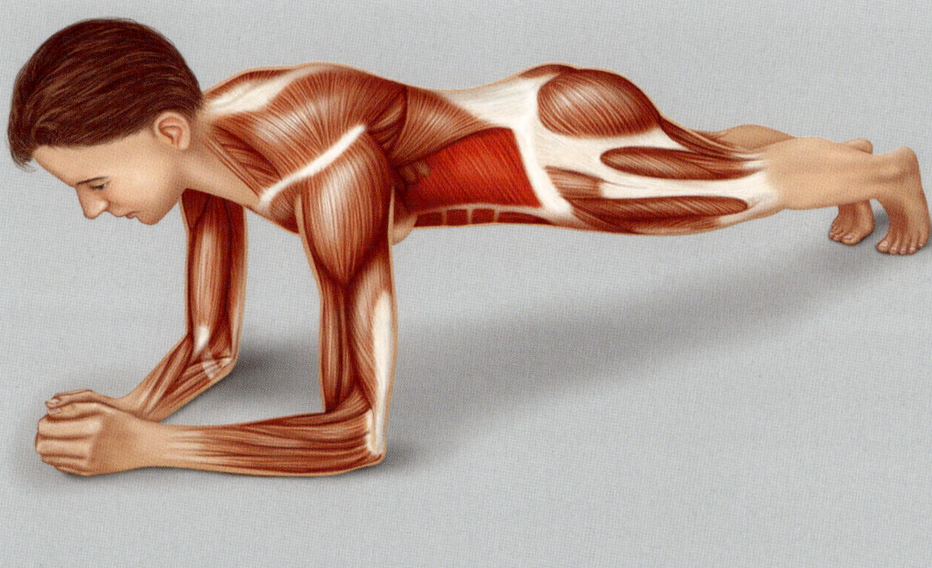

저자 서문

운동(exercise)에 대한 생각에 혁명적인 변화가 있다. 운동은 더 이상 스포츠맨이나 보디빌더의 전유물이 아니다. 건강 전문가들은 신체 활동(운동)이 어린 시절부터 노년기에 이르기까지 모든 사람의 건강과 조화를 유지하는 데 핵심적이라는 것을 알고 있다. 운동은 보기만 하는 스포츠가 아니며 체육관 회원권을 구입하는 것만으로는 최적의 몸매를 유지하기에 충분하지 않다. 모든 성인은 병력과 신체 유형을 고려하여 연령에 적합한 운동프로그램에 참여해야 한다.

미래의 운동선수를 훈련시키고 다양한 사람들의 체력(fitness)과 몸매를 유지하기 위해선 이 책은 필수적이다. 이 책에서는 해부학 또는 운동생리학 전공학생과 스포츠맨, 보디빌더 또는 체력을 향상하려는 모든 사람에게 정확히 운동하는 방법과 임상적인 조언 그리고 각 운동이 신체에 미치는 영향을 해부학적 그림을 통하여 세부적으로 제공한다. 특정한 운동을 할 때 주요한 근육의 움직임을 배우기 때문에 스포츠 활동을 하거나 일반적인 피트니스 프로그램을 할 때 최상의 결과를 얻을 수 있으며, 해부학적 개요도 포함되어 있다. 앞부분에는 주요 근육의 해부학과 기능을 설명하는 섹션이 있고, 뒷부분에는 배운 내용을 보강하기 위한 채색 워크북이 있다.

각 운동에 대한 조언과 주의는 중요하므로 항상 기억해야 한다. 운동 프로그램을 시작하는 사람은 먼저 의사와 상의해야 한다. 특히 40세 이상이거나 심장병 병력이 있거나 고혈압이 있는 경우에는 더욱 그렇다. 운동 전문가가 당신에게 가장 적합한 운동 프로그램에 대해 조언할 것이다. 일부 운동에서는 무거운 중량을 사용하여 일상생활에서 자주 사용하지 않는 근육의 강도와 유연성을 테스트한다. "올바른 운동"이란 각 운동에 대해 적절하게 준비하고, 정확한 방법으로 장비를 사용하고, 필요한 경우 운동 전문가나 의료진의 도움을 받으며, 운동을 수행할 때 주변 사람들의 안전을 고려하는 것을 의미한다. 운동을 할 때 중요하게 기억해야 할 것은 자신과 타인의 안전이 항상 최우선 순위여야 한다는 것이다.

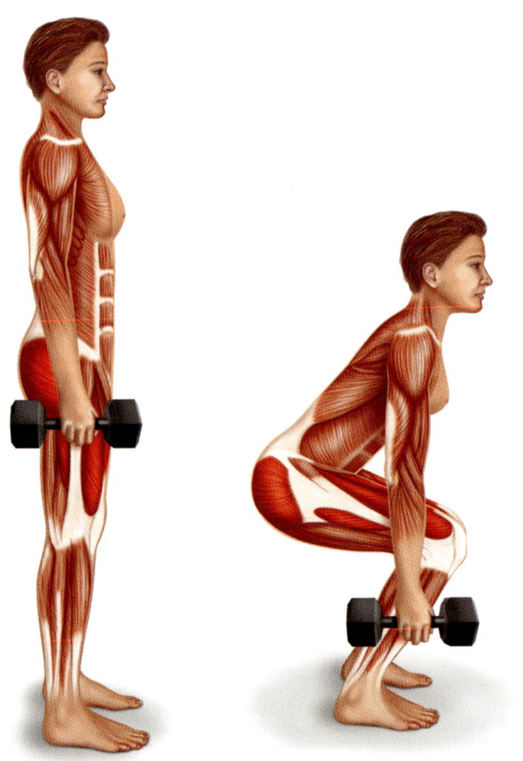

Professor Ken Ashwell
Department of Anatomy,
School of Medical Sciences, Faculty of Medicine,
University of New South Wales, Sydney, Australia

역자 서문

대부분의 사람들이 일상생활 중 가장 관심을 두는 것 중의 하나는 운동이다. 나이를 막론하고 누구나 운동을 통해 건강을 얻길 원하고 행복한 삶을 살길 바란다. 또한 운동을 통해 체력과 지구력을 키워서 균형 있는 몸매를 갖고 싶어 하며, 비만 또는 혈압, 당뇨를 해결하기 위해서 운동을 하기도 한다.

운동의 종류 중에서 근력운동은 시간과 장소에 상관없이 일상에서 가장 많이 하는 운동이다. 대개 사람들은 운동을 쉽게 생각하며, 자신을 운동전문가로 여긴다. 그러나 원칙과 방법을 잘 모르고 운동을 하다 보면 몸에 부상이 따르고, 오히려 자세의 불균형을 초래할 수도 있음을 알아야 한다. 건강과 손상된 신체의 회복을 위해 정확한 자세에서 운동을 천천히 해야 함에도 급한 마음과 잘못된 정보로 인하여 오히려 몸에 불균형과 손상을 입기도 한다. 이러한 부상은 치명적인 장애로 남아 정상적인 일상생활을 어렵게 할 수도 있다. 저자 역시 운동 원리를 잘 모르던 시절에 헬스장에서 근육맨이 되려고 했다가 오히려 다른 근육을 다쳐 고생한 적이 있다.

저자는 물리치료학과 보건학을 전공하였다. 병원과 학교에서 아픈 사람들을 치료하고 교육할 때마다 일반인들은 물론 운동선수와 트레이너들까지도 운동의 원리와 적용법에 대해 정확히 알지 못한다는 것을 알았다. 그리고 잘못된 적용으로 발생할 수 있는 문제를 모르는 것에 안타까웠다. 어디서나, 누구든 할 수 있는 운동에 대한 정확한 정보가 부족한 것은 안타까운 현실이다. 잘못한 운동으로 인한 손상은 선수들보다 일반인들에서 더욱 심각할 수 있다. 저자도 학교 다닐 때 운동을 어떻게 제대로 하는 것인지, 조심해야 할 것은 무엇이지, 운동으로 어떤 근육이 강화되고 부상당할 수 있는지 제대로 배운 경험이 없었던 것 같다. 최근에는 입시로 인한 중압감과 사교육으로 대부분의 학생들이 운동조차 할 시간이 없다. 그래서 체력 저하와 자세 불균형으로 허리와 관절 등에 부상과 통증이 많이 발생하고 있으며, 이에 따라 많은 학생들이 병원을 찾고 있다. 또한 코로나-19로 인한 재택근무의 증가와 주 5일 근무제로 인해 실 · 내외에서 다양한 운동과 스포츠를 즐기는 사람들이 늘었으며, 이에 따라 부상으로 병원을 찾는 경우도 꽤 많아지고 있다. 이런 사람들과 대면할 때마다 운동의 원리와 지식을 조금만 알아도 부상 없이 손상으로부터 빠른 회복이 될 수 있을 거란 생각을 한다.

우리가 운동하는 것은 인생을 사는 것과 같다. 너무 무리해도 안 되고, 너무 빨리해도 안 되며, 갑작스러운 변화에도 적응하기 어려우며, 적절하게 서서히, 정확하게, 정성을 들여, 과학적으로 하면 좋아지고 그렇지 않으면 나빠질 수 있기 때문이다. 가장 좋은 것은 자신이 즐기면서 할 수 있는 운동을 선택하고, 자신의 체력에 맞도록 여유 있게 행복을 느끼면서 운동하는 것이다(국가대표 축구팀 주치의 나영무 박사).

이 책에서는 적절한 운동 프로그램을 개인이 고안 할 수 있도록 핵심적인 50개의 근력운동을 소개하고 있다. 각 운동은 full color로 표시되어 운동을 수행하는 방법을 보여줄 뿐만 아니라 특정 운동에서 가장 많은 이점을 얻을 수 있는 근육을 볼 수 있다. 그리고 각 운동에는 동작을 최대한 활용하기 위한 구체적인 팁과 중요한 요점이 제공된다. 운동 프로그램을 일상생활에 포함하는 것은 신체 건강을 최적화하고 약화된 근육을 강화할수 있는 재미있는 방법이다. 지금은 신체 컨디션을 조절하고 운동을 일상의 일부로 만들어야 할 때이다. 이 책을 통해 독자들이 그동안 잘못 알았던 운동 원리와 방법들을 제대로 배우고, 운동을 통해 건강을 찾고 삶의 질도 높아지기를 진심으로 바란다.

2022년 5월

역자 대표 **심재훈 교수**

역자 소개

심재훈 | 연세대학교에서 물리치료학을 전공하고, 한양대학교에서 보건학으로 박사학위를 취득하였다. 강남세브란스병원에서 근무하였고, 현재는 백석대학교에 재직하고 있다. 물리치료사와 요양보호사 국가시험 출제위원으로 일하고 있으며, 건강과 재활 관련 연구와 학회 활동을 하고 있다. 저서로는 '궁금해요 물리치료사', '한눈에 보는 스트레칭 해부학' 등이 있다.

오덕원 | 한국체육대학교에서 체육학 석사학위를 취득하였으며, 연세대학교 물리치료학과에서 이학박사를 취득하였다. 현재는 청주대학교 물리치료학과 교수로 재직하면서 운동과학과 신경근육 재활 관련 연구를 진행하고 있다. 주요 저서로는 '작업치료사를 위한 운동치료학'과 '물리치료사로 살아가기' 등이 있다.

이규완 | 연세대학교에서 물리치료학을 전공하고 동대학원에서 석/박사 학위를 취득하였다. 현재 강남세브란스병원 재활의학과 팀장으로 27년 동안 의료서비스를 제공하고 있다. 한국신경근육재활학회 이사장으로 신경근과 제지향접근법의 보급에 힘쓰고 있으며, 일반인과 타 의료진에게 물리치료를 제대로 알리는 일에 몰두하면서 저자와 번역가로도 활동하고 있다.

이형렬 | 물리치료학을 전공하고 백석대학교에서 석사학위를 취득하였다. 현재는 '피지오핏' 대표이사로 있으며, 물리치료학과 외래교수로 재직 중으로 임상현장과 후학 양성을 꾸준하게 이어오고 있다. 저서로는 'TECAR TRAIN', '보건의료관계법규' 등이 있다.

박현주 | 연세대학교에서 물리치료학을 전공하였고, 동일한 전공으로 석사학위 및 박사학위를 취득하였다. 현재는 '닥터 아라 필라테스랩'을 운영하고 있다. 뇌졸중, 치매와 같은 신경계 환자와 암환자들의 신체 움직임과 건강 관련 프로그램을 연구하고 있으며, 임상에서 이를 실천하고 있다. 저서로는 '작업치료사를 위한 운동치료학'이 있다.

박혜진 | 물리치료학을 전공하고 백석대학교에서 석사학위를 취득하였다. 인천공항공사와 안산시청에서 의무트레이너로 근무하였으며, 현재는 근로복지공단 안산병원에서 물리치료사로서 신경계와 근골격계 손상을 가진 환자들의 재활과 회복을 위해 활동하고 있다.

강민수 | 물리치료학을 전공하고 용인대학교에서 박사학위를 취득하였다. 현재는 안산에 위치한 최재활의학과의원 소아치료실 팀장으로서 다양한 질환으로 고생하는 소아아동의 재활을 위해 활동하고 있다.

배영대 | 한양대학교에서 운동생리학, 운동처방 및 스포츠재활로 박사학위를 취득하였다. 국가대표 트레이너, 재활병원 등에서 근무하였으며 현재는 바디케어 대표로 있다. 주요 저서로는 운동재활치료, 스포츠상해와 운동재활, Athletic Clinical Taping Therapy 이 있다.

김종혁 | 한양대학교에서 운동생리학, 운동처방 및 스포츠재활을 전공하고 동대학원에서 석/박사 학위를 취득하였다. 현재는 중원대학교 의료뷰티케어학과 교수로 재직하면서 헬스케어 및 운동재활 관련 연구를 진행하고 있다. 주요 저서로는 환경운동생리학, 스포츠영양학, 스포츠마사지 & 테이핑 지도 등이 있다.

어경태 | 한양대학교에서 운동생리학 및 운동처방과 스포츠재활을 전공하고 동대학원에서 석사학위를 취득 후 박사학위를 수료하였다. 현재 한양대학교 스포츠과학부 겸임교수로 재직 중이며, 2급 생활체육지도사 강사를 맡고 있다. 일반인들의 부상 및 예방에 관한 내용과 건강관련 지표에 관한 연구를 진행하고 있다.

감수자 약력

김윤신 MPH, DrHSc, PhD

텍사스주립대와 도쿄대학교에서 환경학과 보건학 박사학위를 취득하였으며, 홍조근정훈장을 수여받았다. 현재 한양대학교 의과대학 명예교수와 건국대학교 석좌교수로 재임하고 있으며, 세계맑은공기연맹 대표로 인간의 건강과 실내환경의 개선을 위해 힘쓰고 있다.

강준한 DC

Cleveland Chiropractic College에서 카이로프랙틱을 전공하였고 미국 카이로프랙틱 전문의를 취득하였다. 현재 Cyriax정형의학연구회와 대한임상요가학회 멤버이며, 현재 의료기기회사인 닥터스마트 대표로서 환자들이 통증에서 해방될 수 있도록 연구과 교육에 전념하고 있다. “Back pain & Spinal Manipulation”, “허리와 골반 통증의 재활”, “Anatomy Trains”등의 많은 역서가 있다. 저서로 "효과적인 임상 도수치료 테크닉"이 있다.

나영무 MD

연세대학교 의과대학에서 재활의학을 전공하고 동대학원에서 박사학위를 취득하였다. 현재 스포츠재활 전문병원인 솔병원 원장으로 환자들이 건강한 삶을 찾을 수 있도록 진료하고 있다. 1996년부터 17년간 축구국가대표팀 주치의로 활동했으며, “수술없이 통증 잡는법”, “운동이 내 몸을 망친다”, “마흔부터 시작하는 백세운동” 등의 저서가 있다.

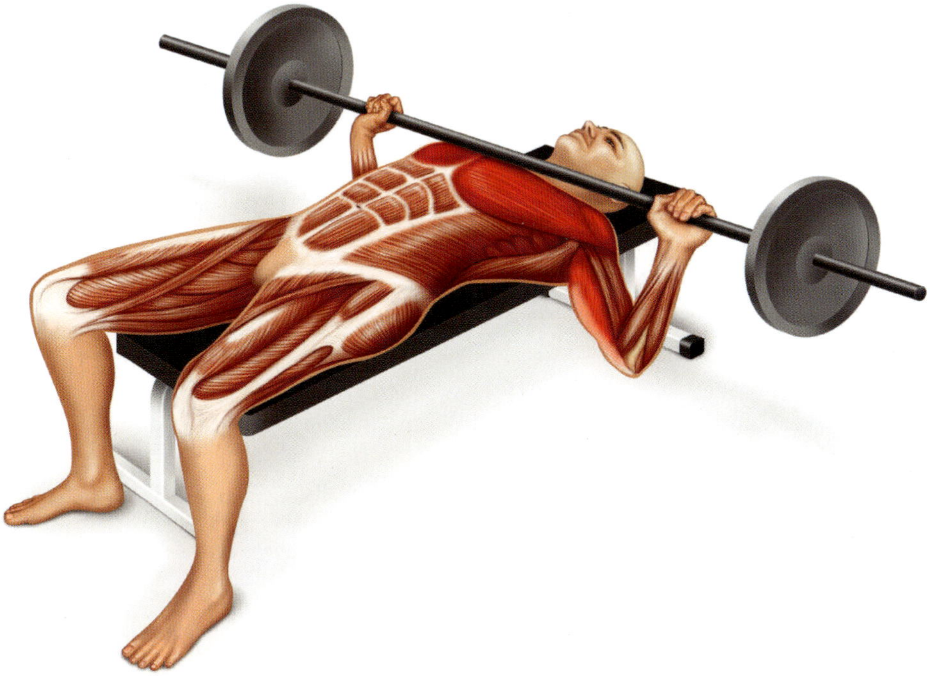

Contents

저자 서문 4
역자 서문 5
이 책을 활용하는 방법 10

해부학 개요 Anatomy Overview

신체 부위 (Body Regions) 14
근육계 시스템 (Muscular System) 16
골격계 시스템 (Skeletal System) 22
신경계 시스템 (Nervous System) 28
순환계 시스템 (Circulatory System) 32
호흡계 시스템 (Respiratory System) 36
신체의 움직임 (Movements of the Body) 38

운동 Exercise

가슴 운동 Chest Exercises

덤벨 체스트 프레스 (Dumbbell Chest Press) 44
덤벨 플라이 (Dumbbell Fly) 46
벤치 프레스 (Bench Press) 48
체스트 딥 (chest dip) 50
케이블 크로스오버 (Cable Crossover) 52
덤벨 풀오버 (Pullover) 54
팔굽혀펴기 (Push-up) 56

등 운동 Back Exercises

랫 풀다운 (Lat Pulldown) 60
친업 (Chin-up) 62
벤트오버 로우 (Bent-over Row) 64
시티드 로우 (Seated Row) 66
리버스 플라이 (Reverse Fly) 68
싱글암 로우 (Single-arm Row) 70

팔과 어깨 운동 Arm and Shoulder Exercises

위팔두갈래근 운동 (Biceps Curl) 74
위팔근 운동 (Concentration Curl) 76
케이블 컬 (Cable Curl) 78
위팔세갈래근 푸시다운 (Triceps Pushdown) 80
위팔세갈래근 익스텐션 (Triceps Extension) 82
위팔세갈래근 킥백 (Triceps Kickback) 84
숄더 프레스 (Shoulder Press) 86
프론트 레이즈 (Front Raise) 88
레트럴 레이즈 (Lateral Raise) 90
업라이트 로우 (Upright Row) 92
슈러그 (Shrug) 94
리스트 컬 (Wrist Curl) 96

다리와 엉덩이 운동 Leg and Buttock Exercises

덤벨 스쿼트 (Dumbbell Squat) 100
바벨 스쿼트 (Barbell Squat) 102
바벨 런지 (Barbell Lunge) 104
데드리프트 (Deadlift) 106
루마니안 데드리프트 (Romanian Deadlift) 108

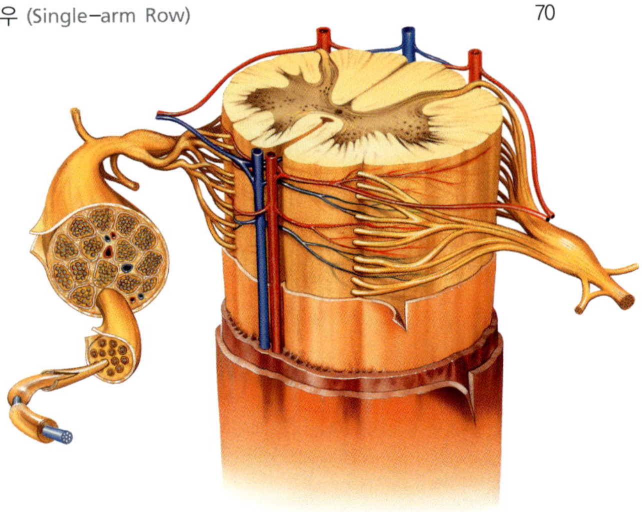

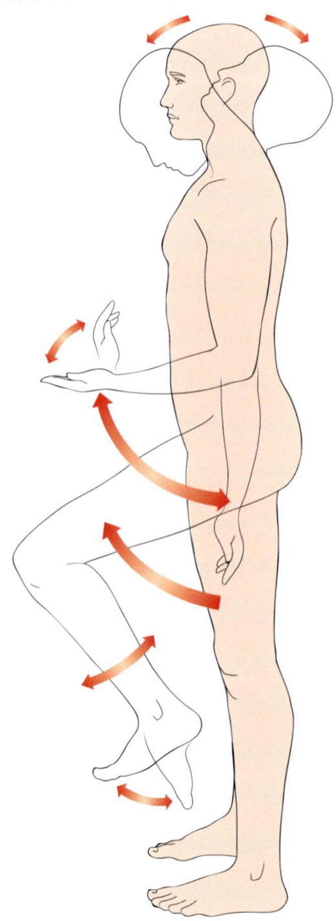

스텝업 (Step-up) 110
서서 종아리 운동 (Standing Calf Raise) 112
앉아서 종아리 운동 (Seated Calf Raise) 114
대퇴사두근 운동 (Leg Extension) 116
앉아서 허벅지 뒤쪽 근육 운동 (Seated Leg Curl) 118
엎드려서 허벅지 뒤쪽 근육 운동 (Lying Leg Curl) 120
레그프레스 (Leg Press) 122
노르딕 햄스트링 (Nordic Hamstrings) 124
허벅지 안쪽 근육 운동 (Hip Adduction) 126
힙업 운동 (Hip Abduction) 128

몸통 운동 Trunk Exercises

플랭크 (Plank) 132
크런치 (Crunch) 134
크로스 바디 크런치 (Cross-body Crunch) 136
자전거 운동 (Bicycle) 138
슈퍼맨 (Superman) 140
엉덩이근육 운동 (Bridge) 142
백 익스텐션 (Back Extension) 144
리프트 (Lift) 146
찹 (Chop) 148
워크아웃 (Walkout) 150

채색 워크북 Coloring workbook

근육계 (Muscular System) 154
머리와 목의 근육 (Muscles of the Head and Neck) 156
등의 근육 (Muscles of the Back) 158
복부와 등의 근육 (Muscles of the Thorax and Abdomen) 160
어깨의 근육 (Muscles of the Shoulder) 161
팔의 근육 (Muscles of the Upper Limb) 164
다리의 근육 (Muscles of the Lower Limb) 168
근육 형태 (Muscle Types) 172
관절 (Articulations) 173
골격계 (Skeletal System) 174
척주 (Vertebral Column) 176
팔의 뼈 (Bones of the Upper Limb) 178
다리의 뼈 (Bones of the Lower Limb) 182
신경계 (Nervous System) 184
팔과 다리의 신경 (Nerves of the Upper and Lower Limb) 184

참고문헌 Reference

용어해설 (Glossary) 188
찾아보기 190

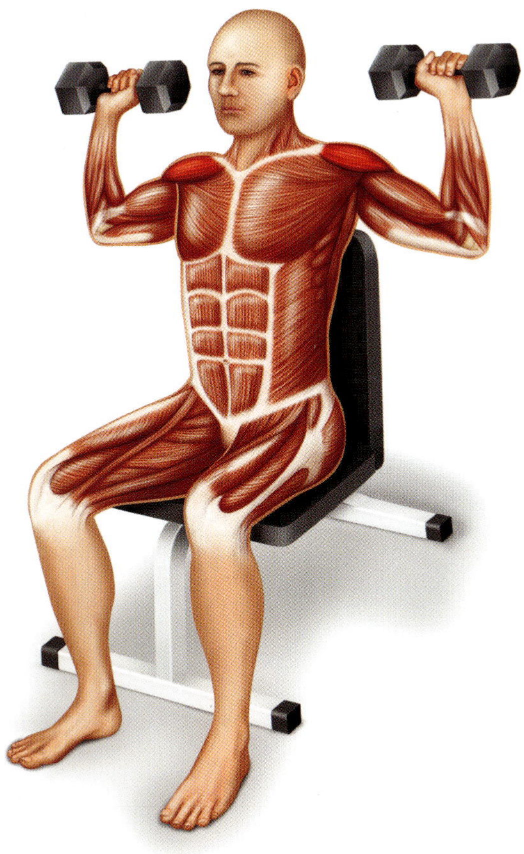

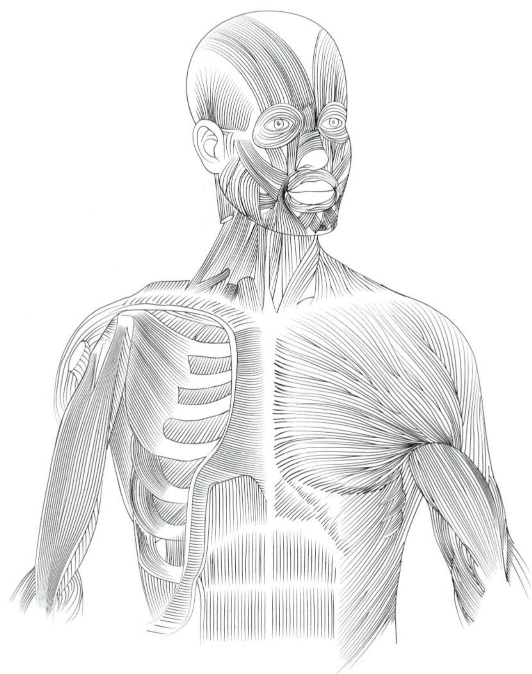

이 책을 활용하는 방법

이 책은 4가지 주요 섹션으로 구성되어 있다: Full color 해부학 개요; 스트레칭 섹션의 원리; 책의 주요 부분을 포함하는 Full color 일러스트 운동(exercise) 가이드; 그리고 당신의 해부학 지식을 테스트할 수 있는 채색 워크북.

해부학 개요 섹션은 다양한 신체 시스템 및 영역에 대한 명확하고 유익한 레이블(labels)과 함께 자세하고 해부학적으로 올바른 그림을 제공한다. 신체 부위와 그 부분들의 연결 고리를 시각화하면 운동 중에 신체가 어떻게 작동하는지 이해하는 데 도움이 된다. 추가 해부학 개요는 운동 가이드의 각 장 시작 부분에서 찾을 수 있다.

운동 가이드의 8개 장은 각각 특정 근육 영역(팔과 어깨, 가슴, 등, 몸통, 그리고 다리와 엉덩이)에 중점을 둔다. 모든 운동을 해부학적으로 올바른 자세와 함께 설명하고 있다. 레이블은 중요한 모든 근육(사용 중인 근육)을 식별하므로 운동 중에 활성화되는 근육을 정확하게 시각화하고 이해할 수 있다. 이것은 해부학에 대한 지식을 증가시킬 뿐만 아니라; 운동 및 재활 프로그램의 효과를 개선하는 데 도움이 될 것이다.

채색 워크북 장은 근육, 골격 및 신경계와 같은 중요한 신체 시스템에 대한 이해를 돕기 위한 학습 보조 자료이다. 각 그림의 색상은 이러한 시스템 내에서 근육, 뼈 및 신경의 위치를 기억하는 데 도움이 된다. 빈 레이블을 채워 신체 부위의 이름에 대한 지식을 테스트하며, 답은 각 페이지 하단에 나와 있다.

해부학 개요 페이지

이 섹션에는 특정 신체 시스템의 중요한 부분에 대한 개요를 제공하는 full color, 두 페이지의 개요 스프레드(spread)가 포함되어 있다.

Section name

Subject title

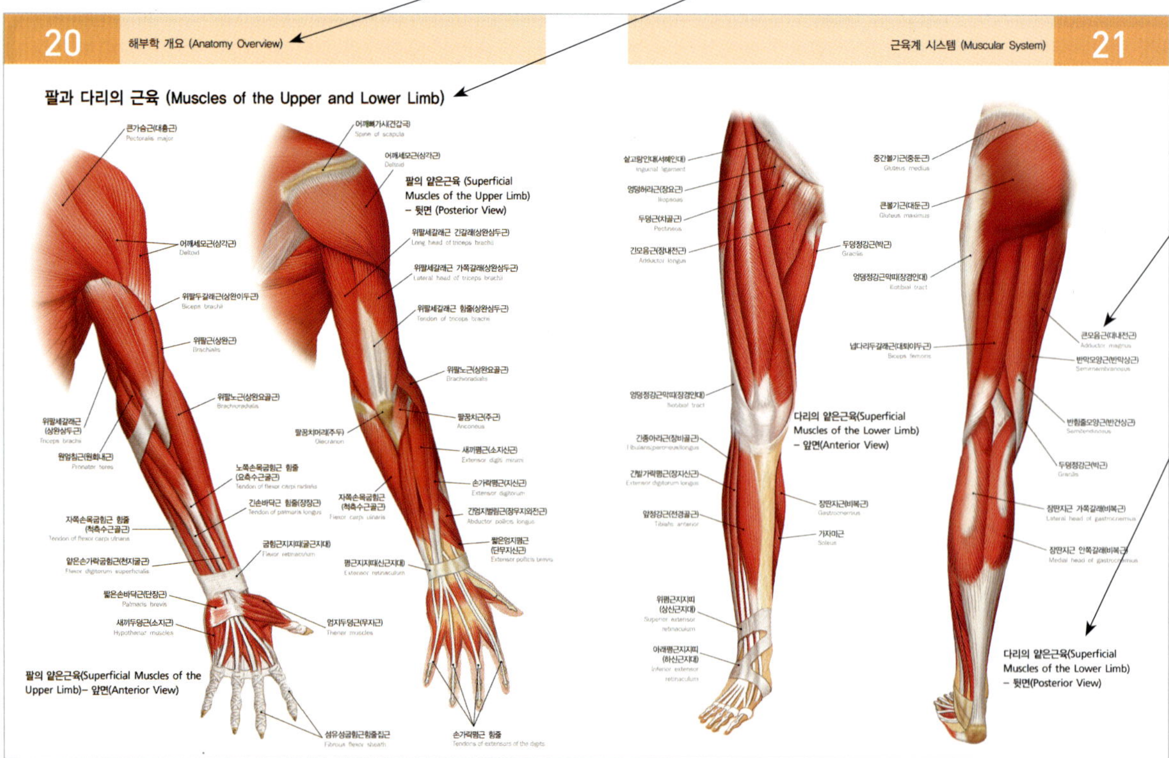

레이블

각 그림의 레이블은 신체 시스템, 기관 또는 미세 구조의 중요한 부분을 나타낸다.

그림 제목

그림 제목은 신체 부위의 이름을 제공한다. 필요한 경우 방향(orientation)이 포함된다.

운동(exercise) 페이지

운동 가이드의 각 장은 특정 근육 영역에 중점을 둔다. 운동은 활성화되고 안정화되는 근육을 식별할 수 있도록 정확한 해부학적 자세를 통해 나타난다.

Chapter name

Exercise title

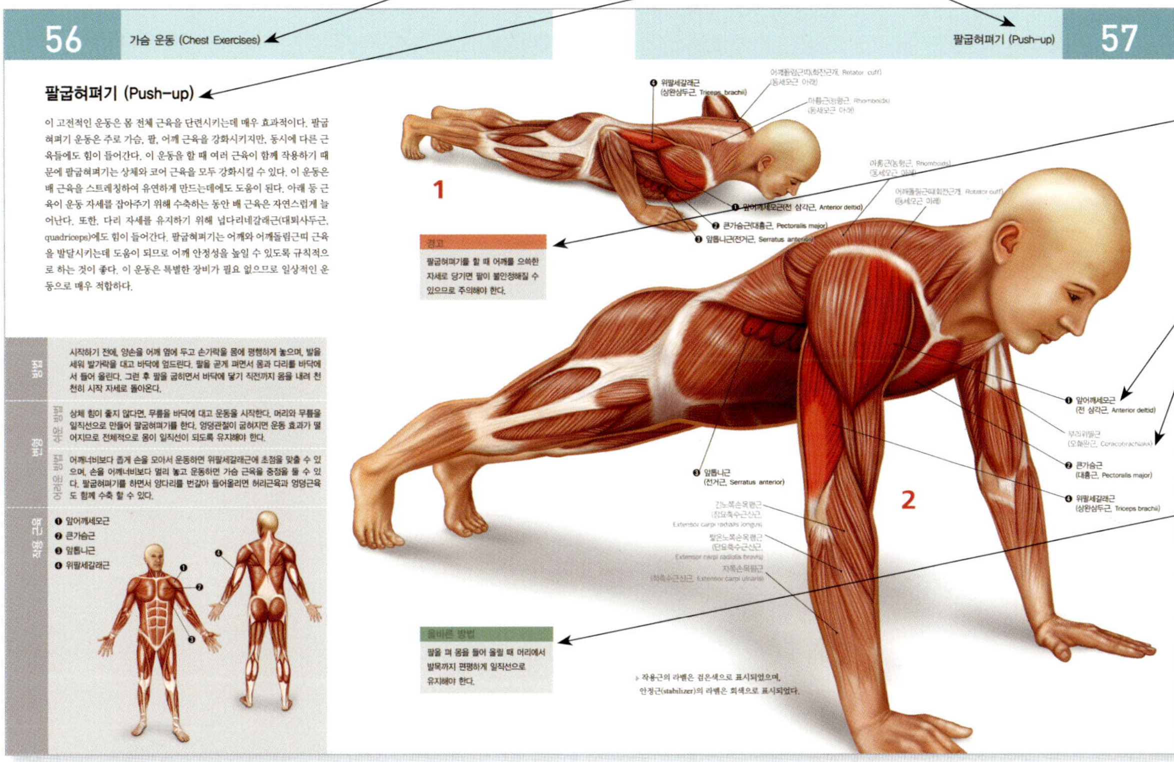

주의 상자

부상을 방지하기 위해 각 운동에 대한 주의를 따른다.

레이블

레이블은 활성화되는(검은색) 작용근과 안정화되는(회색) 안정근을 알려주며, 이를 통해 운동 중에 어떤 근육이 활성화되는지 쉽게 시각화하고 이해할 수 있다.

올바른 방법 상자

이 팁은 운동을 수행할 때 올바른 기술이 사용되도록 한다.

워크북 페이지 색칠하기

이 마지막 섹션에는 근육, 골격 및 신경계의 일부에 대한 흑백 그림이 포함되어 있다. 잘 기억될 수 있도록 신체부위가 흑백 색상으로 되어 있다.

Section name

Subject title

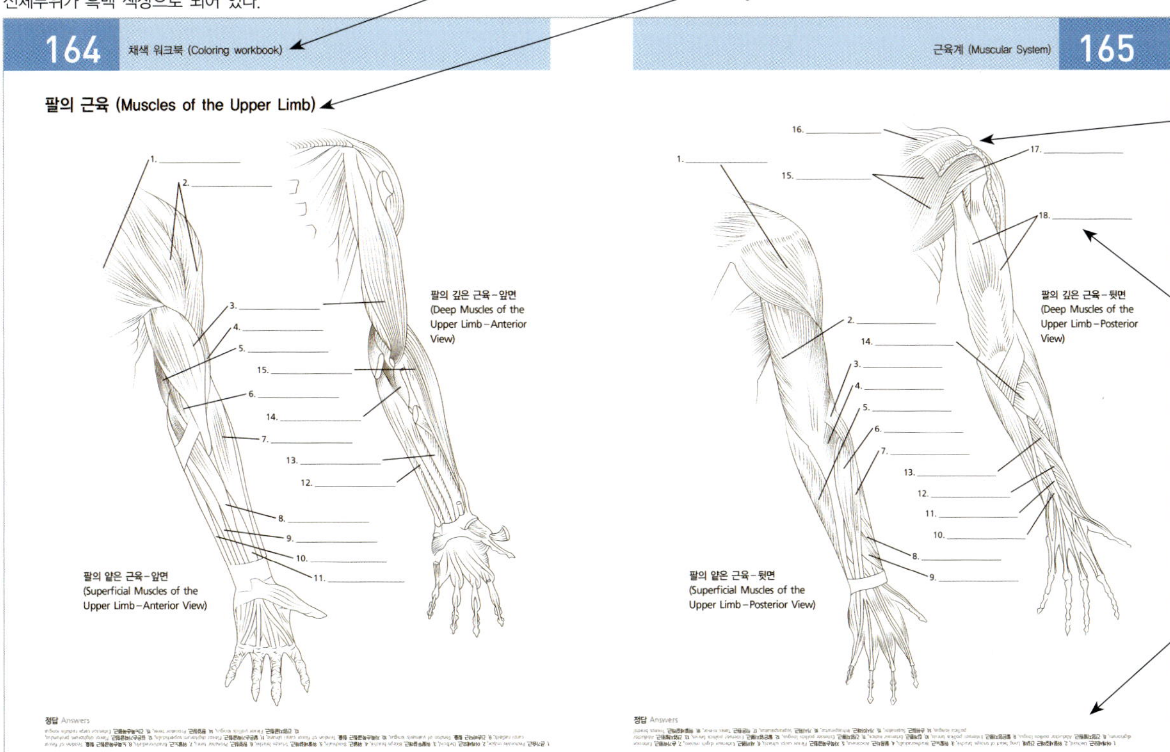

삽화

흑백 삽화의 채색은 각 신체 부위의 모양과 위치를 마음에 각인하며, 나중에 그 부위를 훨씬 쉽게 시각화할 수 있다.

빈 레이블

번호가 매겨진 빈 레이블은 신체 부위를 나타낸다. 해부학적 지식을 테스트하기 위해 레이블을 채운다.

정답

빈 레이블에 해당하는 답은 각 페이지의 맨 아래에서 180도 회전하여 찾을 수 있다.

해부학 개요
Anatomy Overview

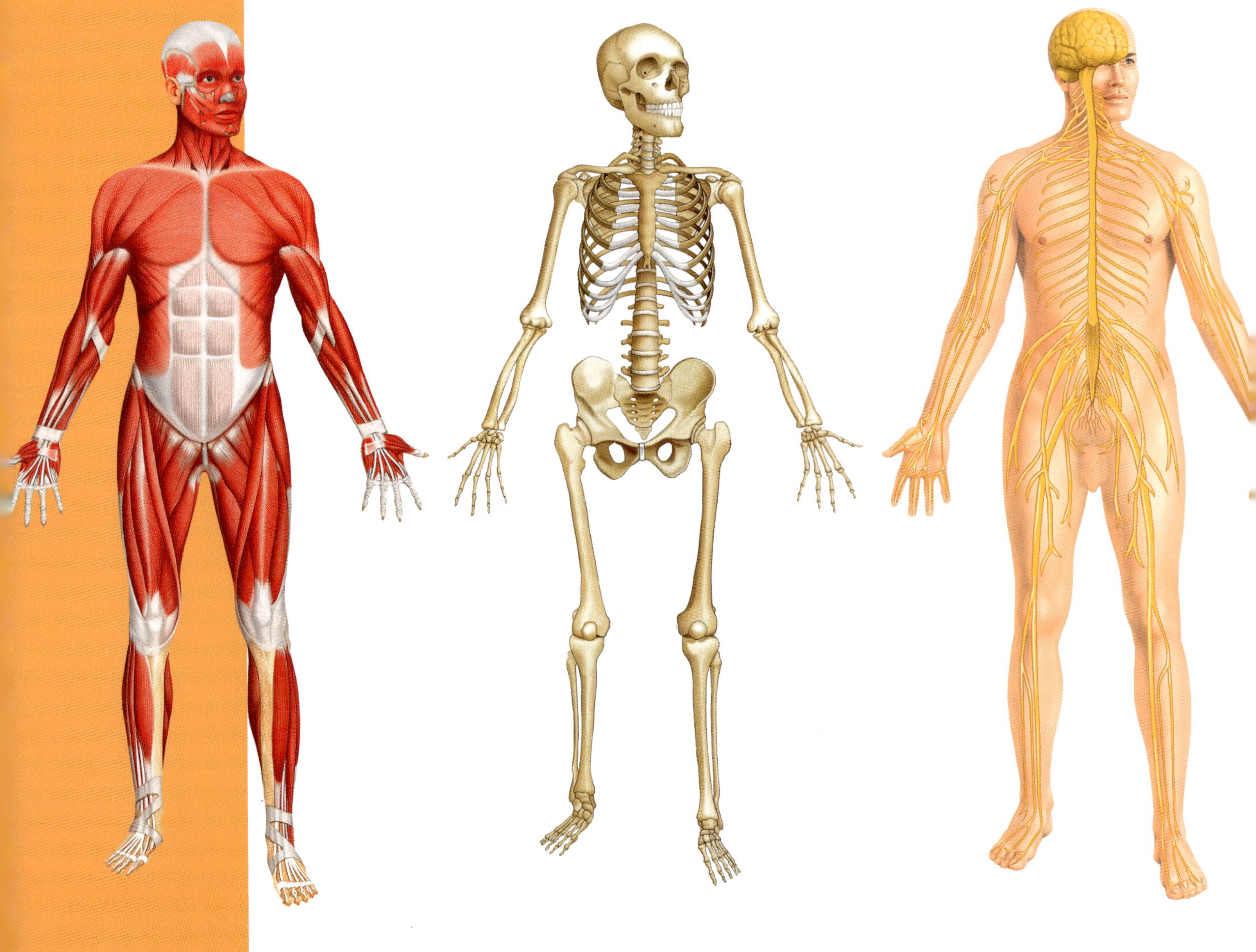

신체 부위 (Body Regions) 14

근육계 시스템 (Muscular System) 16

골격계 시스템 (Skeletal System) 22

신경계 시스템 (Nervous System) 28

순환계 시스템 (Circulatory System) 32

호흡계 시스템 (Respiratory System) 36

신체의 움직임 (Movements of the Body) 38

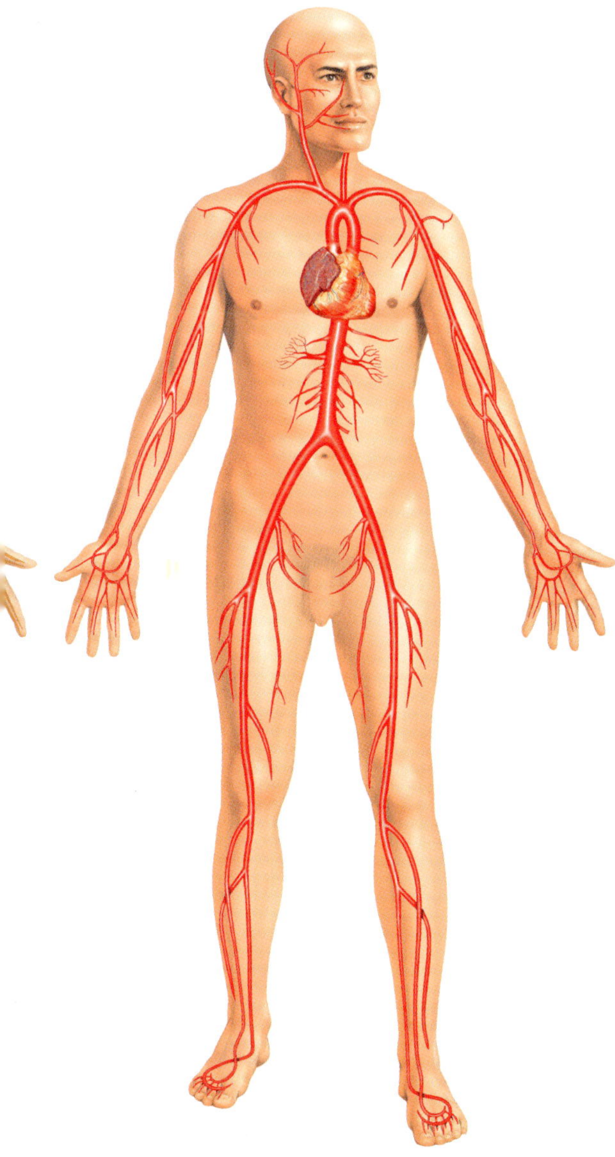

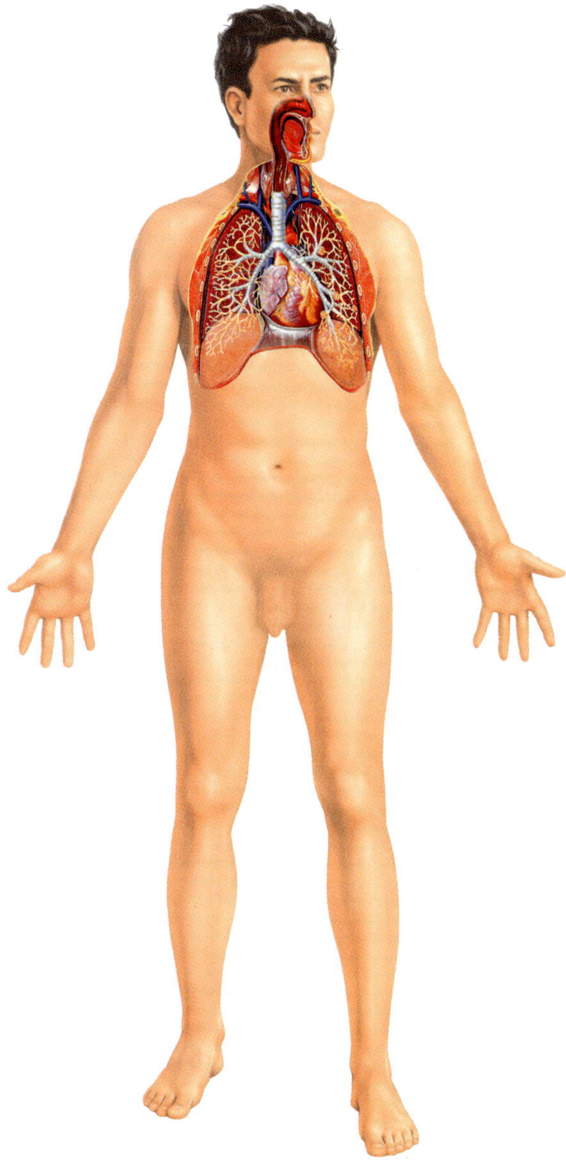

신체 부위 (Body Regions)

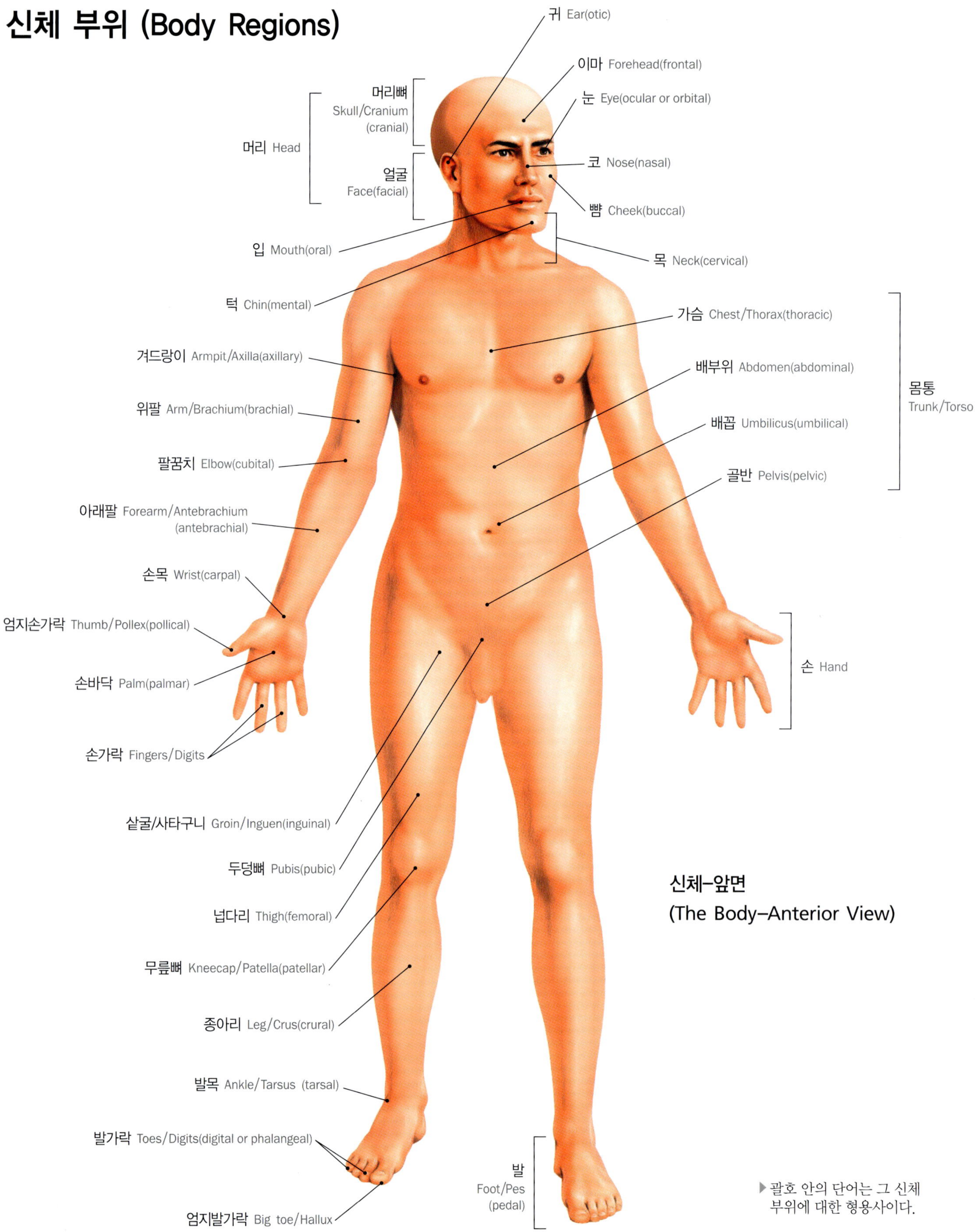

신체–앞면
(The Body–Anterior View)

▶괄호 안의 단어는 그 신체 부위에 대한 형용사이다.

신체-뒷면
(The Body-Posterior View)

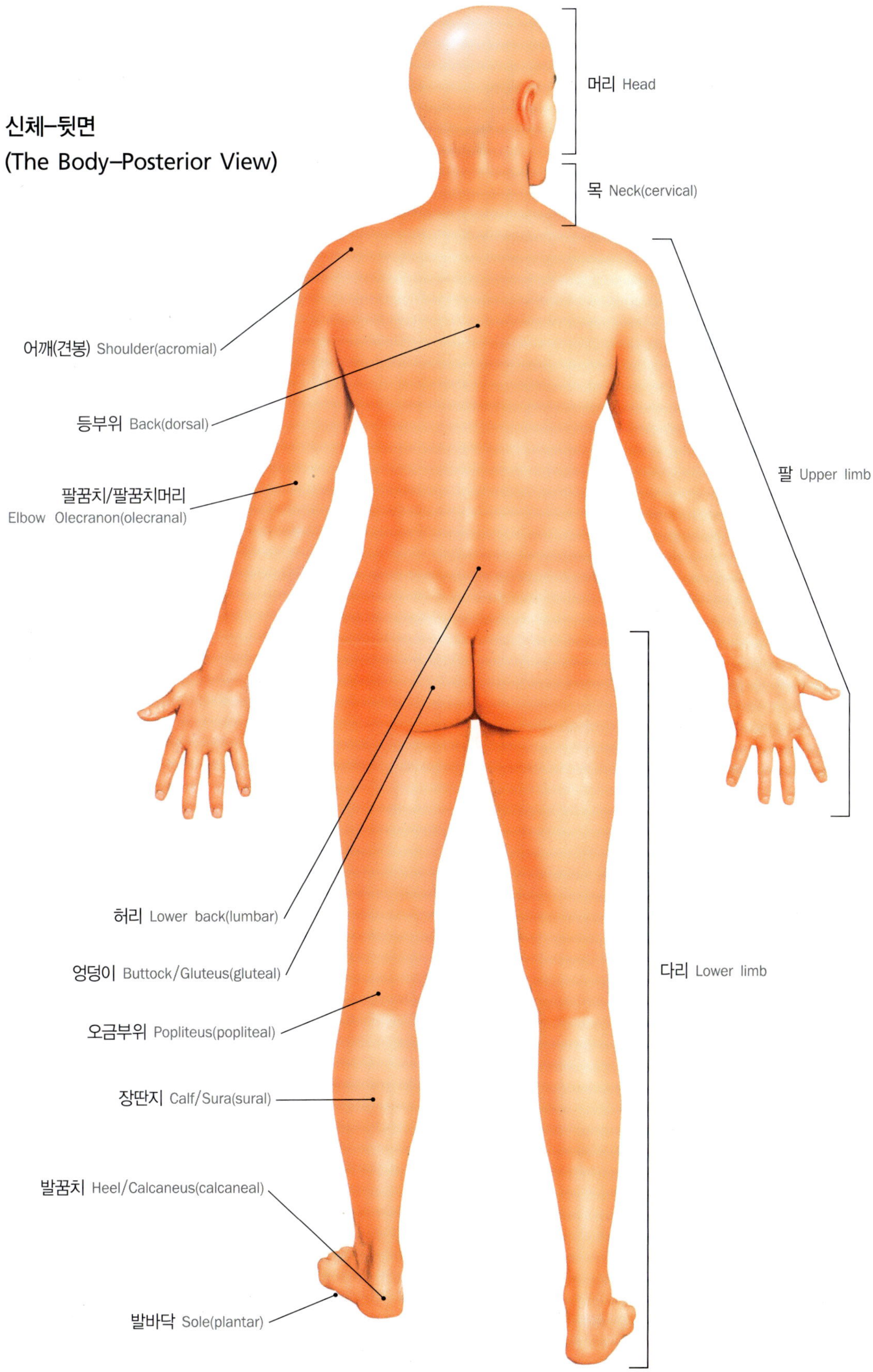

신체의 근육 (Muscles of the Body)

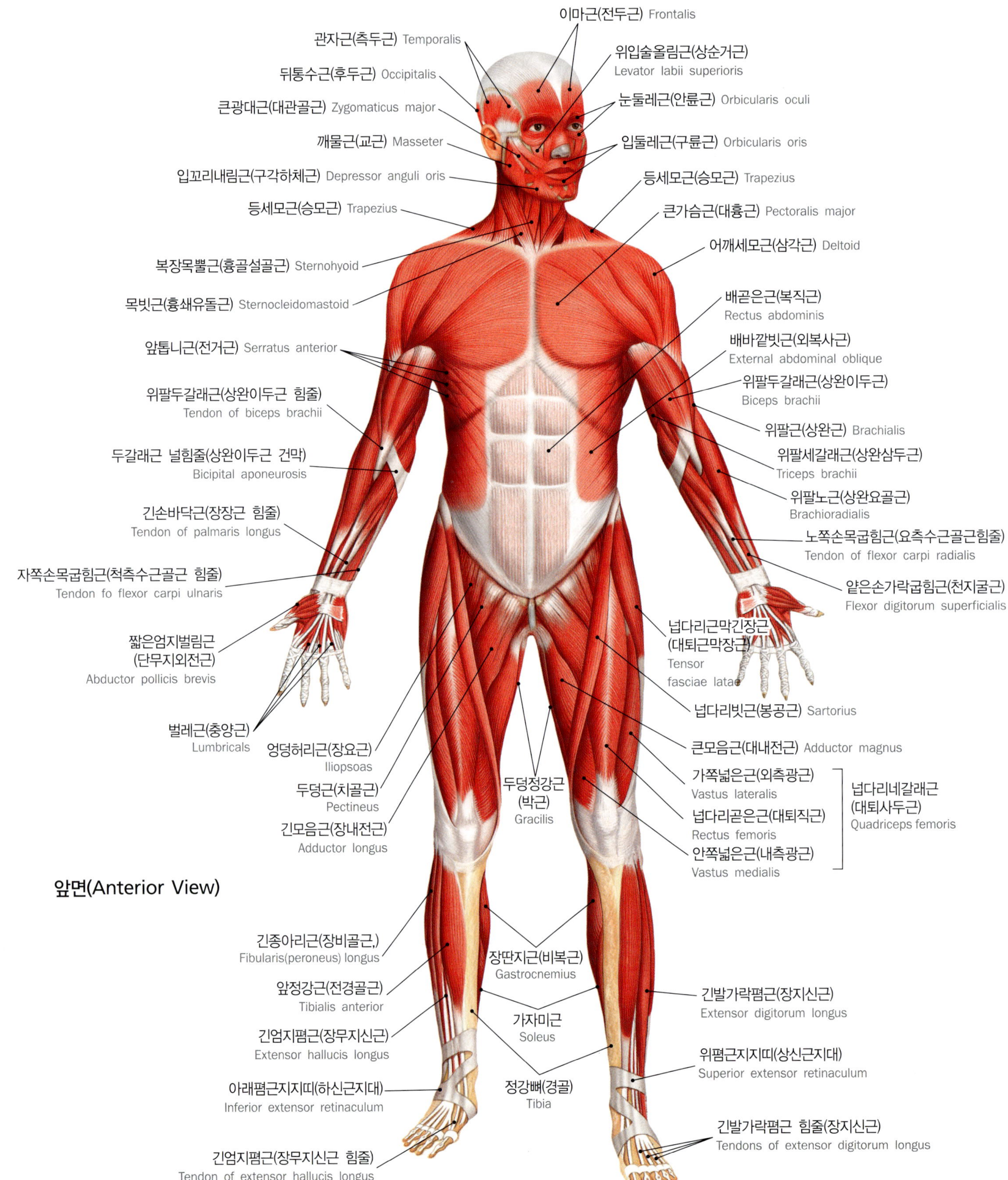

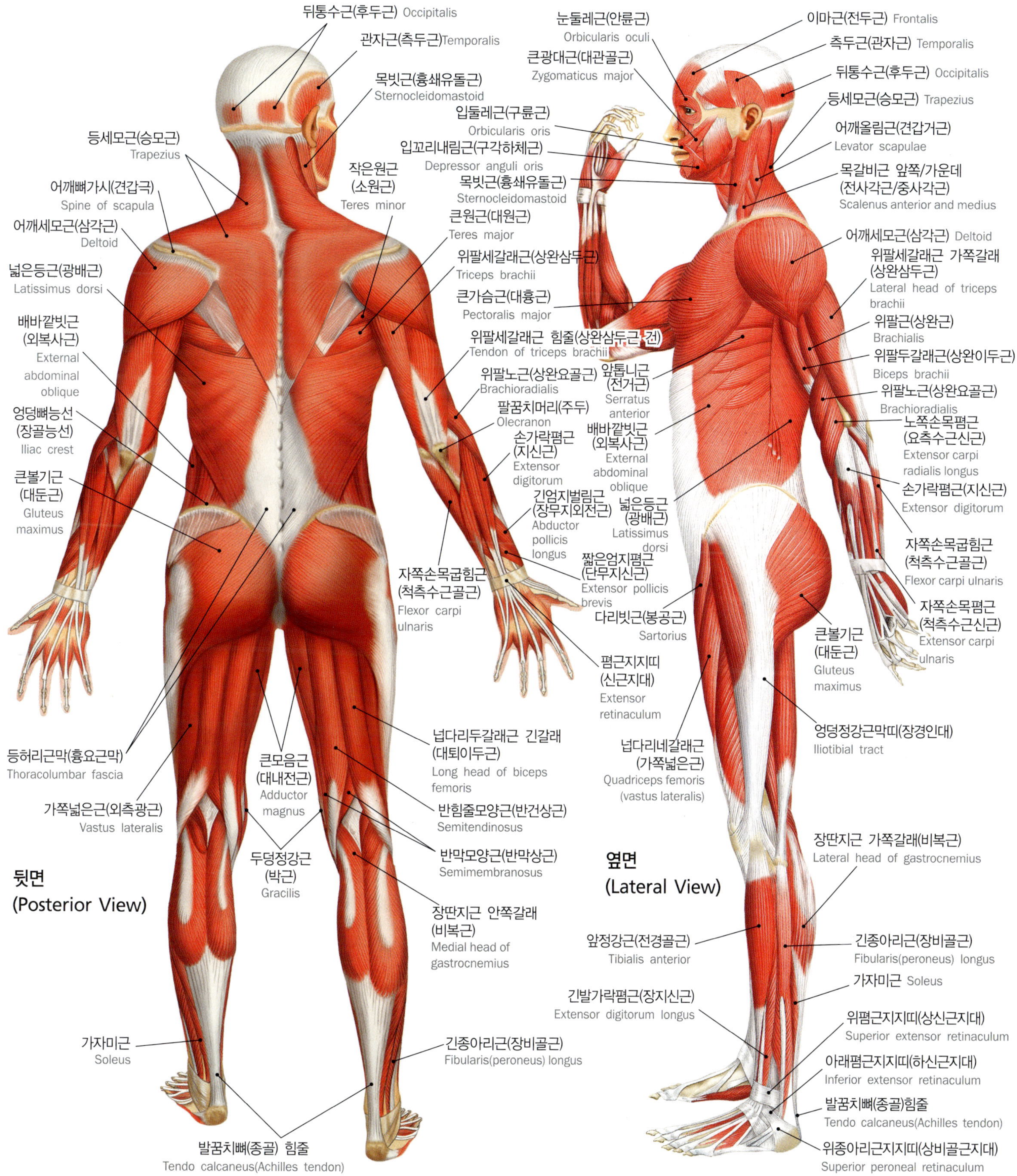
뒤통수근(후두근) Occipitalis
관자근(측두근)Temporalis
목빗근(흉쇄유돌근) Sternocleidomastoid
등세모근(승모근) Trapezius
어깨뼈가시(견갑극) Spine of scapula
어깨세모근(삼각근) Deltoid
넓은등근(광배근) Latissimus dorsi
배바깥빗근(외복사근) External abdominal oblique
엉덩뼈능선(장골능선) Iliac crest
큰볼기근(대둔근) Gluteus maximus
작은원근(소원근) Teres minor
큰원근(대원근) Teres major
위팔세갈래근(상완삼두근) Triceps brachii
위팔세갈래근 힘줄(상완삼두근 건) Tendon of triceps brachii
위팔노근(상완요골근) Brachioradialis
팔꿈치머리(주두) Olecranon
손가락폄근(지신근) Extensor digitorum
긴엄지벌림근(장무지외전근) Abductor pollicis longus
짧은엄지폄근(단무지신근) Extensor pollicis brevis
자쪽손목굽힘근(척측수근굴근) Flexor carpi ulnaris
폄근지지띠(신근지대) Extensor retinaculum
등허리근막(흉요근막) Thoracolumbar fascia
큰모음근(대내전근) Adductor magnus
넙다리두갈래근 긴갈래(대퇴이두근) Long head of biceps femoris
가쪽넓은근(외측광근) Vastus lateralis
반힘줄모양근(반건상근) Semitendinosus
두덩정강근(박근) Gracilis
반막모양근(반막상근) Semimembranosus
장딴지근 안쪽갈래(비복근) Medial head of gastrocnemius
가자미근 Soleus
긴종아리근(장비골근) Fibularis(peroneus) longus
발꿈치뼈(종골) 힘줄 Tendo calcaneus(Achilles tendon)
뒷면 (Posterior View)
눈둘레근(안륜근) Orbicularis oculi
큰광대근(대관골근) Zygomaticus major
입둘레근(구륜근) Orbicularis oris
입꼬리내림근(구각하체근) Depressor anguli oris
목빗근(흉쇄유돌근) Sternocleidomastoid
큰가슴근(대흉근) Pectoralis major
앞톱니근(전거근) Serratus anterior
배바깥빗근(외복사근) External abdominal oblique
넓은등근(광배근) Latissimus dorsi
다리빗근(봉공근) Sartorius
넙다리네갈래근(가쪽넓은근) Quadriceps femoris (vastus lateralis)
이마근(전두근) Frontalis
측두근(관자근) Temporalis
뒤통수근(후두근) Occipitalis
등세모근(승모근) Trapezius
어깨올림근(견갑거근) Levator scapulae
목갈비근 앞쪽/가운데(전사각근/중사각근) Scalenus anterior and medius
어깨세모근(삼각근) Deltoid
위팔세갈래근 가쪽갈래(상완삼두근) Lateral head of triceps brachii
위팔근(상완근) Brachialis
위팔두갈래근(상완이두근) Biceps brachii
위팔노근(상완요골근) Brachioradialis
노쪽손목폄근(요측수근신근) Extensor carpi radialis longus
손가락폄근(지신근) Extensor digitorum
자쪽손목굽힘근(척측수근골근) Flexor carpi ulnaris
자쪽손목폄근(척측수근신근) Extensor carpi ulnaris
큰볼기근(대둔근) Gluteus maximus
엉덩정강근막띠(장경인대) Iliotibial tract
옆면 (Lateral View)
장딴지근 가쪽갈래(비복근) Lateral head of gastrocnemius
앞정강근(전경골근) Tibialis anterior
긴종아리근(장비골근) Fibularis(peroneus) longus
가자미근 Soleus
긴발가락폄근(장지신근) Extensor digitorum longus
위폄근지지띠(상신근지대) Superior extensor retinaculum
아래폄근지지띠(하신근지대) Inferior extensor retinaculum
발꿈치뼈(종골)힘줄 Tendo calcaneus(Achilles tendon)
위종아리근지지띠(상비골근지대) Superior peroneal retinaculum

복부와 등의 근육 (Muscles of the Abdomen and Back)

복부의 근육(Muscles of the Abdomen)
– 앞면(Anterior View)

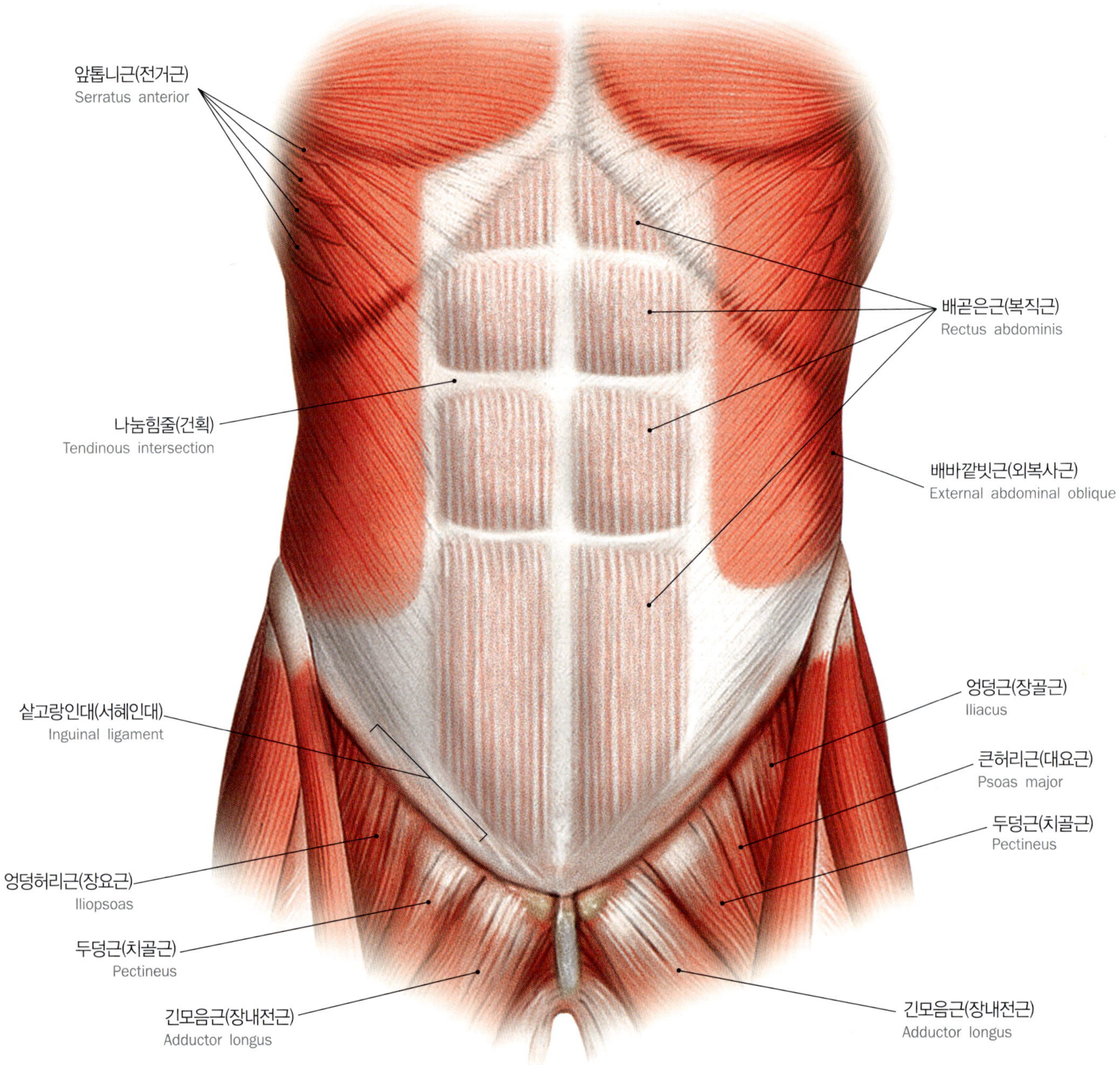

등의 근육(Muscles of the Back)
– 뒷면(Posterior View)

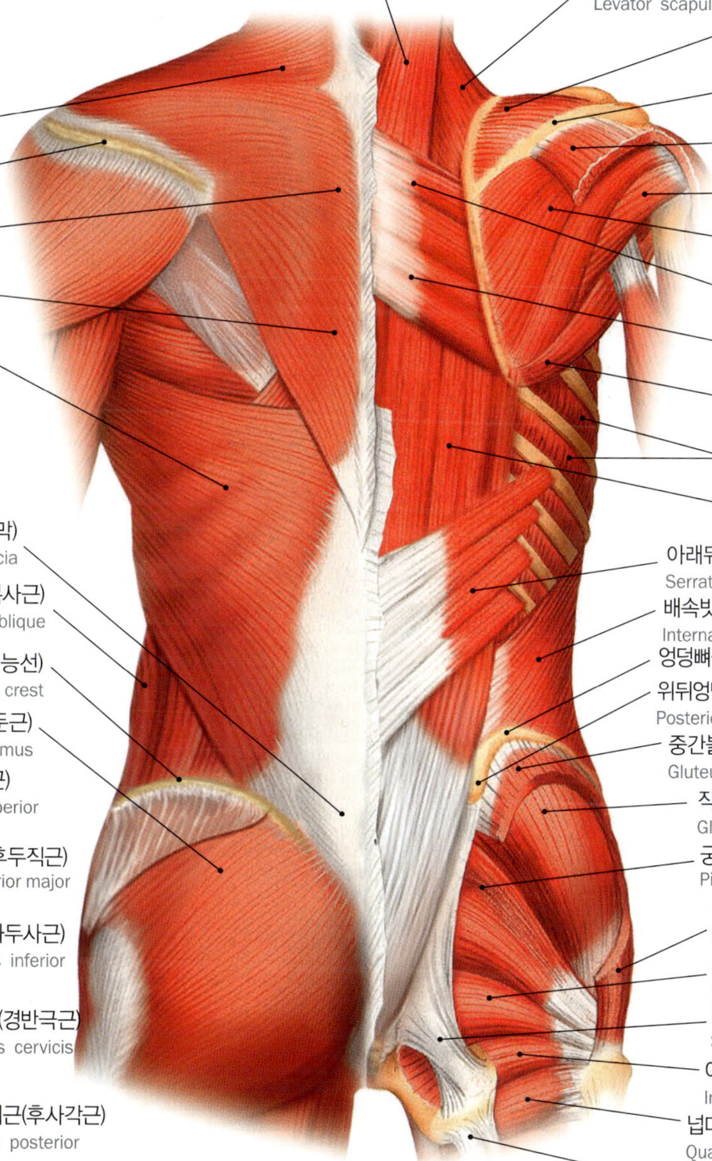

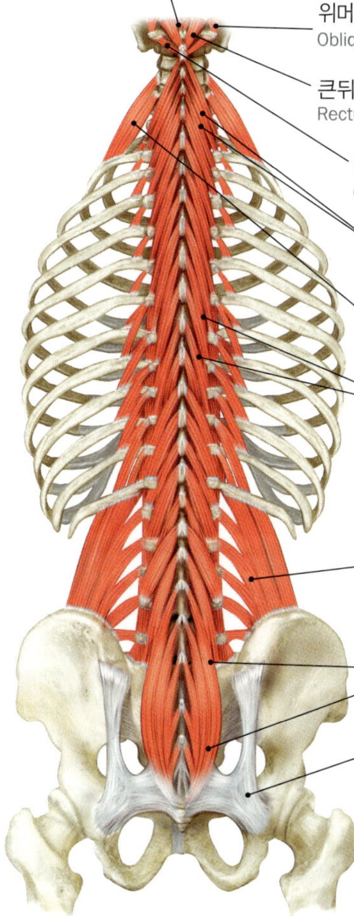

등의 깊은근육(Deep Muscles of the Back)
– 뒷면(Posterior View)

팔과 다리의 근육 (Muscles of the Upper and Lower Limb)

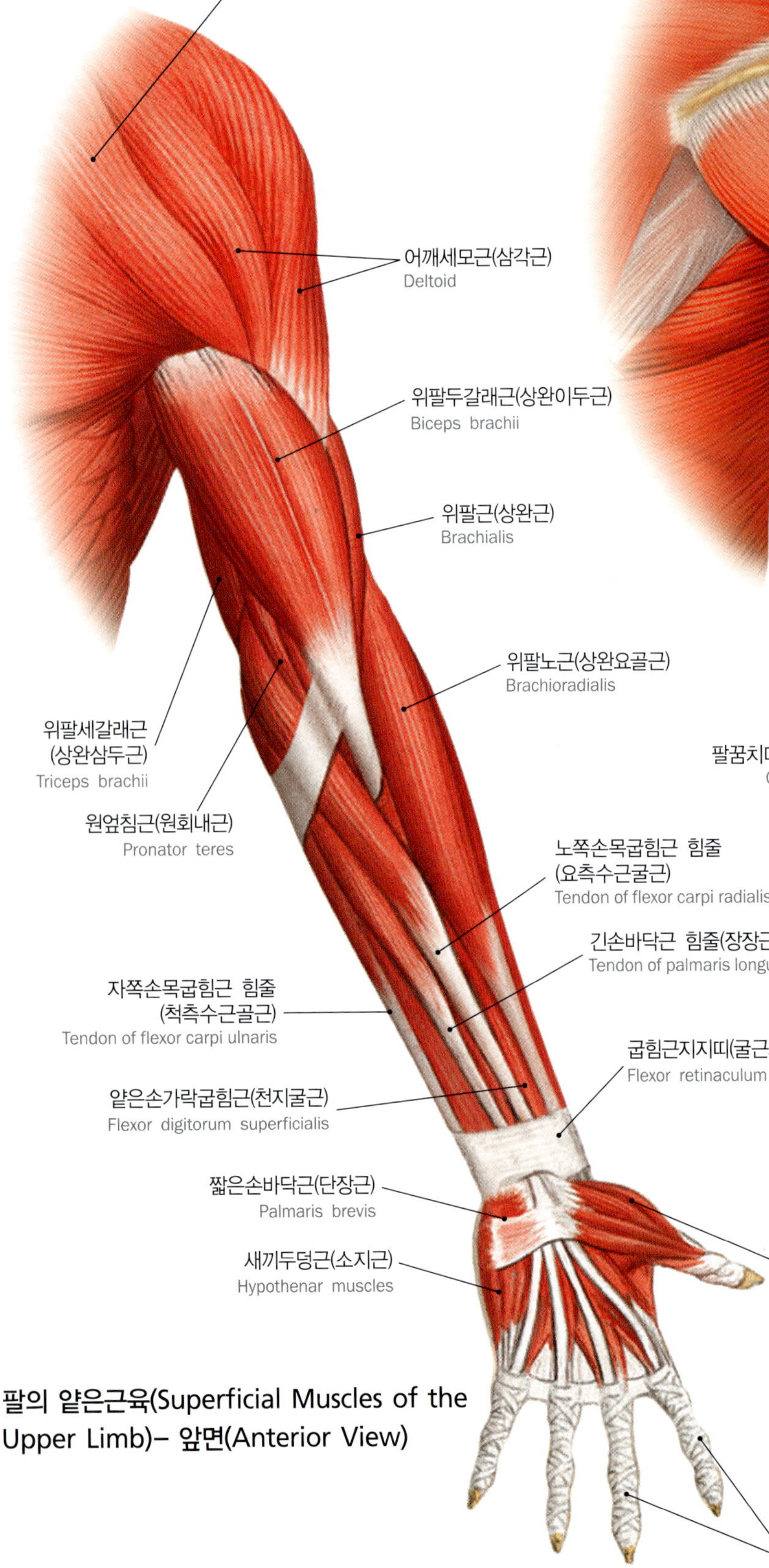

팔의 얕은근육(Superficial Muscles of the Upper Limb)– 앞면(Anterior View)

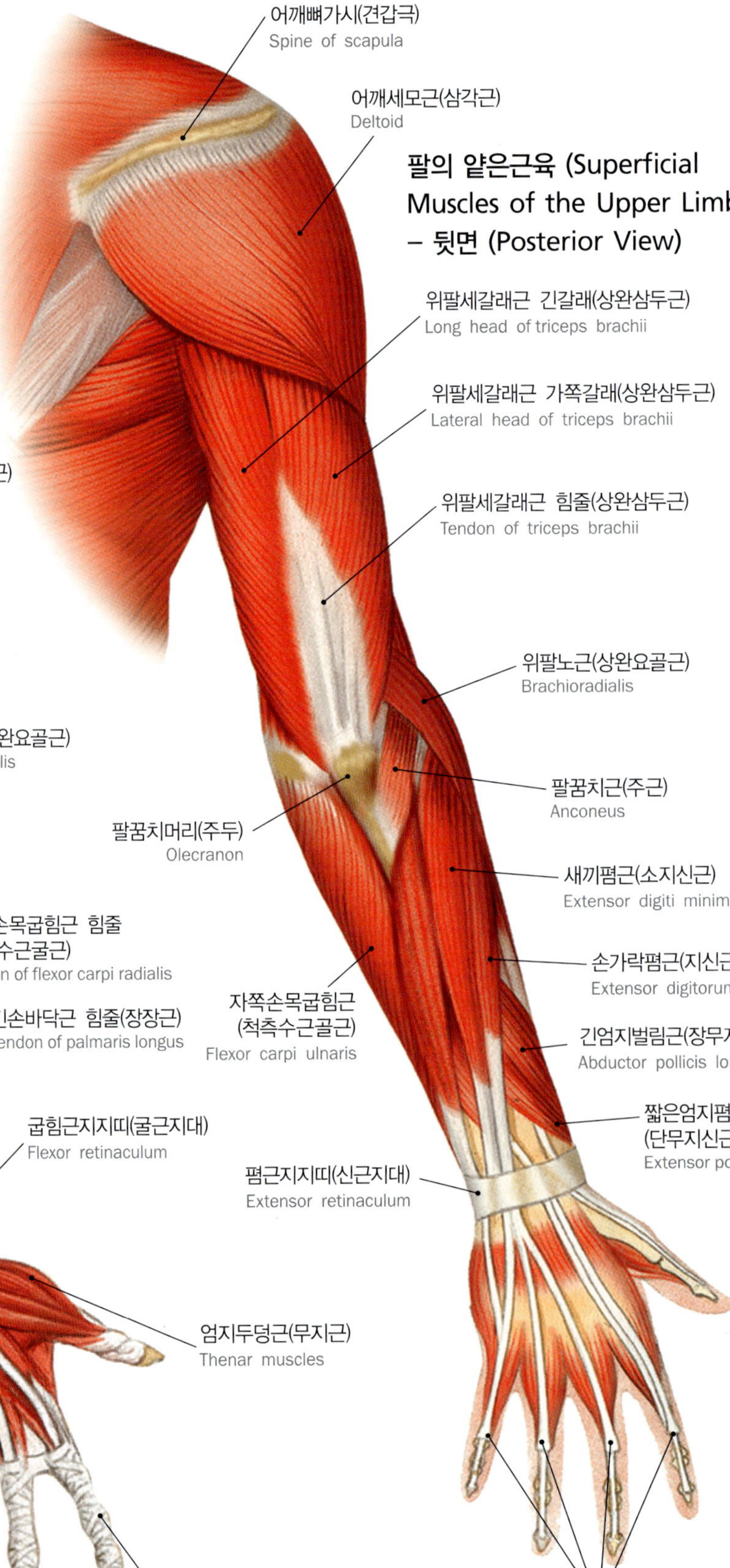

팔의 얕은근육 (Superficial Muscles of the Upper Limb) – 뒷면 (Posterior View)

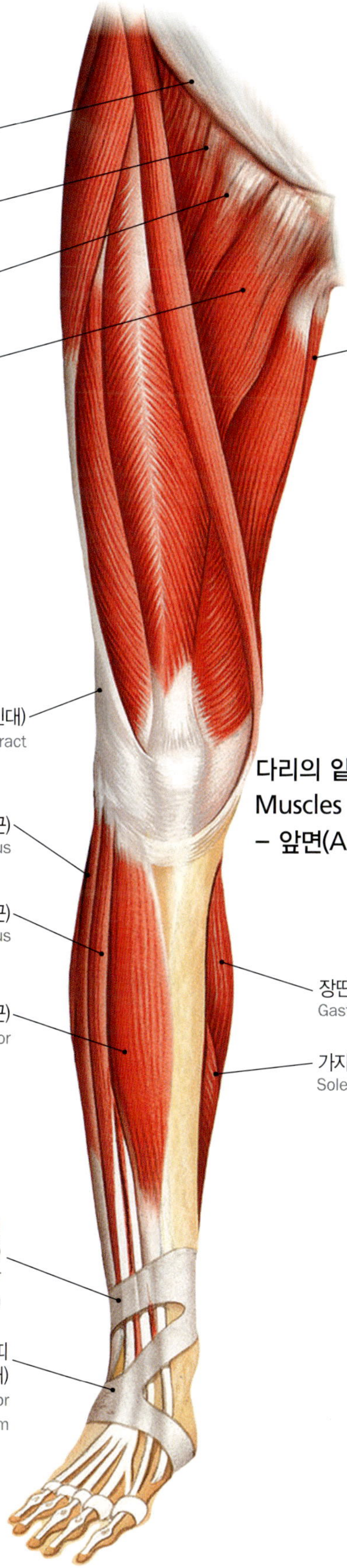

다리의 얕은근육(Superficial Muscles of the Lower Limb) – 앞면(Anterior View)

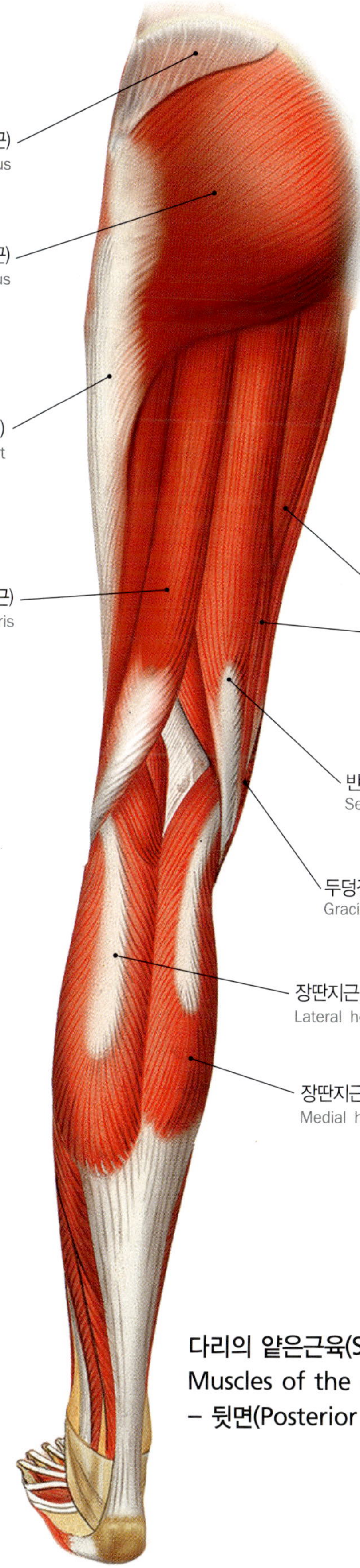

다리의 얕은근육(Superficial Muscles of the Lower Limb) – 뒷면(Posterior View)

신체의 뼈대 (Bones of the Body)

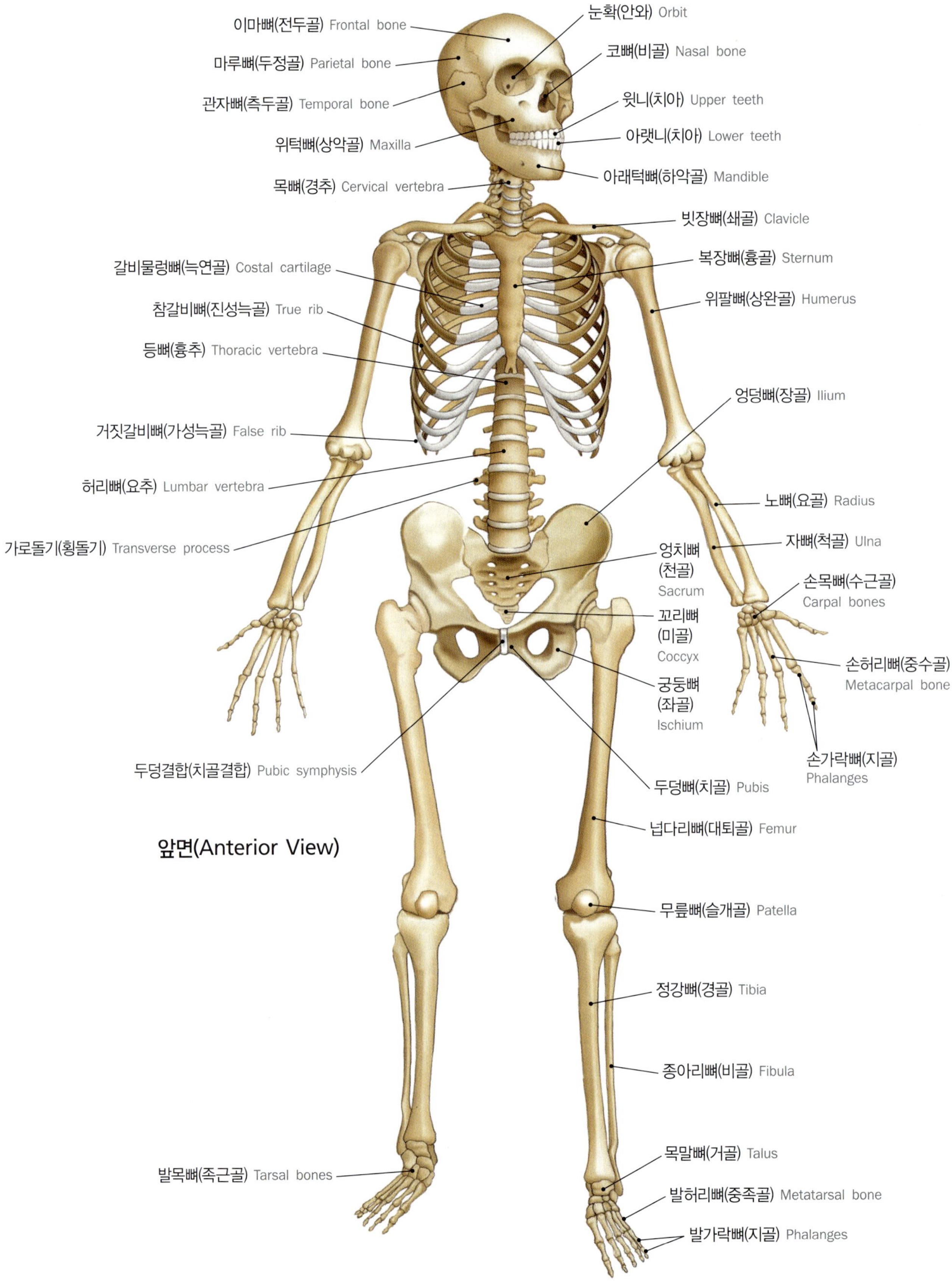

앞면(Anterior View)

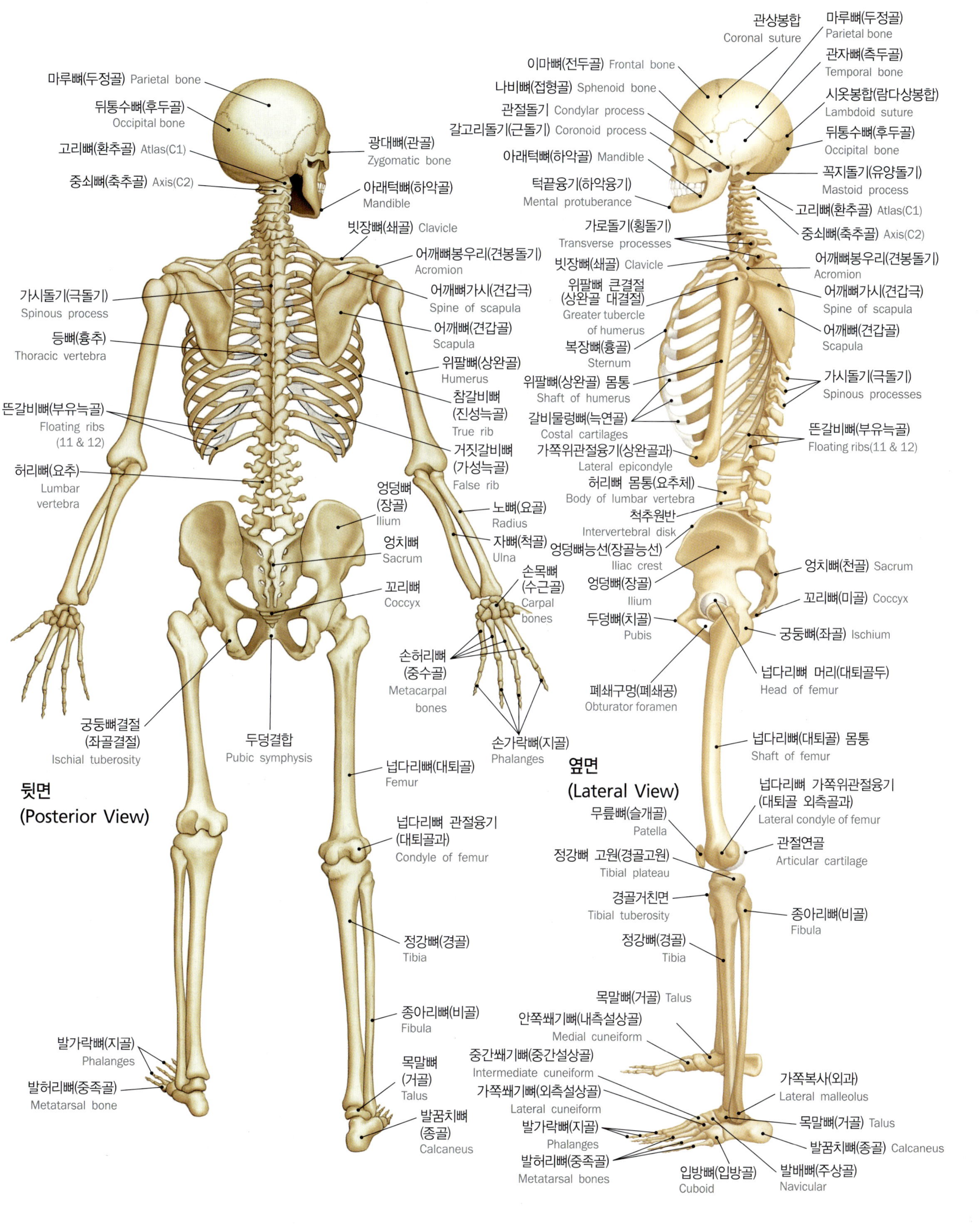
마루뼈(두정골) Parietal bone
뒤통수뼈(후두골) Occipital bone
고리뼈(환추골) Atlas(C1)
중쇠뼈(축추골) Axis(C2)
광대뼈(관골) Zygomatic bone
아래턱뼈(하악골) Mandible
빗장뼈(쇄골) Clavicle
어깨뼈봉우리(견봉돌기) Acromion
가시돌기(극돌기) Spinous process
어깨뼈가시(견갑극) Spine of scapula
어깨뼈(견갑골) Scapula
등뼈(흉추) Thoracic vertebra
위팔뼈(상완골) Humerus
참갈비뼈 (진성늑골) True rib
뜬갈비뼈(부유늑골) Floating ribs (11 & 12)
거짓갈비뼈 (가성늑골) False rib
허리뼈(요추) Lumbar vertebra
엉덩뼈 (장골) Ilium
노뼈(요골) Radius
엉치뼈 Sacrum
자뼈(척골) Ulna
꼬리뼈 Coccyx
손목뼈 (수근골) Carpal bones
손허리뼈 (중수골) Metacarpal bones
궁둥뼈결절 (좌골결절) Ischial tuberosity
두덩결합 Pubic symphysis
손가락뼈(지골) Phalanges
넙다리뼈(대퇴골) Femur
뒷면 (Posterior View)
넙다리뼈 관절융기 (대퇴골과) Condyle of femur
정강뼈(경골) Tibia
종아리뼈(비골) Fibula
발가락뼈(지골) Phalanges
발허리뼈(중족골) Metatarsal bone
목말뼈 (거골) Talus
발꿈치뼈 (종골) Calcaneus
관상봉합 Coronal suture
마루뼈(두정골) Parietal bone
이마뼈(전두골) Frontal bone
관자뼈(측두골) Temporal bone
나비뼈(접형골) Sphenoid bone
시옷봉합(람다상봉합) Lambdoid suture
관절돌기 Condylar process
갈고리돌기(근돌기) Coronoid process
뒤통수뼈(후두골) Occipital bone
아래턱뼈(하악골) Mandible
꼭지돌기(유양돌기) Mastoid process
턱끝융기(하악융기) Mental protuberance
고리뼈(환추골) Atlas(C1)
가로돌기(횡돌기) Transverse processes
중쇠뼈(축추골) Axis(C2)
빗장뼈(쇄골) Clavicle
어깨뼈봉우리(견봉돌기) Acromion
위팔뼈 큰결절 (상완골 대결절) Greater tubercle of humerus
어깨뼈가시(견갑극) Spine of scapula
어깨뼈(견갑골) Scapula
복장뼈(흉골) Sternum
위팔뼈(상완골) 몸통 Shaft of humerus
가시돌기(극돌기) Spinous processes
갈비물렁뼈(늑연골) Costal cartilages
뜬갈비뼈(부유늑골) Floating ribs(11 & 12)
가쪽위관절융기(상완골과) Lateral epicondyle
허리뼈 몸통(요추체) Body of lumbar vertebra
척추원반 Intervertebral disk
엉덩뼈능선(장골능선) Iliac crest
엉치뼈(천골) Sacrum
엉덩뼈(장골) Ilium
꼬리뼈(미골) Coccyx
두덩뼈(치골) Pubis
궁둥뼈(좌골) Ischium
넙다리뼈 머리(대퇴골두) Head of femur
폐쇄구멍(폐쇄공) Obturator foramen
넙다리뼈(대퇴골) 몸통 Shaft of femur
옆면 (Lateral View)
넙다리뼈 가쪽위관절융기 (대퇴골 외측골과) Lateral condyle of femur
무릎뼈(슬개골) Patella
관절연골 Articular cartilage
정강뼈 고원(경골고원) Tibial plateau
경골거친면 Tibial tuberosity
종아리뼈(비골) Fibula
정강뼈(경골) Tibia
목말뼈(거골) Talus
안쪽쐐기뼈(내측설상골) Medial cuneiform
중간쐐기뼈(중간설상골) Intermediate cuneiform
가쪽쐐기뼈(외측설상골) Lateral cuneiform
가쪽복사(외과) Lateral malleolus
목말뼈(거골) Talus
발가락뼈(지골) Phalanges
발꿈치뼈(종골) Calcaneus
발허리뼈(중족골) Metatarsal bones
입방뼈(입방골) Cuboid
발배뼈(주상골) Navicular

척주 (Vertebral Column)

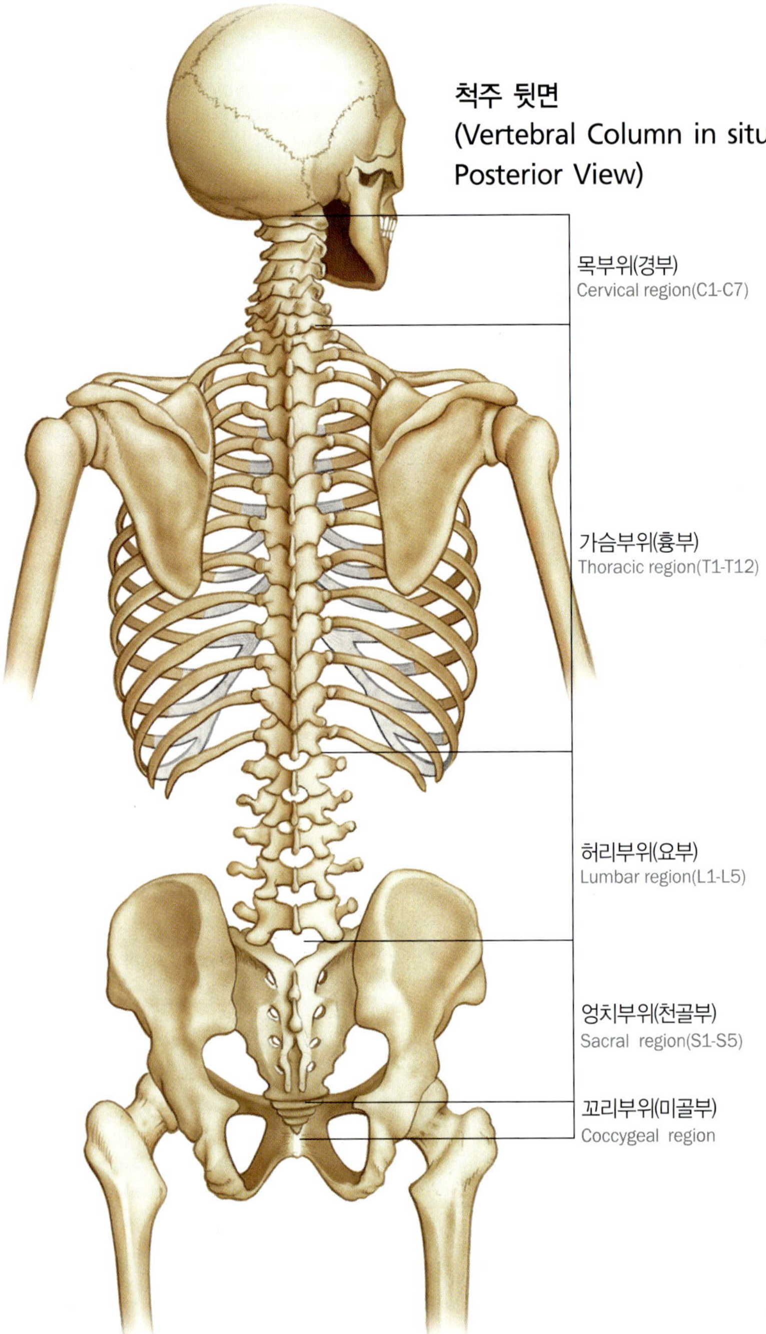

척주 뒷면
(Vertebral Column in situ–Posterior View)

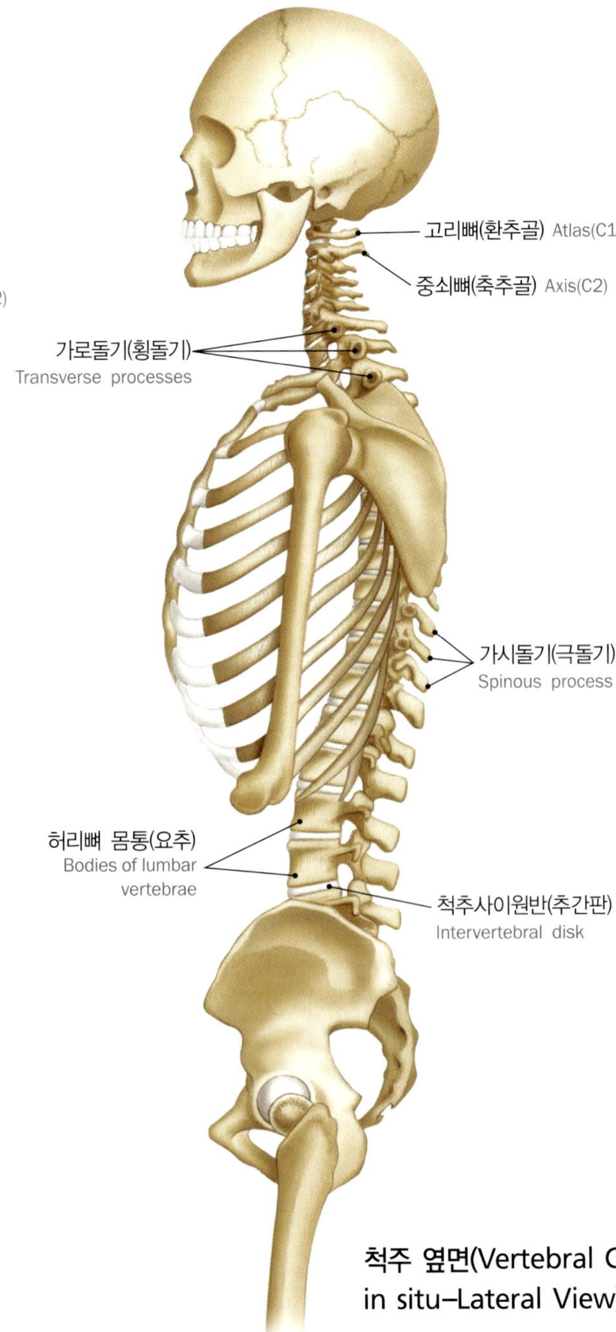

척주 옆면(Vertebral Column in situ–Lateral View)

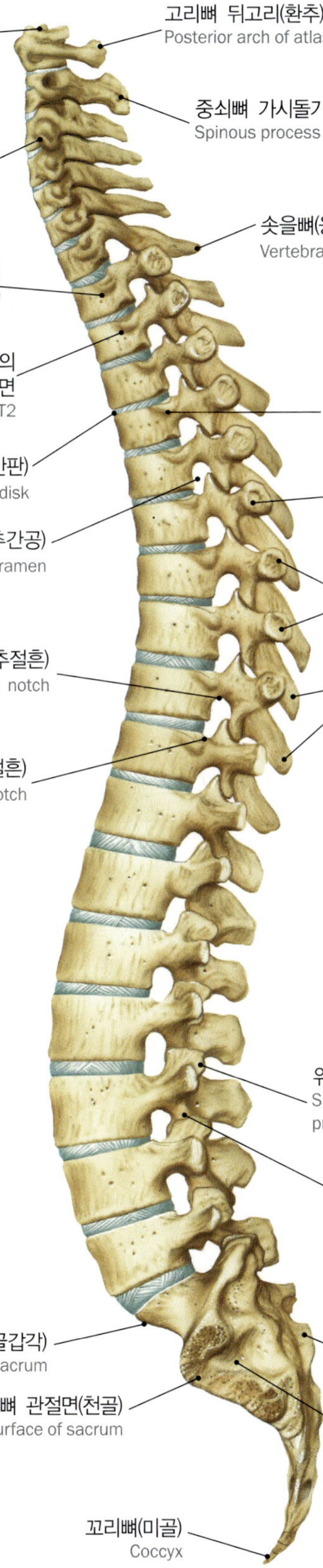

척추 옆면(Vertebral Column–Lateral View)

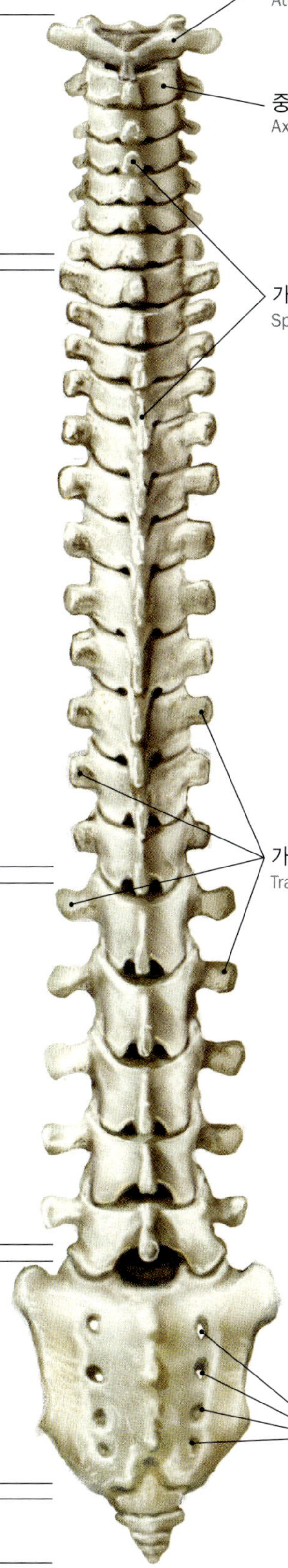

척주 뒷면(Vertebral Column–Posterior View)

팔과 다리의 뼈대 (Bones of the Upper and Lower Limb)

어깨관절–뒷면(Shoulder Joint–Posterior View)

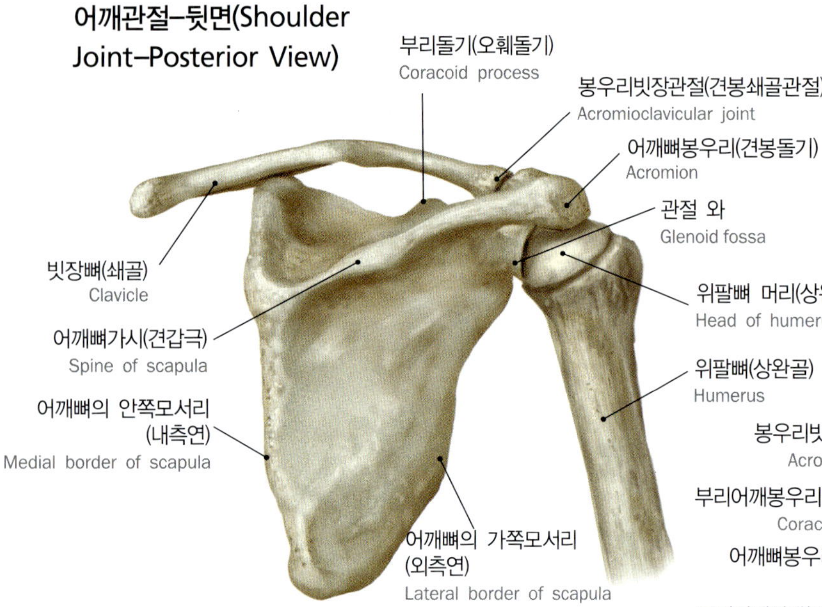

어깨의 인대–앞면(Ligaments of the Shoulder–Anterior View)

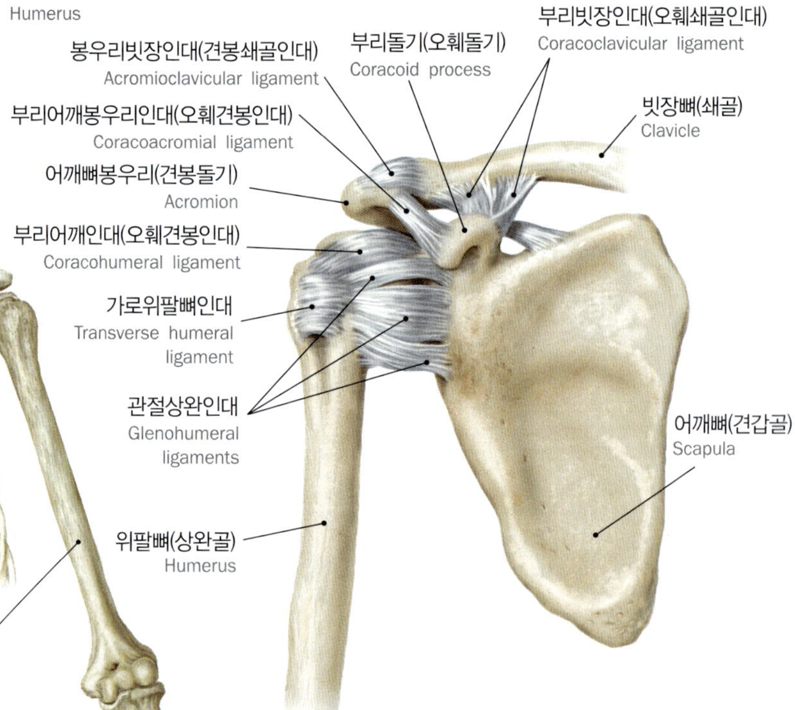

오른쪽 팔–뒷면(Right Upper Limb–Posterior View)

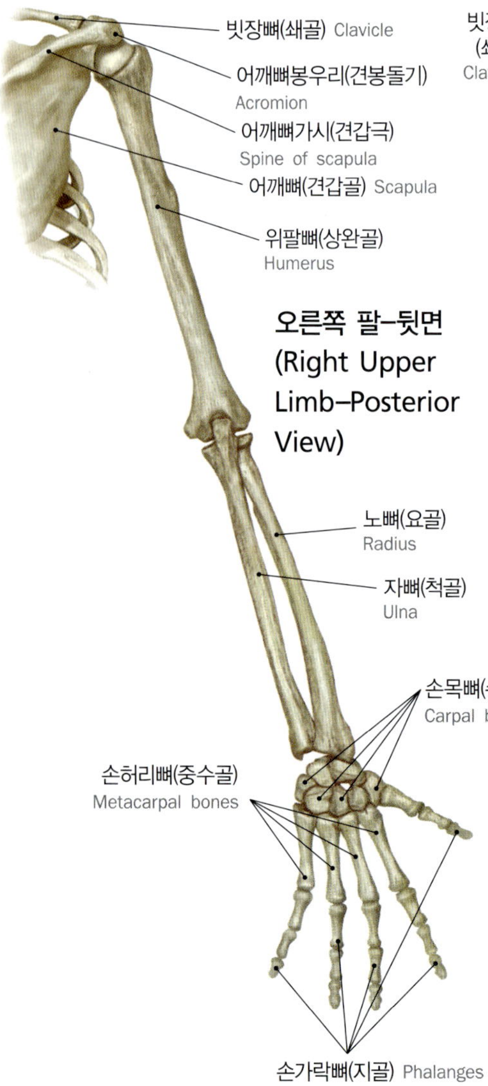

왼쪽 팔–앞면(Left Upper Limb–Anterior View)

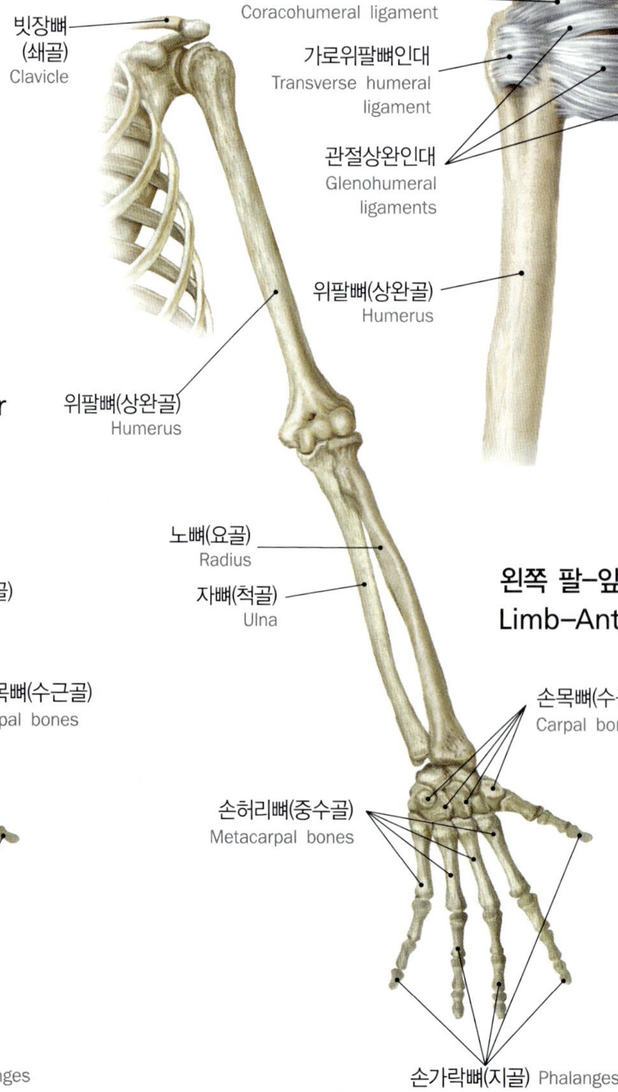

오른쪽 다리–앞면 (Right Lower Limb–Anterior View)

왼쪽 다리–뒷면 (Left Lower Limb–Posterior View)

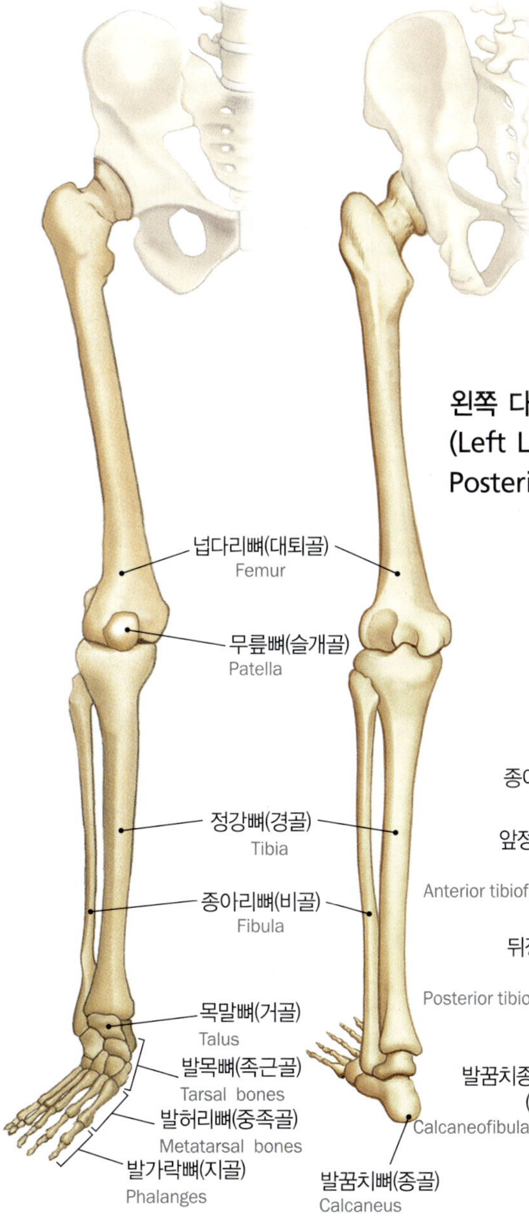

무릎의 뼈대와 인대–앞면 (Bones and Ligaments of the Knee–Anterior View)

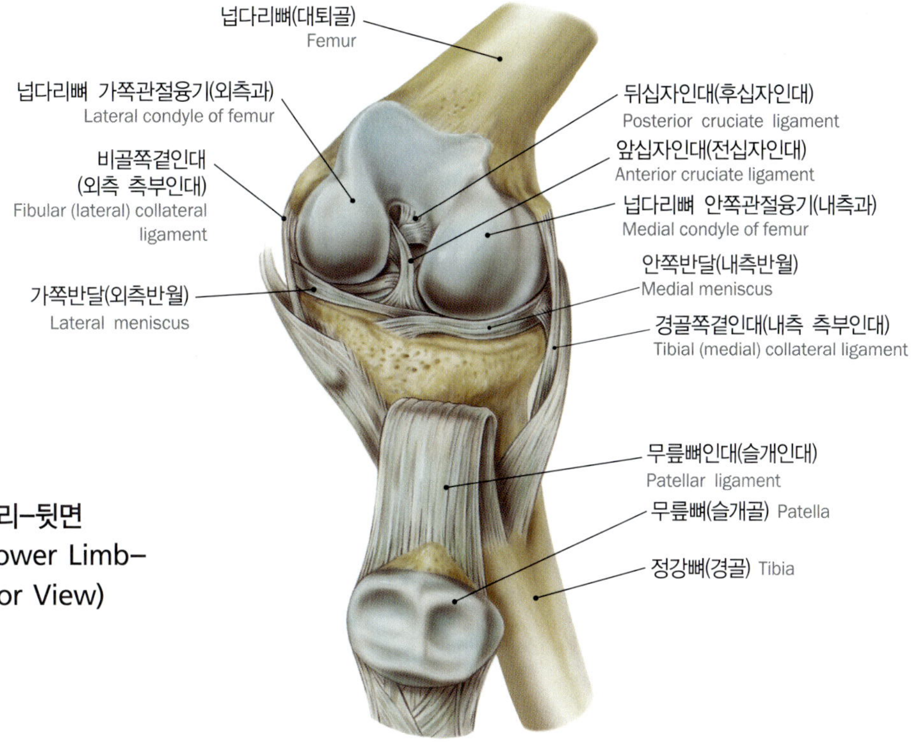

발목과 발의 인대–옆면 (Ligaments of the Ankle and Foot–Lateral View)

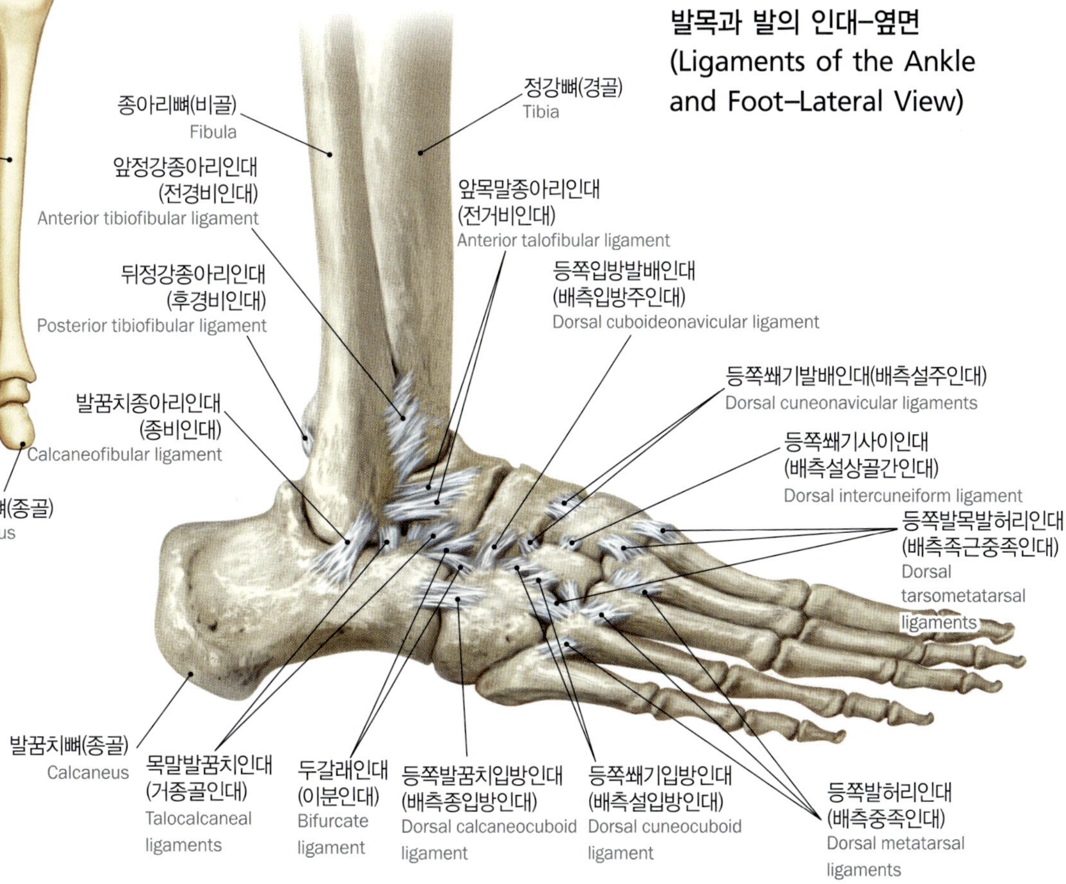

신경계 시스템 (Nervous System)

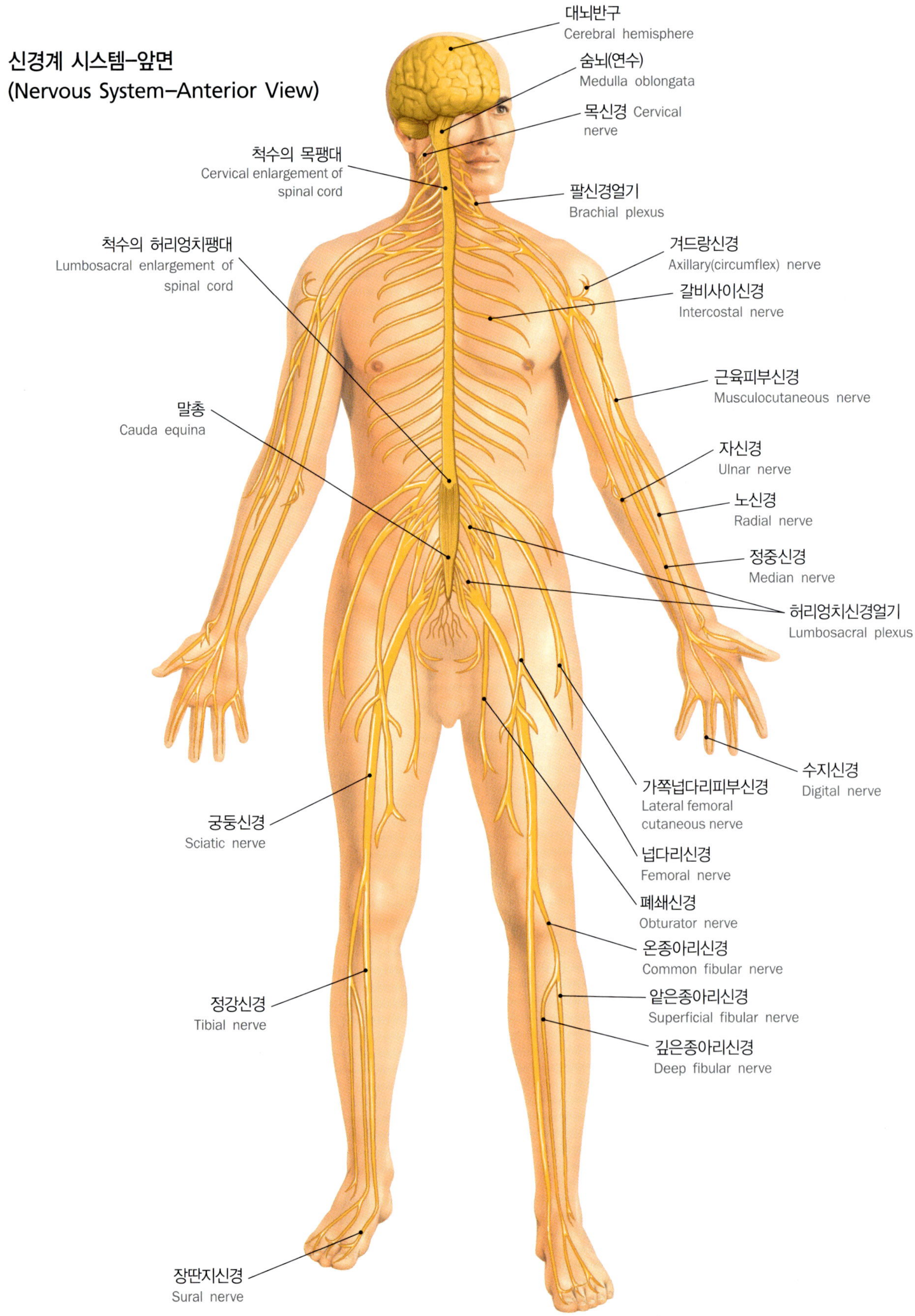

중추신경계(Central Nervous System)

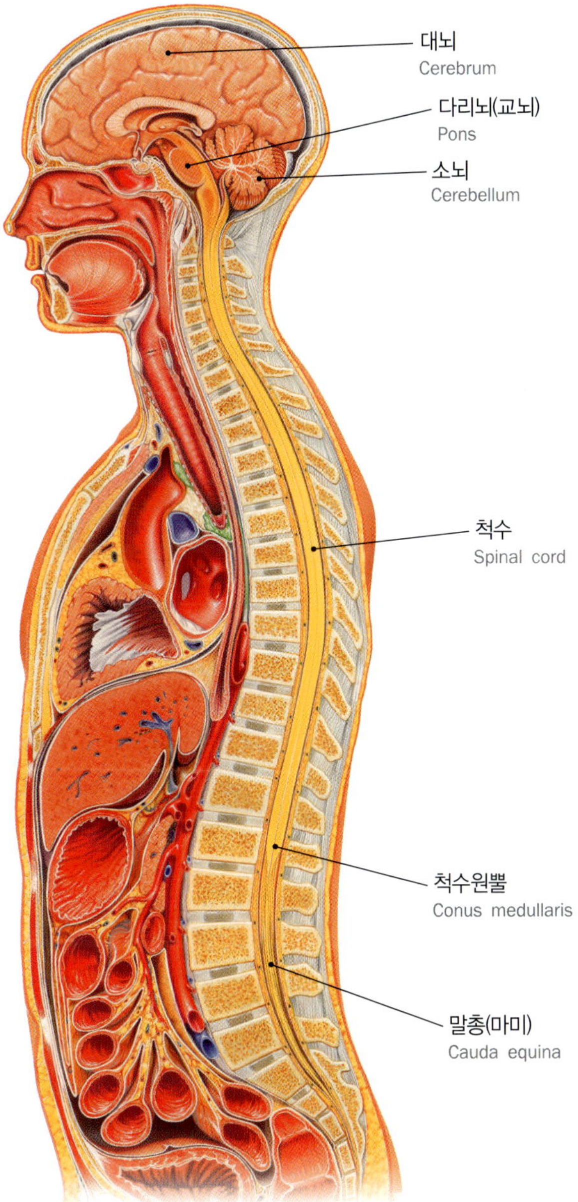

자율신경계(Autonomic Nervous System)

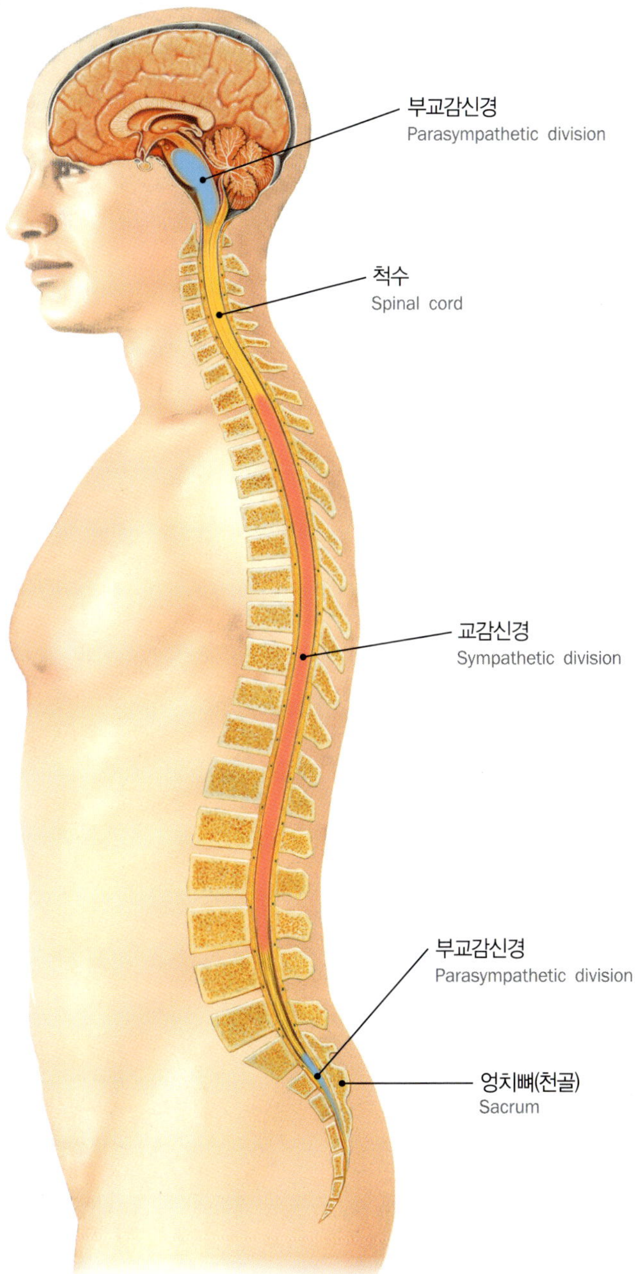

척수 (Spinal Cord)

척수-횡단면(Spinal Cord-Cross-sectional View)

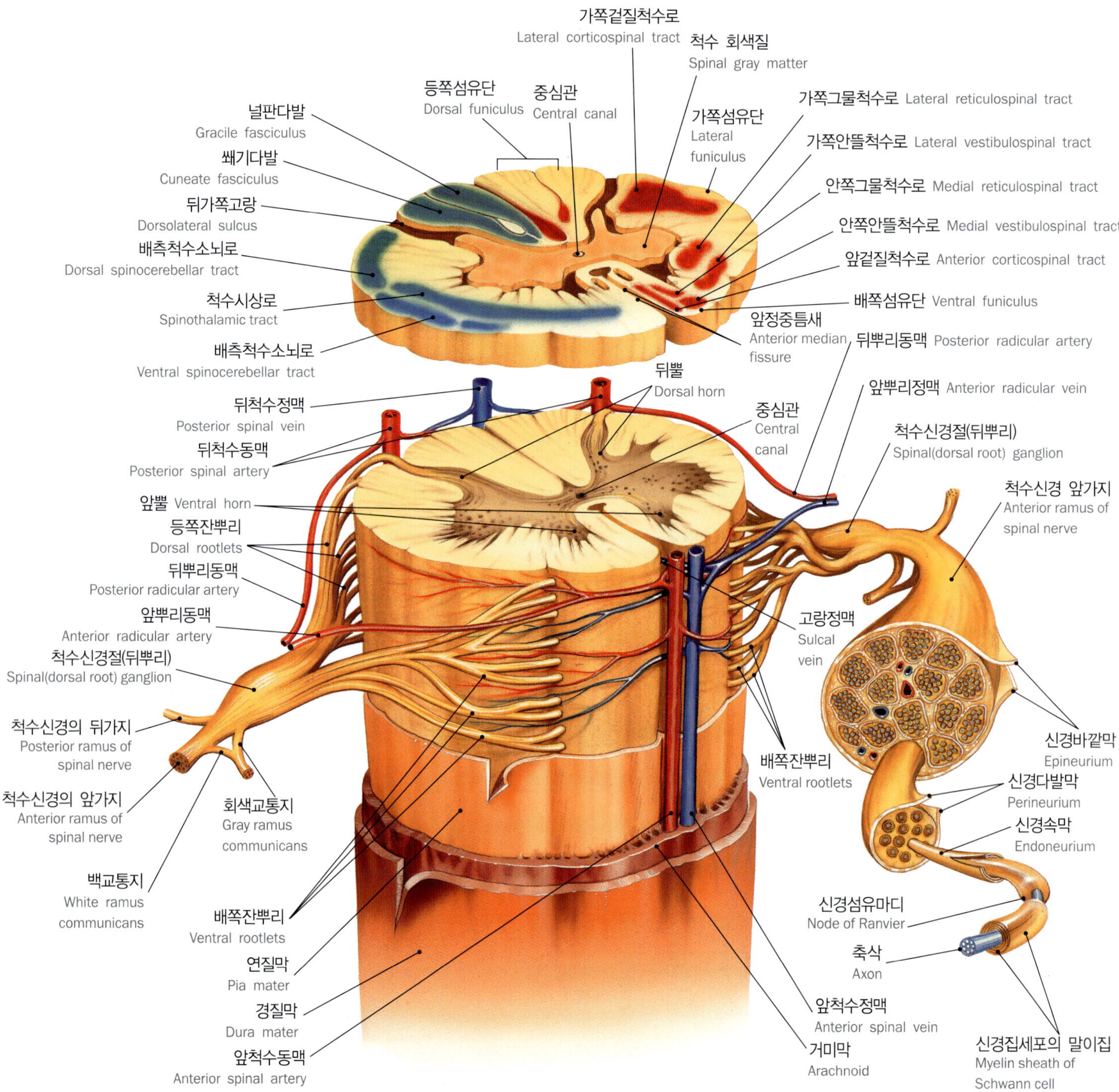

척수신경(Spinal Nerves)

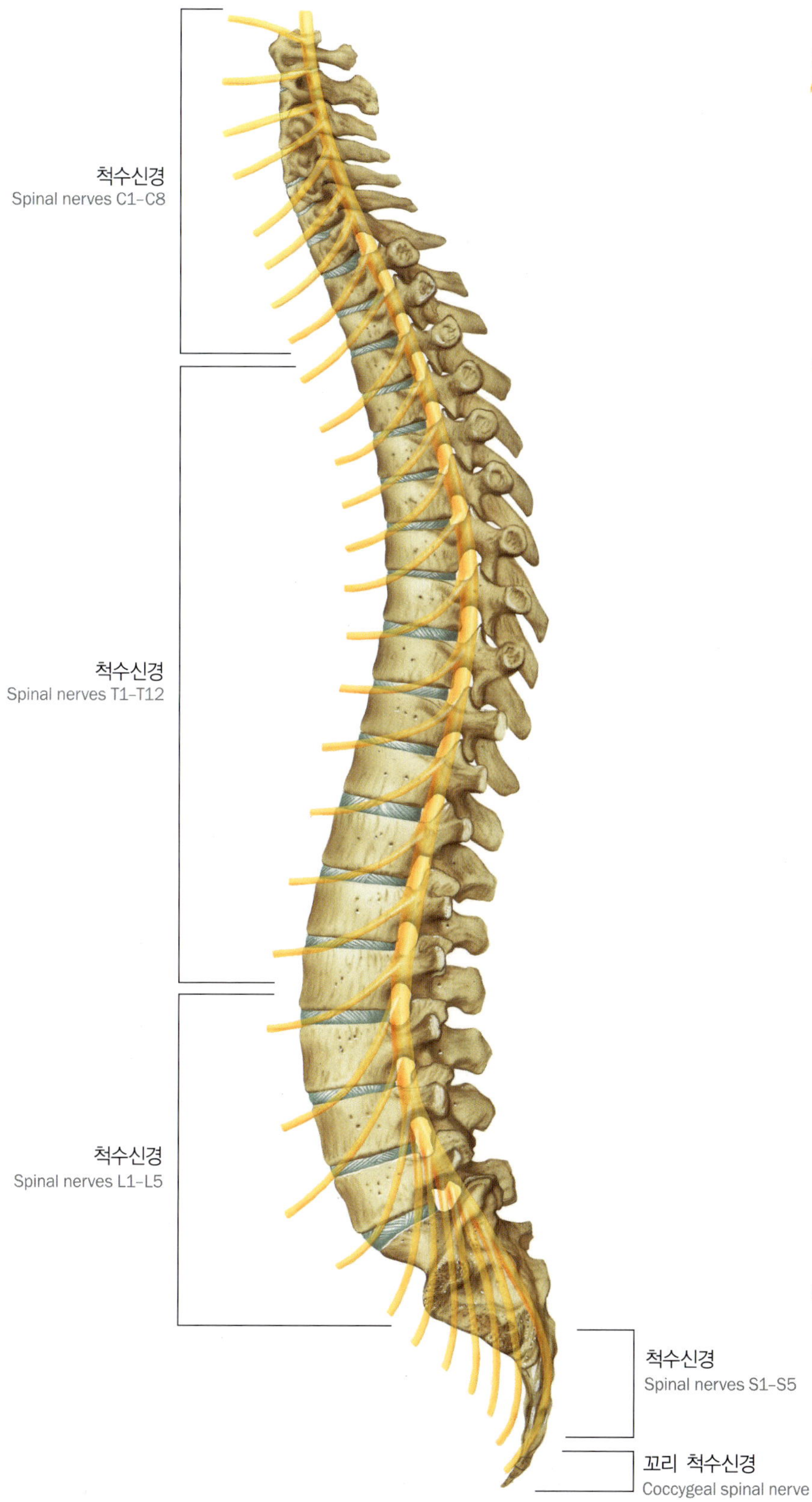

척수–앞면(Spinal Cord–Anterior View)

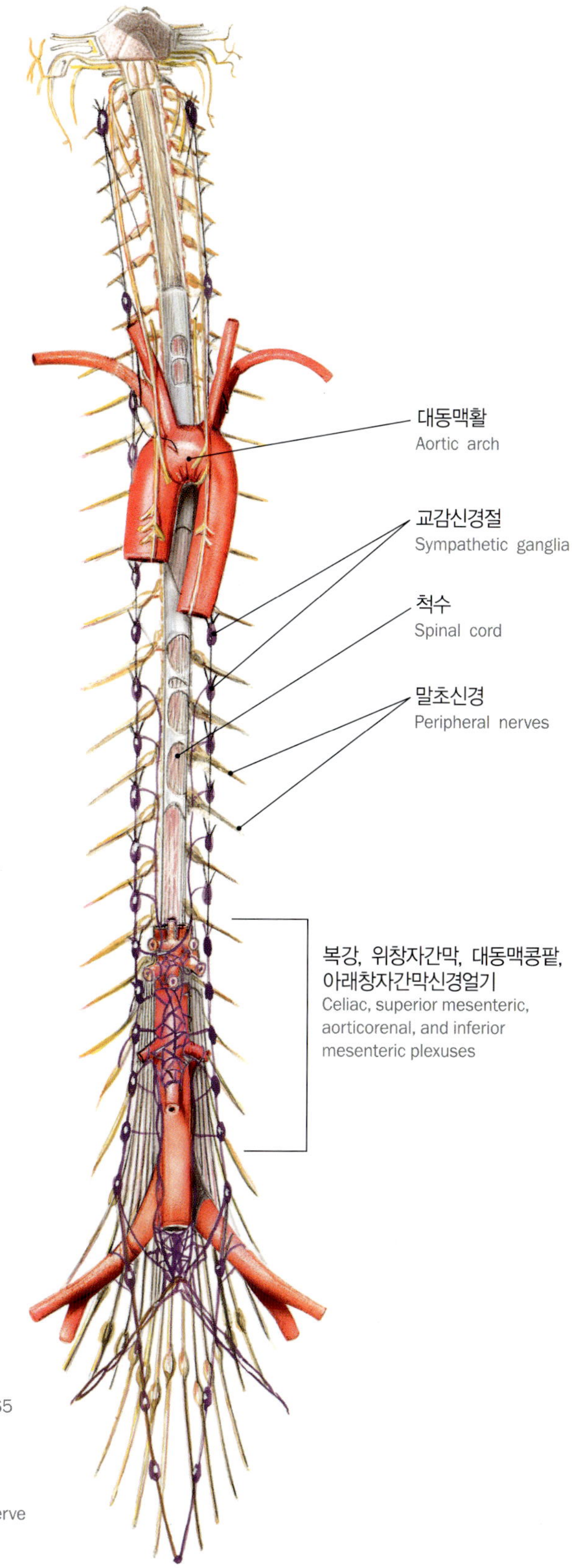

순환계 시스템 (Circulatory System)

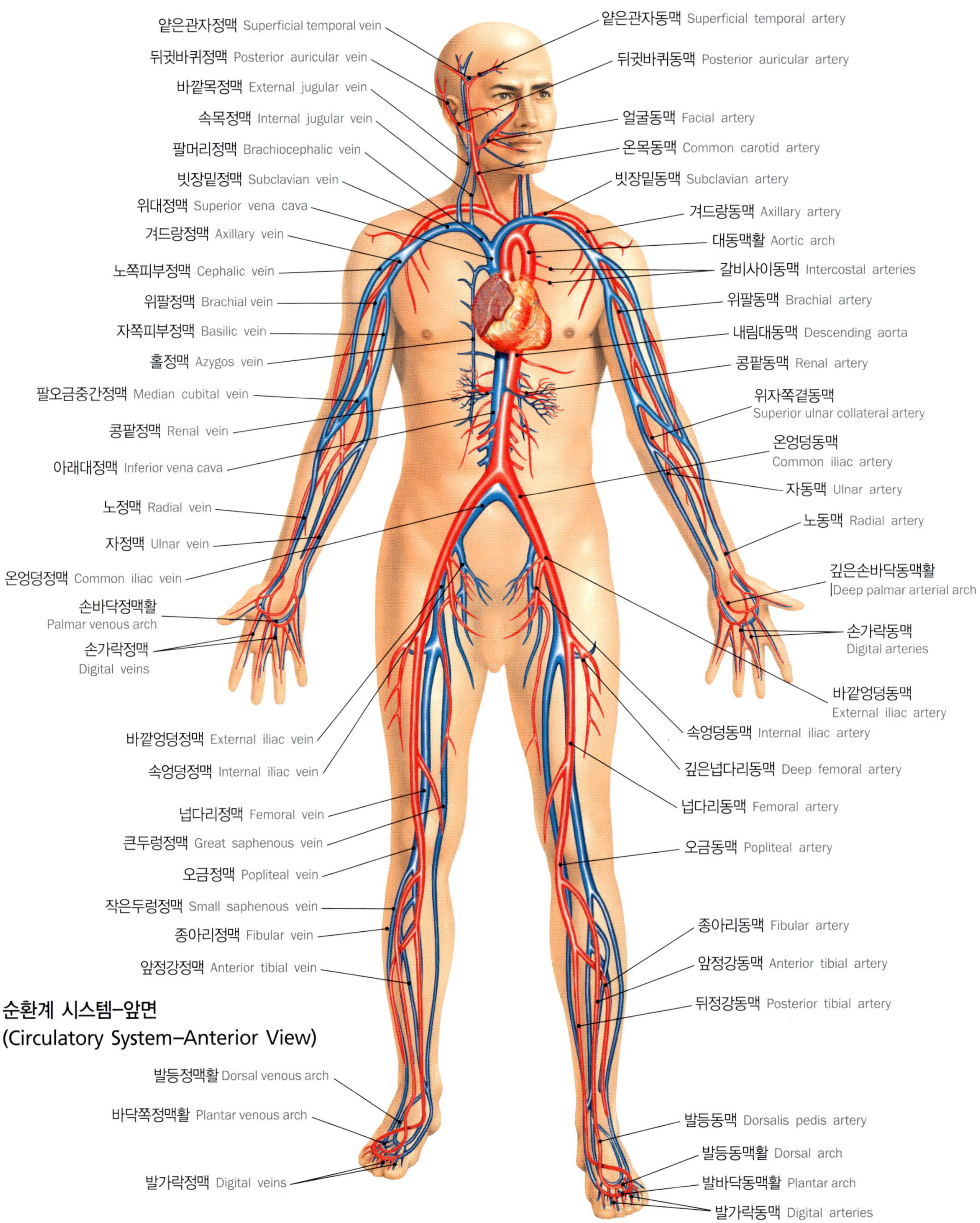

순환계 시스템–앞면
(Circulatory System–Anterior View)

심장–앞면 (Heart–Anterior View)

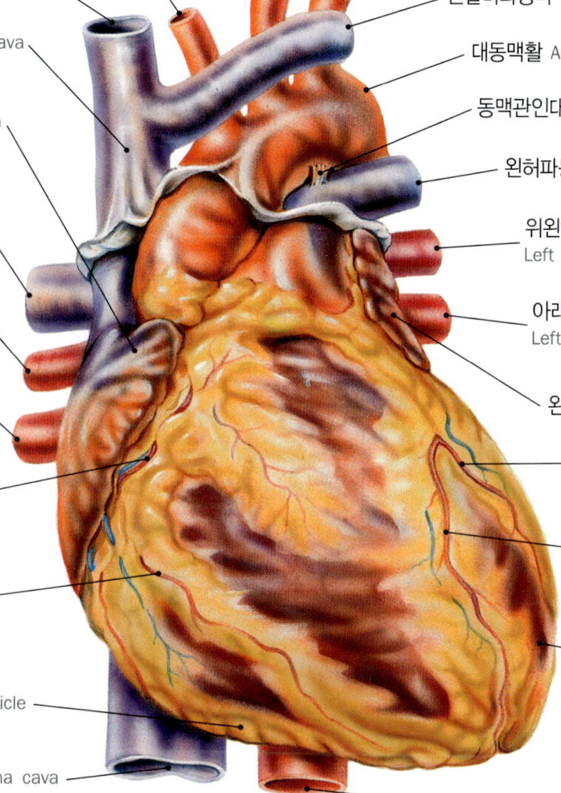

심장–뒷면 (Heart–Posterior View)

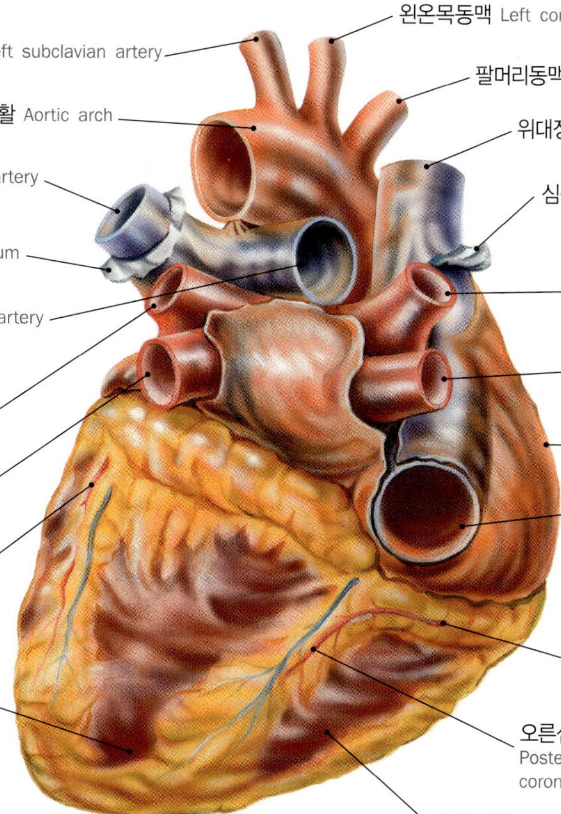

팔과 다리의 혈관 (Blood Vessels of the Upper and Lower Limb)

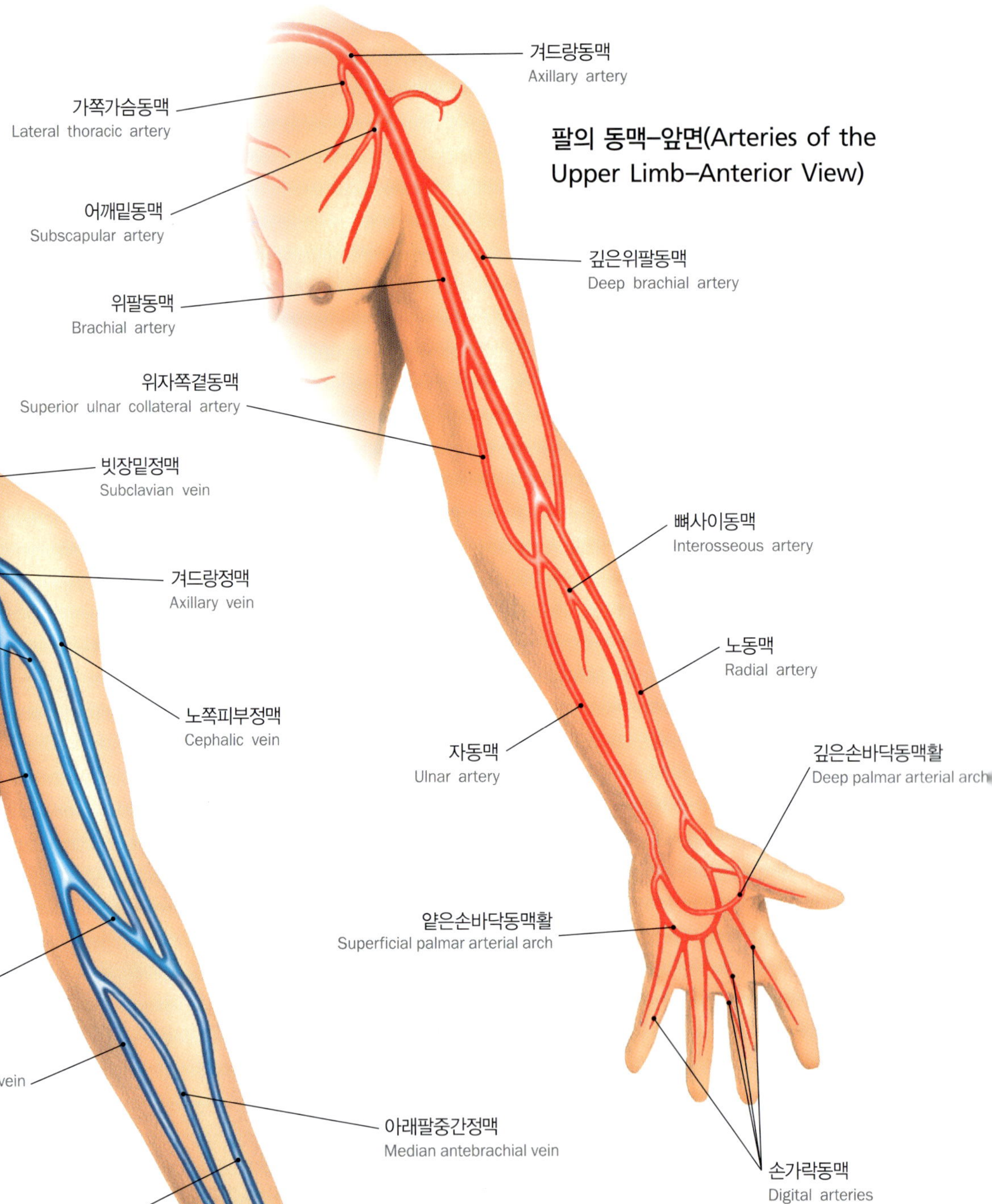

팔의 동맥–앞면(Arteries of the Upper Limb–Anterior View)

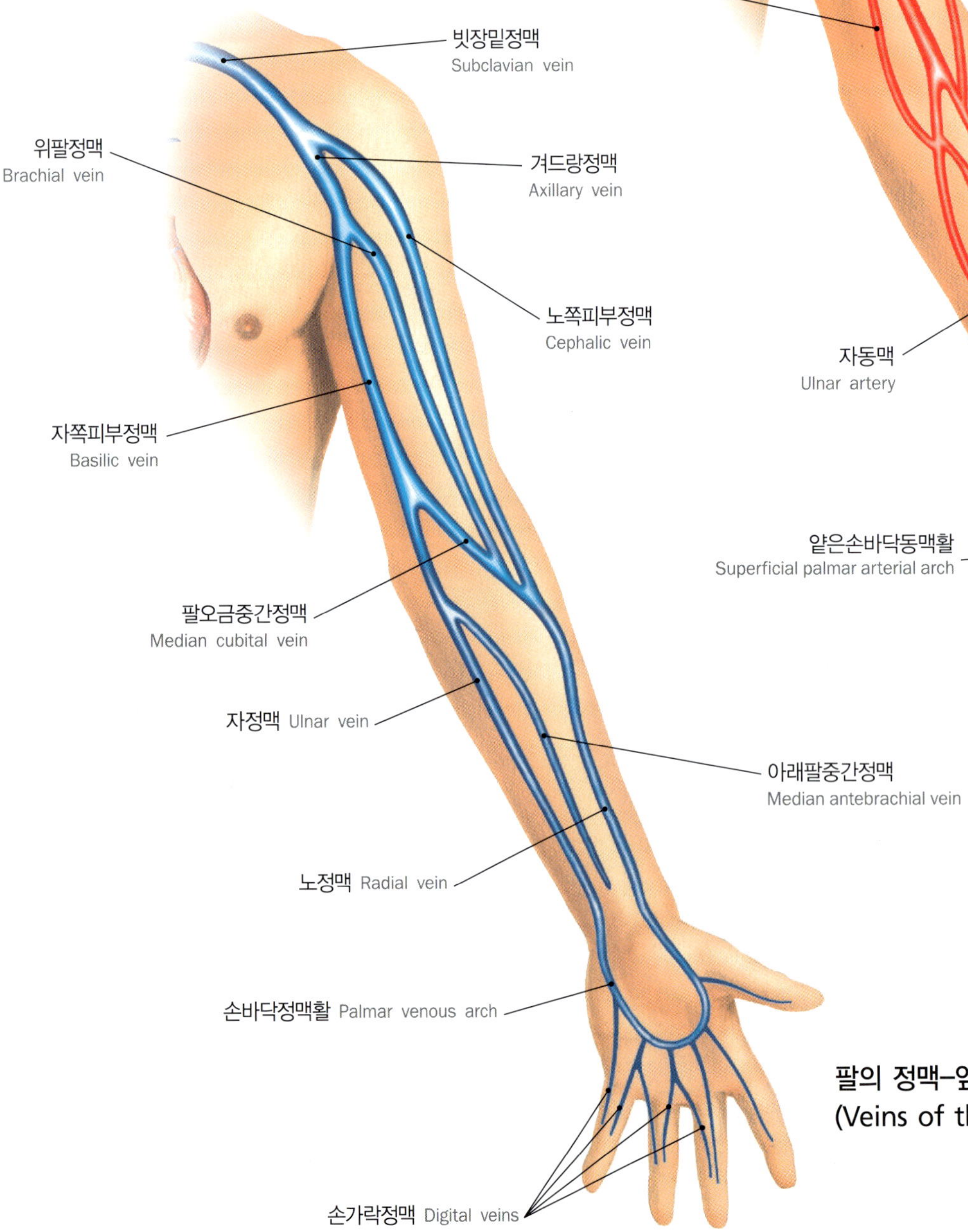

팔의 정맥–앞면
(Veins of the Upper Limb–Anterior View)

다리의 동맥–앞면
(Arteries of the Lower Limb – Anterior View)

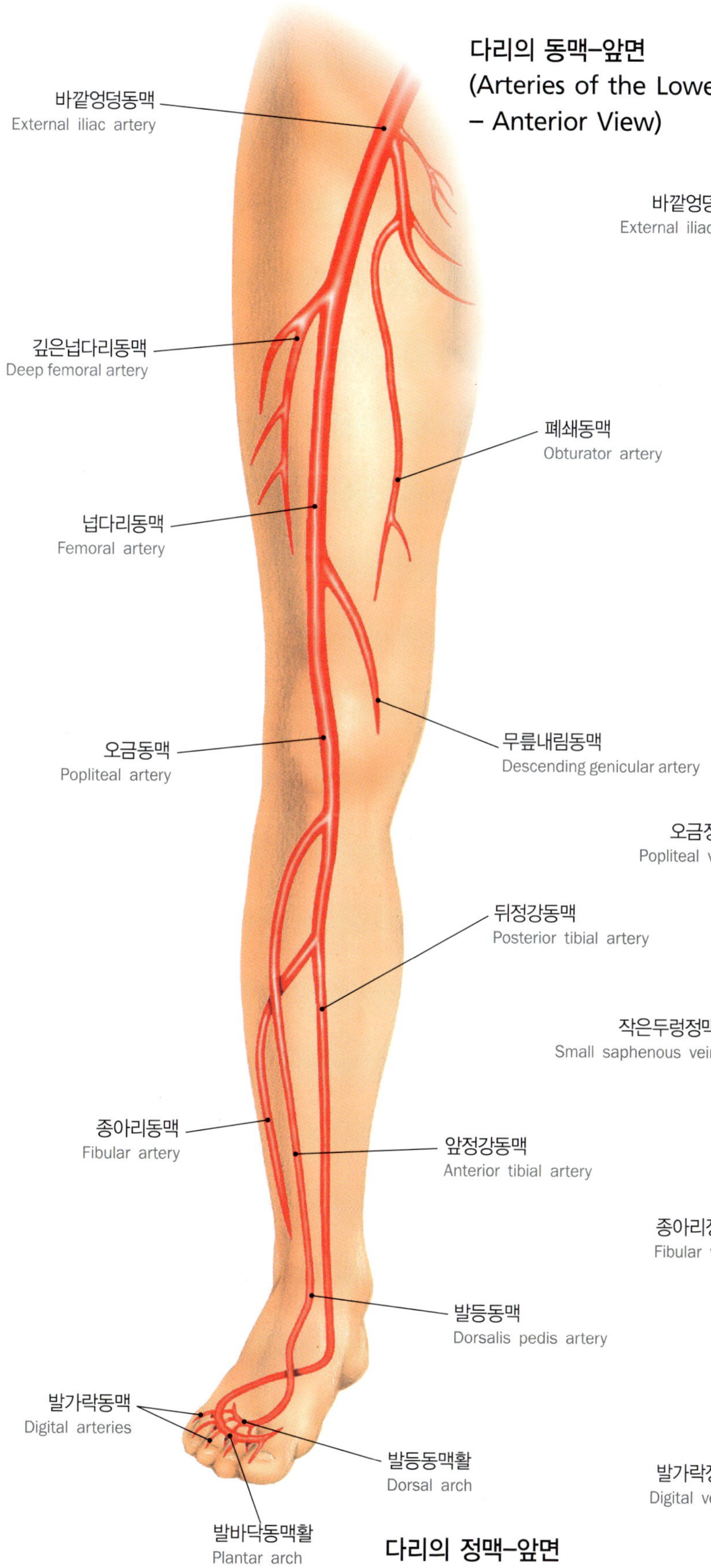

다리의 정맥–앞면
(Veins of the Lower Limb – Anterior View)

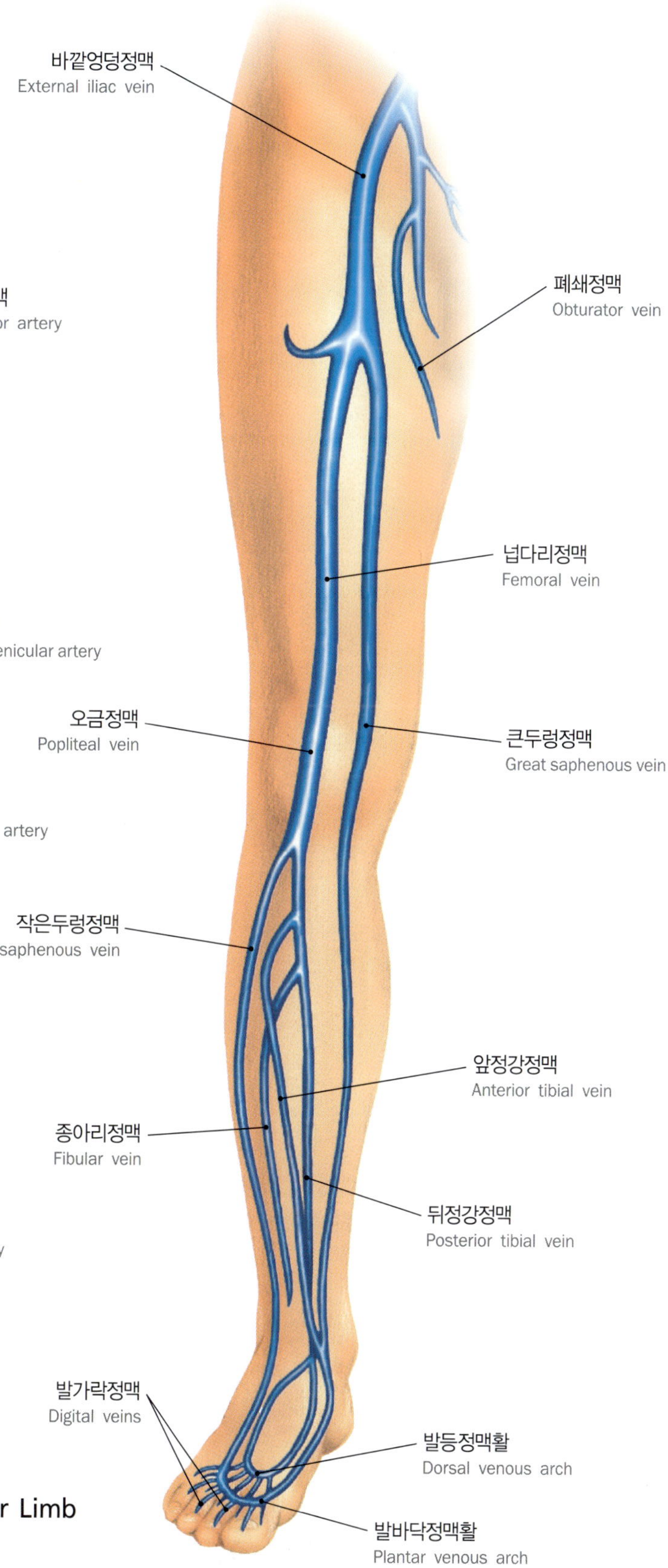

호흡계 시스템 (Respiratory System)

폐–앞면(Lungs – Anterior View)

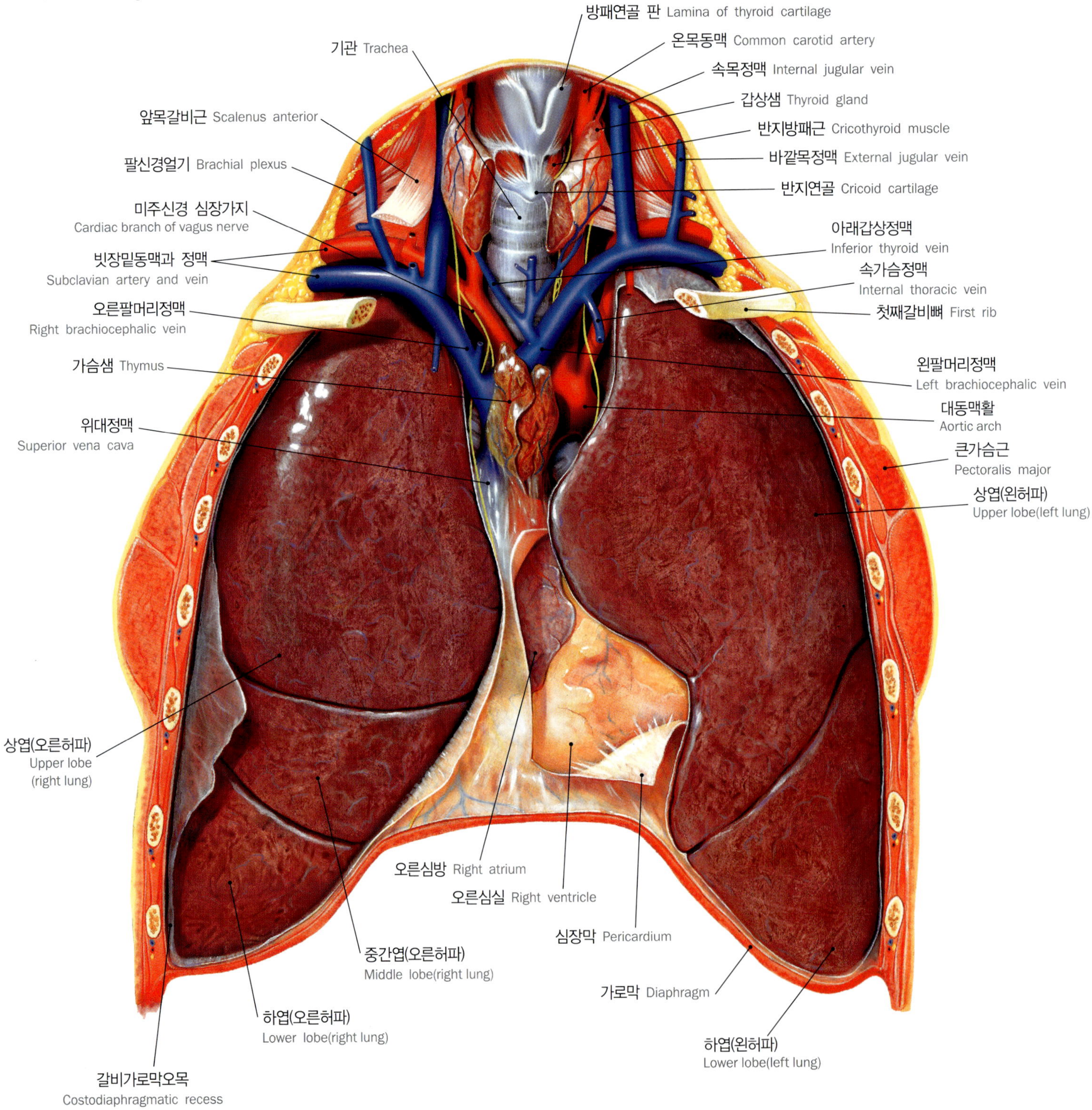

호흡계 시스템–앞면
(Respiratory System–Anterior View)

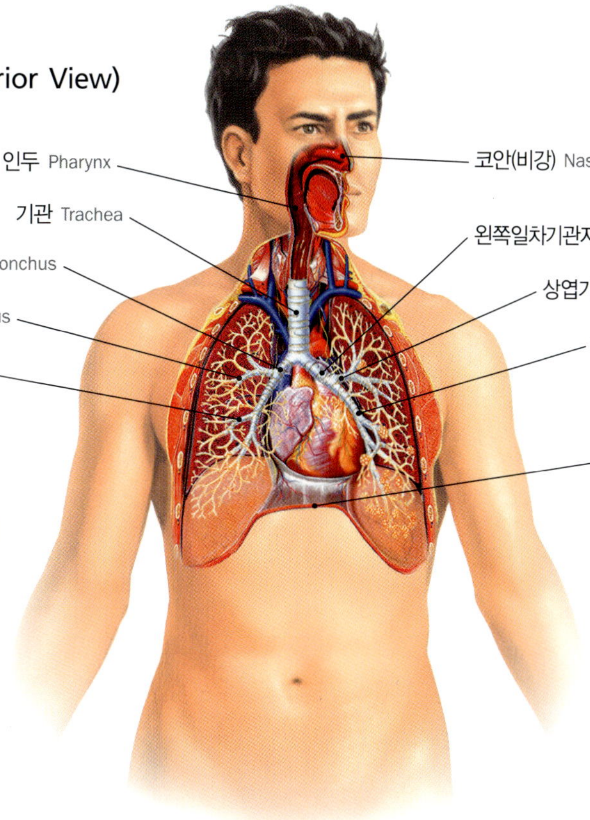

메모 : 폐의 상단 2/3는 심장과 기관지를 보여주기 위해 제거되었다.

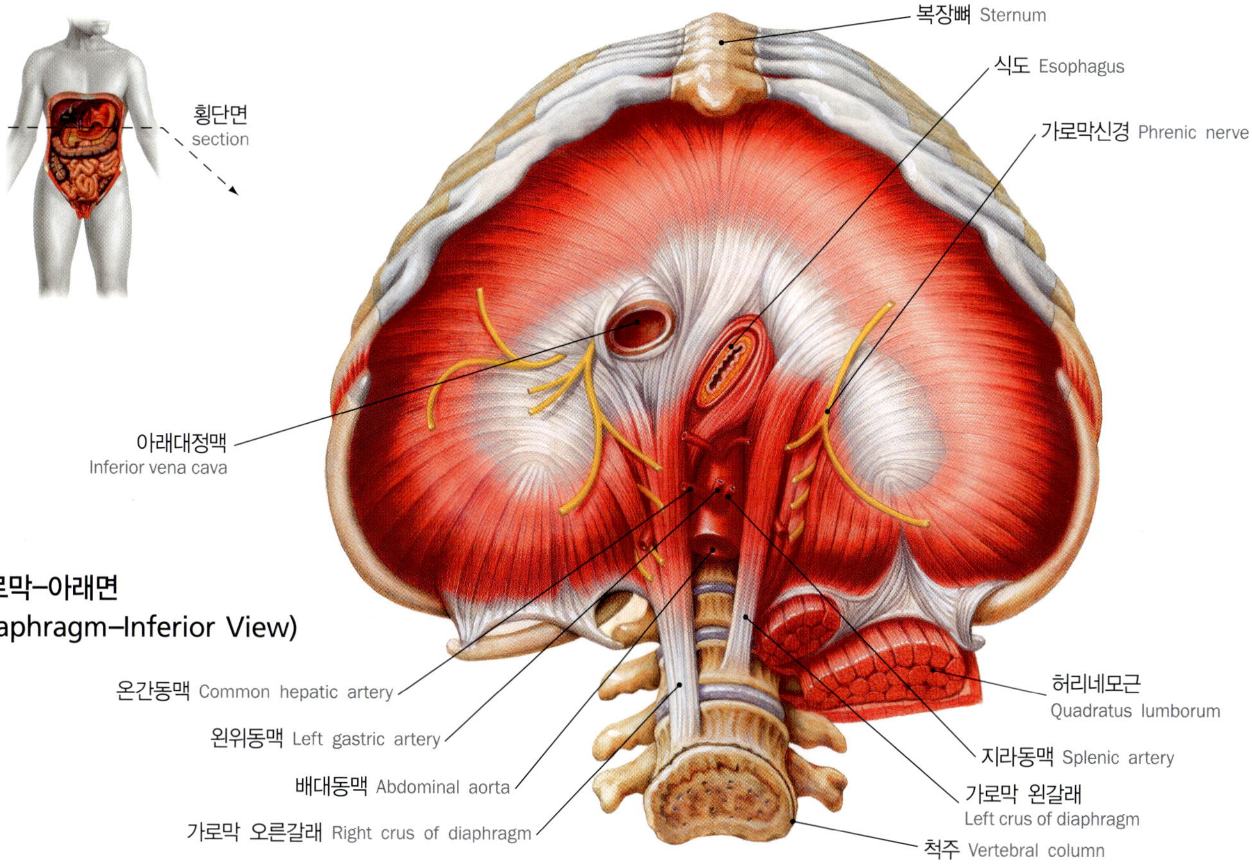

가로막–아래면
(Diaphragm–Inferior View)

신체의 움직임 (Movements of the Body)

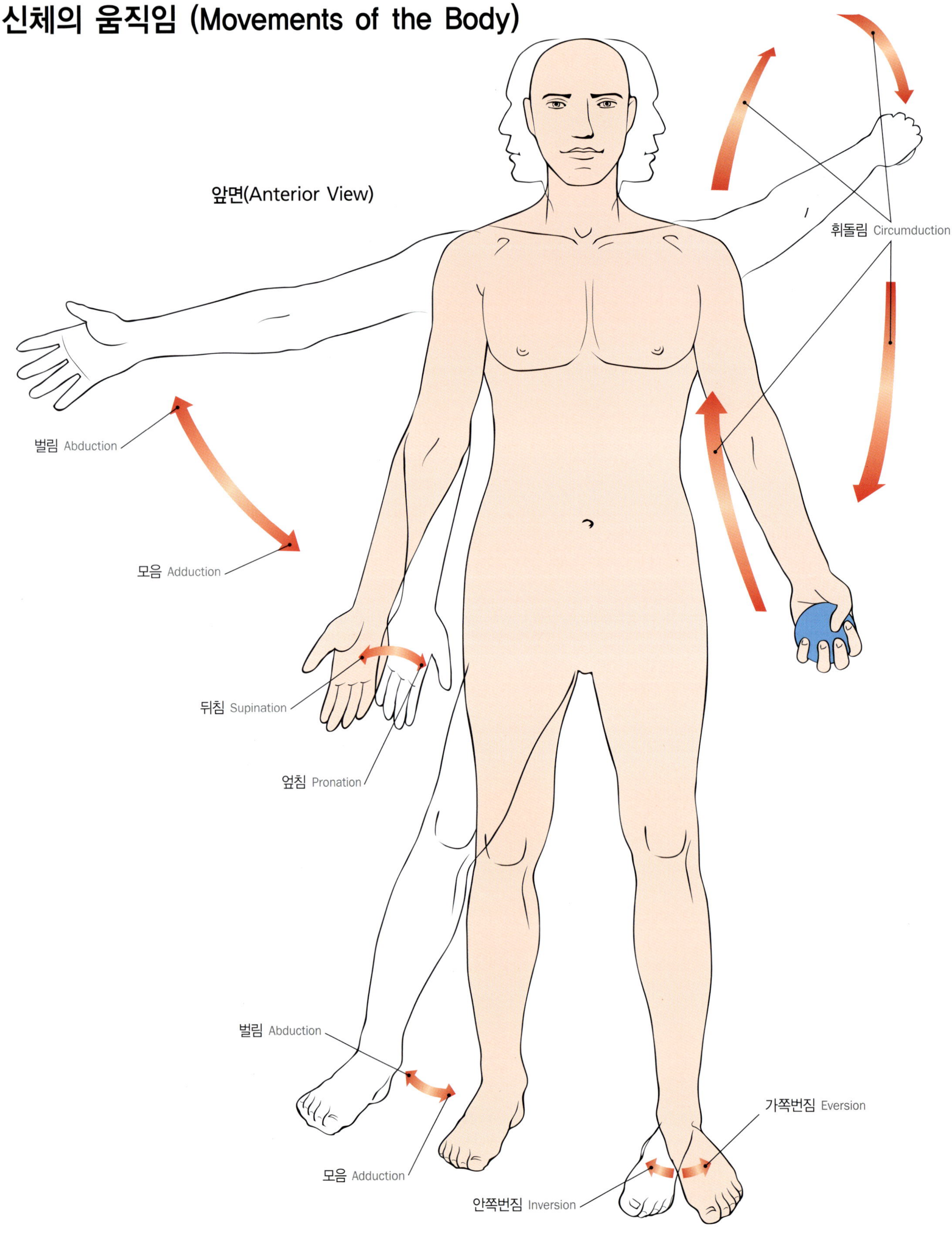

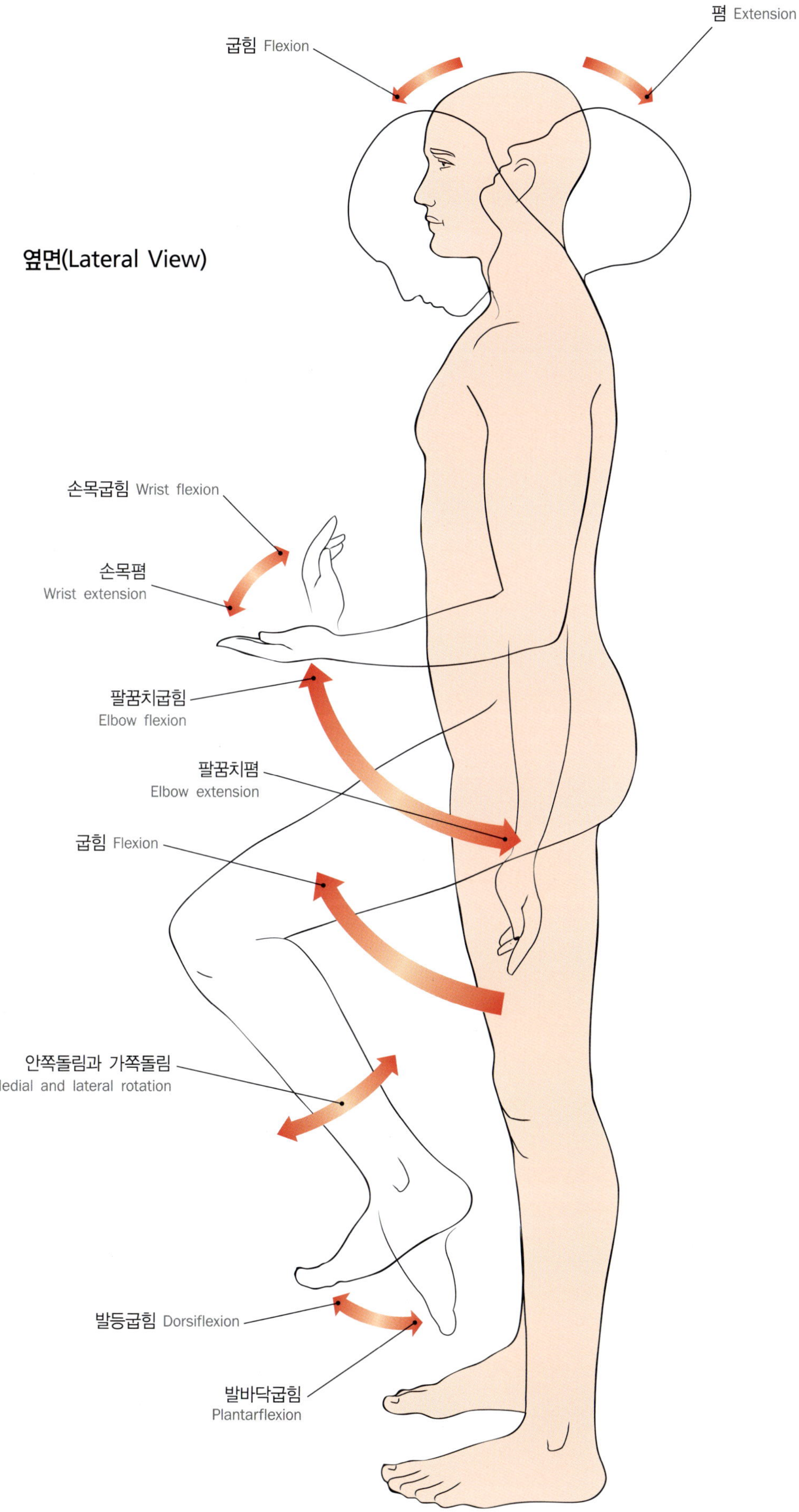
굽힘 Flexion
폄 Extension
옆면(Lateral View)
손목굽힘 Wrist flexion
손목폄
Wrist extension
팔꿈치굽힘
Elbow flexion
팔꿈치폄
Elbow extension
굽힘 Flexion
안쪽돌림과 가쪽돌림
Medial and lateral rotation
발등굽힘 Dorsiflexion
발바닥굽힘
Plantarflexion

40

운동

Exercise

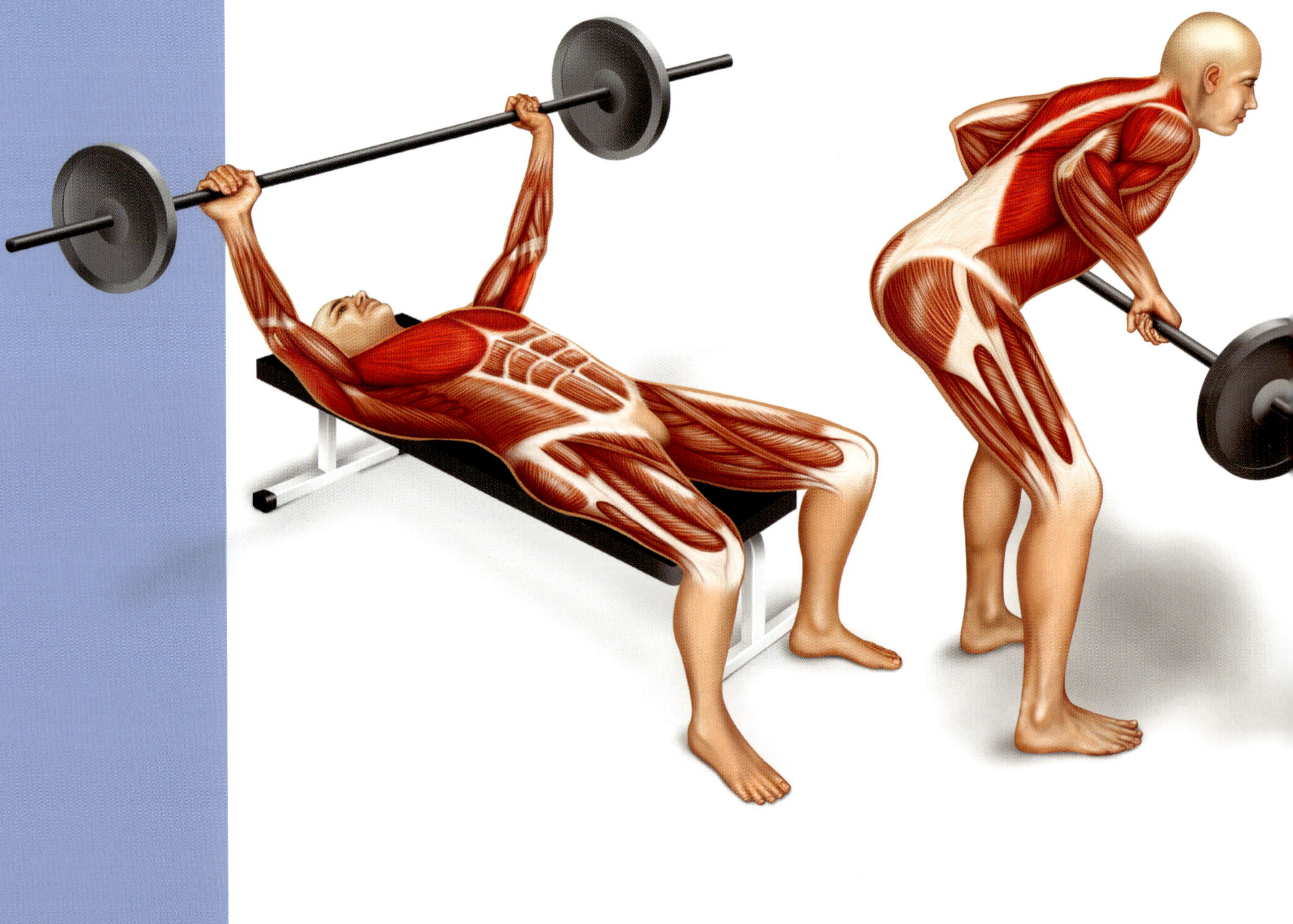

가슴 운동 (Chest Exercises) 42

등 운동 (Back Exercises) 58

팔과 어깨 운동 (Arm and Shoulder Exercises) 72

다리와 엉덩이 운동 (Leg and Buttock Exercises) 98

몸통 운동 (Trunk Exercises) 130

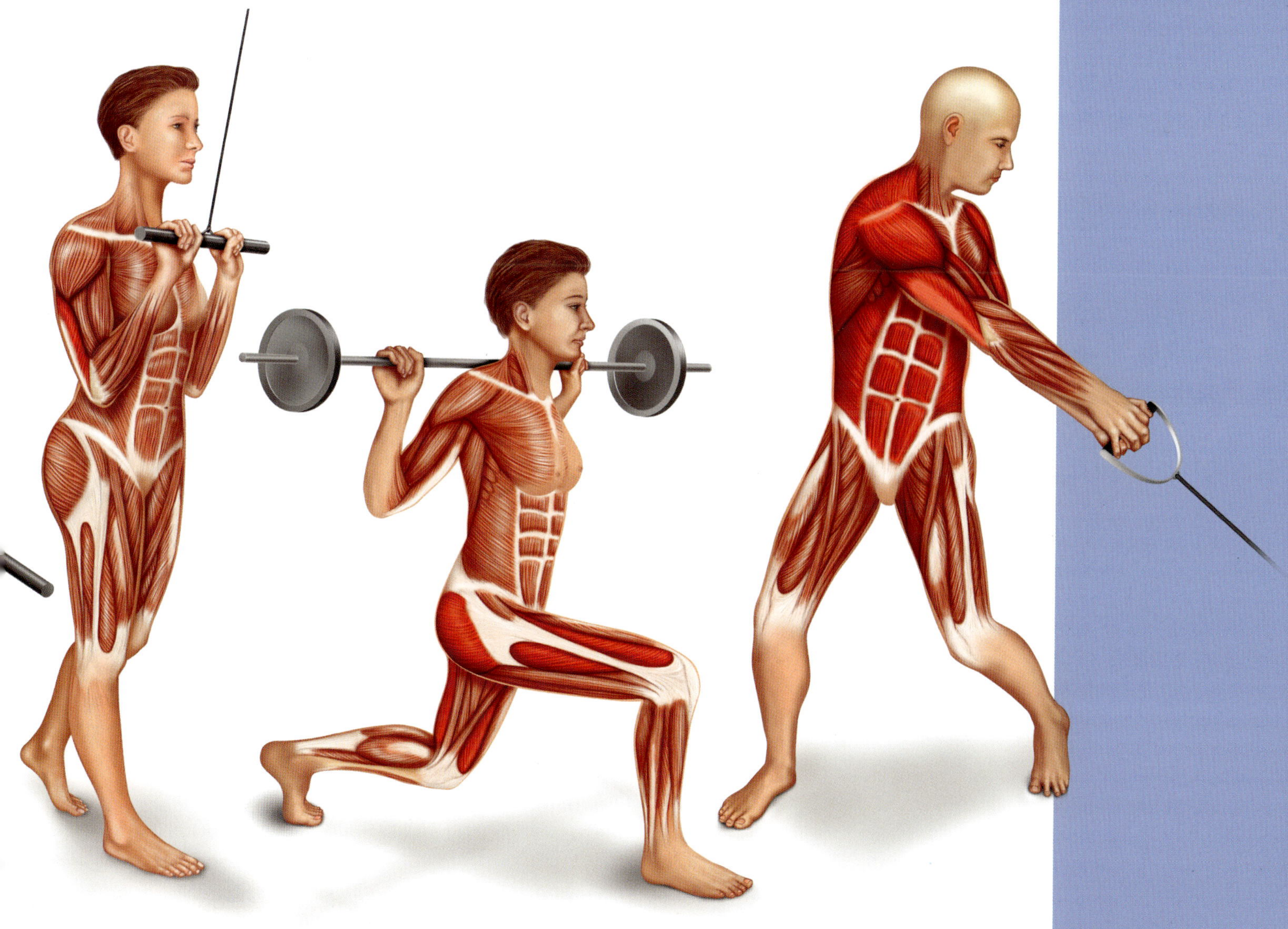

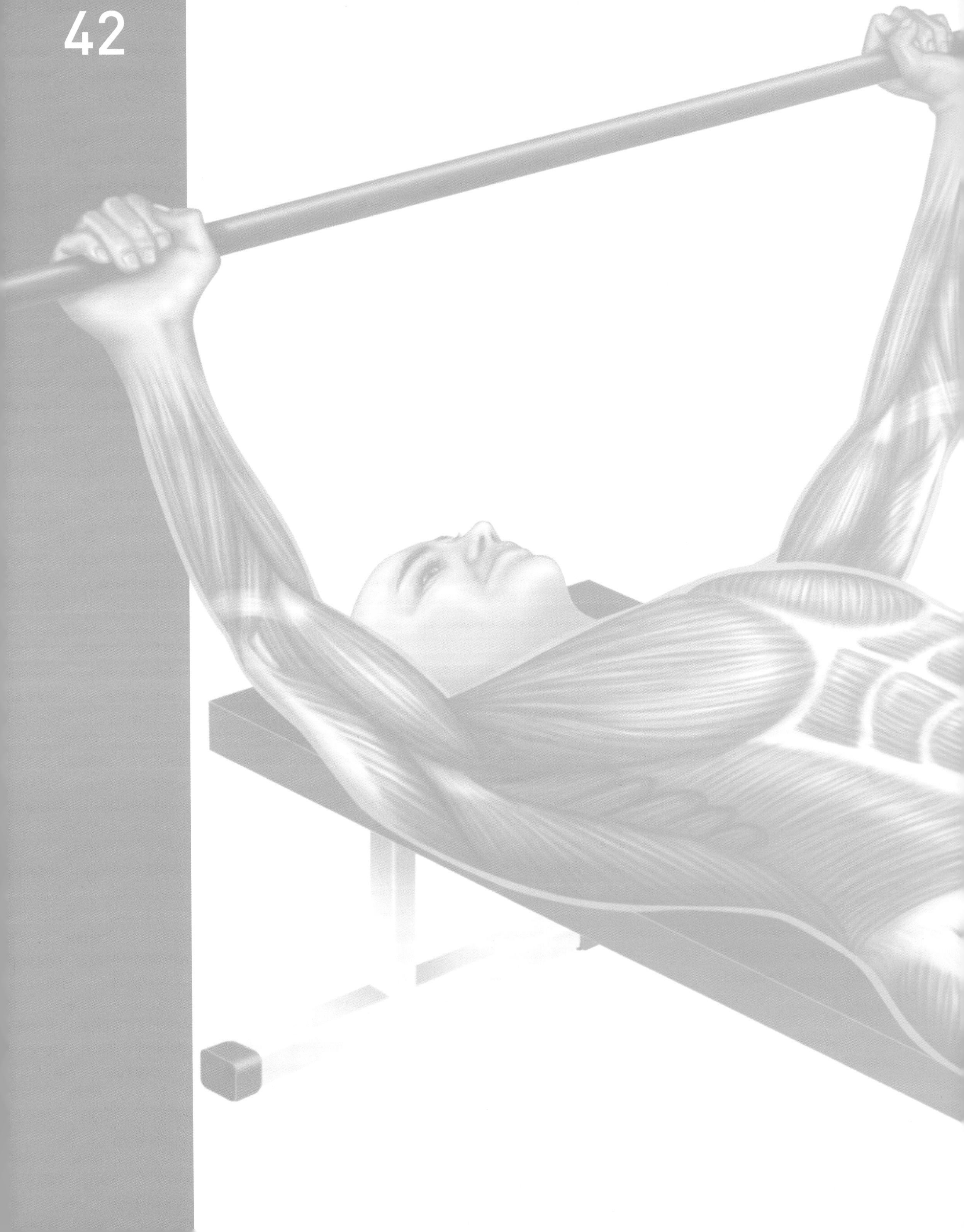

가슴 운동 Chest Exercises

강한 가슴근육은 좋은 자세를 유지할 수 있고 호흡에 도움이 되며 어깨 손상을 예방할 수 있다. 주요 가슴 근육은 큰가슴근(대흉근, pectoralis major)이지만, 작은가슴근(소흉근, pectoralis minor), 앞톱니근(전거근, serratus anterior), 갈비사이근(늑간근, intercostals)들도, 중요하게 고려된다. 큰가슴근의 주요 기능은 팔의 굽힘(굴곡, flexion), 모음(내전, adduction), 안쪽돌림(내회전, internal rotation)이며, 또한 호흡의 보조근으로도 작용한다. 대부분의 가슴운동은 팔을 앞으로 뻗고 밀면서 시행되는데, 위팔세갈래근(상완삼두근, triceps brachii)과 어깨세모근(삼각근, deltoids)이 함께 작용한다. 이러한 근육들의 발달은 다양한 활동을 쉽게 할 수 있도록 하며, 일상의 피로감을 줄일 수 있다. 운동선수들에게 강한 가슴근육은 공을 더 멀리 빠르게 던지는데 도움이 되며, 상대방을 밀어내고, 격투하고, 레슬링 하는 경기력을 향상시킬 수 있다.

덤벨 체스트 프레스 (Dumbbell Chest Press) 44
덤벨 플라이 (Dumbbell Fly) 46
벤치 프레스 (Bench Press) 48
체스트 딥 (chest dip) 50
케이블 크로스오버 (Cable Crossover) 52
덤벨 풀오버 (Pullover) 54
팔굽혀펴기 (Push-up) 56

덤벨 체스트 프레스 (Dumbbell Chest Press)

덤벨 체스트 프레스는 아령을 사용하며, 어깨 안정성을 높이는 근육들을 강화시키는 운동이다. 양쪽 팔이 동시에 힘을 사용해야 하는 벤치 프레스(bench press) 운동은, 몸의 어느 한쪽을 쓰지 않으면 다른 쪽에서 더 많은 힘을 주어야 한다. 따라서 이 운동은 이점을 보완하여 양쪽 팔을 따로따로 움직여 운동할 수 있는 장점이 있다. 덤벨 체스트 프레스는 가슴근, 어깨세모근, 위팔세갈래근을 강화시키는 운동으로 어깨돌림근띠(회전근개, rotator cuff), 앞톱니근(전거근, serratus anterior), 마름근(능형근, rhomboids), 등세모근(승모근, trapezius), 넓은등근(광배근, latissimus dorsi muscles)의 큰 안정성 유지가 필요하다. 이 운동은 물건 들기와 밀기 같은 일상 활동들을 수행하는데 도움이 되며, 접촉 스포츠, 던지기 스포츠, 또는 체조를 위한 훈련에 포함시키는게 적합하다.

1

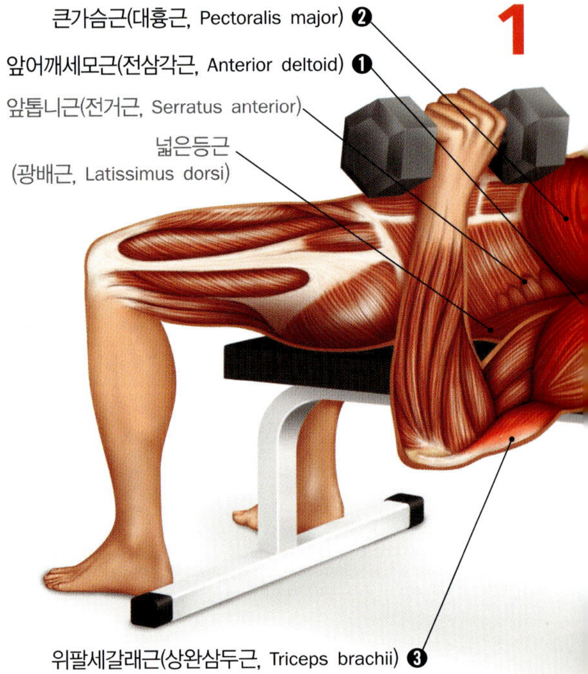

방법

다리를 편히 놓은 상태로 아령을 들고 벤치 끝에 앉는다. 아령을 어깨까지 빠르게 올린 후 벤치에 눕는다(가벼운 아령으로 운동을 시작한다면, 빠르게 올릴 필요는 없음). 팔꿈치를 굽히고 손바닥이 다리 쪽으로 향하도록 한채 아령을 가슴 양옆으로 잡는다. 팔꿈치를 펴면서 손을 앞으로 뻗어 작은 원을 그리면서 아령이 가슴 앞쪽으로 모이도록 만든다. 가슴 위쪽이 약간 스트레칭되는 것이 느껴질 때까지 아령을 천천히 내린다. 이 동작을 반복한다.

변형

쉬운 방법

어깨를 다친 적이 있다면, 팔꿈치가 90° 이상 굽혀지지 않도록 유지하여 관절의 운동범위를 줄여 준다. 운동범위를 짧게 하면 어깨 안정성을 높여주는 근육의 작용을 감소시키지만, 무거운 아령을 들어 올리는 데에는 문제가 없을 것이다.

어려운 방법

평평한 벤치 대신에 약간 기울어진 벤치에 누워서 아령 무게를 줄여 운동하면, 가슴 근육을 키우는데 도움이 되며, 동시에 어깨와 위팔세갈래근에 대한 운동부하를 높일 수 있다.

작용 근육

❶ 앞 어깨세모근
❷ 큰가슴근
❸ 위팔세갈래근

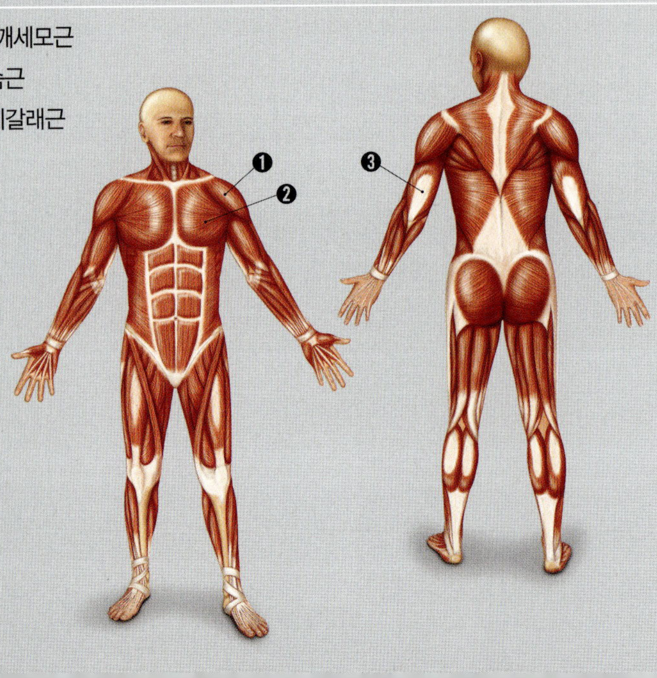

경고

누운 상태에서 아령을 급히 아래로 내리면 어깨가 탈구될 수 있으므로 조심해야 한다.

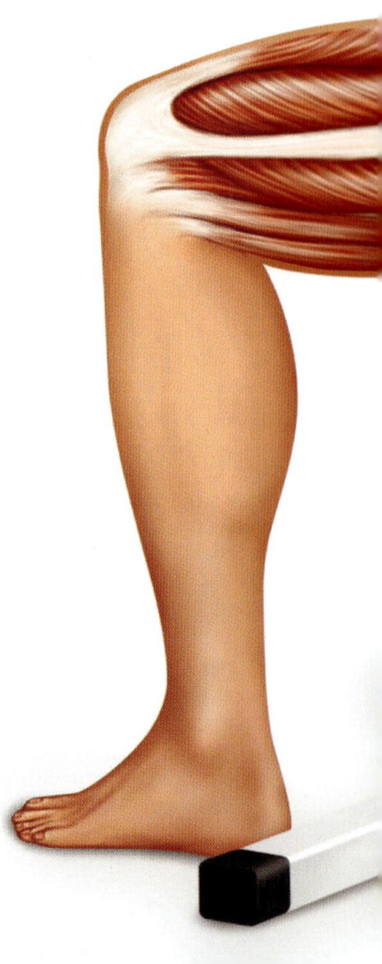

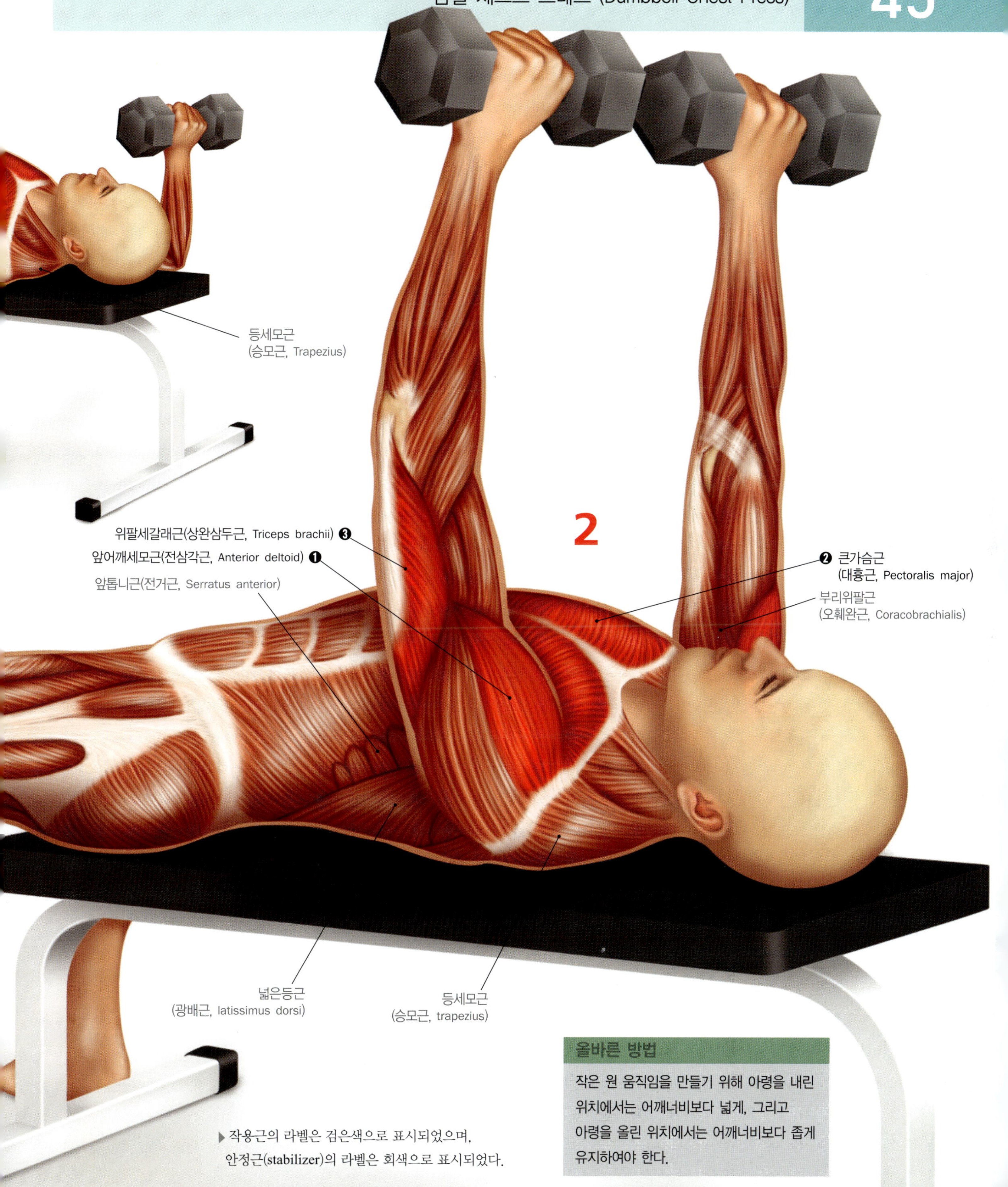

▶ 작용근의 라벨은 검은색으로 표시되었으며, 안정근(stabilizer)의 라벨은 회색으로 표시되었다.

올바른 방법

작은 원 움직임을 만들기 위해 아령을 내린 위치에서는 어깨너비보다 넓게, 그리고 아령을 올린 위치에서는 어깨너비보다 좁게 유지하여야 한다.

덤벨 플라이 (Dumbbell Fly)

가슴 근육을 강화시키는 이 운동은 팔꿈치를 일정한 각도로 유지하고, 팔로 작은 원을 그리면서 수행한다. 큰가슴근이 목표 운동 근육이며, 어깨세모근은 도움을 제공한다. 그리고 팔꿈치 굽힘근인 위팔두갈래근(상완이두근, biceps brachii), 위팔노근(상완요골근, brachioradialis), 위팔근(상완근, brachialis)은 등척성으로 작용한다. 또한, 편심성 움직임(eccentric movement) 동안 가슴과 팔 근육은 스트레칭 된다. 덤벨 플라이 운동을 하기 위해 들어 올리는 중량은 긴 지레팔(lever arm) 때문에, 벤치 프레스(bench press)와 같은 가슴 운동보다 현저히 가볍다. 이 운동은 벤치 프레스만큼 스포츠에 특화된 운동은 아니지만, 어깨나 팔꿈치 부상을 치료하기 위한 재활 마지막 단계의 운동으로 유용하다.

1

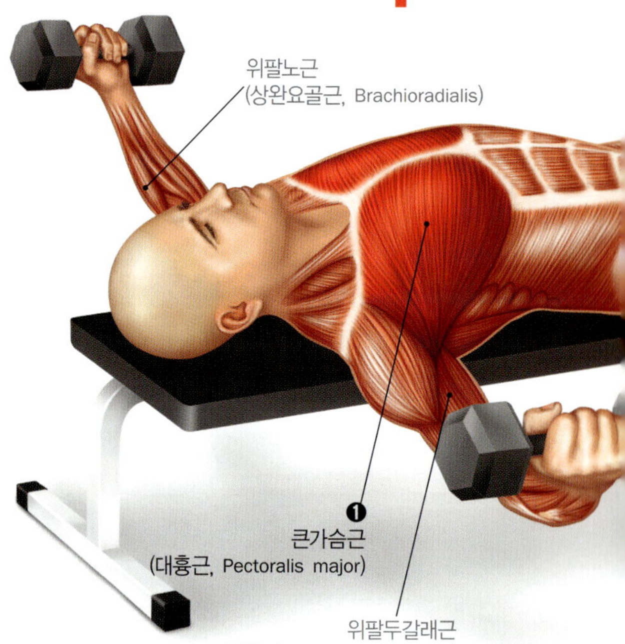

방법

벤치에 누워 가슴 앞쪽 가운데에서 중립적인 손 자세로 아령을 잡은 후 운동을 시작한다. 팔꿈치는 약간 구부린 상태로 유지한다. 팔꿈치 각도를 일정하게 유지하면서 어깨와 가슴의 앞부분에서 스트레칭이 느껴질 때까지 아령을 가슴 양옆으로 내린다. 가슴 위 가운데에 아령을 다시 모은다.

변형

쉬운 방법

벤치가 아닌 바닥에 누워서 운동하면, 전체 운동범위가 줄어들고 어깨의 스트레칭이 감소한다. 근육은 가장 길거나 가장 짧아진 위치에서 가장 약하므로, 이 운동을 바닥에서 하면 큰가슴근이 끝 범위까지 스트레칭되는 것을 막을 수 있다.

어려운 방법

한쪽 팔을 번갈아가며 이 운동을 하면, 양쪽 가슴 근육을 따로따로 강화시킬 수 있다. 표준 덤벨 플라이 운동과 동작은 같지만, 한쪽 팔을 먼저 운동한 후, 다른쪽 팔을 번갈아 운동한다. 이러한 방법은 안정성을 유지하기 어렵게 만들어 운동 효과를 높이는데 도움이 되며, 벤치가 아닌 볼(ball)에 누워서 하면 운동 난이도를 더욱 높일 수 있다.

작용 근육

❶ 큰가슴근

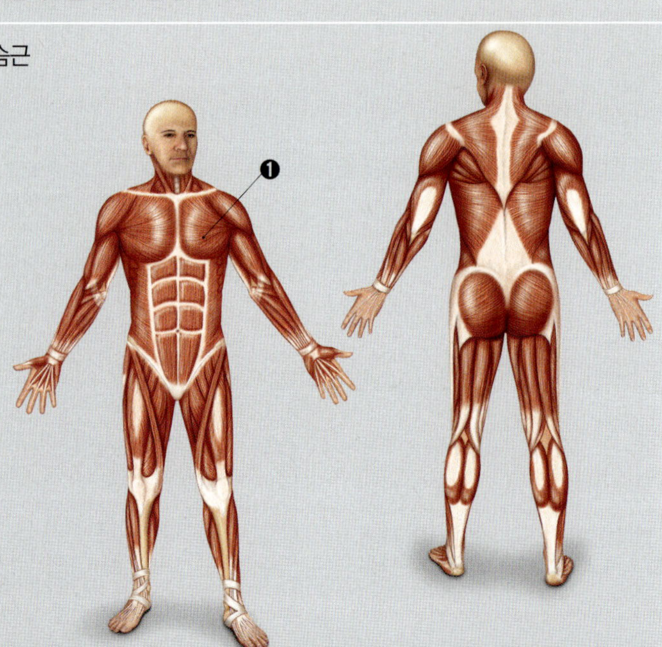

경고

이 운동의 마지막 자세는 어깨를 불안정하게 만들고 큰 스트레스를 주기 때문에 너무 무거운 아령을 들지 않도록 주의해야 한다.

올바른 방법

팔꿈치를 편 상태로 고정하지 않아야 한다. 운동하는 동안 팔꿈치는 약간 굽혀진 상태로 일정하게 유지해야 한다.

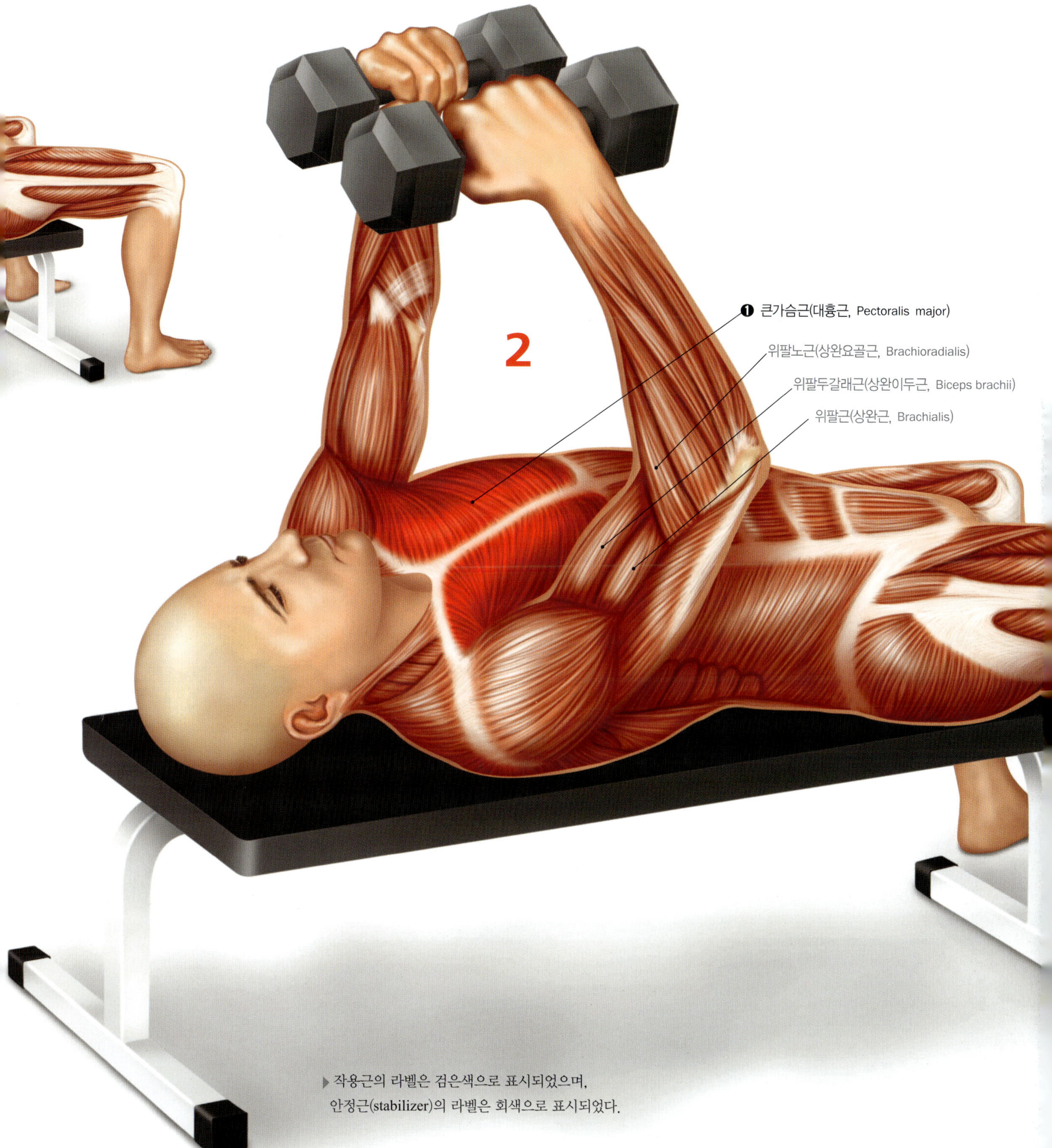

▸ 작용근의 라벨은 검은색으로 표시되었으며,
안정근(stabilizer)의 라벨은 회색으로 표시되었다.

벤치 프레스 (Bench Press)

이 고전적인 운동은 여러 관절의 움직임으로 이루어지며, 가슴, 어깨, 그리고 팔 근육을 강화시키기 위해 시행한다. 무거운 바벨을 들고 운동함으로써 큰가슴근, 앞어깨세모근, 위팔세갈래근의 크기와 힘을 강화시키고 어깨돌림근띠(회전근개, rotator cuff) 근육과 어깨뼈 안정근(scapular stabilizers)의 작용을 향상시킨다. 이 운동은 기본 동작이 간단하기 때문에 숙련자와 초보자 모두 할 수 있다. 이 운동은 거의 모든 상체 강화 프로그램, 스포츠별 컨디셔닝 프로그램, 재활 프로그램의 기초가 된다.

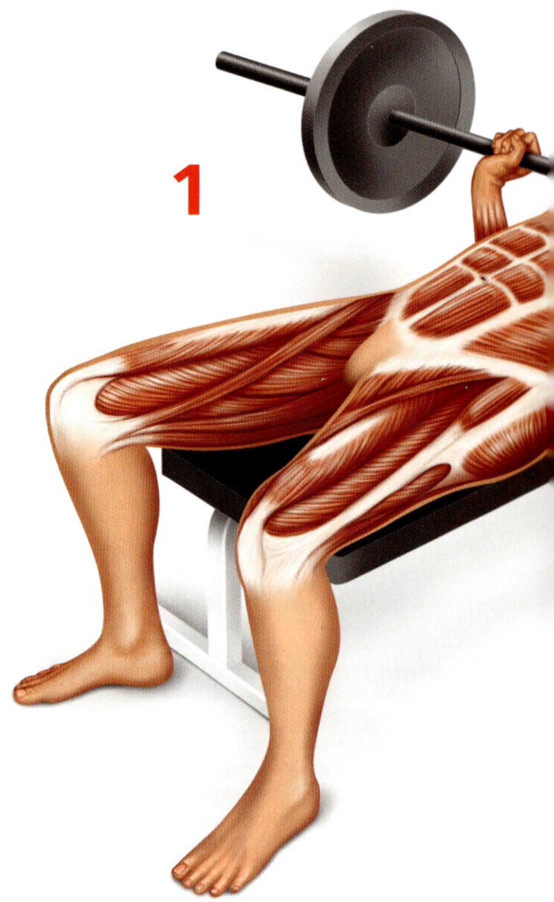

방법

평평한 벤치에 누워 팔을 어깨너비보다 약간 더 넓게 벌린 후, 양손으로 바벨 양쪽 끝의 웨이트에서 일정한 거리를 두고 막대를 잡는다. 손바닥이 천장을 향하도록 잡는다. 숨을 깊게 들이쉬고 내쉬면서 팔을 완전히 펴고, 받침대에서 바벨을 들어 올린다. 그런 후 숨을 들이마시면서 가슴 쪽으로 바벨을 천천히 내린다. 막대가 가슴에 살짝 닿을 정도까지만 바벨을 내린다. 숨을 내쉬면서 팔꿈치가 곧게 펴질 때까지 가슴 위로 바벨을 들어 올린다.

변형

쉬운 방법

벤치 프레스를 배우려면 웨이트를 추가적으로 적용하지 않고 바벨만을 사용하여 운동한다. 바벨을 드는 것에 집중하고, 웨이트를 추가하기 전에 바벨을 부드럽게 반복해서 들을 수 있도록 연습한다.

어려운 방법

'밀착 그립(close grip)' 벤치 프레스를 시도한다. 먼저, 위팔세갈래근의 근력 운동을 강화하기 위해서, 밀착그립은 큰가슴근과 어깨세모근의 작용을 떨어뜨리기 때문에 위팔 세갈래근의 집중운동을 위해서는 일반적인 벤치프레스 웨이트보다 가볍게 시행해야 한다. 어깨너비보다 좁게 바벨 막대를 잡는다. 팔꿈치를 몸에 붙인 상태로 가슴 쪽으로 바벨을 내린다. 그립이 너무 가까우면 바벨 막대를 안정적으로 잡을 수 없으므로 주의하여야 한다.

작용 근육

❶ 큰가슴근
❷ 앞어깨세모근
❸ 위팔세갈래근

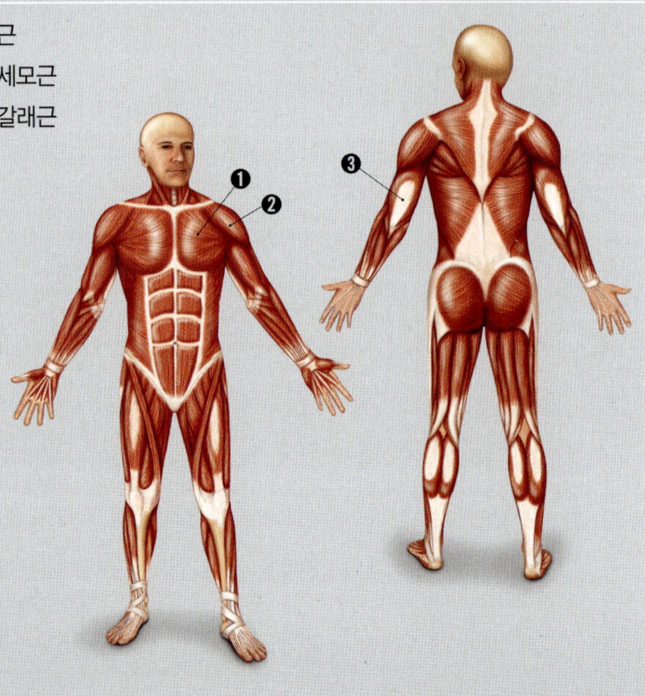

올바른 방법

바벨을 들 때 등이 바닥에서 뜰 정도로 굽어지면 웨이트가 너무 무겁다는 신호일 수 있으므로 다치지 않도록 웨이트를 줄여야 한다.

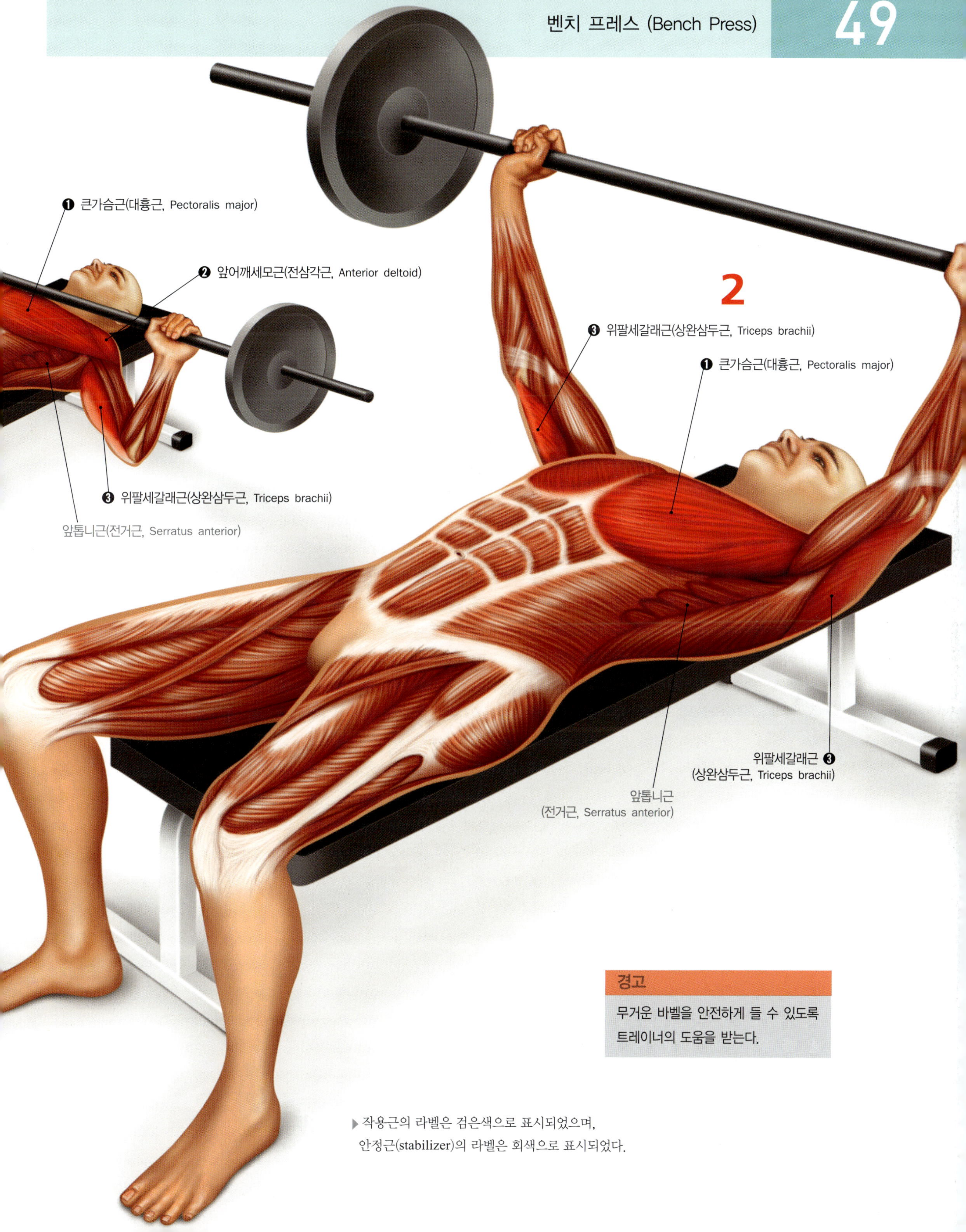

경고

무거운 바벨을 안전하게 들 수 있도록 트레이너의 도움을 받는다.

▶ 작용근의 라벨은 검은색으로 표시되었으며,
안정근(stabilizer)의 라벨은 회색으로 표시되었다.

체스트 딥 (chest dip)

이 운동은 상체무게를 이용해서 하는 턱걸이 운동을 보완한 체중운동이다. 체스트 딥은 양쪽의 고정 손잡이를 잡고 몸을 위로 밀어 올리는 운동으로, 주로 큰가슴근, 위팔세갈래근, 앞어깨세모근을 강화시키기 위해 시행한다. 운동하는 동안 몸을 앞으로 기울이면, 기울인 만큼 위팔세갈래근이나 큰가슴근을 더 많이 사용할 수 있다. 이 운동은 평행봉에서 시행 하는데, 자신의 체중을 들어 올릴 수 있을 정도로 팔 힘이 강해야 하고, 운동하는 동안 몸통의 중심을 잘 잡아줄 수 있을 만큼 복근이 강해야 하기 때문에 초보자들이 하기에는 어려울 수 있다. 어떤 체육관에는 체스트 딥 운동을 보조해주는 장비가 있는데, 약한 근력으로 혼자서 하기 힘든 초보자들에게 큰 도움이 되고 있다.

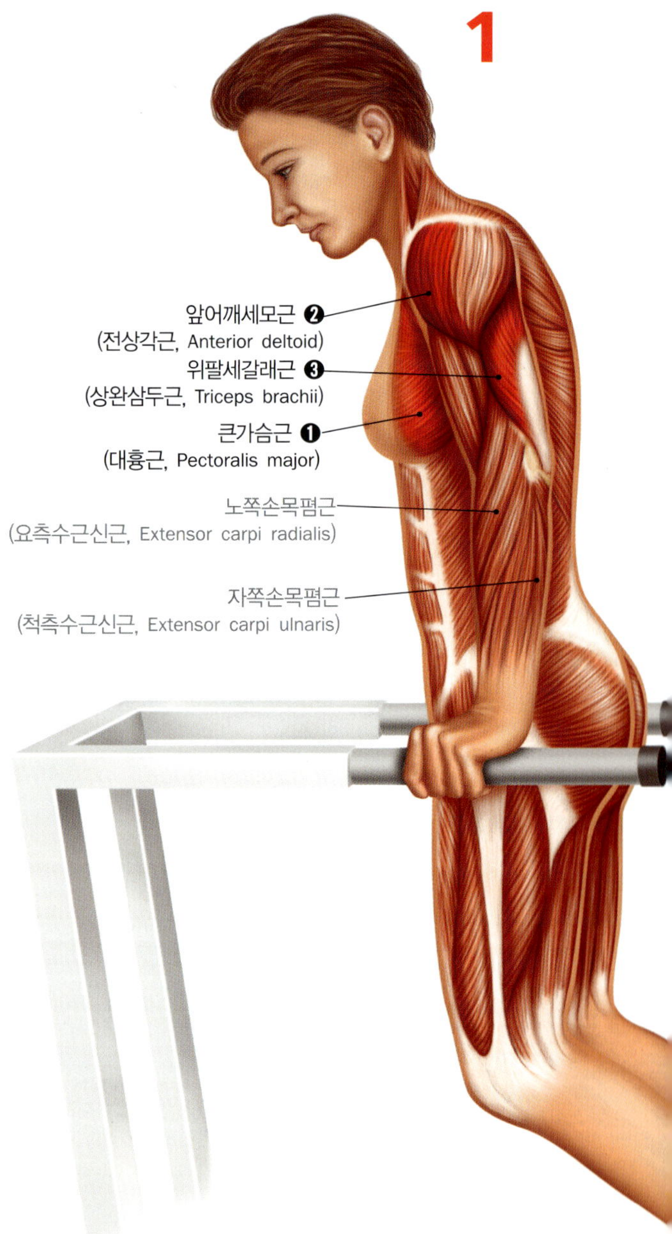

방법

평행봉 사이에 서서 양쪽 막대를 잡고 팔꿈치를 펴 발이 땅에서 떨어지게 한다. 이 때 무릎을 약간 구부린다. 팔꿈치가 90° 정도 굽혀질 때까지 팔꿈치 폄근에 힘을 주면서 몸을 천천히 내린다. 그런 후 팔꿈치를 완전히 편다.

변형

쉬운 방법

상체의 근력이 부족하거나 체스트 딥 보조 장비를 사용하여야 하는 경우, 벤치 딥(Bench dips) 운동은 좋은 대안이 될 수 있다. 다리를 앞으로 곧게 펴고 바닥에 발뒤꿈치를 모은 상태로 벤치에 앉는다. 팔로 벤치를 지탱하며 상체를 들어 올린다. 벤치 위에서가 아니라 벤치 앞에서 몸이 움직일 수 있도록 몸을 앞으로 기울인다. 일반 체스트 딥 운동처럼 천천히 몸을 내리며, 그런 후 팔꿈치가 완전히 펴질 때까지 몸을 위로 들어 올린다.

어려운 방법

딥 벨트를 사용하여 다리 사이에 추가 중량을 매달아 무게를 더하면, 운동 난이도를 더욱 높일 수 있다.

작용 근육

❶ 큰가슴근
❷ 앞어깨세모근
❸ 위팔세갈래근

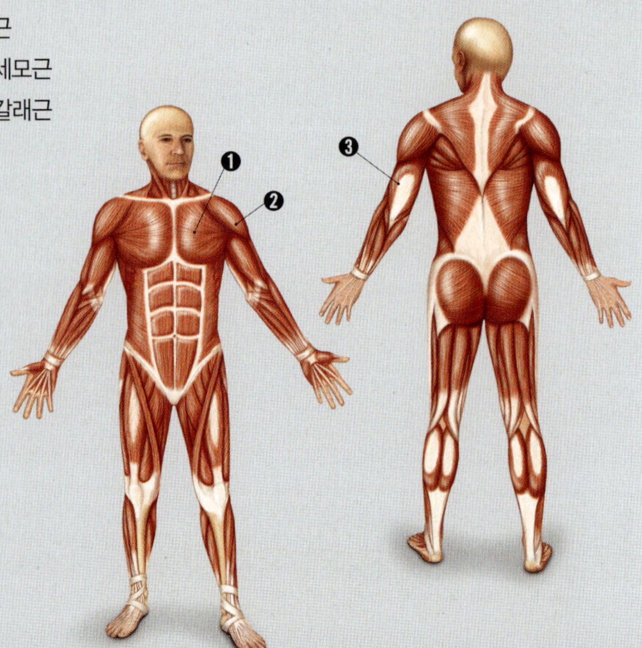

경고

체스트 딥 운동 시 너무 과한 웨이트를 걸면 큰가슴근과 위팔세갈래근이 파열될 수 있다. 너무 빠르게 시행하거나 지나치게 웨이트를 추가하지 말아야 한다.

▶ 작용근의 라벨은 검은색으로 표시되었으며, 안정근(stabilizer)의 라벨은 회색으로 표시되었다.

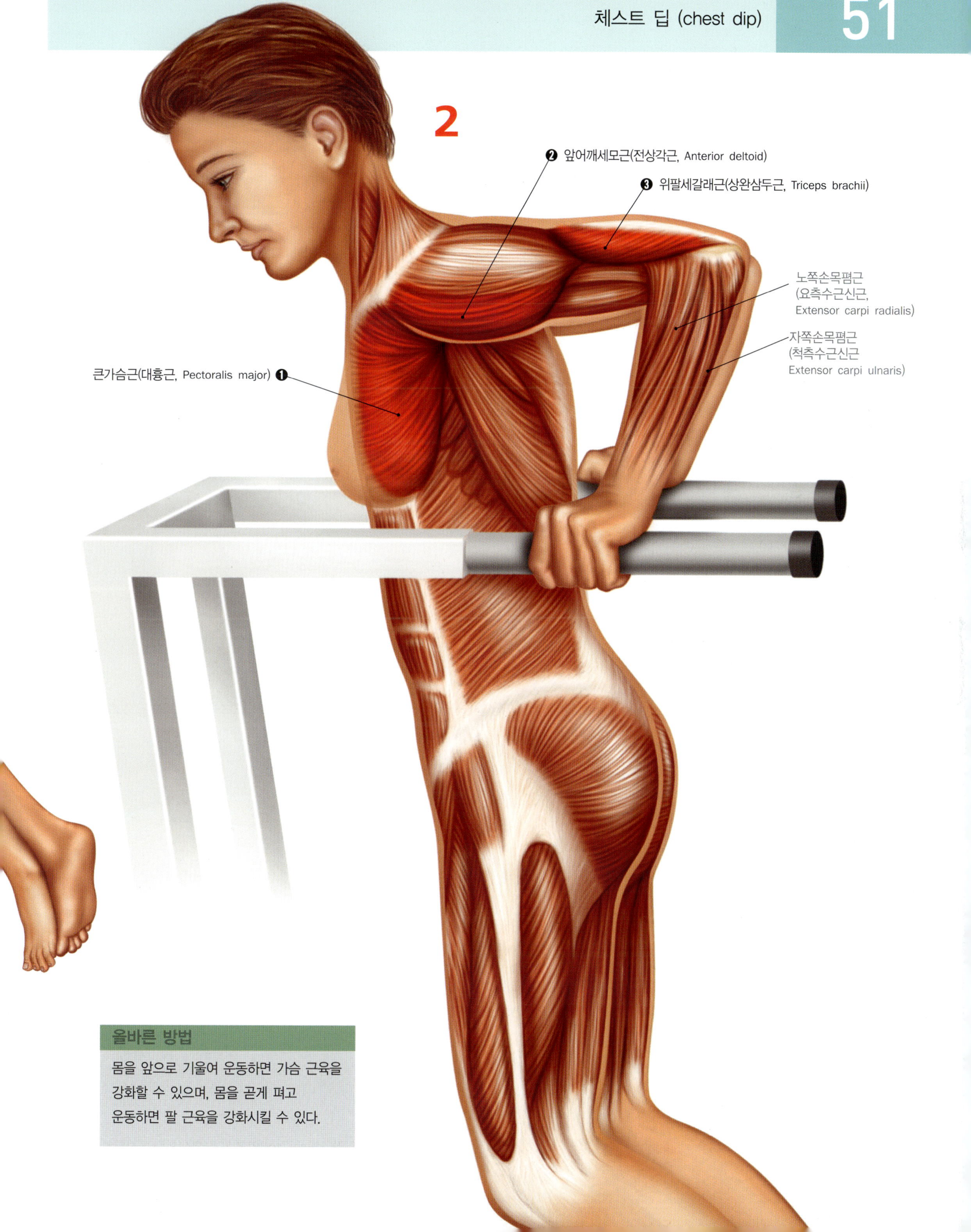

올바른 방법

몸을 앞으로 기울여 운동하면 가슴 근육을 강화할 수 있으며, 몸을 곧게 펴고 운동하면 팔 근육을 강화시킬 수 있다.

케이블 크로스오버 (Cable Crossover)

이 운동은 케이블 플라이(cable fly)로도 알려져 있으며, 가슴 근육을 집중적으로 강화시킬 수 운동으로 소개되고 있다. 케이블을 당겨 내리는 동심성(concentric) 단계에서는 가슴 근육을 강화시키는데 도움이 되는 반면, 천천히 팔을 들어 올리는 편심성(eccentric) 단계에서는 가슴 근육과 어깨 근육을 함께 스트레칭시킬 수 있다. 많은 사람들이 벤치 프레스나 덤벨 플라이 같은 가슴 근육운동과 케이블 크로스오버 운동을 함께 시행한다. 덤벨 플라이 대신에 일상적이고 다양한 운동 바업의 하나로 이 운동을 사용하고 있다. 이 운동을 하고 있다. 케이블 크로스오버는 한 방향으로의 운동 특성을 가지고 있고, 던지기 동작과 비슷하기 때문에 던지기 스포츠의 경기력을 높이는데 도움이 된다. 케이블의 높이와 몸 위치를 다르게 하면 다른 근육들이 작용하는 것을 느낄 수 있으며, 스포츠 활동에 더욱 특화된 움직임을 만들 수 있다.

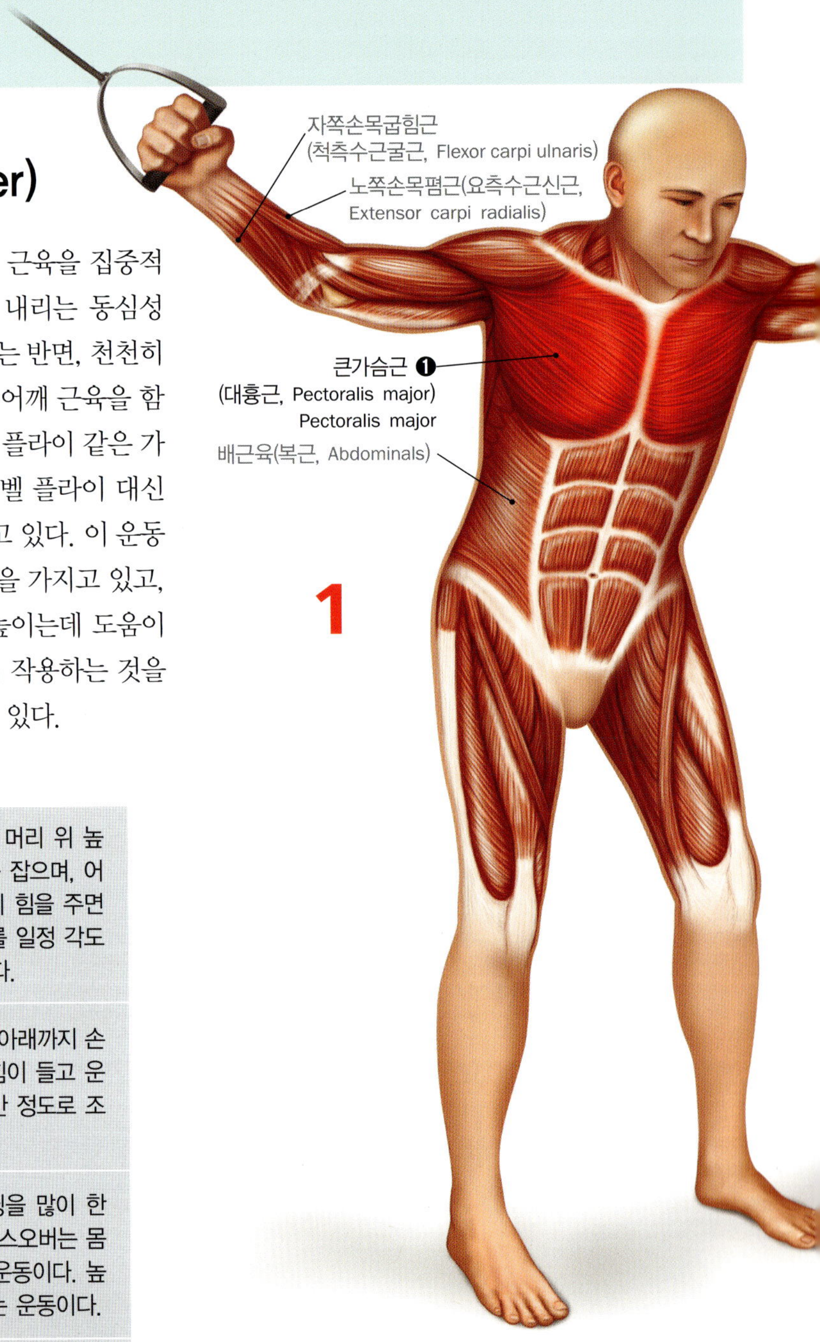

방법

케이블 크로스오버 장비의 중간에 선 후, 양쪽 케이블 손잡이를 머리 위 높이로 똑같이 조정해 놓는다. 손바닥이 아래로 향하도록 손잡이를 잡으며, 어깨를 안쪽으로 회전시키고 엉덩관절을 약간 굽힌다. 가슴 근육에 힘을 주면서 팔을 아래로 잡아당겨 안으로 끌어안는 동작을 한다. 팔꿈치를 일정 각도로 유지하면서 운동을 한다. 천천히 움직여 처음 자세로 돌아간다.

변형

쉬운 방법

위에서 설명한 것처럼, 가슴 근육에 힘을 주면서 어깨 높이 바로 아래까지 손잡이를 내린다. 케이블을 당길 때 저항이 너무 강하면, 운동시 힘이 들고 운동 효과 또한 크지 않을 것이다. 저항 강도를 낮은 정도에서 중간 정도로 조정하여 운동하는 것이 좋으며, 항상 자세에 집중하여야 한다.

어려운 방법

중간과 높은 높이의 케이블 크로스오버 운동은 웨이트 트레이닝을 많이 한 사람들이 전체 가슴 근육들을 강화시키는데 적합하다. 중간 크로스오버는 몸을 곧게 펴고 서서, 팔을 굽혀 가슴 앞에서 수평으로 모아주는 운동이다. 높은 크로스오버는 어깨 아래에서 시작하여 머리 위로 손을 모으는 운동이다.

작용 근육

❶ 큰가슴근

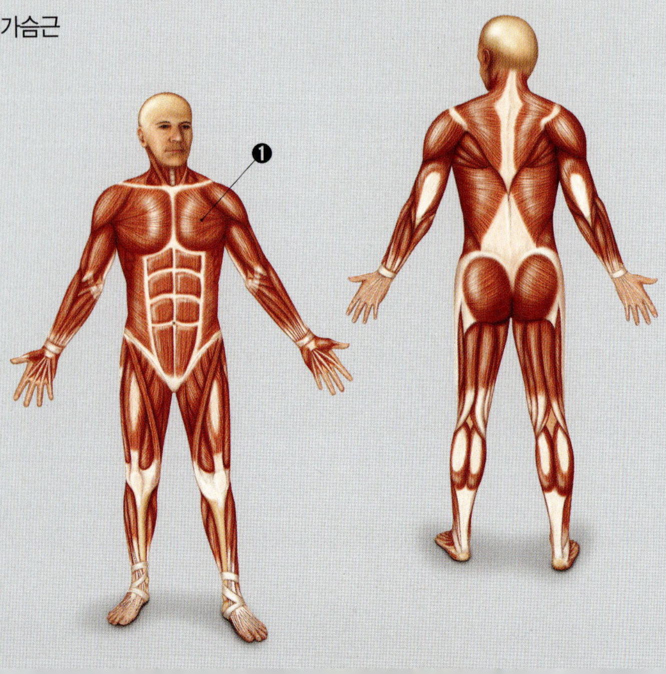

경고

팔을 너무 빨리 뒤로 빼면 어깨가 탈구될 수 있으므로 주의하여야 한다.

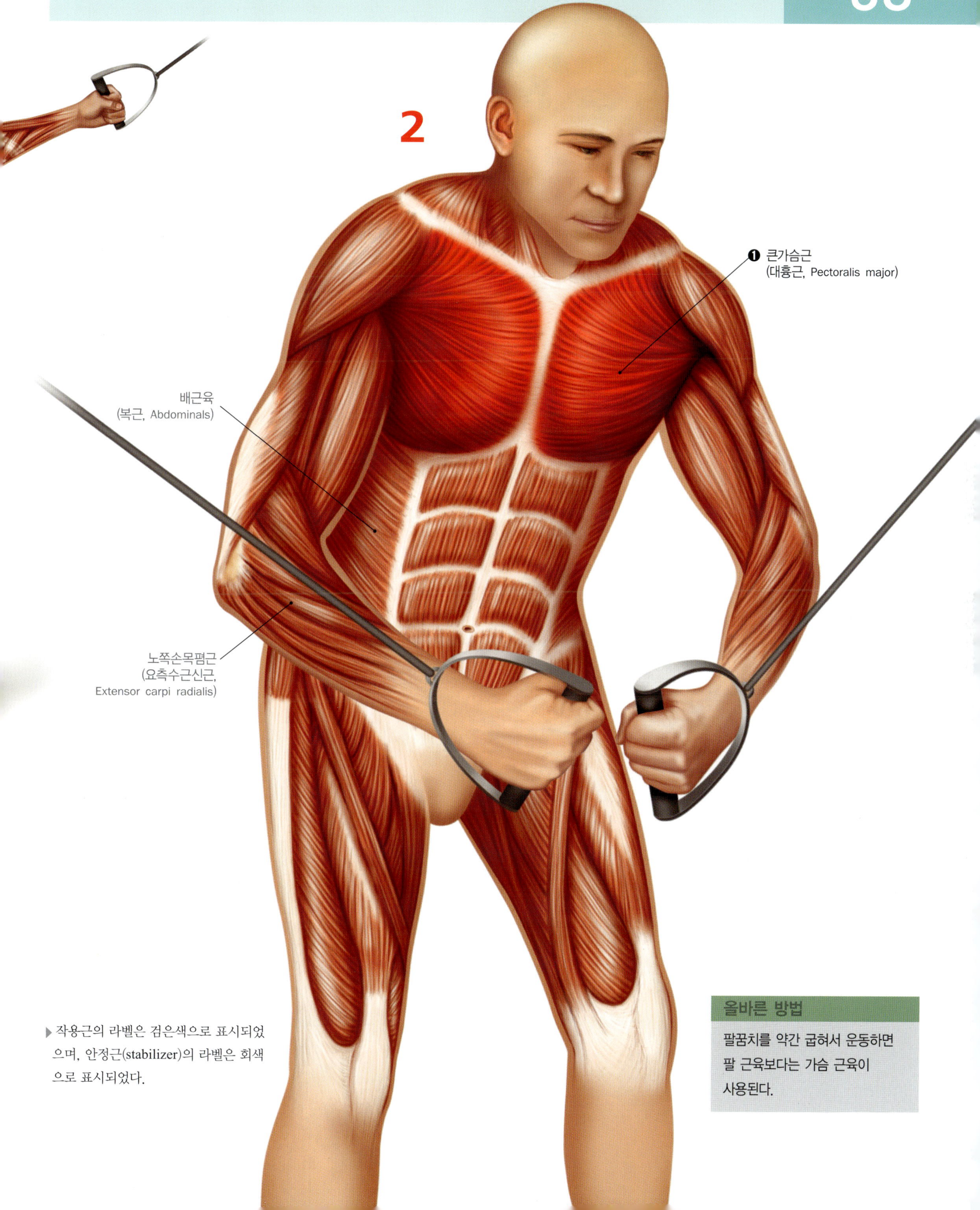

▸ 작용근의 라벨은 검은색으로 표시되었으며, 안정근(stabilizer)의 라벨은 회색으로 표시되었다.

올바른 방법

팔꿈치를 약간 굽혀서 운동하면 팔 근육보다는 가슴 근육이 사용된다.

덤벨 풀오버 (Pullover)

이 운동은 가슴 근육과 몸통 가쪽 근육, 배근육을 훌륭하게 스트레칭 할 수 있다. 아령을 얼굴 앞에까지 들어올려야 해서 운동 초보자들은 처음에 이 운동을 하기 힘들어한다. 이 때문에 처음에는 가벼운 아령으로 시작하는 것이 좋다. 이 운동을 편하게 할 수 있게 되면 아령 무게를 조금씩 높인다. 풀오버 운동이 근력과 파워를 기르는데 적합하기 때문에 던지기 스포츠 선수들에게 매우 좋은 운동이다. 어깨 근육이 긴장되어 있거나 등이 구부정한 사람들, 특히 사무실 근로자들이 이 운동을 하면 가슴 앞쪽 근육을 스트레칭할 수 있어 자세를 개선하는데 도움이 된다.

경고

개인의 유연성에 따라 운동범위가 다르므로, 스트레칭이 과도하게 일어나지 않도록 주의하여야 한다.

올바른 방법

팔꿈치를 약간 굽히고 운동하는 동안 어깨와 일직선이 되도록 유지한다.

방법

벤치에 앉아서 손바닥이 위로 향하게 한 상태로, 양손을 모아 아령의 한쪽을 잡는다. 등이 벤치에 편안히 닿도록 조심스럽게 눕는다. 팔이 완전히 펴질 때까지 위로 뻗어, 아령이 얼굴 바로 위에 놓이게 만든다. 아령을 천천히 머리 뒤로 내린다. 이때 척추가 휘지 않고 중립자세로 유지될 수 있도록 배 근육에 단단히 힘을 주어야 한다. 가슴과 어깨 근육에서 스트레칭 느낌이 날 때까지 아령을 내린다. 그런 후 팔꿈치를 곧게 펴면서, 아령을 들어 올려 시작 자세로 온다.

변형

사용 방법: 많은 체육관에는 이 운동과 동일한 동작을 할 수 있는 풀오버 장비가 있는데, 이 장비를 사용하면 코어근육 조절이나 아령을 떨어뜨려 다칠 위험이 없이 운동할 수 있다.

어려운 방법: 서서 케이블을 아래로 당긴다. 이러한 방법은 코어 안정성을 높이면서 어깨 뒤쪽 근육과 넓은등근에 힘이 들어가게 만든다. 서서 케이블을 아래로 당길 때 척추를 중립자세로 유지하는 것이 매우 중요하다.

작용 근육

❶ 큰가슴근
❷ 넓은등근

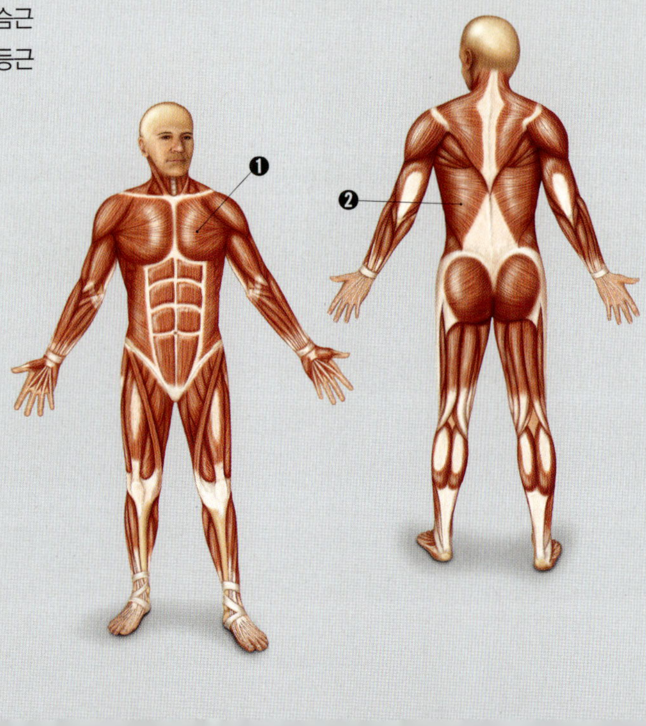

2

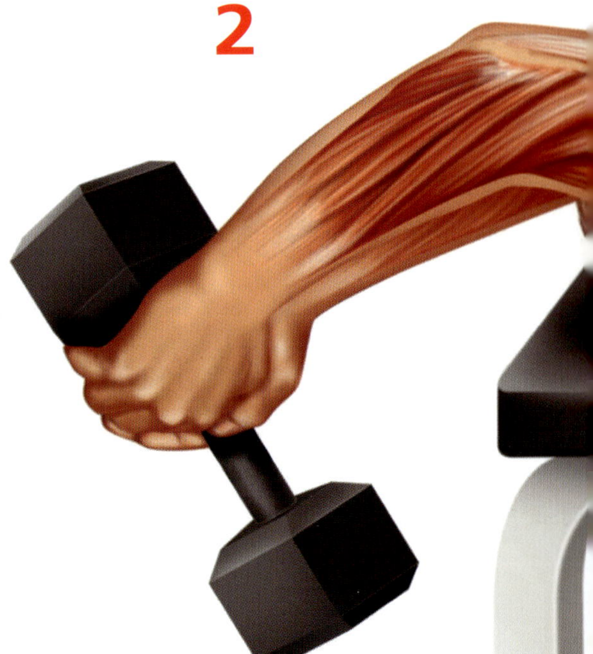

▶ 작용근의 라벨은 검은색으로 표시되었으며, 안정근(stabilizer)의 라벨은 회색으로 표시되었다.

1

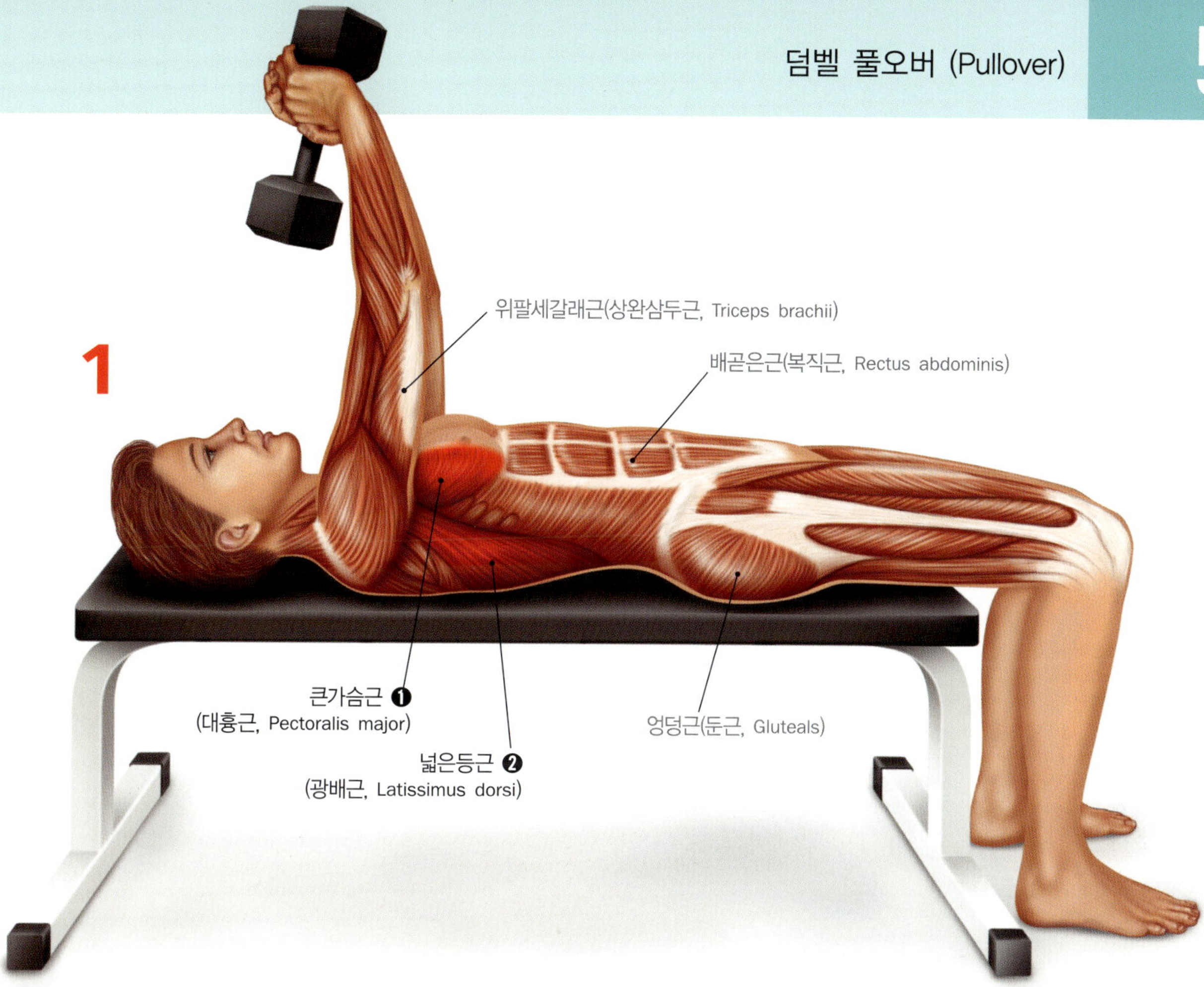
위팔세갈래근(상완삼두근, Triceps brachii)
배곧은근(복직근, Rectus abdominis)
큰가슴근 ❶
(대흉근, Pectoralis major)
넓은등근 ❷
(광배근, Latissimus dorsi)
엉덩근(둔근, Gluteals)

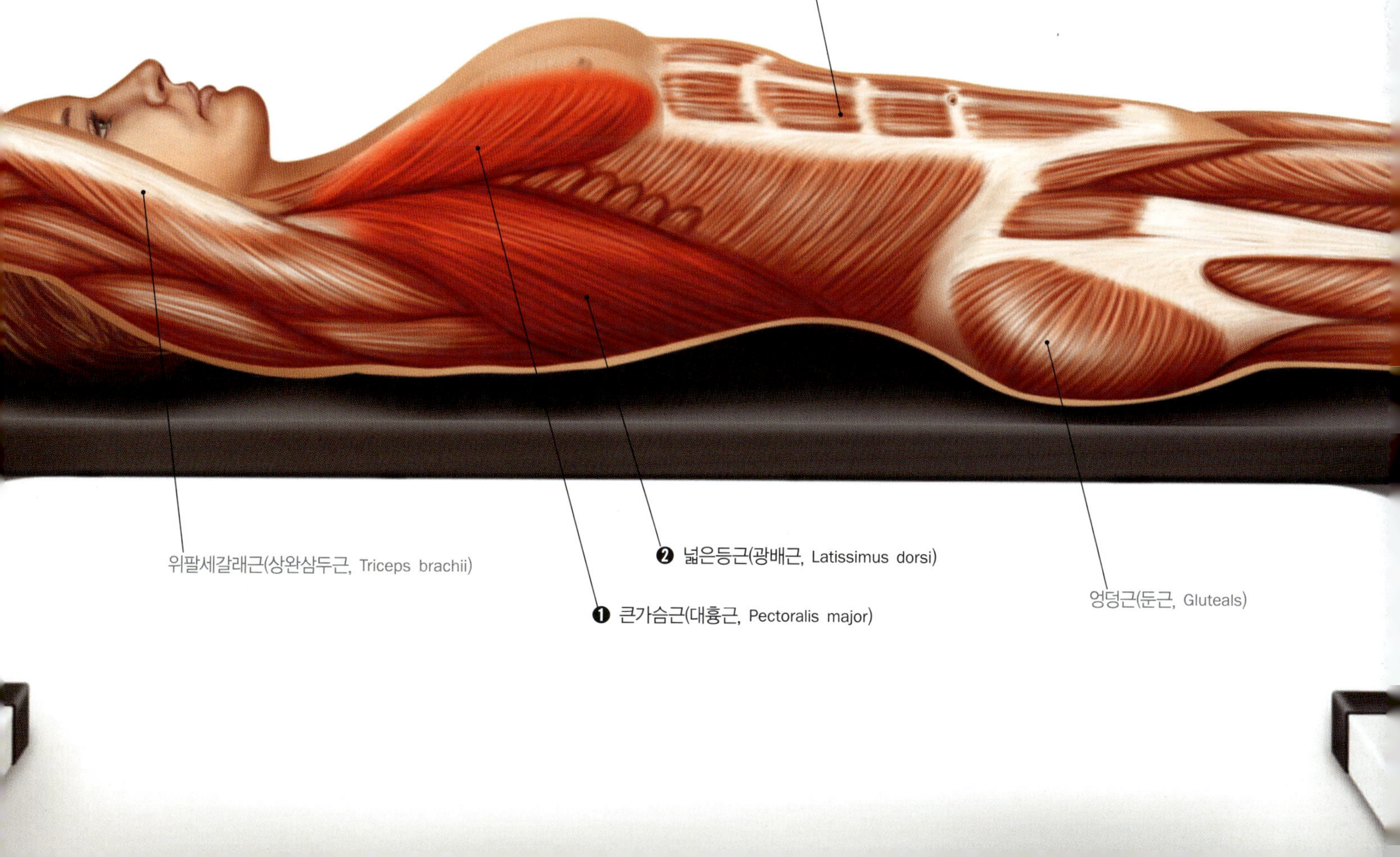
배곧은근(복직근, Rectus abdominis)
위팔세갈래근(상완삼두근, Triceps brachii)
❷ 넓은등근(광배근, Latissimus dorsi)
❶ 큰가슴근(대흉근, Pectoralis major)
엉덩근(둔근, Gluteals)

팔굽혀펴기 (Push-up)

이 고전적인 운동은 몸 전체 근육을 단련시키는데 매우 효과적이다. 팔굽혀펴기 운동은 주로 가슴, 팔, 어깨 근육을 강화시키지만, 동시에 다른 근육들에도 힘이 들어간다. 이 운동을 할 때 여러 근육이 함께 작용하기 때문에 팔굽혀펴기는 상체와 코어 근육을 모두 강화시킬 수 있다. 이 운동은 배 근육을 스트레칭하여 유연하게 만드는데에도 도움이 된다. 아래 등 근육이 운동 자세를 잡아주기 위해 수축하는 동안 배 근육은 자연스럽게 늘어난다. 또한, 다리 자세를 유지하기 위해 넙다리네갈래근(대퇴사두근, quadriceps)에도 힘이 들어간다. 팔굽혀펴기는 어깨와 어깨돌림근띠 근육을 발달시키는데 도움이 되므로 어깨 안정성을 높일 수 있도록 규칙적으로 하는 것이 좋다. 이 운동은 특별한 장비가 필요 없으므로 일상적인 운동으로 매우 적합하다.

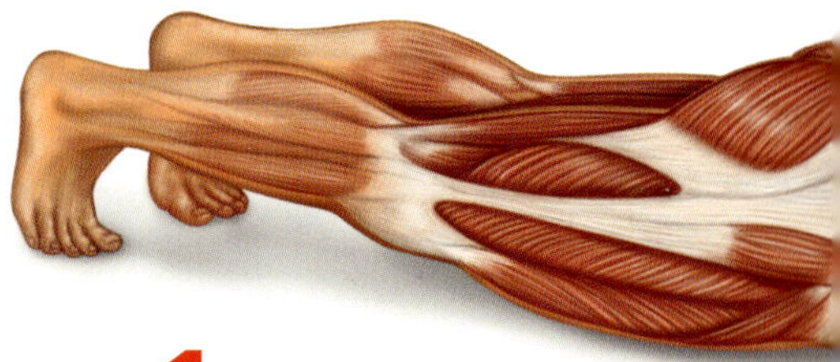

1

경고

팔굽혀펴기를 할 때 어깨를 으쓱한 자세로 당기면 팔이 불안정해질 수 있으므로 주의해야 한다.

방법

시작하기 전에, 양손을 어깨 옆에 두고 손가락을 몸에 평행하게 놓으며, 발을 세워 발가락을 대고 바닥에 엎드린다. 팔을 곧게 펴면서 몸과 다리를 바닥에서 들어 올린다. 그런 후 팔을 굽히면서 바닥에 닿기 직전까지 몸을 내려 천천히 시작 자세로 돌아온다.

변형

쉬운 방법

상체 힘이 좋지 않다면, 무릎을 바닥에 대고 운동을 시작한다. 머리와 무릎을 일직선으로 만들어 팔굽혀펴기를 한다. 엉덩관절이 굽혀지면 운동 효과가 떨어지므로 전체적으로 몸이 일직선이 되도록 유지해야 한다.

어려운 방법

어깨너비보다 좁게 손을 모아서 운동하면 위팔세갈래근에 초점을 맞출 수 있으며, 손을 어깨너비보다 멀리 놓고 운동하면 가슴 근육을 중점을 둘 수 있다. 팔굽혀펴기를 하면서 양다리를 번갈아 들어올리면 허리근육과 엉덩근육도 함께 수축 할 수 있다.

작용 근육

❶ 앞어깨세모근
❷ 큰가슴근
❸ 앞톱니근
❹ 위팔세갈래근

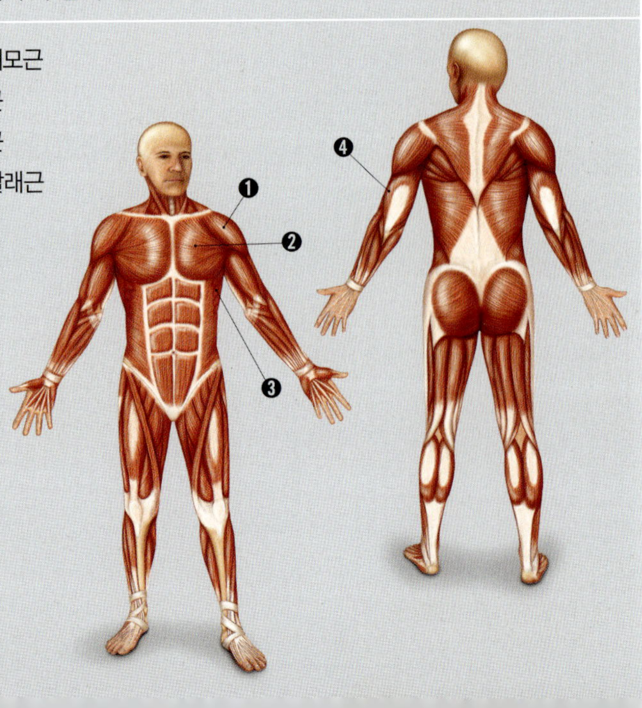

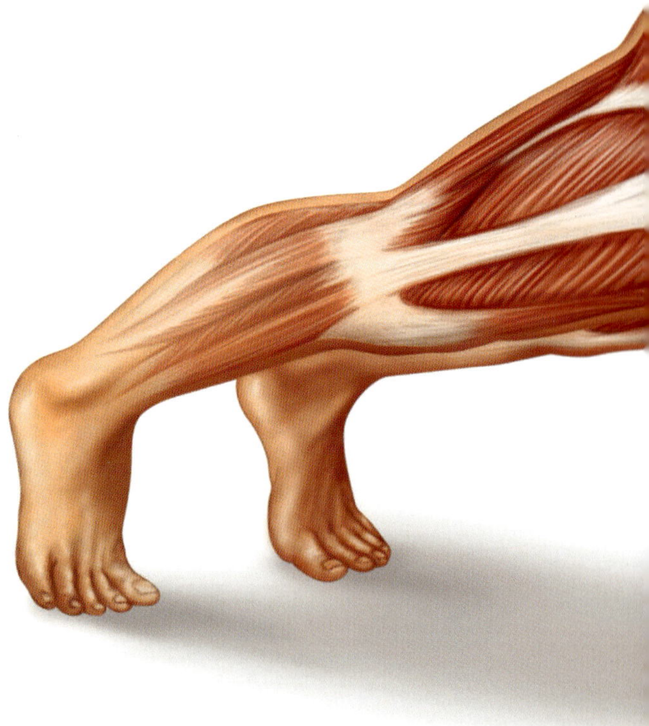

올바른 방법

팔을 펴 몸을 들어 올릴 때 머리에서 발목까지 편평하게 일직선으로 유지해야 한다.

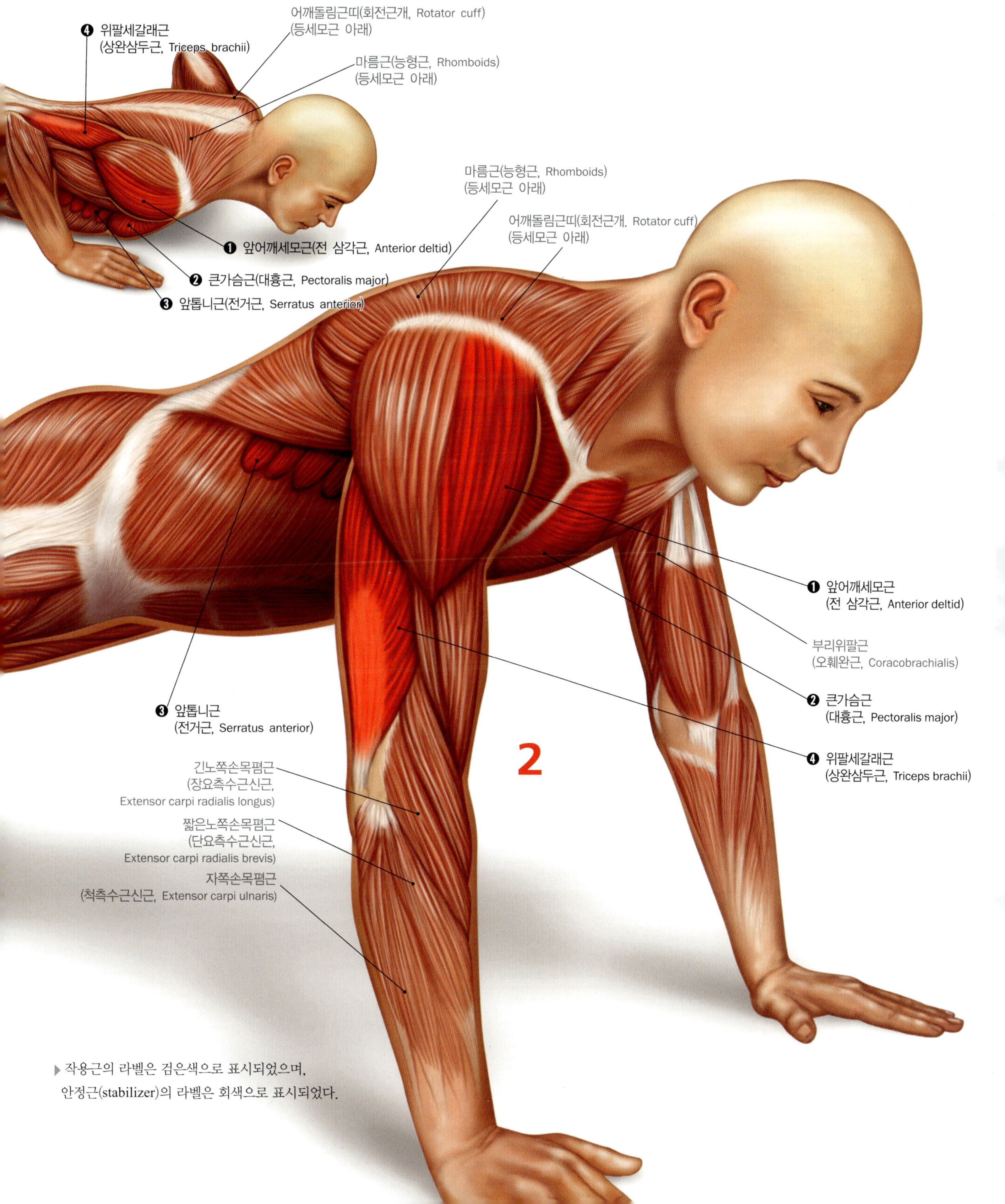

▸ 작용근의 라벨은 검은색으로 표시되었으며,
안정근(stabilizer)의 라벨은 회색으로 표시되었다.

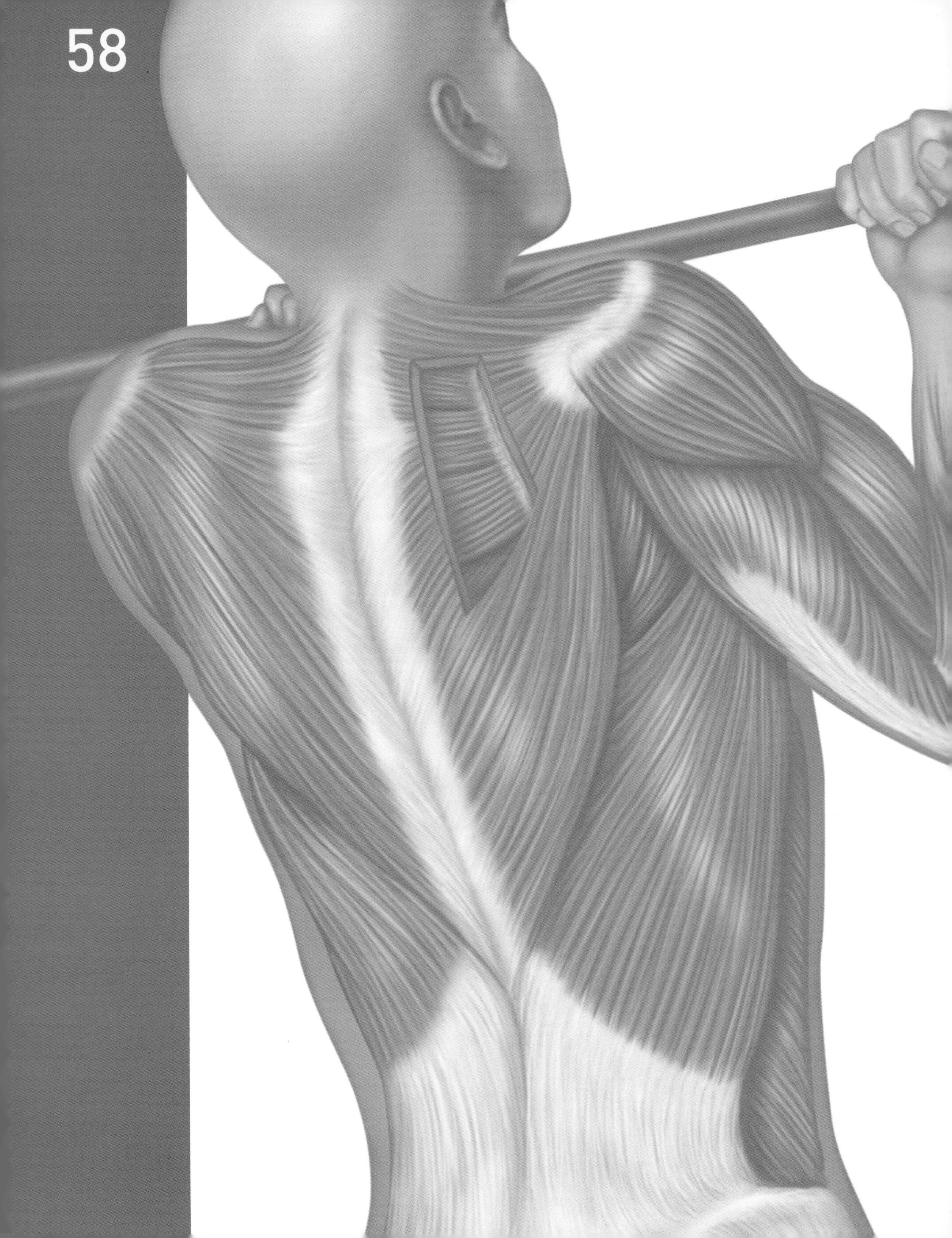

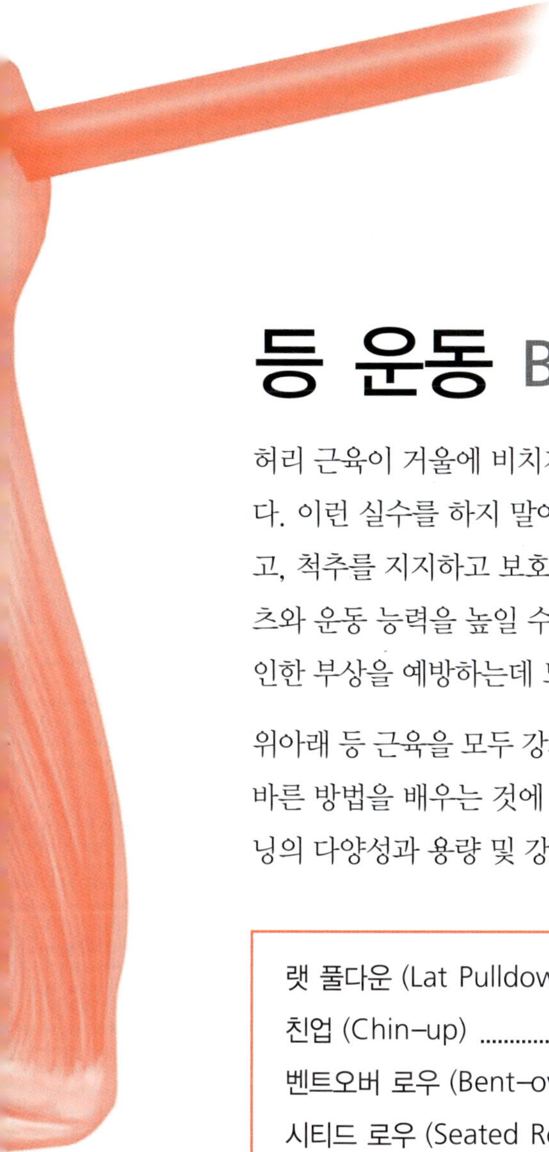

등 운동 Back Exercises

허리 근육이 거울에 비치지 않기 때문에 가슴, 어깨, 팔 운동을 할 때 소홀해질 수 있다. 이런 실수를 하지 말아야 한다. 등 근육은 당기고 드는 동작에 필요한 힘을 만들고, 척추를 지지하고 보호하며, 어깨를 조절하도록 돕는다. 이 근육이 강해지면 스포츠와 운동 능력을 높일 수 있으며, 자세를 좋게 만들고, 불균형한 운동프로그램으로 인한 부상을 예방하는데 도움이 된다.

위아래 등 근육을 모두 강화시킬 수 있는 운동을 해야 한다. 초보자들은 물건 드는 올바른 방법을 배우는 것에 목표를 두어야 한다. 근력이 좋은 사람들은 웨이트 트레이닝의 다양성과 용량 및 강도를 높여 운동해야 한다.

랫 풀다운 (Lat Pulldown) 60
친업 (Chin-up) 62
벤트오버 로우 (Bent-over Row) 64
시티드 로우 (Seated Row) 66
리버스 플라이 (Reverse Fly) 68
싱글암 로우 (Single-arm Row) 70

랫 풀다운 (Lat Pulldown)

이 운동은 초보자와 숙련자의 근력을 높이는데 가장 적합한 것으로 잘 알려져 있다. 이 운동은 등, 어깨, 팔 근육, 특히 넓은등근과 위팔두갈래근을 목표로 하는 것이며, 운동 동안 엉덩굽힘근과 배 근육은 벤치에 앉아 운동하는 사람들을 안정적으로 잡아주는 역할을 한다. 또한 다른 등 근육은 어깨뼈(견갑골, scapula)를 조절하고 뒤로 당기는데 사용된다. 랫 풀다운 운동은 자세를 향상시킬 수 있으며, 쥐고 당기는 동작이 있는 스포츠 선수들을 위해 추천된다. 이 운동은 장비가 필요하기 때문에 체육관에서 할 수 있다.

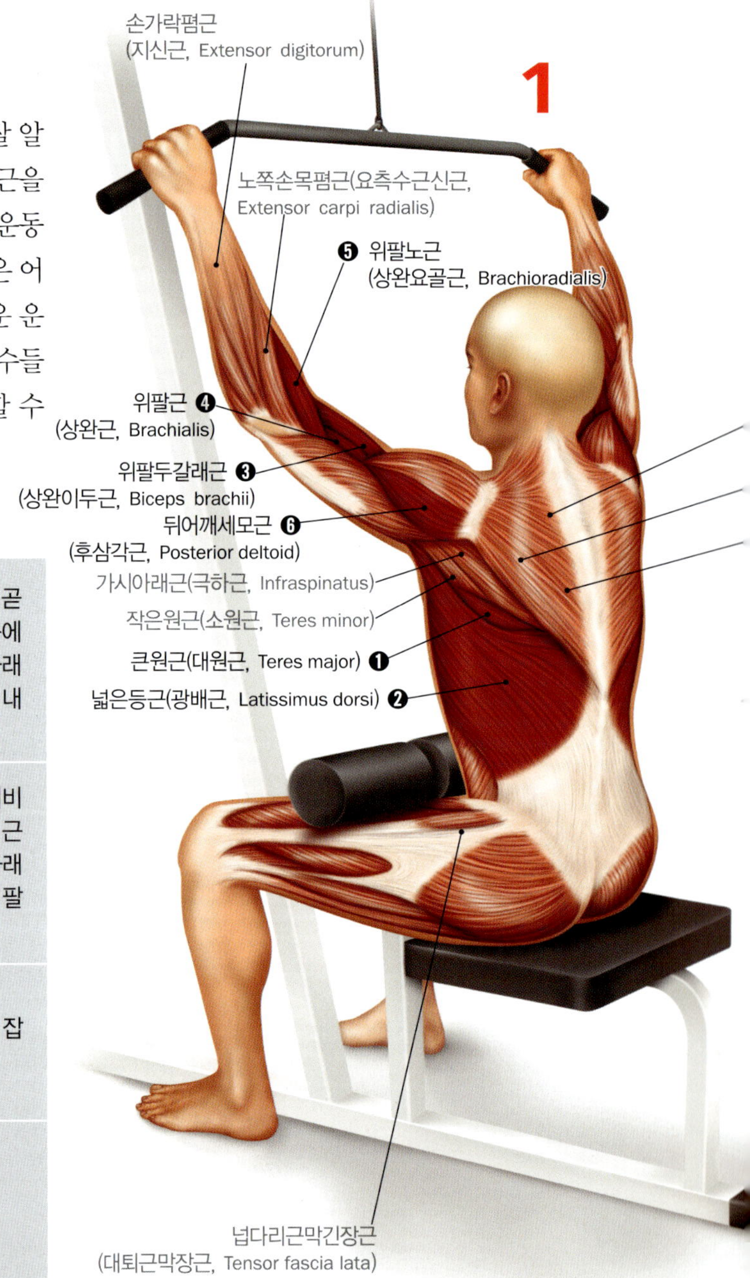

방법

손바닥이 앞으로 향하게 하여, 어깨보다 넓게 손잡이 막대를 잡는다. 몸을 곧게 펴고 앉으며, 패딩 아래에 허벅지를 두어 단단히 고정시킨다. 어깨 근육에 힘을 주어 양쪽 어깨뼈(shoulder blades)를 모으면서 손잡이 막대가 턱 아래에 올 때까지 아래로 당긴다. 그런 후 장비에 걸려 있는 웨이트가 천천히 내려가도록 조금씩 팔을 편다.

변형

쉬운 방법

손잡이를 잡는 것이 힘들다면 "밀착 그립" 랫 풀다운을 한다. 손을 어깨너비보다 좁게 벌리고 손바닥을 몸쪽으로 향하게 하여 손잡이를 잡는다. 어깨 근육에 힘을 주어 어깨뼈를 모으면서 손잡이 막대가 턱 아래에 올 때까지 아래로 당긴다. 그런 후 장비에 걸려 있는 웨이트가 천천히 내려가도록 조금씩 팔을 편다.

어려운 방법

손잡이를 막대가 아닌 로프로 교체하여 운동한다. 이렇게 하면 손잡이를 잡는 것도 어려우며, 팔과 등 근육에 더 큰 힘이 들어간다.

작용 근육

❶ 큰원근
❷ 넓은등근
❸ 위팔두갈래근
❹ 위팔근
❺ 위팔노근
❻ 뒤어깨세모근

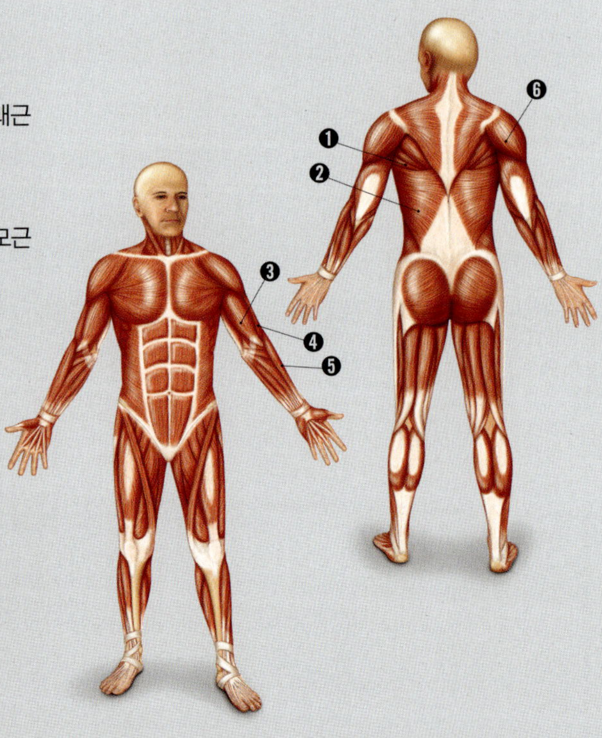

경고

손잡이 막대가 머리 뒤로 가도록 당겨서 내리면 어깨 관절 주머니에 스트레스가 발생하며 목 부상의 위험성이 커진다.

올바른 방법

운동할 때 몸통이 뒤로 기울어지지 않도록 항상 몸은 곧게 편 자세를 유지해야 한다.

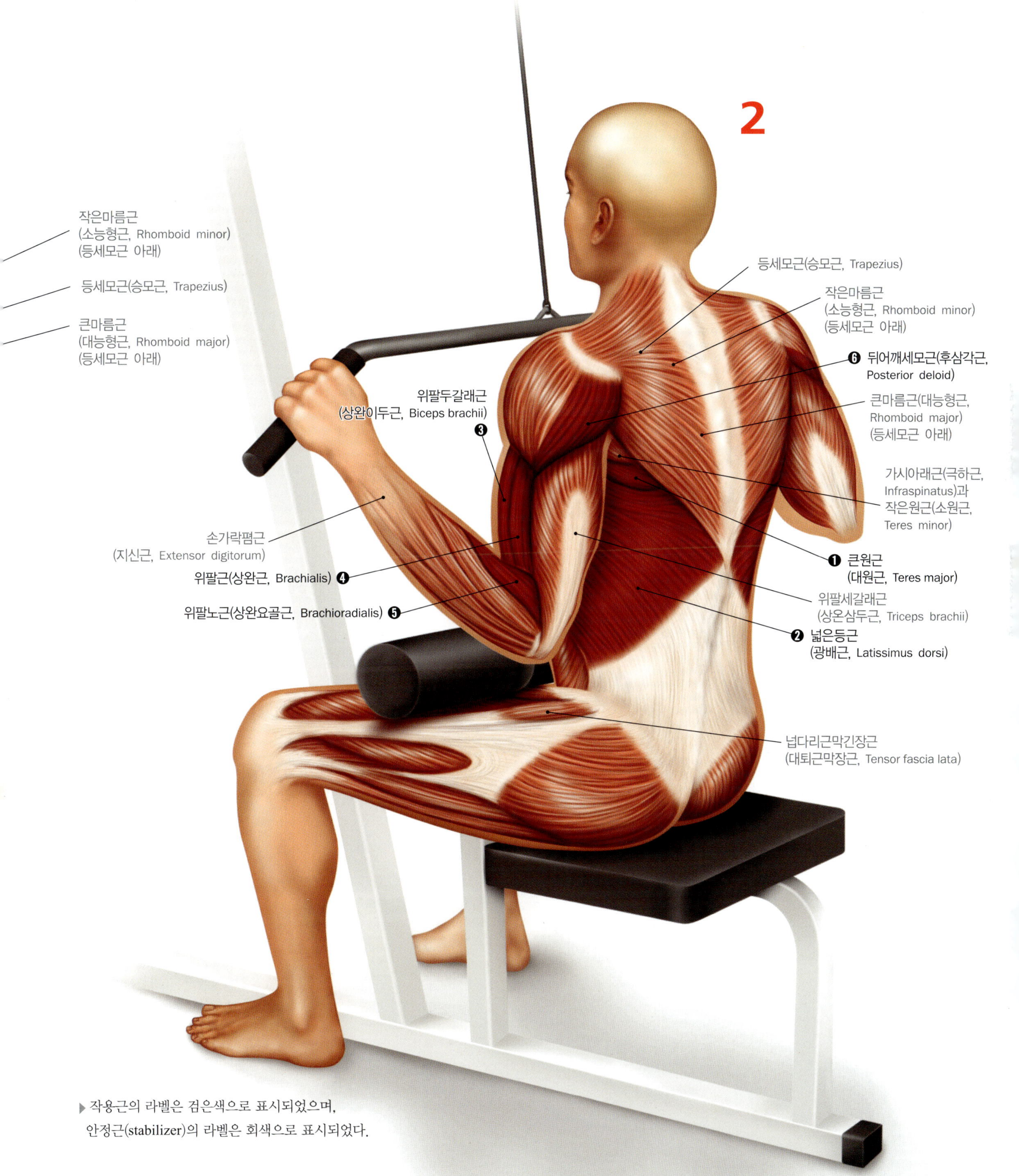

▸ 작용근의 라벨은 검은색으로 표시되었으며,
안정근(stabilizer)의 라벨은 회색으로 표시되었다.

친업 (Chin-up)

친업은 자신의 몸무게를 들어올려야 하기 때문에 많은 사람들이 하기 힘들어하는 운동 중의 하나이다. 이 운동은 등, 어깨, 팔 근육, 특히 넓은등근과 위팔두갈래근을 발달시키고 손가락, 손, 아래팔 근육의 근력을 키우는데 적합한 운동이다. 운동 동안 전체 몸통을 안정적으로 유지하기 위해 배 근육 또한 크게 작용해야 한다. 이 운동은 격투기나 암벽등반과 같이 붙잡기, 맞잡기(grappling), 당기기 등의 모든 스포츠를 위해 권장된다. 이 운동은 철봉이 있는 체육관이나 암벽 프레임이 있는 장소에서 해야 하지만, 집 방문 틀에 단단한 막대를 설치하여 할 수도 있다.

경고

시작 자세로 빠르게 돌아올 경우, 팔꿈치가 과도하게 펴지고 어깨관절이 탈구될 수 있다.

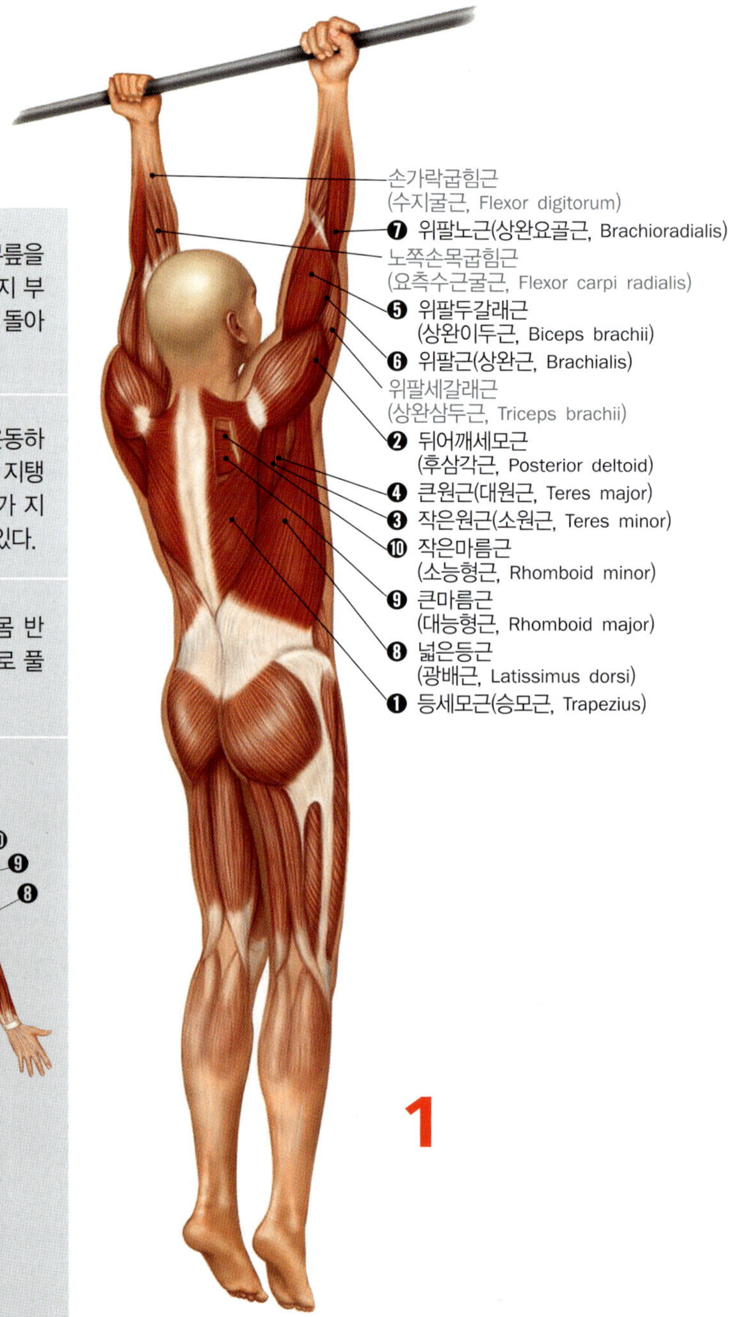

방법

팔을 어깨너비로 벌리고 손바닥이 몸쪽으로 향하도록 철봉을 잡는다. 무릎을 약간 굽히고 머리를 세워 철봉에 매달린다. 턱이 철봉 위로 올라올 때까지 부드럽게 몸을 위로 당겨 올리며, 그런 후 천천히 몸을 내려 시작 자세로 돌아온다. 친업 운동이 끝났을 때 팔은 완전히 펴져 있어야 한다.

변형

쉬운 방법

이 운동이 처음이라 제대로 하기 어렵다면, 트레이너의 도움을 받아 운동하는 것이 좋다. 무릎을 굽혀서 운동을 시작하면 트레이너가 발목 부위를 지탱해줄 수 있어서 비교적 수월하게 운동할 수 있다. 필요하다면, 트레이너가 지탱하고 있는 부위를 살짝 밀어 올려 몸이 위로 올라가도록 도울 수도 있다.

어려운 방법

등 가운데 근육을 목표로 풀업(pull-up) 운동을 할 수 있다. 손바닥이 몸 반대쪽으로 향하도록 철봉을 잡는 것을 제외하고는 친업과 똑같은 방법으로 풀업을 한다. 이 운동은 군인과 응급구조사들이 자주 한다.

작용 근육

❶ 등세모근
❷ 뒤어깨세모근
❸ 작은원근
❹ 큰원근
❺ 위팔두갈래근
❻ 위팔근
❼ 위팔노근
❽ 넓은등근
❾ 큰마름근
❿ 작은마름근

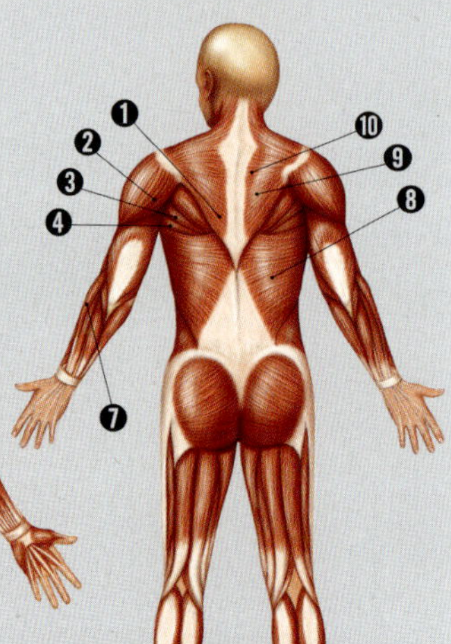

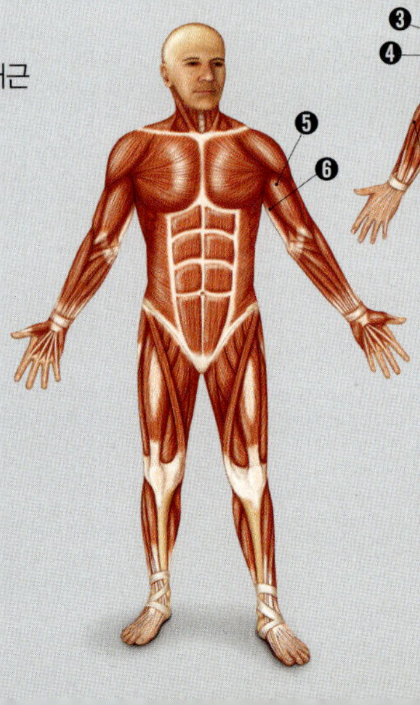

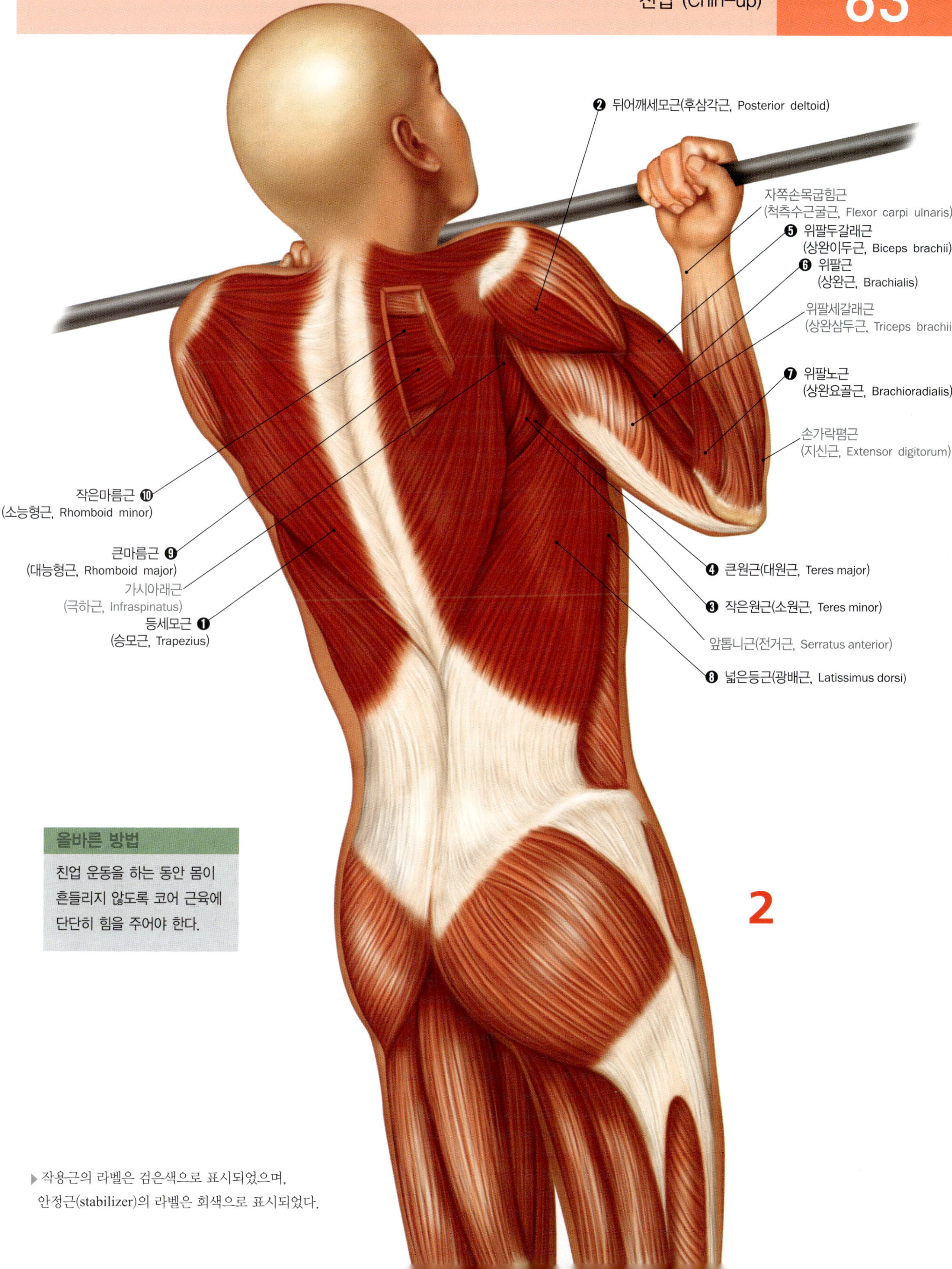

올바른 방법

친업 운동을 하는 동안 몸이 흔들리지 않도록 코어 근육에 단단히 힘을 주어야 한다.

▸ 작용근의 라벨은 검은색으로 표시되었으며, 안정근(stabilizer)의 라벨은 회색으로 표시되었다.

벤트오버 로우 (Bent-over Row)

이 운동은 위쪽 등 근육을 강화시키기 위해 시행한다. 운동 동안 허리와 다리 근육은 자세를 안정적으로 지탱하고 있어야 한다. 특히, 넓은등근, 뒤어깨세모근, 가시아래근, 위팔두갈래근을 강화시킬 수 있으며, 운동 동안 척추세움근(척추기립근, erector spinae)과 넙다리뒤근(슬괵근, hamstring)은 상체를 지탱할 수 있도록 강하게 힘을 주고 있어야 한다. 벤트오버 로우 운동은 초보자보다는 숙련자에게 적합하며, 허리를 굽혀 들고 당기는 동작을 해야 하는 직업을 가진 사람들이나 스포츠 선수들에게 가장 좋다. 편평한 공간에서 아령이나 바벨만 있으면 이 운동을 할 수 있기 때문에 체육관이나 집에서도 할 수 있다.

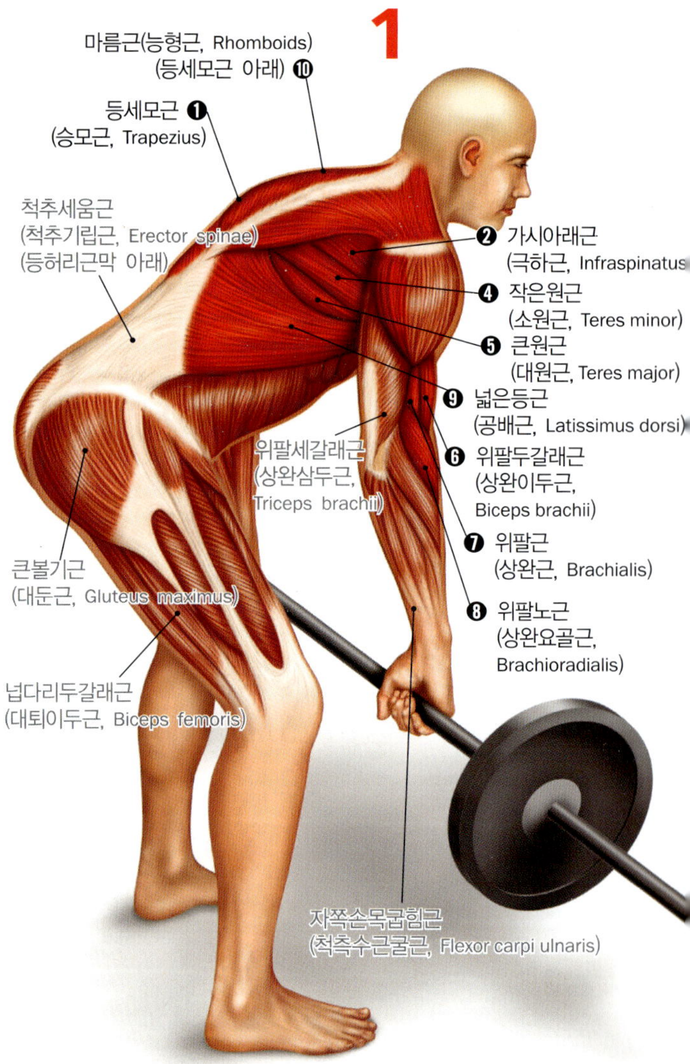

방법

팔을 어깨너비보다 넓게 벌리고 손바닥을 몸쪽으로 하여 바벨을 잡는다. 발을 어깨너비로 벌린 후 무릎을 약간 굽히고 선다. 허리는 곧게 편 자세로 엉덩관절을 앞으로 굽혀 무릎 바로 아래에 바벨이 놓이도록 하여 운동을 시작한다. 바벨을 갈비뼈 부위까지 들어 올린다. 이때 몸통은 곧게 편 자세를 유지하고 팔꿈치는 벌어지지 않게 몸에 붙여야 한다. 천천히 바벨을 내린다.

변형

쉬운 방법

양손으로 아령 한 개씩을 손바닥이 마주 보도록 잡는다. 바벨보다 아령을 잡는 것이 편해 운동하기 쉬우며, 무릎 자세에 상관없이 운동할 수 있다. 팔꿈치를 옆구리에 붙여 벌어지지 않게 하면서 갈비뼈 부위까지 아령을 들어올린다. 천천히 아령을 내린다.

어려운 방법

팔을 어깨너비보다 넓게 벌리고 손바닥을 몸 반대쪽으로 하여 바벨을 잡고 들어 올리면, 넓은등근을 집중적으로 강화시킬 수 있으며 위팔두갈래근에도 큰 힘이 들어간다. 팔꿈치가 벌어지지 않게 몸에 붙인 상태로 아령을 갈비뼈 부위까지 들어 올린다. 천천히 바벨을 내린다.

작용 근육

❶ 등세모근
❷ 가시아래근
❸ 뒤어깨세모근
❹ 작은원근
❺ 큰원근
❻ 위팔두갈래근
❼ 위팔근
❽ 위팔노근
❾ 넓은등근
❿ 마름근(등세모근 아래)

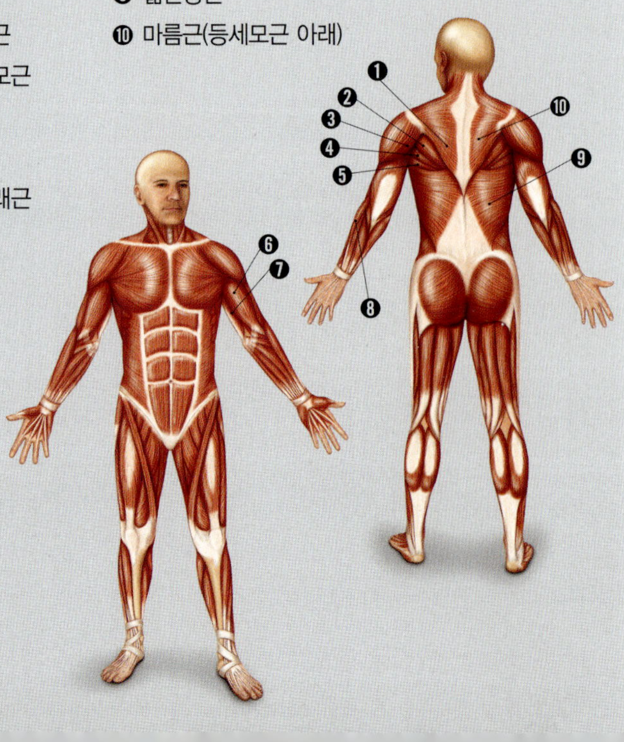

경고

유연성이 허락하는 범위 내에서만 허리를 앞으로 숙인다. 이 운동 중에는 등을 구부정하게 만들지 말아야 한다.

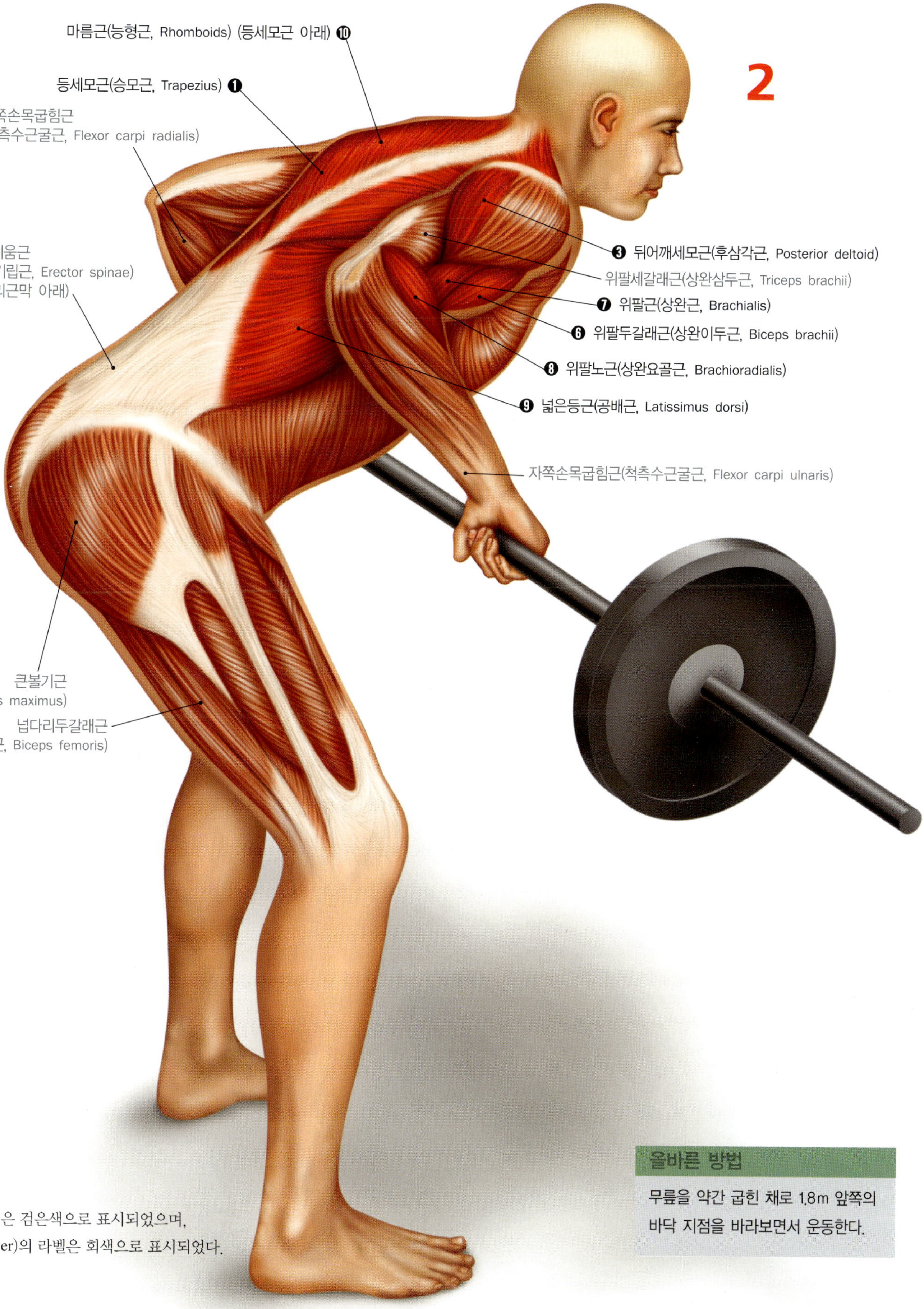

▶ 작용근의 라벨은 검은색으로 표시되었으며,
안정근(stabilizer)의 라벨은 회색으로 표시되었다.

올바른 방법

무릎을 약간 굽힌 채로 1.8m 앞쪽의 바닥 지점을 바라보면서 운동한다.

시티드 로우 (Seated Row)

이 운동은 체육관에서 할 수 있으며, 등 전체 근육을 운동하는데 매우 효과적이다. 운동부하를 견디기 위해 넓은등근, 뒤어깨세모근, 위팔두갈래근과 같은 어깨 운동을 조절하는 근육에도 힘이 들어간다. 또한, 다리, 엉덩이, 허리 근육은 앉은 자세에서 몸을 단단히 지탱할 수 있도록 힘을 주어야 한다. 어깨를 뒤로 당기고 내려주는 근육을 많이 쓰지 않아 종종 약해지기 때문에 일상적인 운동을 하면서 자세 균형 능력을 좋게 만들고 싶다면 시티드 로우 운동을 하는 것이 좋다. 이 운동을 위해서는 시티드 로우 장비나 로우 케이블 도르레(low cable pulley)가 필요하다. 이 운동은 운동 초보자와 숙련자 모두에게 도움이 된다.

1

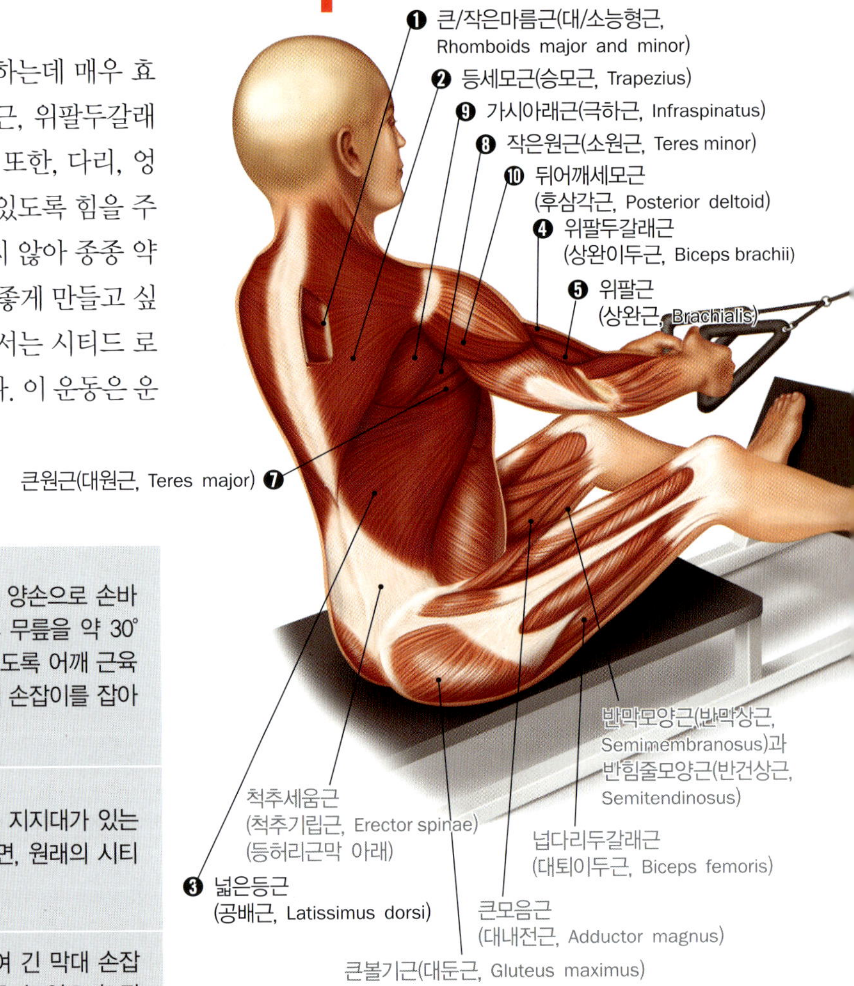

방법

운동장비들은 대부분 손을 모아 잡을 수 있는 손잡이가 있다. 양손으로 손바닥을 마주 보게 하여 손잡이를 잡는다. 발판에 발을 놓은 후 무릎을 약 30° 정도 굽힌다. 팔을 완전히 편 상태로 시작하며, 어깨뼈가 모이도록 어깨 근육에 힘을 주면서 팔꿈치가 옆구리를 스치도록 갈비뼈 부위까지 손잡이를 잡아 당긴다. 그런 후 천천히 팔을 펴면서 시작자세로 돌아간다.

변형

쉬운 방법

허리와 다리에 부하가 주어지지 않게 운동할 수 있도록 가슴 지지대가 있는 장비를 사용한다. 그러나 이 방법으로 운동을 잘 할 수 있으면, 원래의 시티드 로우 방법으로 운동해야 한다.

어려운 방법

팔을 어깨너비보다 넓게 벌리고 손바닥을 아래로 향하게 하여 긴 막대 손잡이를 잡고 운동한다. 이렇게 하면 넓은등근에 더 큰 부하를 줄 수 있으며, 뒤어깨세모근과 마름근을 강화시킬 수 있다. 어깨뼈가 모이도록 어깨 근육에 힘을 주면서 팔꿈치와 손잡이가 수평이 되도록 막대 손잡이를 가슴쪽으로 당긴다.

작용 근육

❶ 큰/작은마름근
❷ 등세모근
❸ 넓은등근
❹ 위팔두갈래근
❺ 위팔근
❻ 위팔노근
❼ 큰원근
❽ 작은원근
❾ 가시아래근
❿ 뒤어깨세모근

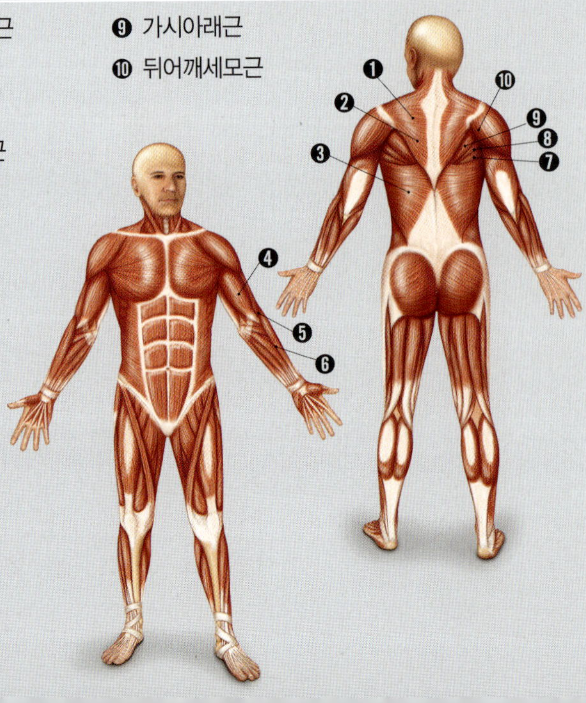

경고

운동하는 동안 몸을 앞이나 뒤로 기울이면 허리에 스트레스를 줄 수 있다.

올바른 방법

운동하는 동안 몸을 곧게 펴고 앉은 자세를 유지한다.

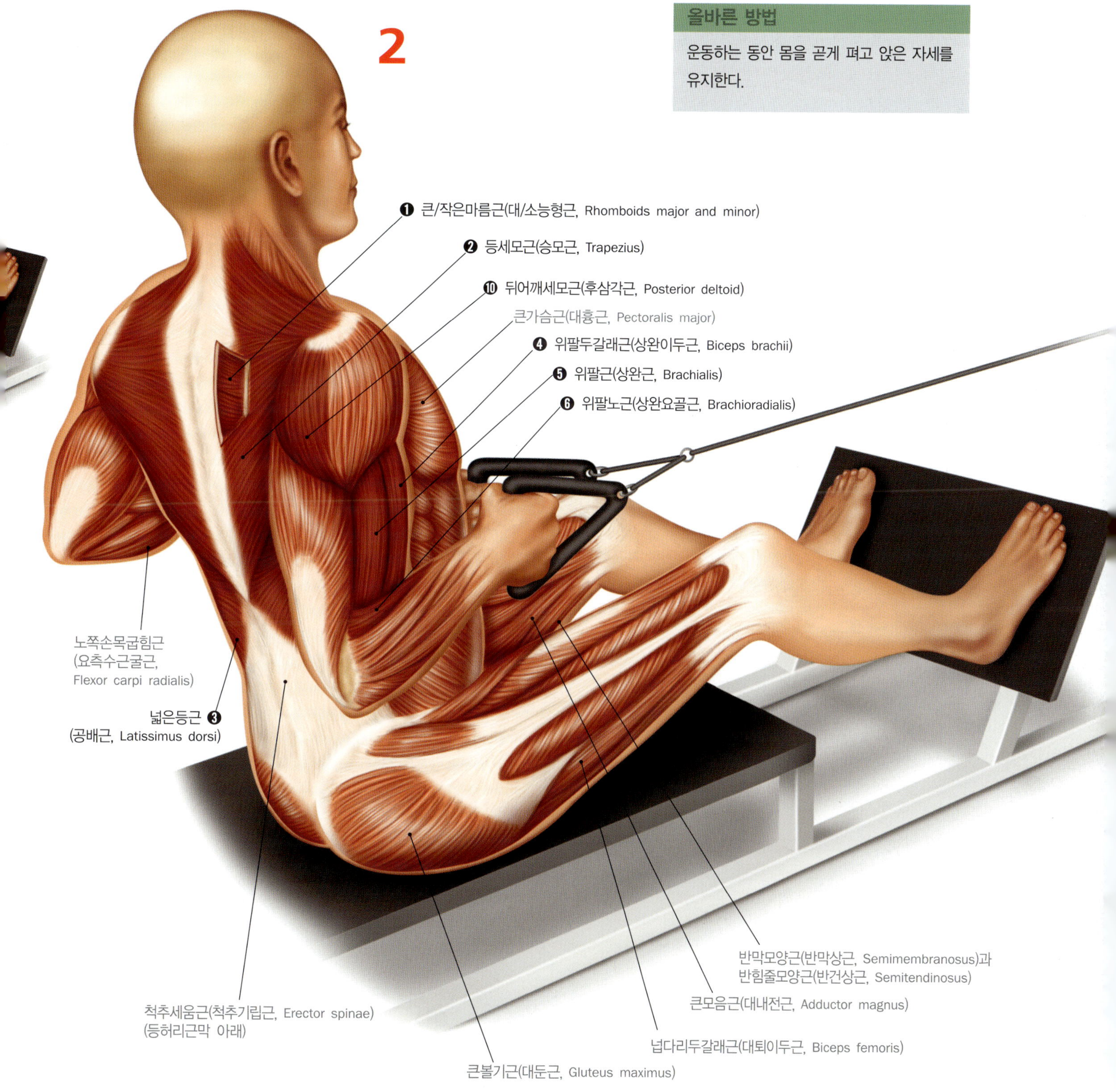

▶ 작용근의 라벨은 검은색으로 표시되었으며,
안정근(stabilizer)의 라벨은 회색으로 표시되었다.

리버스 플라이 (Reverse Fly)

이 운동은 간단하지만 효과적이다. 이 운동은 윗등과 어깨 근육을 강화시키기 위해 시행한다. 무거운 물건을 들 때 뒤어깨세모근에 힘이 들어가며, 가시아래근, 작은원근, 등세모근, 마름근도 수축하여 이 동작을 돕는다. 운동 초보자와 숙련자 모두에게 권장되는 리버스 플라이는 종종 충분히 운동했는지 확인하기 위해 마지막에 하는 운동이다. 이 운동은 어깨 주변 근육을 강화시키기 때문에 라켓스포츠에서 흔히 발생하는 어깨 부상을 예방하는데 도움이 된다. 두 개의 아령과 약간의 공간, 앉을 수 있는 튼튼한 벤치나 의자만 있으면 운동을 할 수 있다.

경고

팔을 끝까지 들어 올렸을 때 몸통과 팔이 수직이 되게 하여 어깨돌림근띠 근육들에 스트레스를 주지 않도록 한다.

방법

의자나 벤치 끝에 앉은 후 몸을 앞으로 굽혀 허벅지 위에 몸통이 살짝 놓이게 한다. 다리 아래나 발 바로 옆에서 양손 손바닥이 마주 보게 아령을 잡는다. 어깨뼈가 모이도록 어깨 근육에 힘을 주면서 팔꿈치가 어깨 높이까지 올라오도록 팔을 옆으로 들어 올린다. 그런 후 아령이 발목에 부딪히지 않도록 주의하면서 천천히 팔을 내려 시작 자세로 돌아온다.

변형

쉬운 방법 앉은 자세가 불편하다면, 벤치에 엎드려 누워 이 운동을 할 수 있다. 아령을 들 때 허리가 휘면서 가슴이 벤치에서 떨어지지 않도록 주의해야 한다.

어려운 방법 발을 어깨너비로 벌리고 무릎을 약간 굽힌 상태로 선 자세에서 이 운동을 한다. 등을 곧게 펴서 유지하면서 엉덩관절을 굽혀 몸을 앞으로 기울인다. 아령 대신 로우 풀리 케이블(low pulley cable)을 사용하거나 한 번에 한쪽 팔씩 운동하면 운동 난이도가 더 커진다.

작용 근육

❶ 뒤어깨세모근

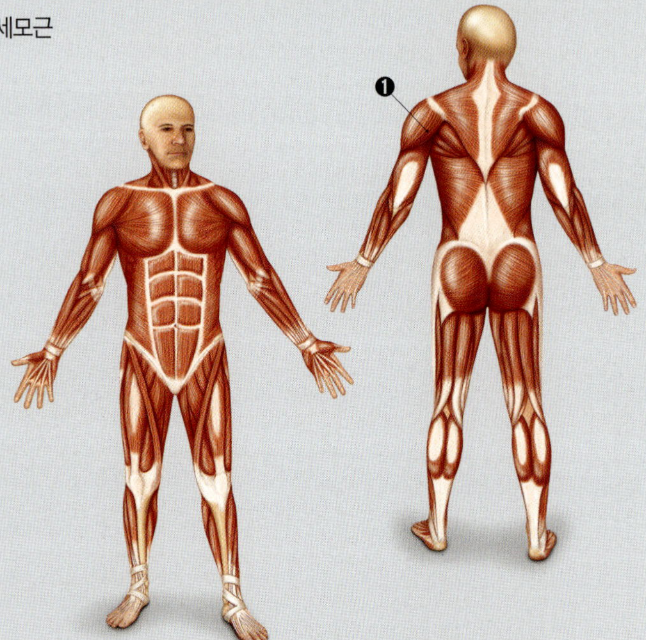

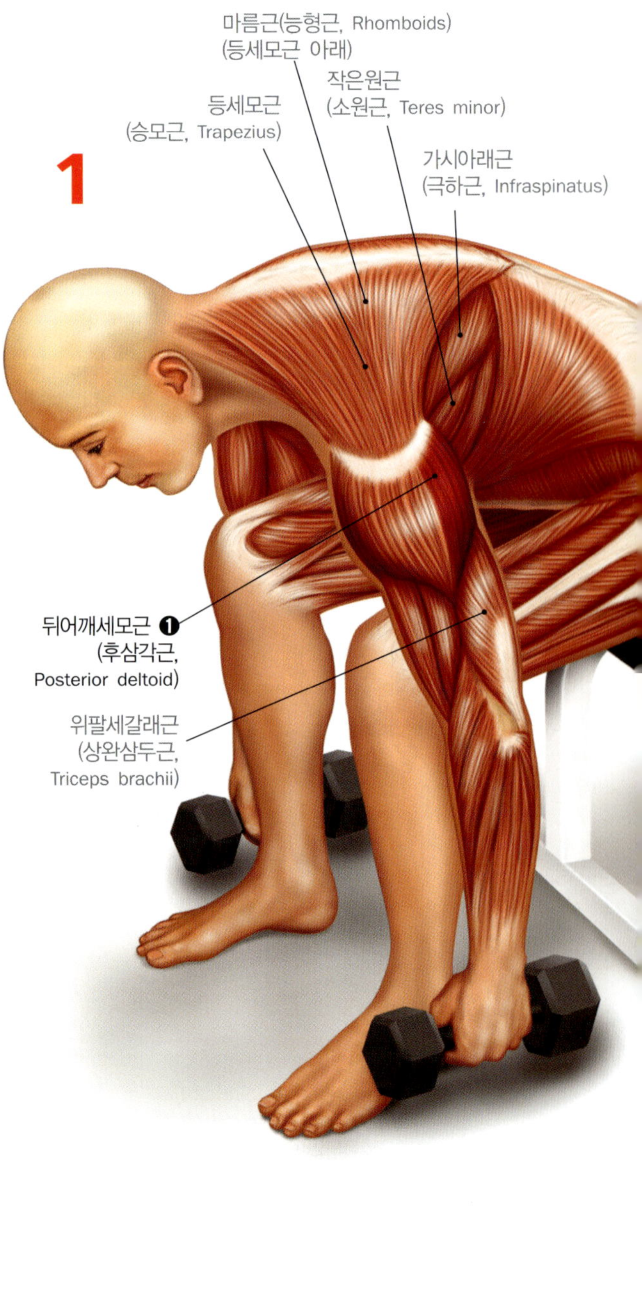

2

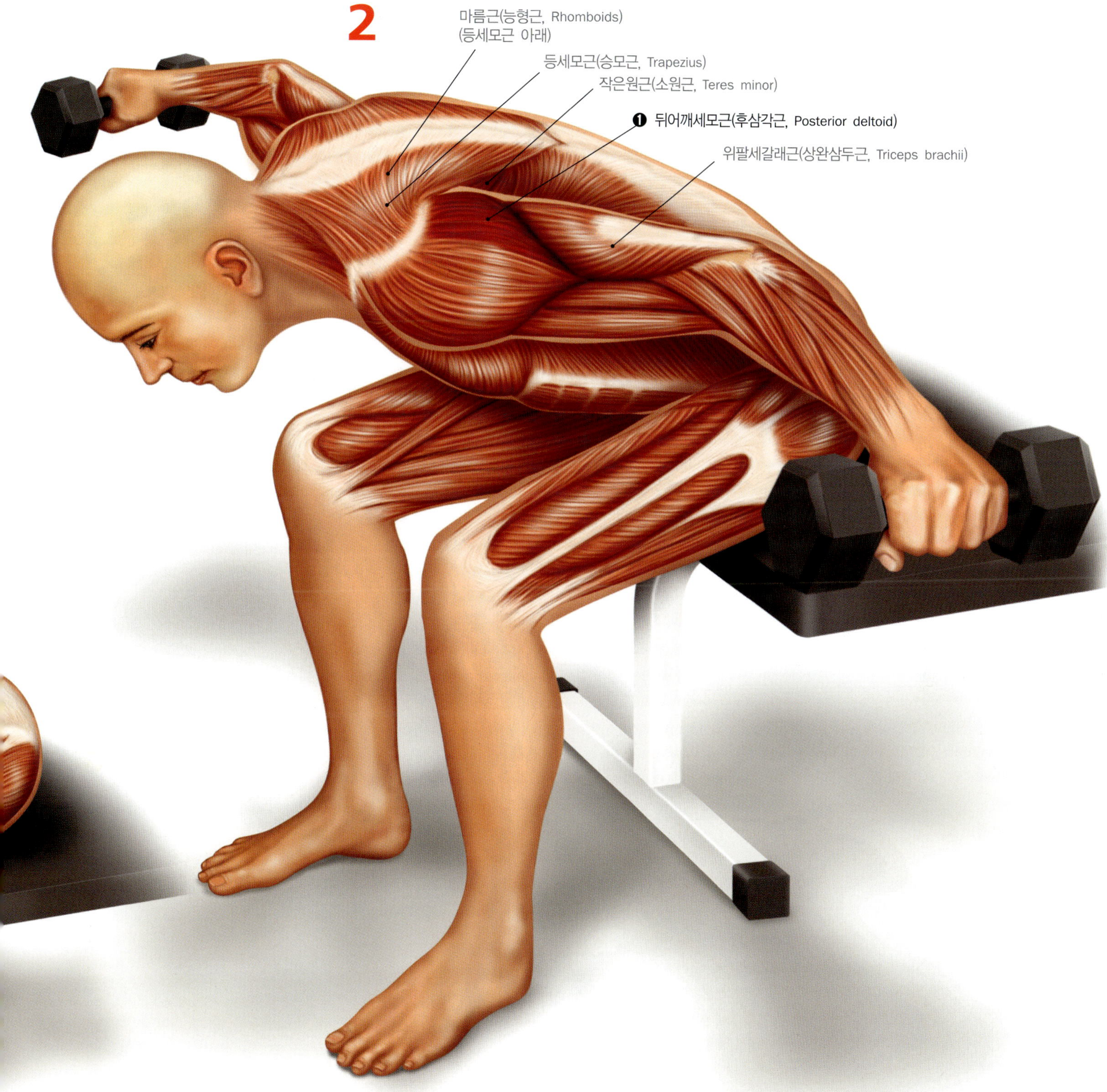

▶ 작용근의 라벨은 검은색으로 표시되었으며,
안정근(stabilizer)의 라벨은 회색으로 표시되었다.

올바른 방법

운동하는 동안 팔꿈치를 약간 구부린 상태로 유지한다.

싱글암 로우 (Single-arm Row)

싱글맘 로우에서 등 근육은 운동 자세를 잡기 위해 크게 작용한다. 이 운동은 넓은등근, 뒤어깨세모근, 위팔갈래근을 강화시키기 위해 시행하는 것이며, 어깨와 아래팔 근육뿐만 아니라 쥐는 힘을 발달시킬 수 있다. 이 운동은 허리를 지탱한 자세에서 시행하며, 운동 초보자와 숙련자 모두가 할 수 있다. 또한, 접촉 스포츠, 조정, 카약 등 움켜쥐고 당기는 동작을 해야 하는 모든 스포츠에 적합하며, 근력을 키우는데 매우 좋다. 운동을 위해 대략 무릎 높이 정도의 튼튼한 벤치와 아령이 필요하다.

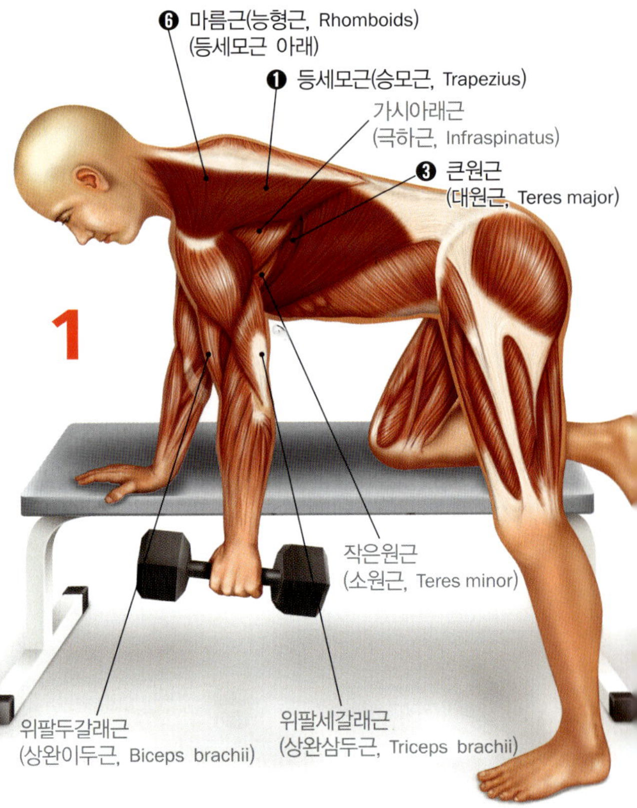

방법

한쪽 손과 무릎을 벤치 위에 두어 몸을 지탱하고 몸통은 수평을 유지한다. 몸이 안정적으로 지탱될 수 있도록 다른 쪽 발은 바닥에서 약간 뒤로 하여 옆에 놓는다. 손바닥이 벤치를 향하도록 아령을 잡는다. 팔꿈치가 옆구리를 스치듯이 몸쪽으로 아령을 들어 올린다. 그런 후 팔이 완전히 펴질 때까지 아령을 천천히 내린다.

변형

쉬운 방법

무릎으로 벤치를 지탱하는 것이 불편하다면, 벤치에 엎드려서 운동한다. 아령을 들 때 등이 휘어지지 않게 주의해야 한다.

어려운 방법

난이도를 높이기 위해 어깨너비로 발을 벌리고 무릎을 약간 굽히고 선 자세에서 운동한다. 로우 풀리 케이블을 사용하면 한쪽 손으로 지탱하지 않고 운동할 수 있다.

작용 근육

❶ 등세모근
❷ 뒤어깨세모근
❸ 큰원근
❹ 위팔근
❺ 넓은등근
❻ 마름근(등세모근 아래)

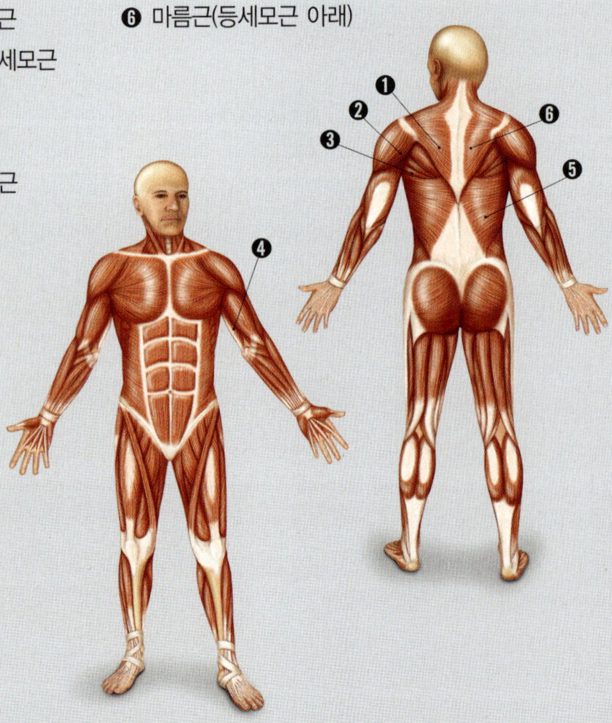

경고

아령을 들어 올릴 때 몸통을 돌리지 말아야 한다.

올바른 방법

아령을 들 때 허리를 곧게 펴고 시선은 1.2m 앞 바닥 지점을 향해야 한다.

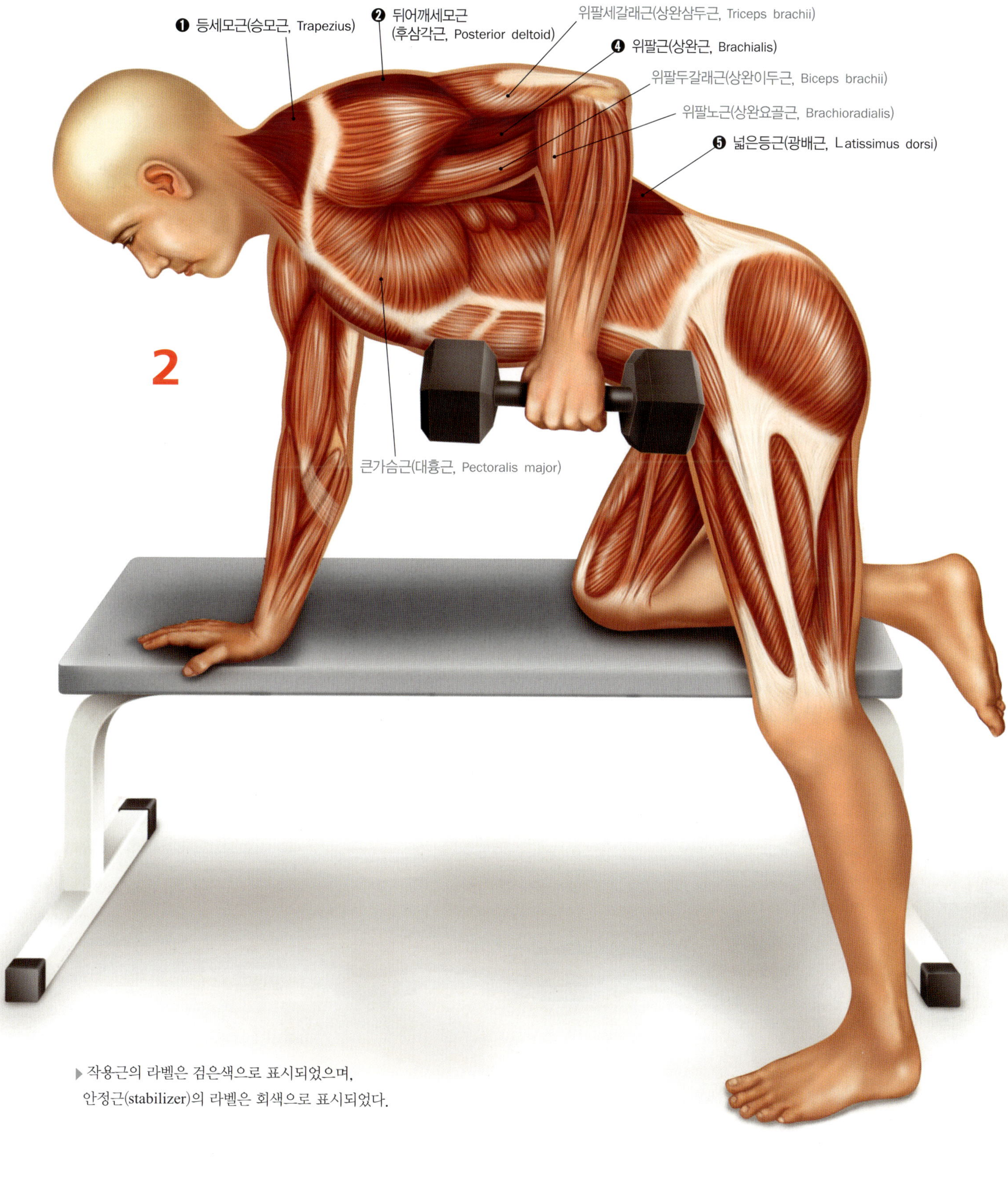

▸ 작용근의 라벨은 검은색으로 표시되었으며,
안정근(stabilizer)의 라벨은 회색으로 표시되었다.

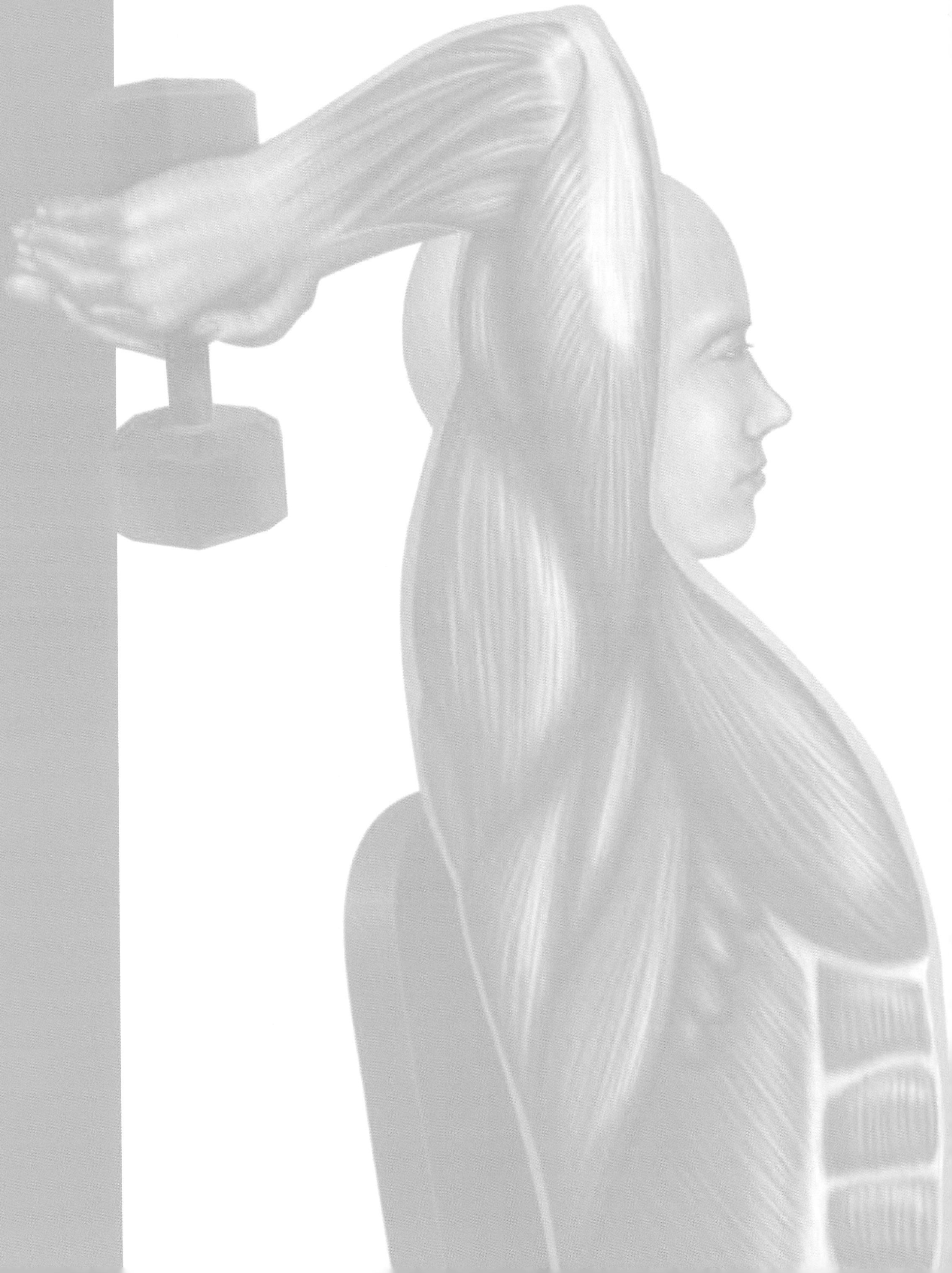

팔과 어깨 운동
Arm and Shoulder Exercises

이 장에서 어깨 운동의 주된 목표는 어깨세모근(삼각근, deltoid)이다. 어깨세모근의 세 가지 섬유가 힘을 만들어내고, 돌림근띠(rotator cuff) 근육이 동적 안정성을 제공해야 어깨 관절(관절와위팔)의 정상적인 관절운동이 이루어진다. 팔과 어깨가 강하면 운동 능력이 좋아진다. 팔 운동에 중요한 근육들은 팔꿈치를 구부리는 근육[위팔두갈래근(biceps brachii), 위팔근(brachialis), 위팔노근(brachioradialis)]과 팔꿈치를 펴는 근육[위팔세갈래근(triceps brachii)]으로 나눌 수 있다.

어깨와 팔 근육은 다른 근육들을 위한 운동에도 함께 사용된다. 피로와 과사용으로 인한 부상을 방지하려면 운동 사이에 적절한 휴식과 회복시간을 가져야만 한다. 특히, 어깨세모근의 앞쪽 섬유과 돌림근띠 근육은 쉽게 손상받기 때문에 어깨세모근의 뒤쪽 섬유에 주의를 기울이는 것이 중요하다.

위팔두갈래근 운동 (Biceps Curl) 74
위팔근 운동 (Concentration Curl) 76
케이블 컬 (Cable Curl) 78
위팔세갈래근 푸시다운 (Triceps Pushdown) 80
위팔세갈래근 익스텐션 (Triceps Extension) 82
위팔세갈래근 킥백 (Triceps Kickback) 84
숄더 프레스 (Shoulder Press) 86
프론트 레이즈 (Front Raise) 88
레트럴 레이즈 (Lateral Raise) 90
업라이트 로우 (Upright Row) 92
슈러그 (Shrug) 94
리스트 컬 (Wrist Curl) 96

위팔두갈래근 운동 (Biceps Curl)

이 고전적인 운동은 수십 년 동안 중요한 근력 강화 운동 중의 하나였다. 초급자와 상급자 모두 수행할 수 있는 간단한 운동이며, 여러 형태로 시행할 수 있다. 위팔두갈래근 운동은 위팔두갈래근(상완이두근, biceps brachii)을 목표로 하지만 위팔근(상완근, brachialis), 위팔노근(상완요골근, brachioradialis), 그리고 다른 위팔 근육에도 도움이 된다. 어깨와 아래팔의 근육도 이 운동의 동작을 만들 수 있도록 함께 수축된다. 약간의 공간과 바벨 또는 한 쌍의 아령(덤벨)만 있으면 이 운동은 거의 모든 곳에서 수행할 수 있다.

방법

발을 어깨너비로 벌리고 무릎을 약간 구부린 상태로 선다. 어깨너비로 손을 벌리고 손바닥이 앞쪽을 향하게 하여 바벨을 잡게 한다. 이 자세가 불편하면, 손을 더 가깝게 혹은 더 멀게 하여 바벨을 잡는다. 팔꿈치를 옆구리에 고정시키고 아래팔이 수직이 될 때까지 바벨을 들어 올린다. 그런 후 팔꿈치가 완전히 펴질 때까지 바벨을 내린다.

변형

쉬운 방법 불안정하다고 느끼거나 무거운 짐을 들어 올릴 때, 안정성을 높일 수 있도록 한 발은 앞으로, 다른 발은 뒤로하여 선다. 또한 이 자세는 몸통을 유지하는 데 도움이 되며, 허리에 추가적인 지지력을 제공한다.

어려운 방법 양손에 아령을 하나씩 들고 앉거나 선다. 아령을 잡은 손바닥이 서로 마주 보게 한 다음, 동작의 정점에서 손바닥이 어깨를 향하도록 손목을 회전시키면서 팔꿈치를 굽혀 아령을 들어 올린다.

작용 근육

❶ 위팔두갈래근
❷ 위팔근
❸ 위팔노근

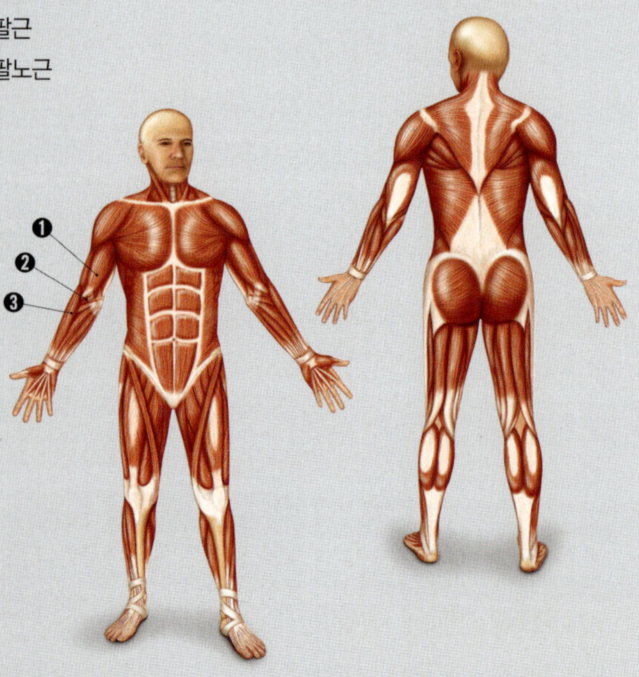

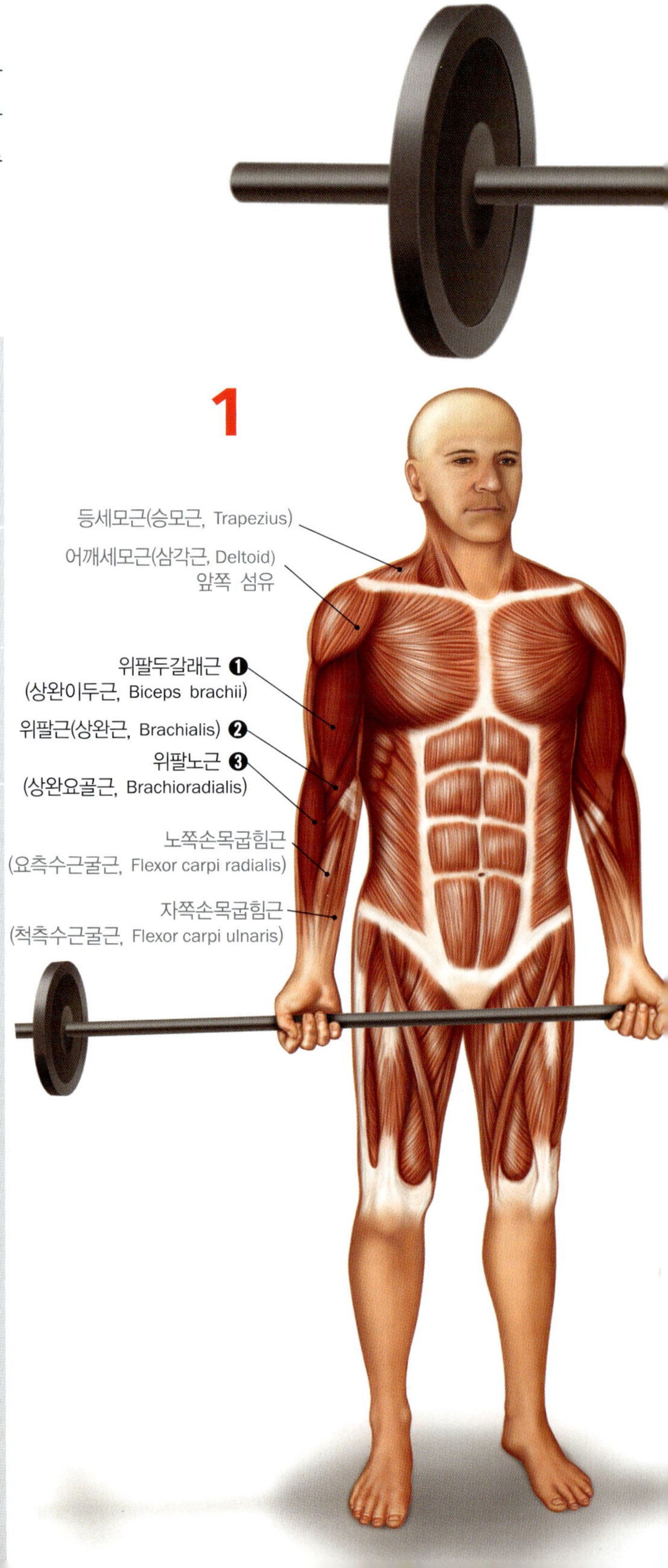

올바른 방법

몸통이 움직이지 않도록 엉덩이와 배 근육에 단단히 힘을 준다.

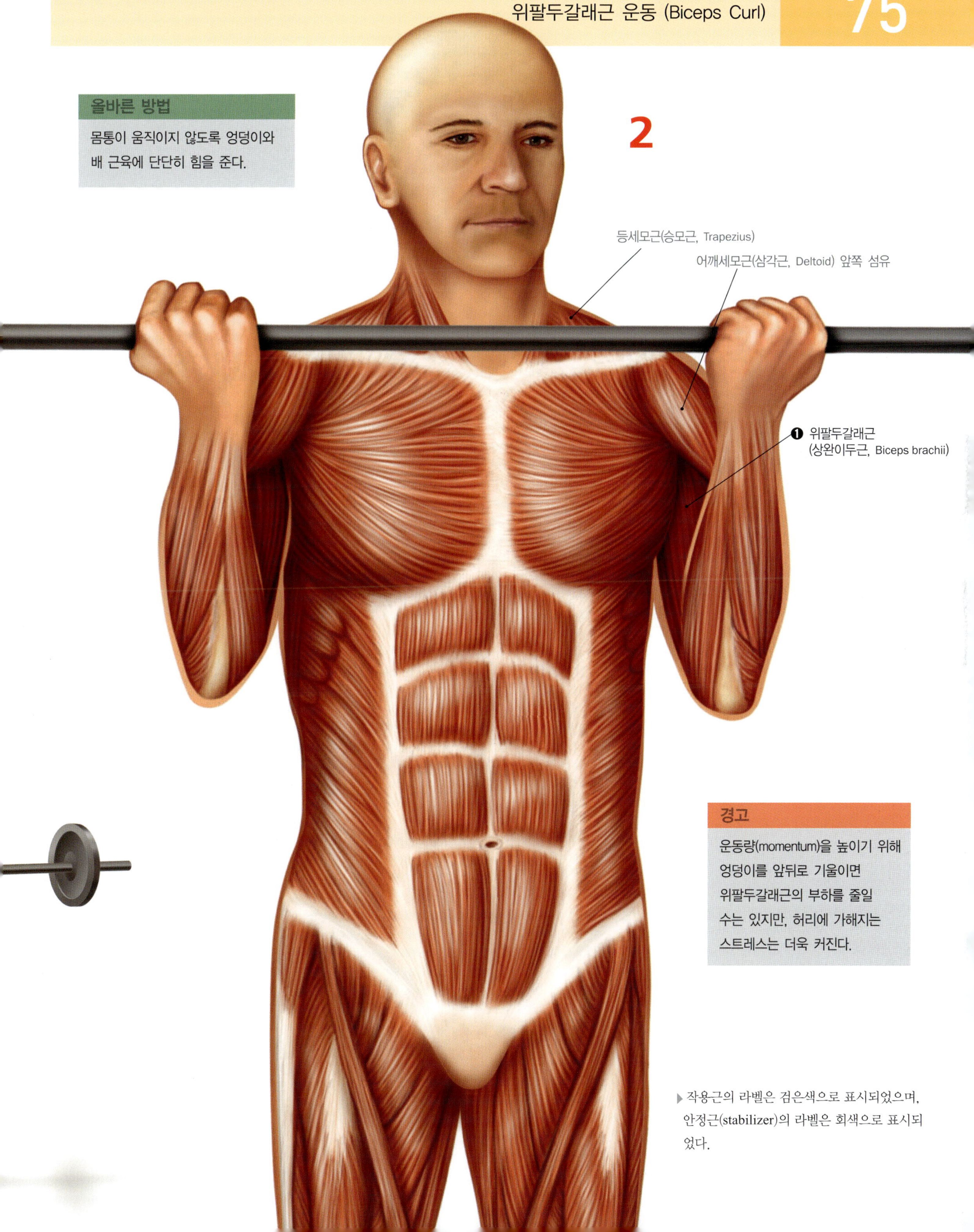

경고

운동량(momentum)을 높이기 위해 엉덩이를 앞뒤로 기울이면 위팔두갈래근의 부하를 줄일 수는 있지만, 허리에 가해지는 스트레스는 더욱 커진다.

▸ 작용근의 라벨은 검은색으로 표시되었으며, 안정근(stabilizer)의 라벨은 회색으로 표시되었다.

위팔근 운동 (Concentration Curl)

이 간단한 운동은 위팔 근육들을 강화시키기 위해 시행한다. 어깨 굽힘이 위팔두갈래근 짧은 머리의 작용을 어렵게 만들기 때문에, 컨센트레이션 컬 운동 시 팔꿈치를 구부리는 세 근육 중에서 위팔근(상완근, brachialis)이 가장 크게 작용한다. 이러한 특성을 고려하여 전통적인 위팔두갈래근(상완이두근, biceps brachii) 운동에 추가적인 부하를 더하기 위해서 트레이닝 현장에서 자주 활용되고 있다. 위팔 운동 효과를 최대화시킬 수 있도록 이러한 운동을 트레이닝 프로그램에 포함시켜야 한다.

안정적인 앉은 자세에서 이 운동을 시행하면, 허리에 가해지는 스트레스를 줄일 수 있으며, 운동량(momentum)의 사용을 제한하고, 위팔 근육만을 별도로 운동할 수 있다.

경고

아령를 들어 올리기 위해 몸통을 비틀거나 돌리거나 펴지 않게 한다. 만일 이러한 동작이 나타난다면, 아령이 너무 무거운 것이다.

올바른 방법

다른 한 손을 다른 허벅지에 올려 몸통을 지지한다.

방법

발 사이에 아령을 놓고 벤치에 앉는다. 팔꿈치가 허벅지 안쪽에 놓이도록 몸통을 약간 앞으로 기울인다. 손바닥이 몸 앞쪽을 향하게 하여 아령을 잡은 후, 손바닥이 어깨와 마주하도록 팔꿈치를 굽혀 아령을 들어 올린다. 운동하는 동안 팔꿈치를 허벅지에 붙여 고정시킨다. 팔이 완전히 펴질 때까지 아령을 천천히 내린다.

변형

쉬운 방법: 약간의 추가적인 지렛대 작용을 허용하고 바닥에서 들어 올리는 동작을 더 쉽게 할 수 있도록, 팔꿈치를 허벅지 안쪽보다 허벅지 위에 놓는다.

어려운 방법: 운동하는 동안 손목을 회전시켜 "망치로 못을 박는 동작/해머 컬(hammer curl)"을 수행한다. 이때 엄지손가락은 움직임의 끝부분에서 천장을 향하게 하고, 손바닥은 안쪽을 향하게 한다. 이 변형은 다른 팔꿈치 굽힘근인 위팔노근을 강화시킨다.

작용 근육

❶ 위팔근
❷ 위팔두갈래근
❸ 위팔노근

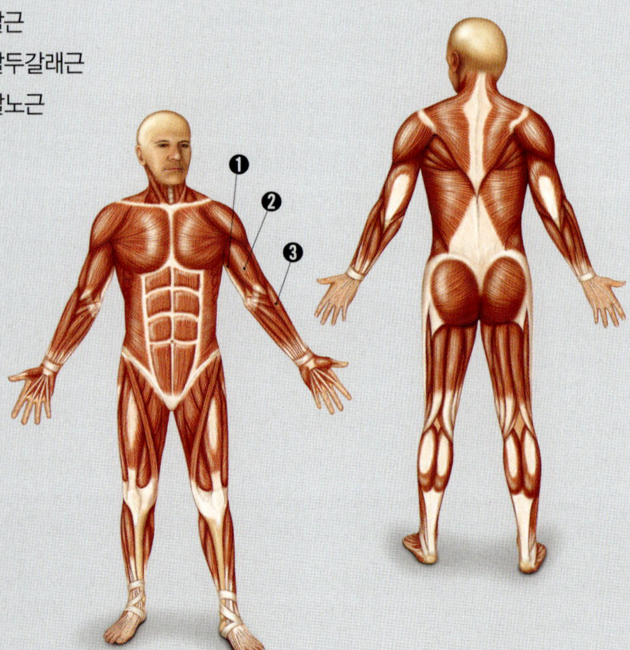

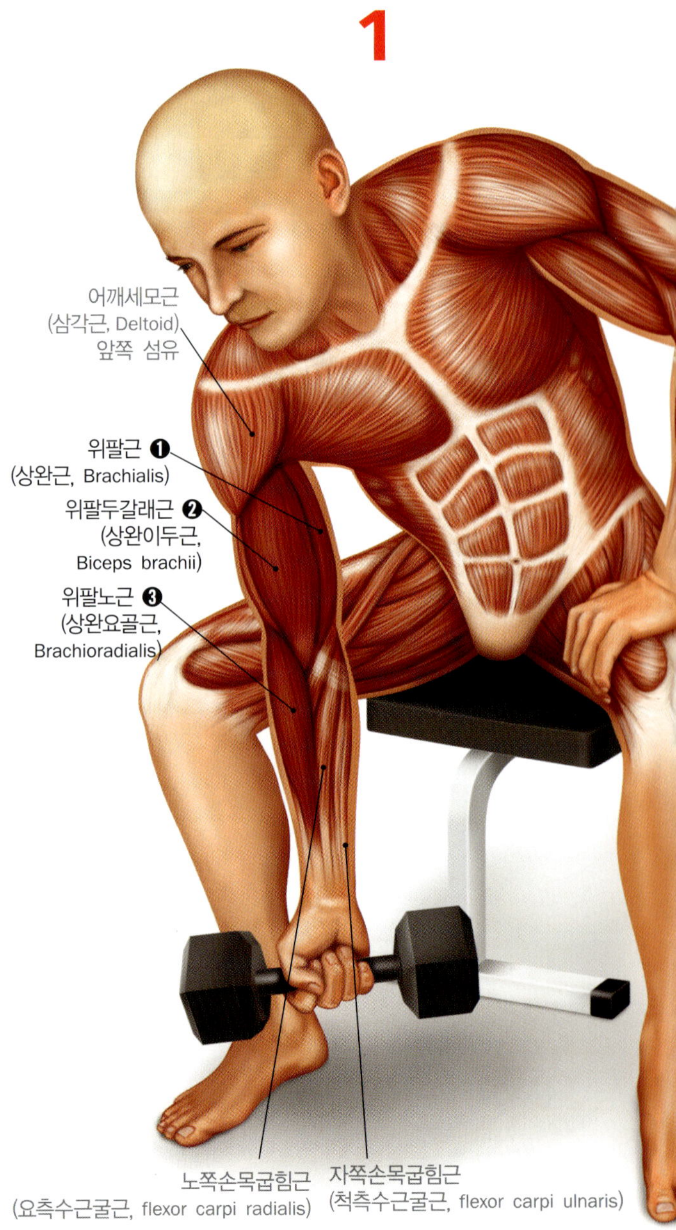

2

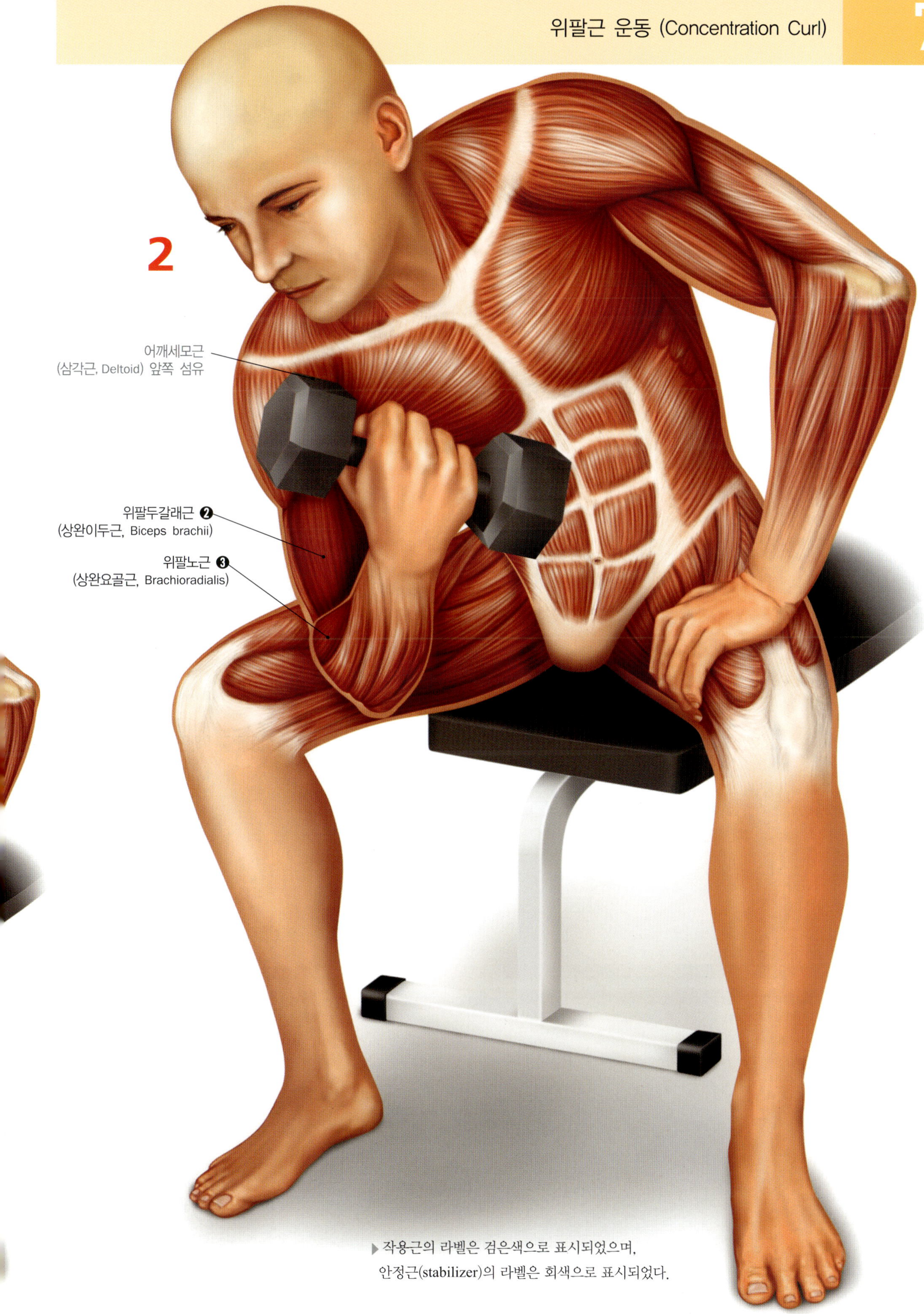

▶ 작용근의 라벨은 검은색으로 표시되었으며, 안정근(stabilizer)의 라벨은 회색으로 표시되었다.

케이블 컬 (Cable Curl)

이 위팔(biceps) 운동은 대개 가벼운 웨이트를 사용하여 운동의 마지막에 수행한다. 서 있는 자세의 모든 운동에서 배와 허리 근육이 몸통을 안정화하기 위해 수축되는 것과 마찬가지로, 이 운동은 위팔근(상완근, brachialis)과 위팔두갈래근(상완이두근, biceps brachii) 긴머리에 힘이 들어가도록 하는 것이 목표이지만, 어깨를 지지하고 안정화하기 위해서 돌림근띠 근육도 수축된다. 케이블 컬은 야구, 크리켓, 수구와 같이 머리 위로 던지는 동작이 있는 스포츠에 좋은 운동이다. 왜냐하면 머리 위로 던지는 동작에서 어깨 안정성을 높이기 위해 힘이 들어가게 되고, 이때 위팔 근육들의 근력이 강화되기 때문이다. 이 운동은 높게 위치한 두 개의 도르래 케이블이 필요하므로 피트니스센터에서 시행하는 것이 좋다.

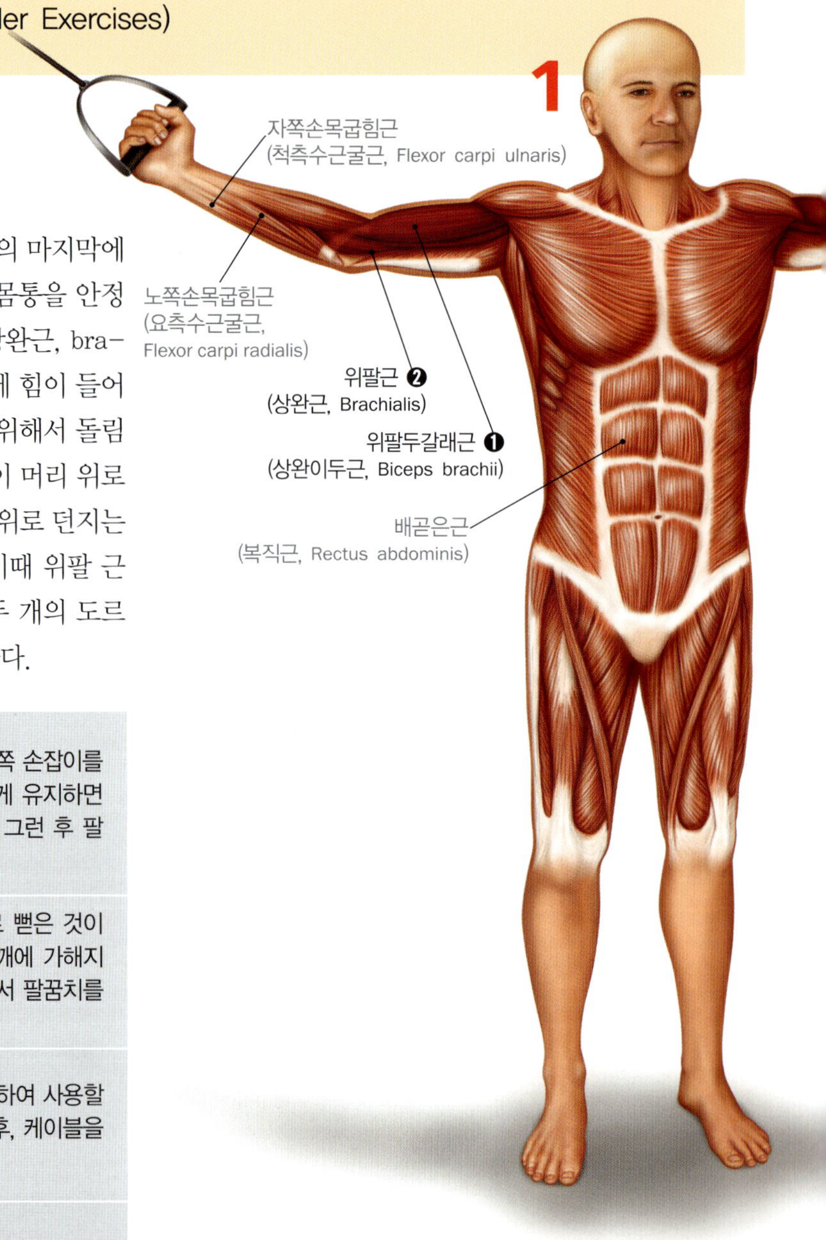

방법

높게 위치한 두 개의 도르래 케이블의 가운데 선 후 팔을 뻗어 양쪽 손잡이를 잡는다. 손바닥은 천장을 향하게 한다. 위팔과 몸을 움직이지 않게 유지하면서, 팔꿈치를 굽혀 케이블 컬의 손잡이를 어깨 쪽으로 가져온다. 그런 후 팔이 완전히 펴질 때까지 천천히 시작 위치로 돌아간다.

변형

쉬운 방법

케이블의 손잡이를 잡은 다음 한 걸음 뒤로 물러나, 팔을 옆으로 뻗은 것이 아니라 앞쪽으로 45도의 각도를 이루게 만든다. 이 자세에선 어깨에 가해지는 스트레스가 감소된다. 위팔과 몸이 움직이지 않도록 유지하면서 팔꿈치를 굽혀 케이블 컬의 손잡이를 어깨 쪽으로 가져온다.

어려운 방법

추가적인 손잡이 도전을 위해서 각 도르래에 로프 손잡이를 부착하여 사용할 수 있다. 손바닥이 몸 반대쪽으로 향하도록 로프 손잡이를 잡은 후, 케이블을 당기는 동안 손목을 돌려 손바닥이 어깨를 향하도록 한다.

작용 근육

❶ 위팔두갈래근

❷ 위팔근

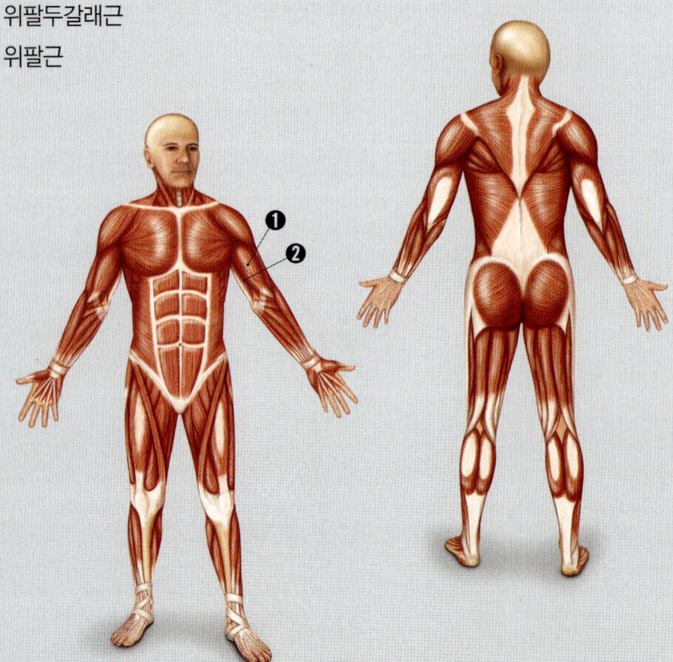

올바른 방법

운동하는 동안 몸통과 위팔이 고정되도록 해야 한다.

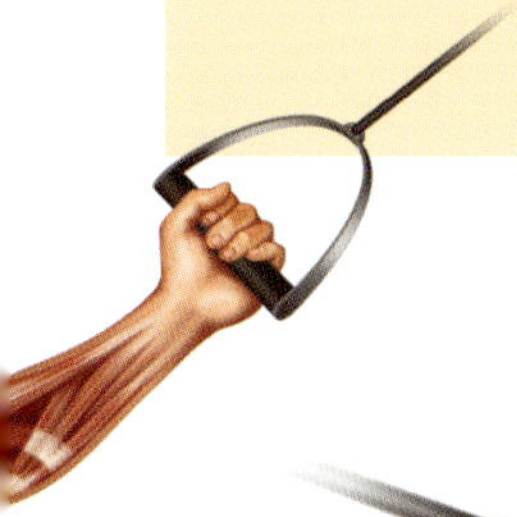

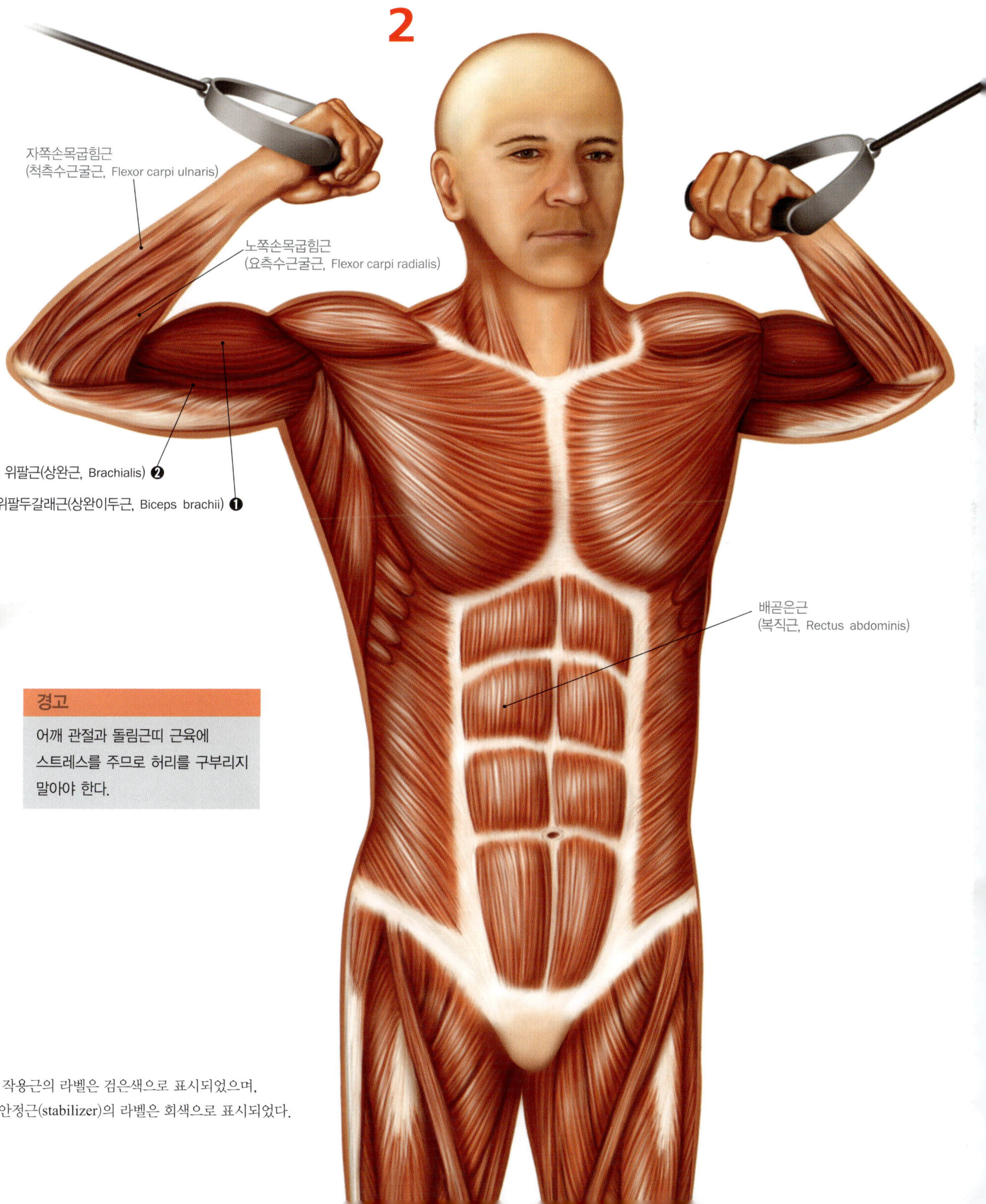

경고

어깨 관절과 돌림근띠 근육에 스트레스를 주므로 허리를 구부리지 말아야 한다.

▶ 작용근의 라벨은 검은색으로 표시되었으며, 안정근(stabilizer)의 라벨은 회색으로 표시되었다.

위팔세갈래근 푸시다운 (Triceps Pushdown)

위팔세갈래근(상완삼두근, triceps brachii)의 크기와 근력을 높이려는 사람들은 대부분 체육관 및 피트니스 센터에서 이 운동을 시행하고 있다. 여러 형태의 푸시다운은 위팔세갈래근을 목표로 하며, 다양한 그립과 케이블 장비를 이용하면 여러 형태로 바꾸어 수행할 수 있다. 특히, 근력이 증가하여 조금 더 무거운 중량을 잡아당길 수 있으면 이차적으로 배근육의 근력을 높일 수 있는 이점이 있다. 위팔세갈래근 푸시다운은 초급자와 상급자 모두에게 적합하며 피트니스센터에서 수행하는 것이 효과적이다.

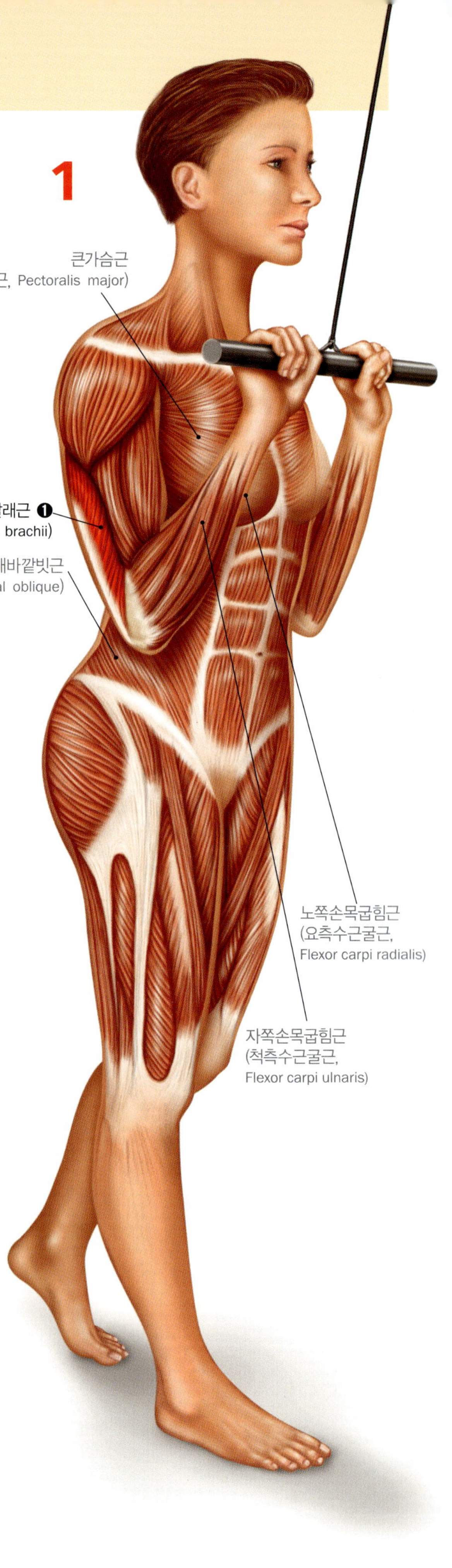

방법

높게 위치한 도르래 케이블을 마주 보고 선다. 어깨너비보다 약간 좁게 손을 벌리고, 손바닥이 바닥을 향하게 하여 케이블 손잡이를 잡는다. 팔꿈치를 옆구리에 붙인 상태로 배 근육에 단단히 힘을 준 후, 팔꿈치를 펴서 케이블 손잡이를 바닥 쪽으로 내린다. 그런 후 천천히 팔꿈치를 굽히면서 아래팔과 위팔이 가까워지도록 처음 위치로 돌아온다.

변형

서는 방법

불안정하게 느끼거나 무거운 무게를 잡아당겨 내릴 경우 안정성을 높일 수 있도록 한 발은 앞으로, 다른 발은 뒤로하여 선다. 또한 이것은 몸통을 움직이지 않게 유지하는 데 도움이 된다. 양쪽이 45도 아래로 기울어진 손잡이 막대를 사용하면, 손목에 가해지는 부담이 줄어 더욱 편하게 운동할 수 있다.

잡는 방법

도르래에 로프 손잡이를 부착한 후, 엄지손가락이 천장을 향하도록 로프 손잡이를 잡게 한다. 동작의 시작 지점인 맨 위에서는 손을 가깝게 유지하게 하고, 동작의 끝 지점인 맨 아래에서 손바닥이 바닥을 향하도록 손목을 돌린다. 이러한 동작은 손잡이를 잡는 위치를 변화시켜 위팔세갈래근 근육이 더 많이 작용하도록 한다.

작용 근육

❶ 위팔세갈래근

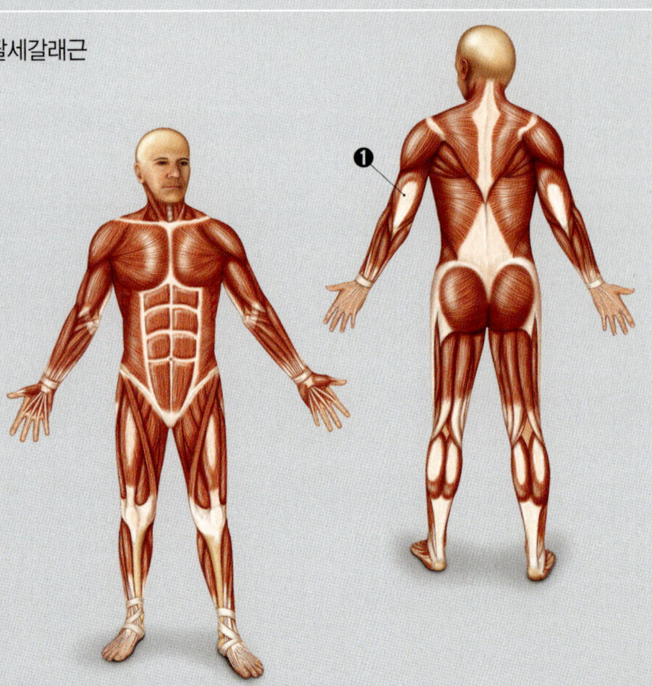

경고

척추가 굽혀지고 위팔세갈래근에 부하가 걸리지 않도록 등 자세를 똑바로 유지한다.

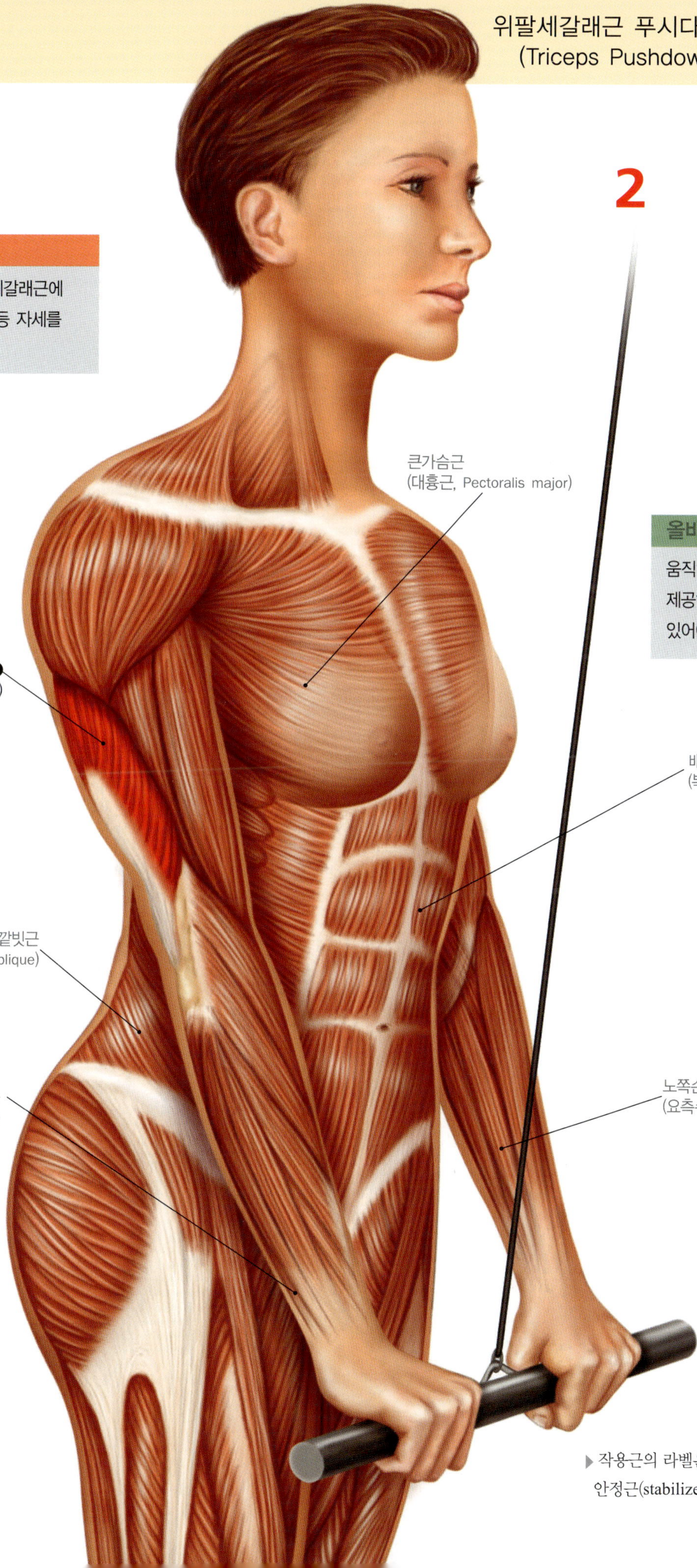

올바른 방법

움직임 전반에 걸쳐 저항을 제공하기 위해 케이블 가까이에 있어야 한다.

▶ 작용근의 라벨은 검은색으로 표시되었으며, 안정근(stabilizer)의 라벨은 회색으로 표시되었다.

위팔세갈래근 익스텐션 (Triceps Extension)

이 운동에서는 위팔세갈래근(상완삼두근, triceps brachii)을 효과적으로 강화시킬 수 있도록 하나의 아령을 사용한다. 손목 굽힘근(wrist flexor)과 어깨세모근은 팔을 안정시키는 데 도움이 되는 반면에, 위팔세갈래근은 동작의 끝 지점에서 가장 길게 스트레칭 된다. 테니스나 배구의 서브, 스매싱 동작, 혹은 던지기 스포츠와 같이 머리 위 자세에서 근력이 필요한 사람들이라면, 위팔세갈래근 푸시다운보다 위팔세갈래근 익스텐션을 더 선호할 수 있다. 이 운동은 가정이나 피트니스센터에서 할 수 있지만, 특히 머리 위로 웨이트를 들어 올릴 때 다치지 않도록 옆에서 보조해주는 사람이 필요하다.

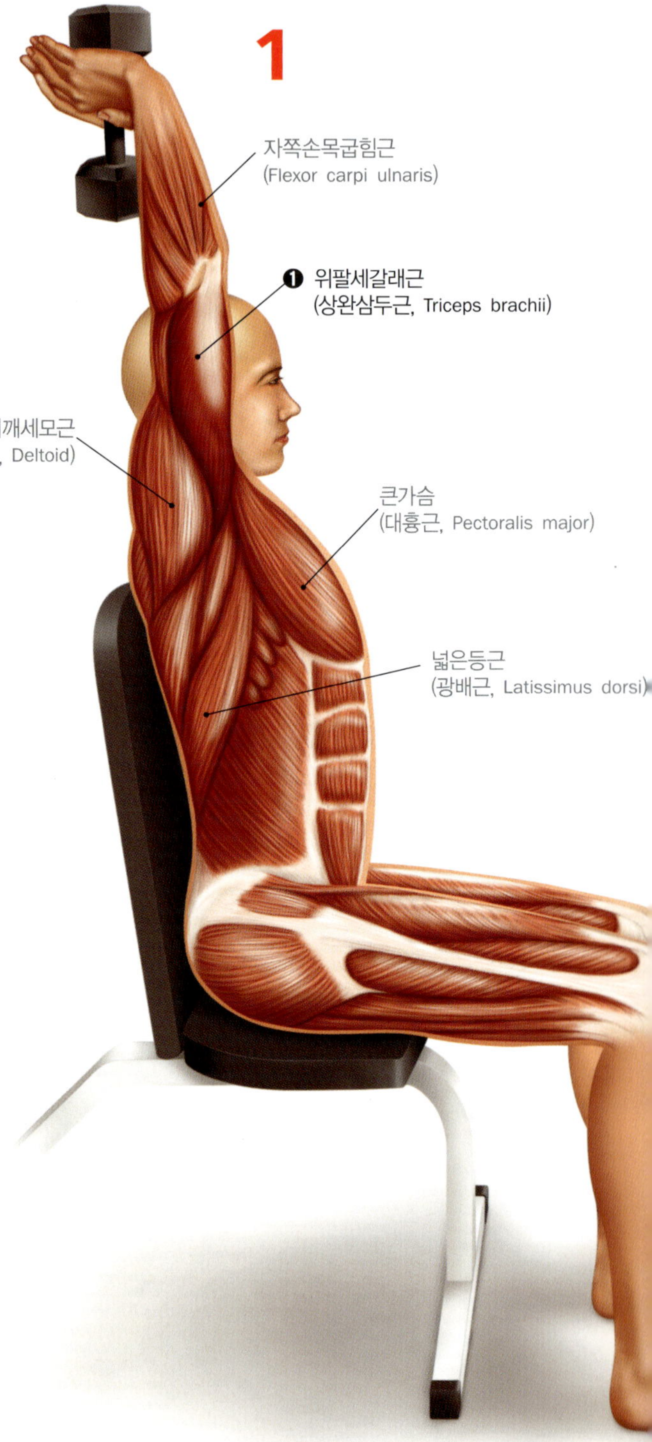

방법

접시를 받치듯이 양 손바닥으로 아령의 윗부분을 잡게 하고 엄지손가락으로 아령 손잡이를 감아쥔다. 의자나 등받이가 있는 벤치에 앉아 머리 위로 아령을 들어 올려 팔을 완전히 편 후에 시작한다. 팔꿈치를 고정하고, 팔꿉관절을 굽히면서 머리 뒤쪽으로 아령을 내린다. 팔꿈치를 펴면서 아령을 머리 위로 들어 올린다.

변형

쉬운 방법

벤치에 바로 누워 양 손바닥이 서로 마주 보게 하고, 양손에 아령을 하나씩 잡는다. 천장을 향해 팔을 완전히 뻗은 상태에서 시작하며, 위팔을 고정한 상태로 팔꿈치를 천천히 굽혀 아령을 머리 옆으로 내린다. 그런 후 팔꿈치가 완전히 펴질 때까지 아령을 천장 쪽으로 천천히 들어 올린다.

어려운 방법

손바닥을 앞으로 향하게 하여 한 손으로 아령을 잡은 후 한 팔로 위팔세가래근 익스텐션을 수행한다. 앉아서 아령을 들고 머리 위로 팔을 완전히 편 후에 시작한다. 위팔을 고정한 상태에서 팔꿈치를 굽혀 머리 뒤쪽으로 아령을 내린다. 팔꿈치가 완전히 펴질 때까지 아령을 머리 위로 들어 올린다.

작용 근육

❶ 위팔세갈래근

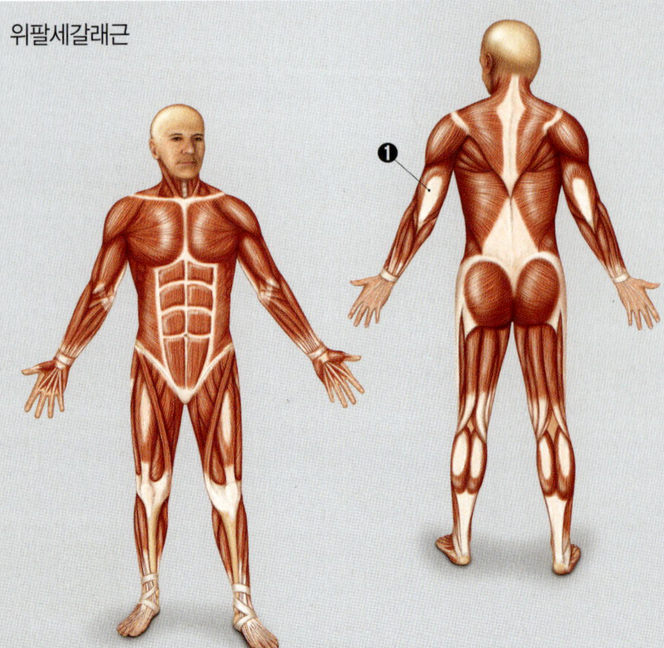

경고

목 뒤쪽에 부딪히지 않도록 천천히 아령을 내린다.

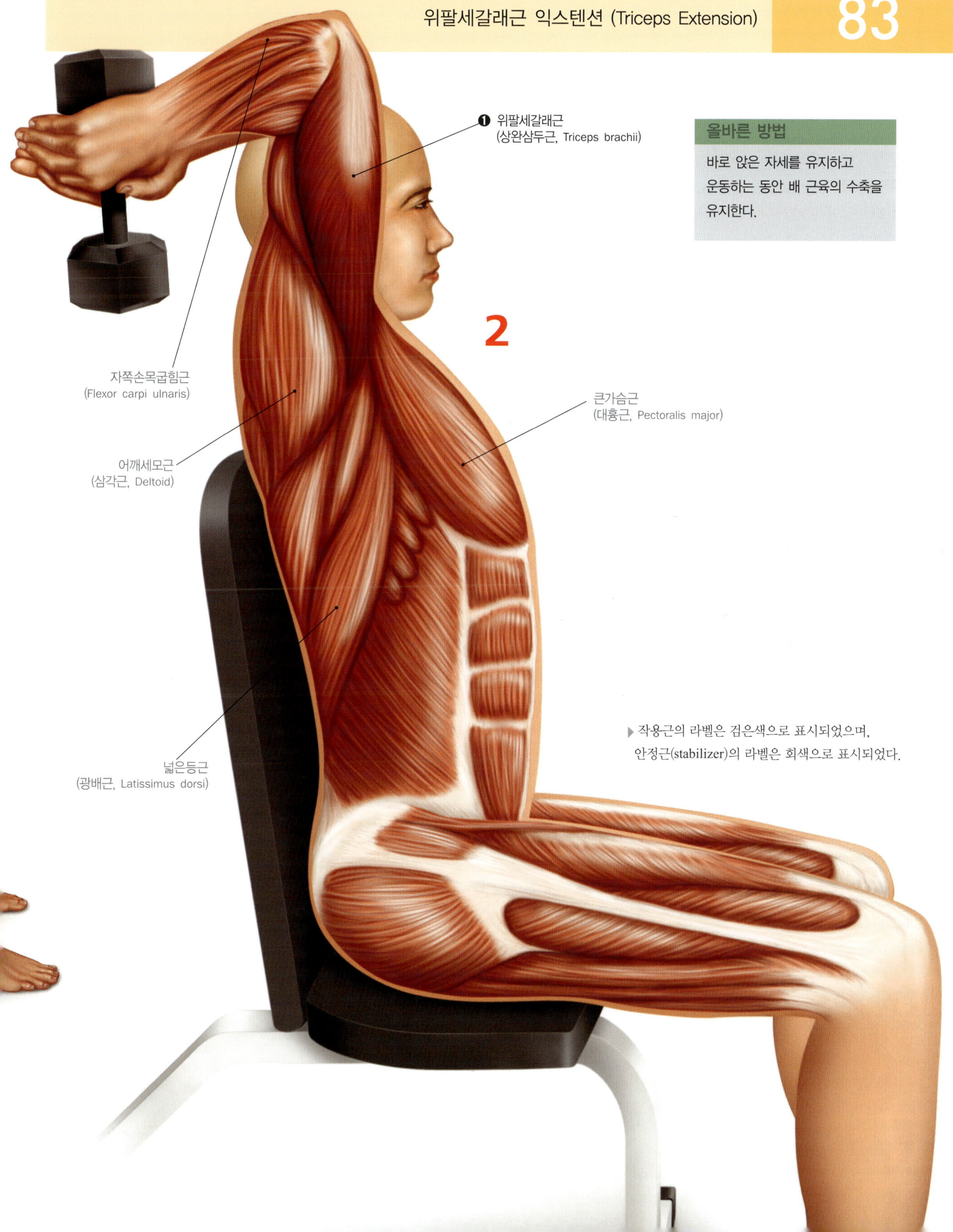

올바른 방법

바로 앉은 자세를 유지하고 운동하는 동안 배 근육의 수축을 유지한다.

▸ 작용근의 라벨은 검은색으로 표시되었으며, 안정근(stabilizer)의 라벨은 회색으로 표시되었다.

위팔세갈래근 킥백 (Triceps Kickback)

이 간단한 운동은 벤치에서 아령을 들고 하는 것이다. 이 운동은 위팔 뒤쪽의 위팔세갈래근(상완삼두근, triceps brachii)을 강화시킨다. 다른 위팔세갈래근 운동과 달리 위팔세갈래근 킥백은 관절운동범위를 효과적으로 제한할 수 있으므로 초급자에게 적합한 운동이며, 종종 상급자가 수행하는 전통적인 위팔세갈래근 운동에 추가적으로 시행된다. 벤치를 잡고 몸통을 지탱하므로 허리에 부담이 거의 없다. 위팔세갈래근은 근육이 짧아진 위치에서 가장 잘 작용하므로, 운동 시 동작의 정점에서 근육이 쥐어짜지는 것을 실제로 느낄 수 있다.

경고

아령을 들어 올리기 위해 몸통을 돌리지 않게 한다.

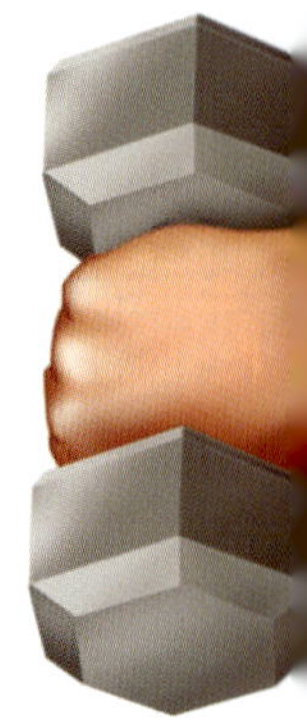

방법

한쪽 손과 무릎을 벤치에 놓아 몸통을 수평으로 유지한다. 안정성을 유지하도록 다른쪽 발을 약간 뒤쪽과 옆쪽에 놓는다. 손바닥이 벤치를 향하도록 아령을 잡고, 팔꿈치를 옆구리에 놓고 팔을 90도로 굽힌다. 팔꿈치를 옆구리에 붙인 상태에서, 팔이 등과 나란히 될 때까지 팔꿈치를 편다. 그런 후 아령을 천천히 내리면서 시작 위치로 돌아간다.

변형

쉬운 방법

만약 이 운동이 힘들다면, 팔꿈치의 높이를 몸통보다 약간 낮게 놓고 운동한다. 이 자세에서는 위팔세갈래근의 관절운동범위가 감소되며, 운동의 효과도 떨어지게 된다.

어려운 방법

손바닥이 앞을 향하도록 아령을 잡은 후, 팔꿈치를 옆구리에 고정하고 팔을 90도로 굽힌다. 이렇게 아령을 잡으면, 위팔세갈래근에 더 큰 힘이 들어간다. 팔꿈치를 옆구리에 고정한 상태에서 팔을 펴고, 몸통과 나란해질 때까지 팔꿈치를 편다. 그런 후 아령을 천천히 내려 시작 위치로 돌아간다.

작용 근육

❶ 위팔세갈래근

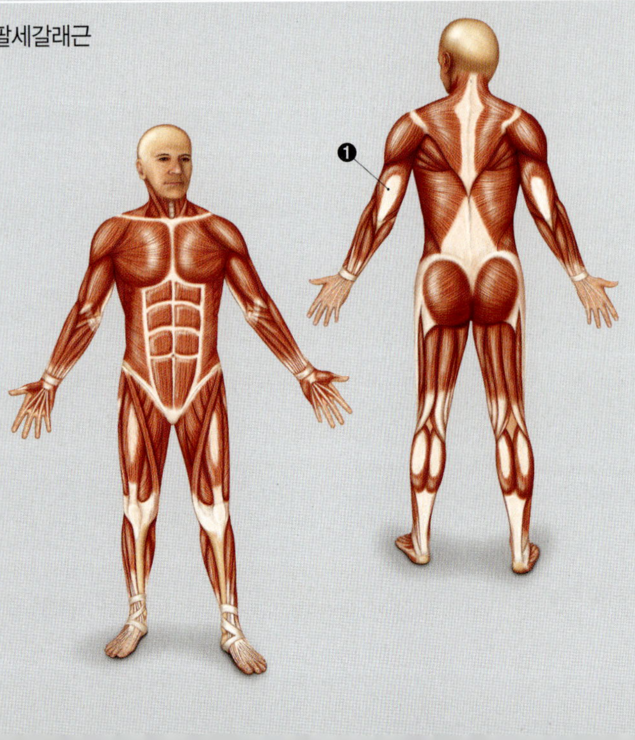

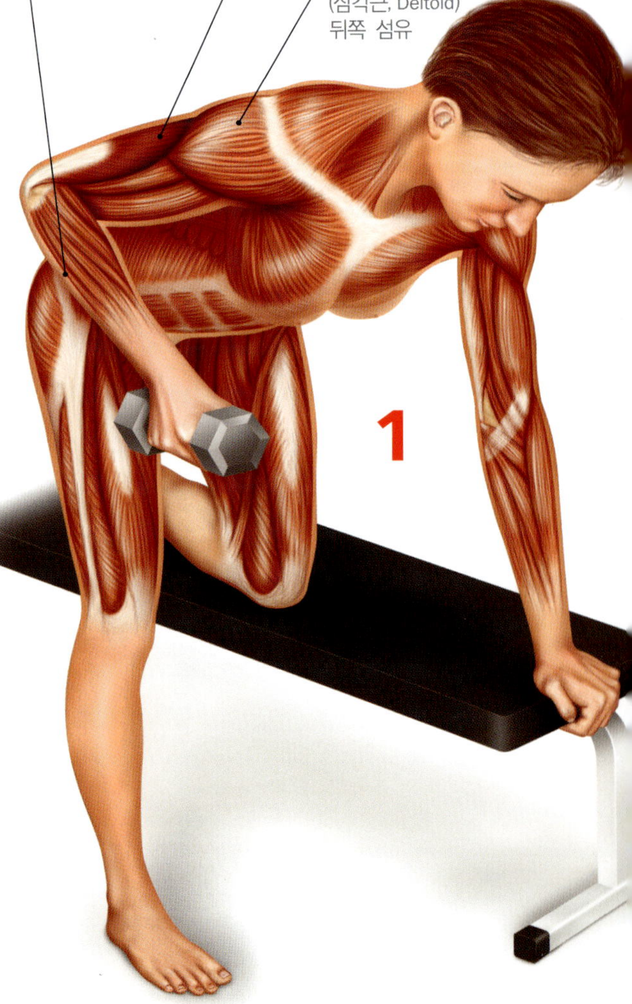

2

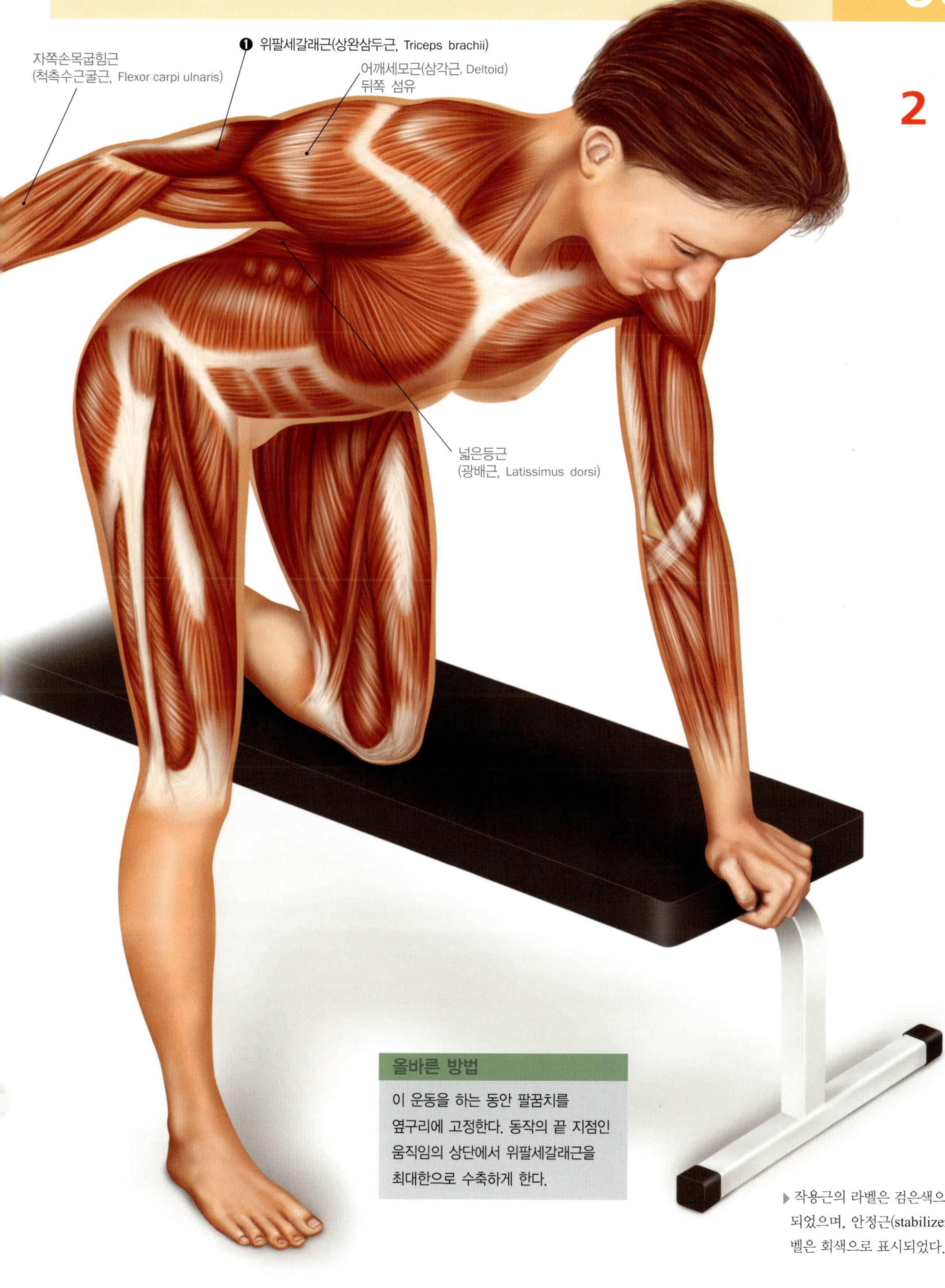

올바른 방법

이 운동을 하는 동안 팔꿈치를 옆구리에 고정한다. 동작의 끝 지점인 움직임의 상단에서 위팔세갈래근을 최대한으로 수축하게 한다.

▶ 작용근의 라벨은 검은색으로 표시되었으며, 안정근(stabilizer)의 라벨은 회색으로 표시되었다.

숄더 프레스 (Shoulder Press)

이 운동과 다양한 변형 운동들은 중급자와 상급자를 위한 운동 프로그램으로 필수적이다. 숄더 프레스는 앞쪽과 바깥쪽 어깨세모근을 발달시키고 위팔세갈래근(상완삼두근, triceps brachii)을 강화시킬 수 있는 좋은 운동이다. 또한 머리 위로 아령을 들어 올리기 위해서는 코어와 어깨 안정성이 크게 필요하며, 가시위근, 등세모근, 앞톱니근, 배 근육들, 그리고 허리 근육들이 함께 작용해야 한다. 이 운동은 럭비, 무술, 춤과 같이 머리 위로 밀거나 들어 올리는 동작이 필요한 스포츠나 직업에 적합하다. 이 운동을 피트니스센터나 가정에서 수행할 수 있으며, 운동을 정확히 할 수 있도록 파트너와 함께 하는 것이 좋다.

경고

운동 중 아령을 떨어뜨려 다칠 수 있으므로, 머리 위로 아령을 들 때는 항상 파트너와 함께 하는 것이 좋다.

방법

벤치나 등받이가 있는 의자에 발을 벌리고 앉는다. 손바닥이 앞을 향하고 아래팔이 지면과 수직이 되도록 귀 높이에서 아령을 잡는다. 팔이 머리 위에서 완전히 펴질 때까지 아령을 들어 올리며, 아령이 위에서 모이도록 만든다. 그런 후 천천히 아령을 내려 시작 위치로 온다. 무거운 아령을 들어 올릴 때는 파트너의 도움을 받거나 격자 선반(rack)을 활용하면, 아령이 시작 위치에 바로 놓이게 할 수 있다.

변형

쉬운 방법

벤치나 등받이가 있는 의자에 발을 벌리고 앉아서 "밀리터리 프레스(military press)"를 수행한다. 어깨너비보다 약간 넓게 손을 벌리고 손바닥이 정면을 향하도록 바벨을 잡는다. 팔이 머리 위로 펴질 때까지 바벨을 들어 올린다. 그런 후 바벨을 천천히 내려 시작 위치로 돌아온다.

어려운 방법

마치 턱걸이(chin-up)의 끝자세처럼 손목 아래에 팔꿈치를 위치시킨 후 양손으로 어깨 앞에서 손바닥이 몸 쪽을 향하게 하여 아령을 잡고 팔을 바깥으로 돌리면서 위로 둘어올리는 "아놀드 프레스(Arnold press)" 운동을 한다. 팔이 완전히 펴질 때까지 아령을 머리 위로 들어 올리며, 이때 손바닥이 앞쪽을 향하도록 돌린다. 그런 후 천천히 아령을 내려 시작 자세로 돌아온다.

작용 근육

❶ 앞쪽과 바깥쪽 어깨세모근

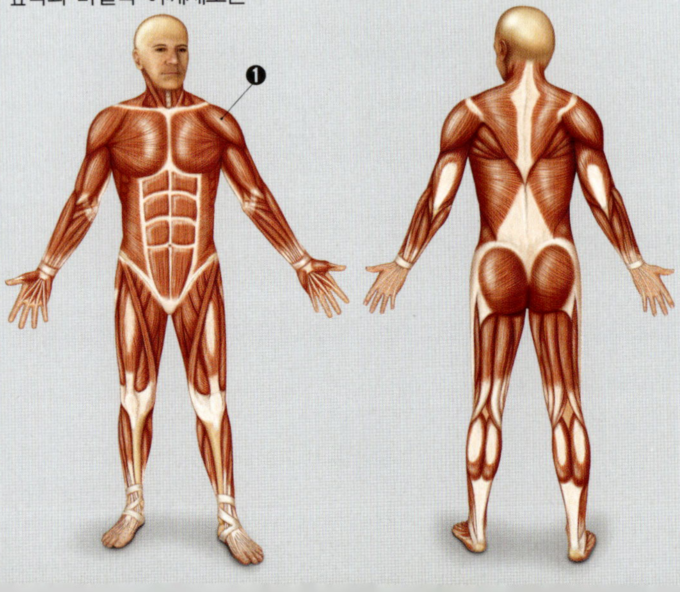

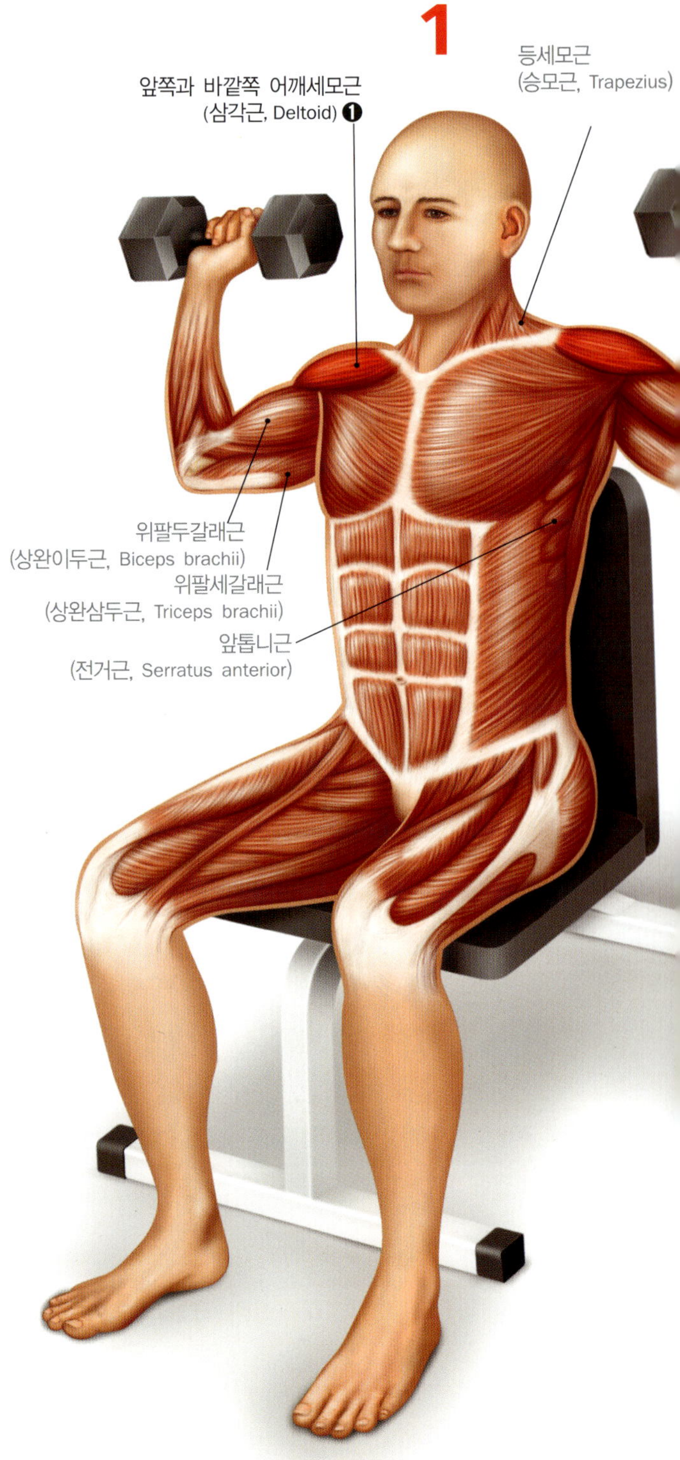

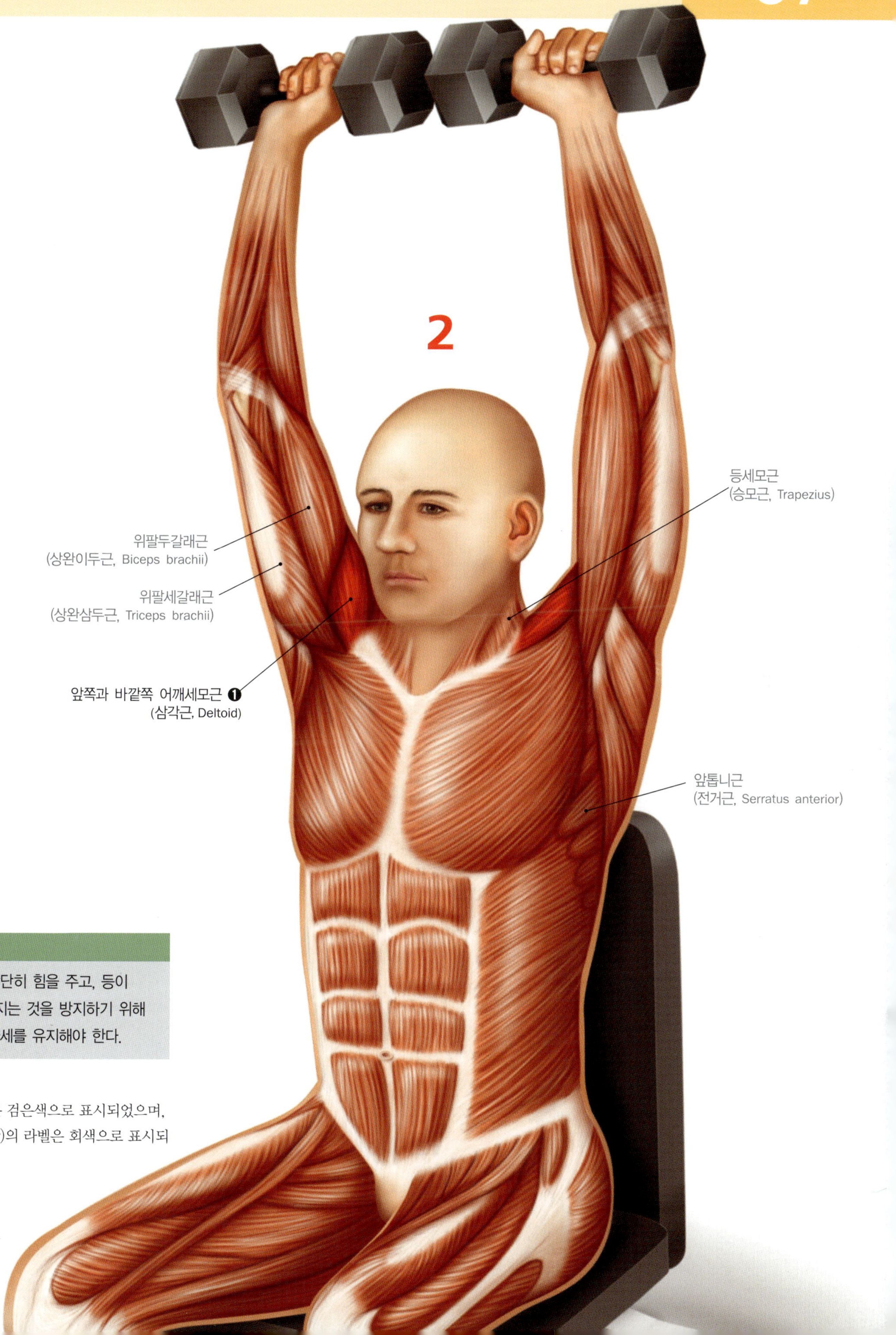

올바른 방법

코어 근육에 단단히 힘을 주고, 등이 과도하게 젖혀지는 것을 방지하기 위해 똑바로 앉은 자세를 유지해야 한다.

▶ 작용근의 라벨은 검은색으로 표시되었으며, 안정근(stabilizer)의 라벨은 회색으로 표시되었다.

프론트 레이즈 (Front Raise)

이 운동은 어깨 앞쪽 부분의 근력을 강화시키는 데 좋다. 이 운동은 앞쪽 어깨세모근(삼각근, deltoid)을 목표로 하는 것이지만, 운동 시 어깨를 안정적으로 잡아주기 위해 마름근(능형근, rhomboids)과 등세모근도 함께 작용한다. 또한, 바로 선 자세를 유지해야 하기 때문에 배 근육과 허리 근육에서도 이차적인 운동 효과(수축력을 유지하기 위해서)가 나타날 수 있다. 프론트 레이즈는 방어와 타격을 위해 앞쪽 어깨세모근의 근력과 지구력이 필요한 무술이나 권투와 같은 격투 스포츠뿐만 아니라 들기와 운반이 필요한 스포츠에도 추천된다. 이 운동은 안전하고 무리되지 않는 관절 운동범위 내에서 시행하기 때문에 어깨손상 후 재활에도 사용될 수 있다. 프론트 레이즈는 초급자와 상급자 모두 가정이나 피트니스센터에서 할 수 있는 운동이다.

경고

웨이트를 어깨 높이보다 높게 들어 올리지 않는다.

방법

발을 어깨너비로 벌리고 무릎을 약간 구부린 상태로 선다. 손은 어깨너비로 벌리고 손바닥이 몸을 향하게 하여 바벨을 잡으며, 팔꿈치는 완전히 펴게 하거나 약간만 굽힌다. 바벨을 어깨 높이까지 들어 올린다. 그런 후 천천히 바벨을 내려 시작 자세로 돌아온다.

변형

아령 운동 양손으로 손바닥이 몸을 향하도록 아령을 잡으며, 팔꿈치는 완전히 펴게 하거나 약간만 굽힌다. 한쪽의 아령을 어깨 높이까지 들어 올린 후 천천히 아령을 내려 시작 위치로 돌아온다. 이 운동을 반대쪽에서도 시행한다.

케이블 운동 운동 난이도를 높이기 위해서 낮은 도르래 케이블을 사용하여 한 번에 한쪽씩 번갈아서 운동한다. 발을 어깨너비로 벌리고 무릎을 약간 굽힌 채 도르래의 반대 방향으로 선다. 배 근육에 단단히 힘을 주고, 웨이트가 어깨 높이로 올 때까지 케이블 손잡이를 위로 당긴다. 이러한 변형 운동은 바벨 들기(lift)의 초기에 많이 사용한다.

작용 근육

❶ 앞쪽 어깨세모근
❷ 바깥쪽 어깨세모근
❸ 등세모근

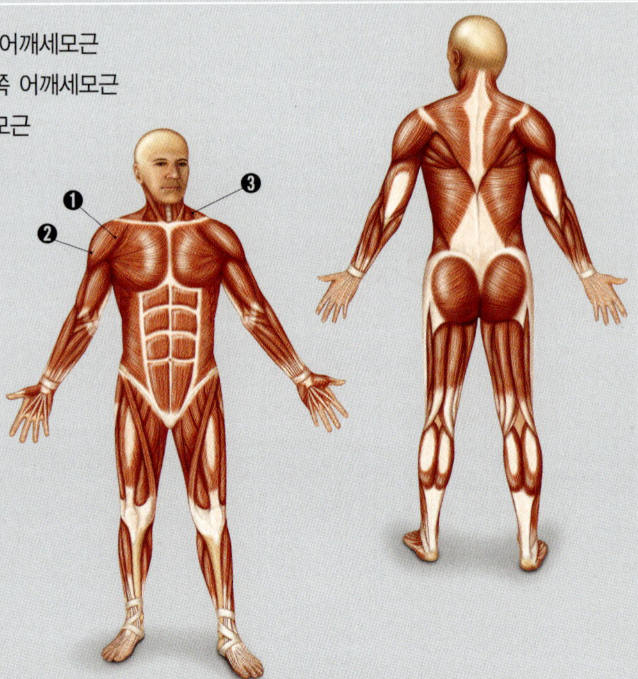

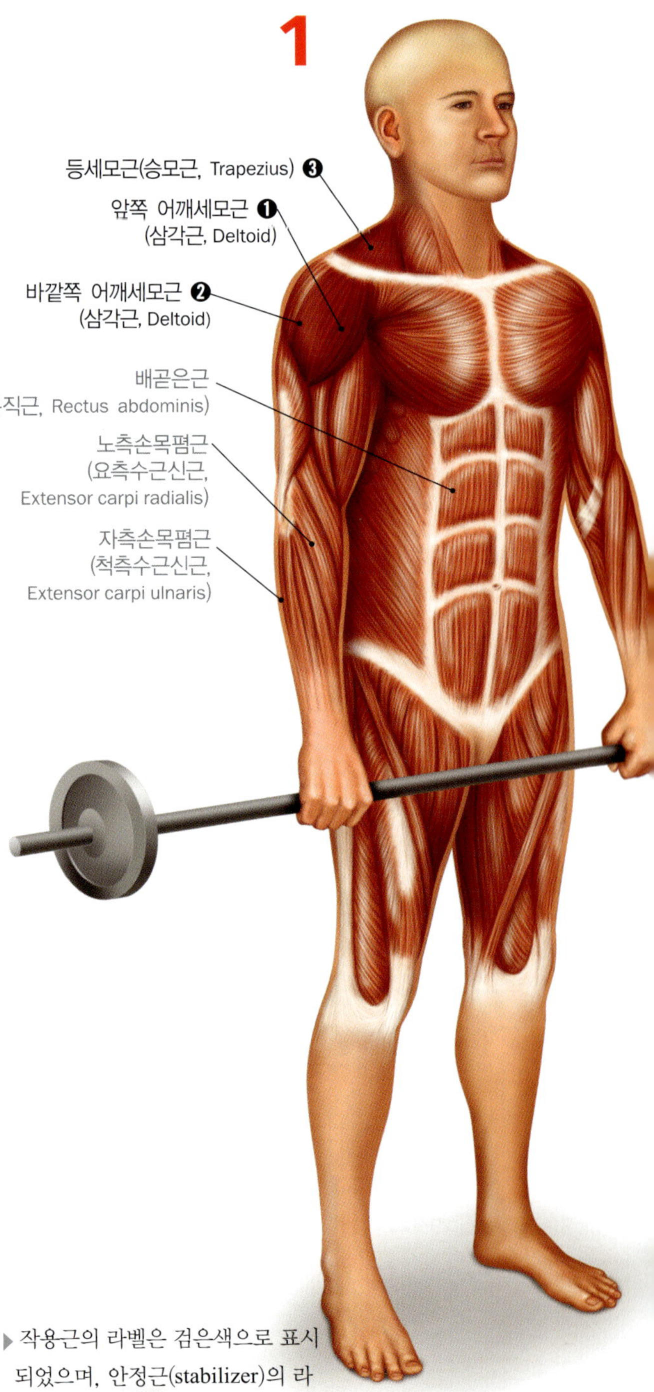

▸ 작용근의 라벨은 검은색으로 표시되었으며, 안정근(stabilizer)의 라벨은 회색으로 표시되었다.

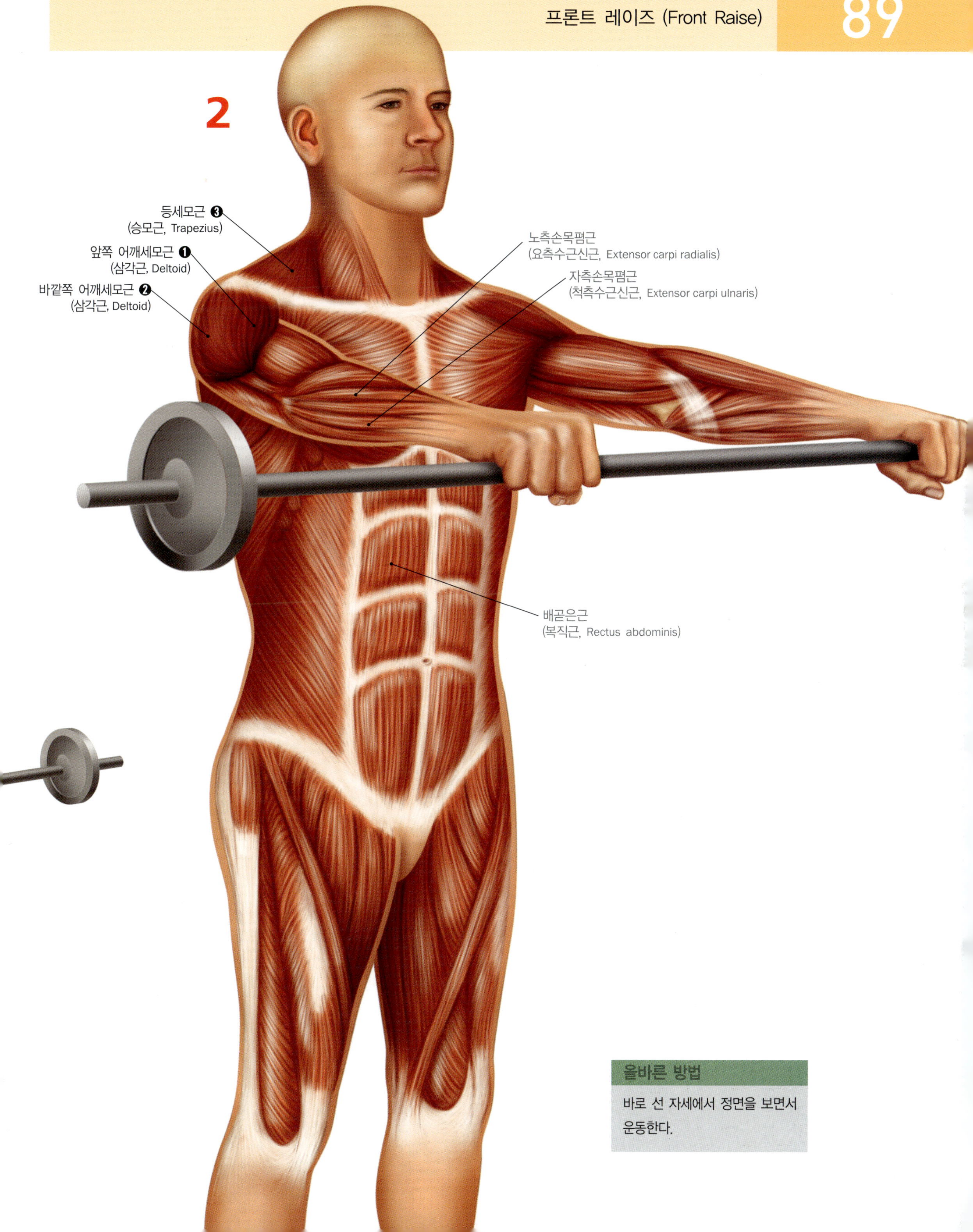

올바른 방법

바로 선 자세에서 정면을 보면서 운동한다.

레트럴 레이즈 (Lateral Raise)

이 운동은 어깨 근육의 바깥쪽 부분을 효과적으로 강화시킬 수 있다. 등세모근(승모근, trapezius)과 손목 폄근(wrist extensor)을 강화시킬 뿐만 아니라 돌림근띠 근육을 활성화시켜 어깨를 안정적으로 잡아주는 데에도 도움이 된다. 이 운동은 초급자는 물론 상급자에게도 적합하다. 바깥쪽 어깨세모근은 대부분의 스포츠 활동에 중요한 근육이며, 근육 크기를 키우면 어깨가 넓어지고, 결과적으로 허리가 날씬해 보이는 효과가 있다. 그러므로 레터럴 레이즈는 몸매를 개선하고자 하는 사람들의 운동 프로그램에 반드시 포함되어야 한다. 아령 세트만 있으면 되기 때문에 레터럴 레이즈는 가정과 피트니스센터 모두에서 수행할 수 있다.

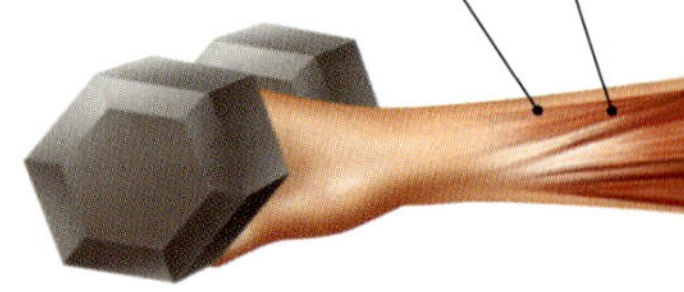

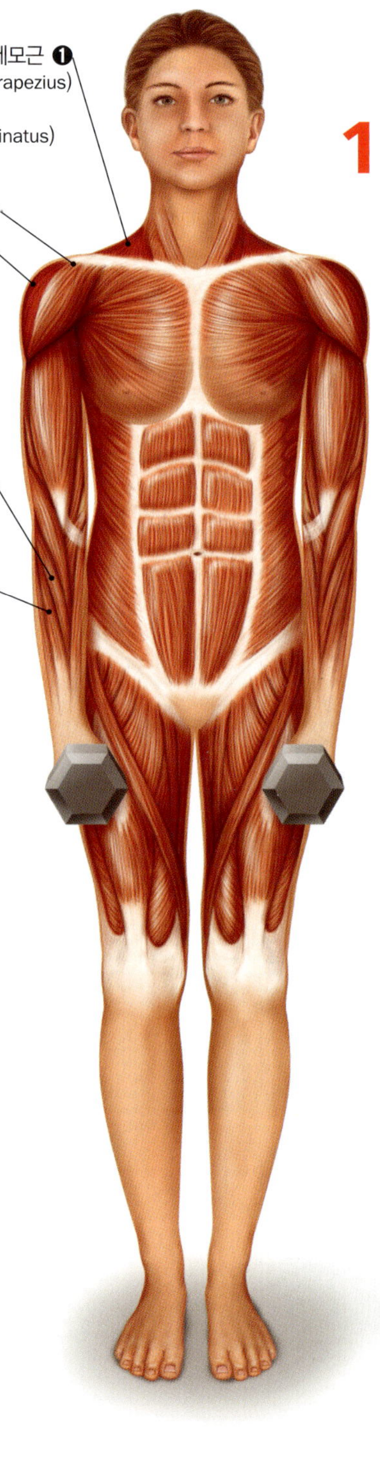

방법

등을 곧게 펴고 양발을 어깨너비로 벌리고 서서, 무릎과 엉덩관절을 약간 굽힌다. 손바닥을 서로 마주 보게 아령을 잡은 후 허벅지 앞에 위치시킨다. 팔꿈치가 어깨 높이에 올 때까지 팔을 펴서 옆으로 들어 올린다. 운동하는 동안 팔꿈치를 손목보다 약간 높게 유지한다. 아령을 천천히 내려 시작 위치로 돌아온다.

변형

쉬운 방법

만약 양손으로 아령 들기가 불편하다면, 한 번에 한쪽씩 번갈아서 운동한다. 한 손으로 아령을 잡으며, 다른 손으로는 몸이 흔들리지 않도록 고정된 물체를 단단히 잡는다. 이전에 설명한 것과 동일한 방법으로 수행한다.

어려운 방법

두 개의 낮은 도르래 케이블을 사용하면, 운동 난이도를 높일 수 있다. 두 개의 낮은 도르래 사이에 선 후, 왼손으로는 오른쪽 도르래의 손잡이를 잡고 오른손으로는 왼쪽 도르래의 손잡이를 잡는다. 팔꿈치가 어깨 높이에 올 때까지 팔을 펴서 옆으로 들어 올린다. 운동하는 동안 팔꿈치를 손목보다 약간 높게 유지한다.

작용 근육

❶ 등세모근
❷ 가시위근(등세모근 아래)
❸ 바깥쪽 어깨세모근

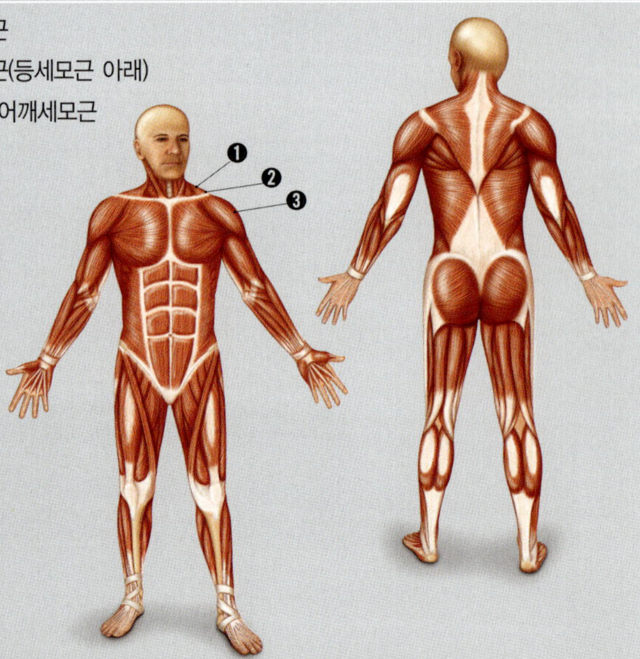

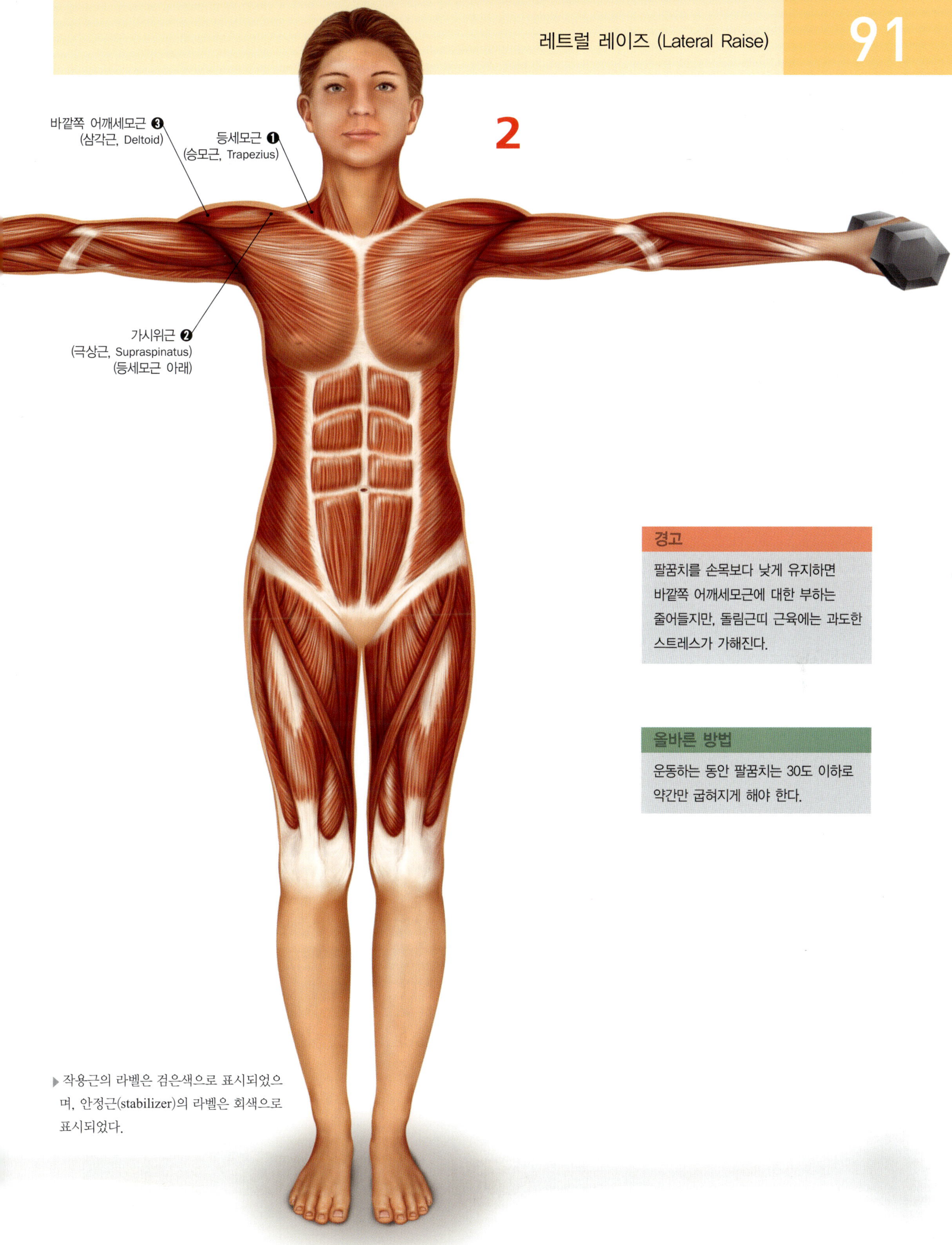

경고

팔꿈치를 손목보다 낮게 유지하면 바깥쪽 어깨세모근에 대한 부하는 줄어들지만, 돌림근띠 근육에는 과도한 스트레스가 가해진다.

올바른 방법

운동하는 동안 팔꿈치는 30도 이하로 약간만 굽혀지게 해야 한다.

▶ 작용근의 라벨은 검은색으로 표시되었으며, 안정근(stabilizer)의 라벨은 회색으로 표시되었다.

업라이트 로우 (Upright Row)

이 운동은 어깨의 근력을 향상시키는데 좋은 운동으로, 바깥쪽 어깨세모근(삼각근, deltoid)을 강화시킬 수 있다. 또한, 운동하는 동안 앞쪽 어깨세모근, 등세모근, 위팔두갈래근도 함께 작용하며, 척추를 똑바로 세워 몸통을 지탱할 수 있도록 허리 근육에도 힘이 들어간다. 이 운동은 초급자와 상급자 모두에게 적합하며 들어 올리기, 끌기, 혹은 당기기 동작을 해야 하는 직업이나 스포츠 활동에 적합하다. 또한 이 운동은 용상(clean and jerk)이나 인상(snatch)을 포함한 올림픽-스타일의 역도를 배우고자 하는 사람들에게도 좋은 출발점이 된다.

경고

등을 젖히거나 앞뒤로 흔들면서 역기나 아령을 들어 올리면, 허리에 큰 부담을 주게 된다.

방법

발을 어깨너비로 벌리며 무릎을 약간 굽히고 선다. 어깨너비로 손을 벌리고 팔을 곧게 펴서, 손바닥이 몸을 향하게 하여 역기를 잡는다. 역기를 몸에 가깝게 붙이면서 팔꿈치가 어깨 높이로 올 때까지, 팔꿈치를 굽혀 역기를 위로 당겨 올린다. 역기를 들어 올릴 때 손목을 굽힌다. 그런 후 천천히 역기를 내려 시작 자세로 돌아온다.

변형

쉬운 방법 아령을 들고 한 번에 한쪽씩 번갈아서 이 운동을 한다. 한 손으로 아령을 잡고 다른 손으로는 몸이 흔들리지 않게 고정된 물체를 잡는다. 팔꿈치가 옆쪽을 향하도록 유지하면서 표준 업라이트 로우와 동일한 방법으로 운동을 한다.

어려운 방법 운동 난이도를 높이기 위해서 역기 대신 두 개의 아령을 사용하여 운동하면 불안정성이 높아지므로 더 큰 조절이 필요하게 된다. 어깨너비로 손을 벌리고 팔을 편 후 손바닥이 몸쪽으로 향하게 하여 아령을 잡는다. 아령을 몸에 가깝게 유지하면서 팔꿈치가 어깨 높이로 올 때까지 굽혀서 아령을 위로 당겨 올린다. 아령을 들어 올릴 때 손목은 어깨 바로 아래에 있어야 하며 팔꿈치는 옆쪽을 향하게 해야 한다.

작용 근육

❶ 바깥쪽 어깨세모근
❷ 위팔두갈래근
❸ 위팔노근
❹ 등세모근
❺ 가시위근(등세모근 아래)

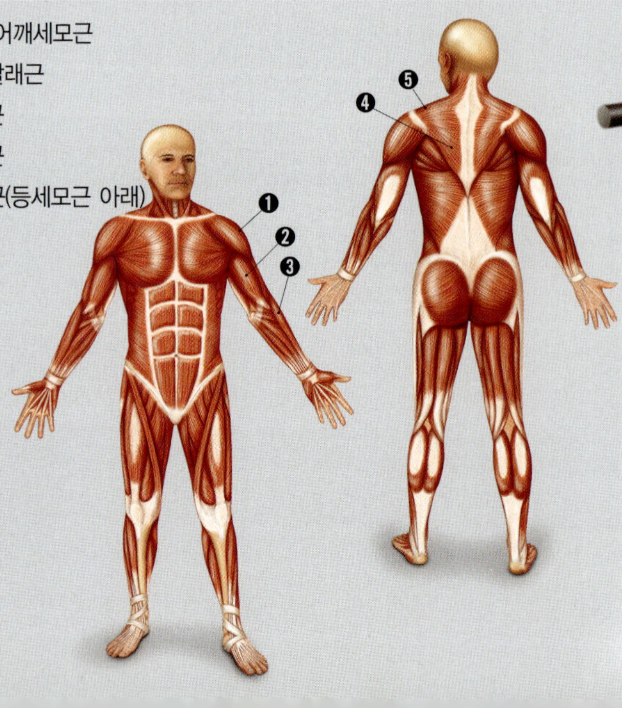

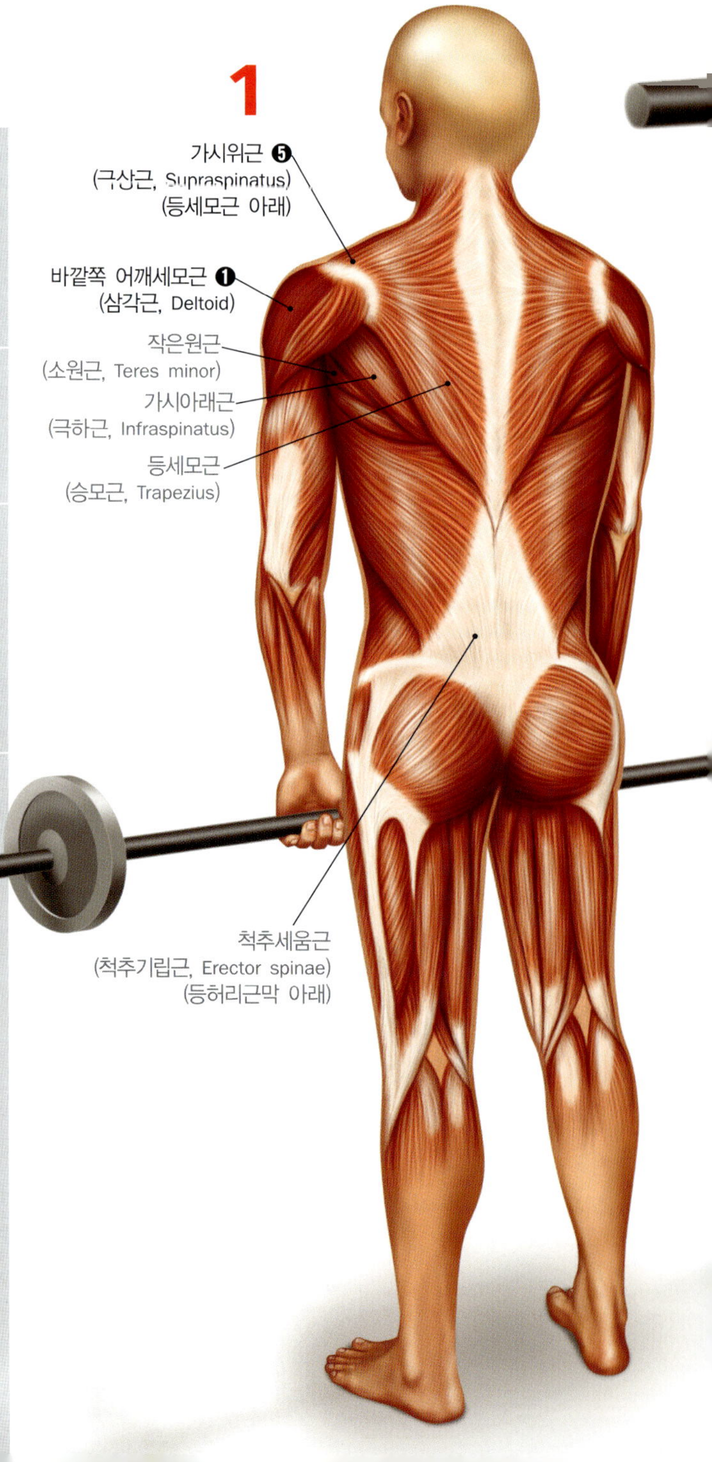

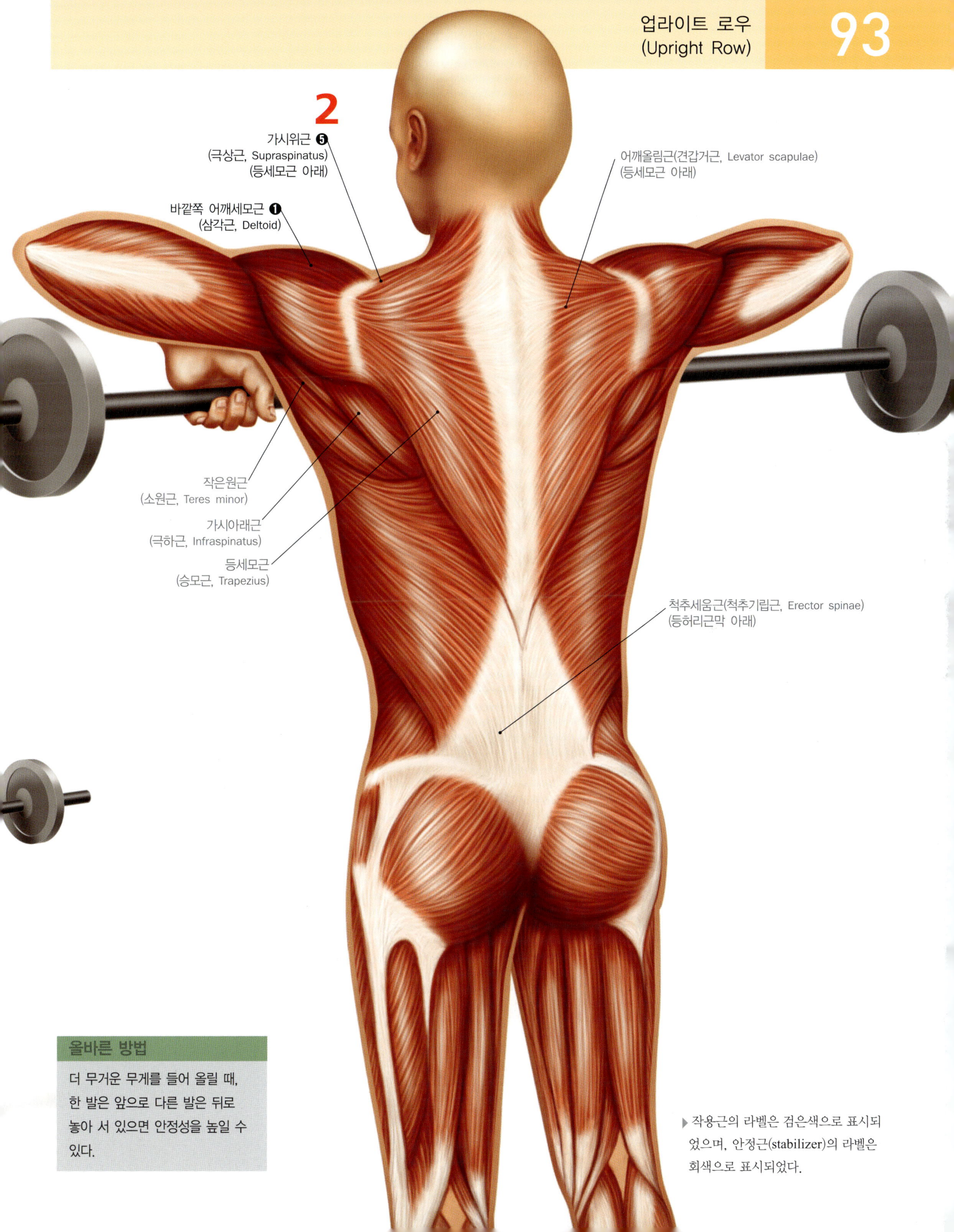

올바른 방법

더 무거운 무게를 들어 올릴 때, 한 발은 앞으로 다른 발은 뒤로 놓아 서 있으면 안정성을 높일 수 있다.

▸ 작용근의 라벨은 검은색으로 표시되었으며, 안정근(stabilizer)의 라벨은 회색으로 표시되었다.

슈러그 (Shrug)

이 운동은 어깨 뒷부분과 등 윗부분을 강화시키는데 간단하고 효과적이다. 등세모근(승모근, trapezius)의 위쪽 섬유는 어깨올림근(견갑거근, levator scapulae)을 보조하면서 주로 무거운 물건을 들어 올릴 때 작용한다. 무거운 하중을 단단히 잡는 것이 힘들지만, 어깨를 으쓱하면 아래팔 근육이 더 많이 작용하면서 물건을 잡는데 도움이 된다. 이 운동은 물건 옮기기(carrying), 들기, 끌기와 같은 동작을 만드는 근육들의 힘을 강화시키는데 매우 좋다. 또한, 럭비, 레슬링, 무술과 같이 이러한 동작이 필요하고 악력이 중요시되는 스포츠나 직업에 적합하다. 슈러그 운동에 필요한 것은 바벨뿐이다. 허벅지 중간 높이에 바벨을 놓을 수 있는 견고한 선반(sturdy rack)이 있으면, 운동을 시작할 때 발생할 수 있는 부상을 예방하는데 도움이 된다.

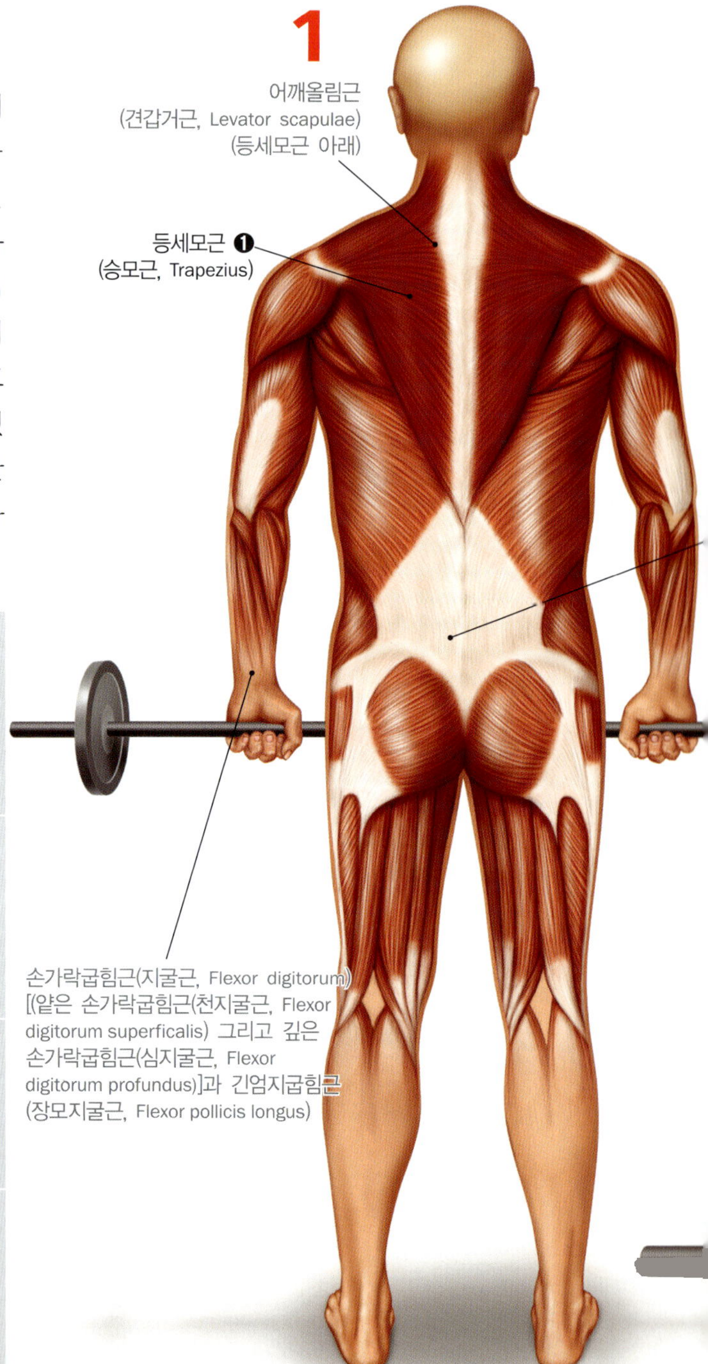

방법

무릎을 곧게 편 상태에서 발을 어깨너비로 벌리고 선다. 팔꿈치를 곧게 편 후 양손을 어깨너비로 벌리고 손바닥이 몸쪽을 향하도록 바벨을 잡는다. 어깨가 아래로 내려가도록 만든다. 바벨을 몸에 가깝게 붙이면서 어깨를 귀쪽으로 으쓱하여, 바벨이 위로 당겨 올라가게 한다. 천천히 바벨을 내려 시작 자세로 돌아온다.

변형

쉬운 방법

한쪽 손바닥은 몸쪽으로, 다른 쪽 손바닥은 몸 바깥쪽으로 향하도록 해서 잡는 "혼합 그립(mixed grip)"을 사용한다. 이렇게 하면 막대를 더 강하게 잡을 수 있고, 바벨이 손에서 굴러 빠지는 것을 방지할 수 있다. 바벨을 몸에 가깝게 붙이면서 어깨를 귀쪽으로 으쓱 들어 올려, 바벨이 위로 당겨 올라가게 한다. 천천히 바벨을 내려 시작 자세로 돌아온다.

어려운 방법

운동 난이도를 높이기 위해서 하나 혹은 두 개의 낮은 도르래 케이블이나 두 개의 아령을 사용하면, 잡기 동작이 어려워지며 자연스러운 관절운동범위보다 더 큰 범위에서 운동할 수 있다. 어깨 아래, 옆에서 손바닥이 몸쪽을 향한 상태로 아령이나 도르래 손잡이를 잡으며, 팔꿈치는 곧게 편다.

작용 근육

❶ 등세모근

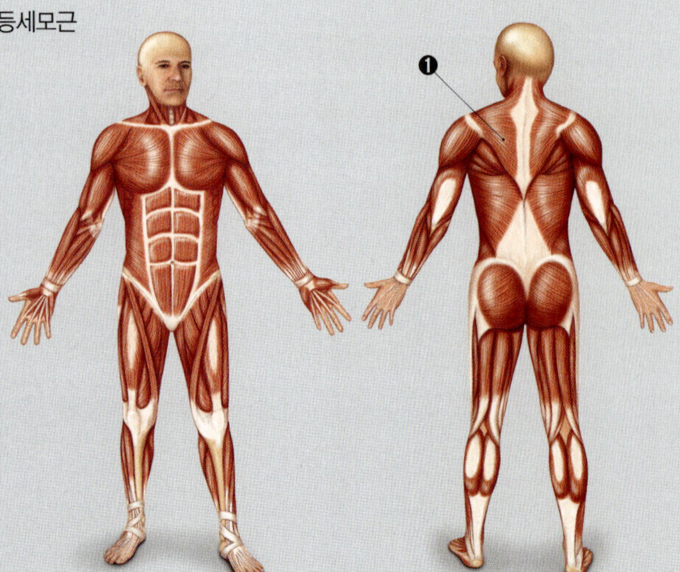

경고

운동의 시작 자세에서 바벨을 놓을 수 있는 테이블을 사용하는 것이 좋으며, 운동 중에는 항상 똑바로 선 자세를 유지한다.

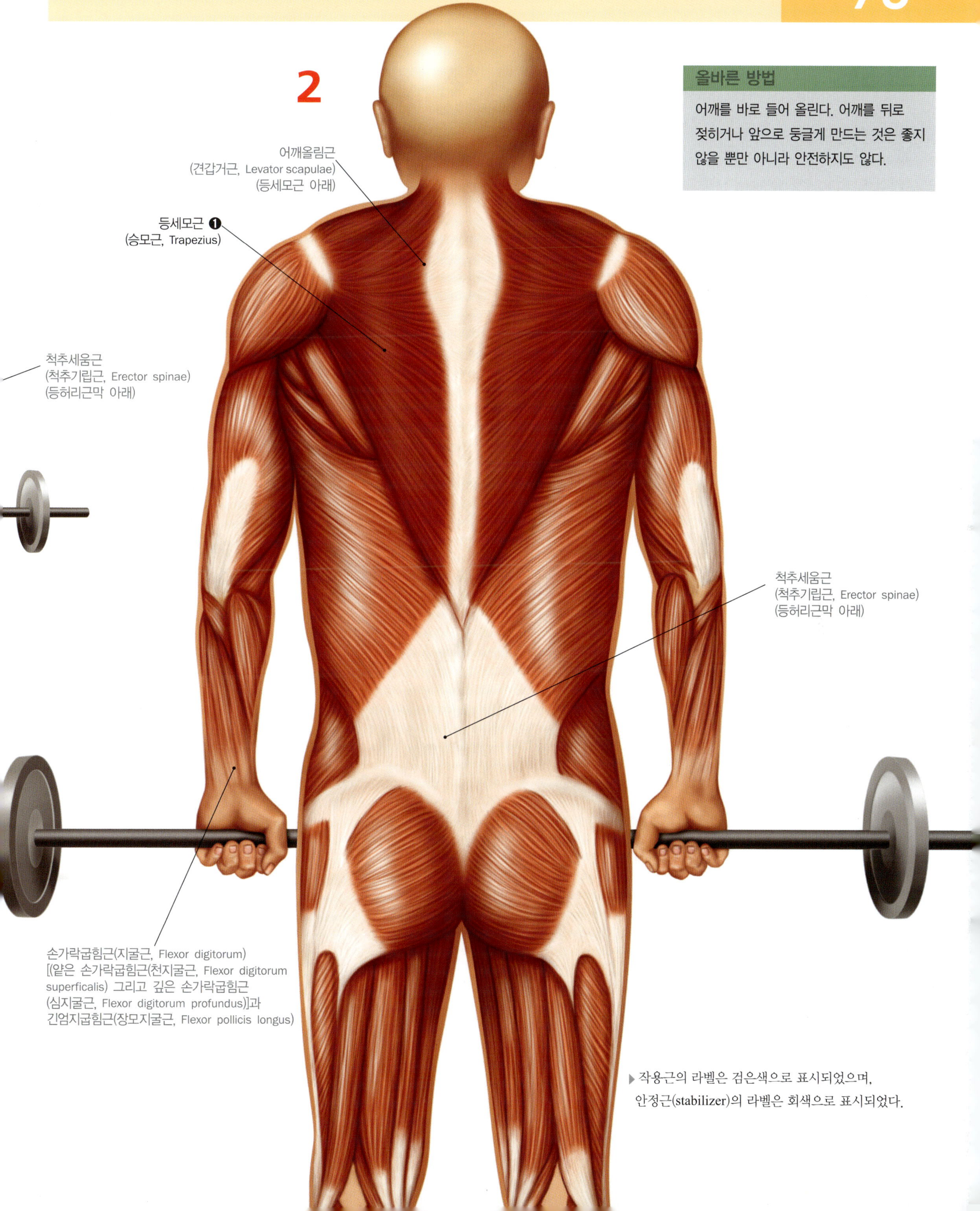

올바른 방법

어깨를 바로 들어 올린다. 어깨를 뒤로 젖히거나 앞으로 둥글게 만드는 것은 좋지 않을 뿐만 아니라 안전하지도 않다.

▶ 작용근의 라벨은 검은색으로 표시되었으며, 안정근(stabilizer)의 라벨은 회색으로 표시되었다.

리스트 컬 (Wrist Curl)

이 운동은 손목 굽힘근에 초점을 맞춘다. 노쪽손목굽힘근(요측수근굴근, flexor carpi radialis)과 자쪽손목굽힘근(척측수근굴근, flexor carpi ulnaris)을 강화시키며, 악력을 발휘하는 근육에도 좋은 운동이 된다. 리스트 컬이 초급자를 위한 운동으로는 적합하지 않을 수 있지만, 상급자들이 무거운 중량을 드는 운동을 할 때, 물체를 강하게 잡을 수 있도록 단련시키는데 도움이 된다. 리스트 컬을 통하여 아래팔 근육과 잡기 근력이 강해지면, 등반(climbing), 럭비, 무술과 같은 스포츠는 물론 모든 라켓과 배트를 사용하는 스포츠 활동 시 큰 이점을 얻을 수 있다.

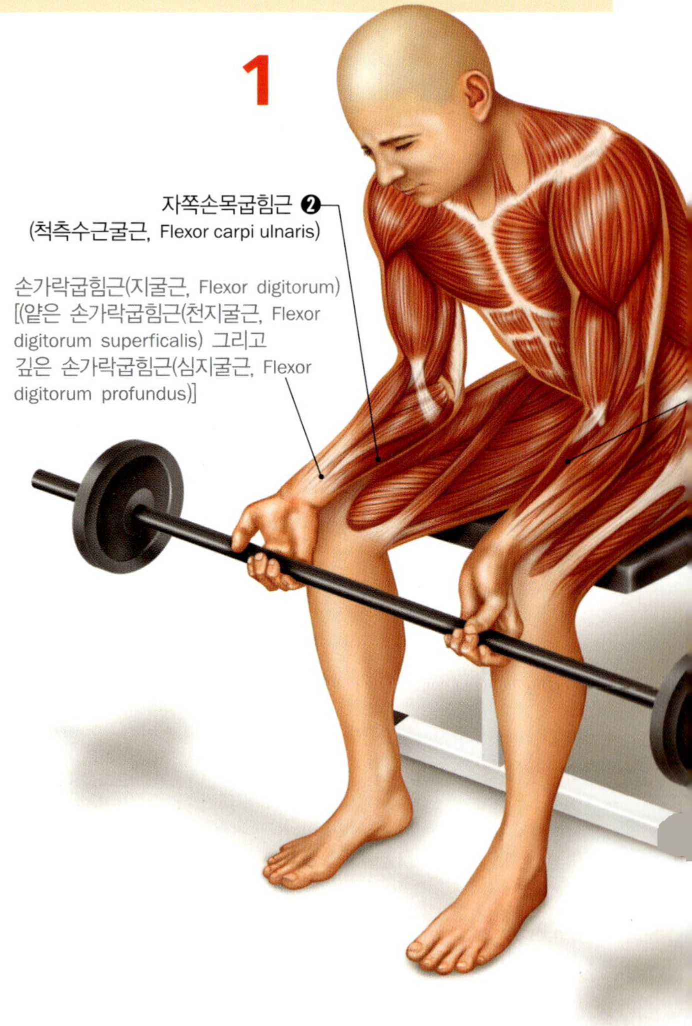

방법

벤치나 의자에 앉은 후 양손을 어깨너비보다 약간 좁게 벌리고, 손바닥이 천장을 향하게 하여 바벨을 잡는다. 아래팔을 허벅지 위에 놓고 손목을 펴면서 바닥쪽으로 움직일 때, 다리에 닿지 않도록 손목이 무릎 앞쪽으로 나가게 유지한다. 바벨을 바닥쪽으로 천천히 내리면서 바벨이 손바닥에서 굴러 나와 손가락으로 내려가도록 한다. 바벨을 손가락으로 잡아 올리면서 손 안쪽으로 오게 하고, 손목을 굽혀서 주먹이 천장을 향하도록 위로 들어 올린다.

변형

쉬운 방법

손목을 펴는 것이 불편하다면, 일어서서 리스트 컬을 수행한다. 역기가 엉덩이 근육 바로 아래에 오도록 몸 뒤에서 역기를 잡는다. 어깨너비로 손을 벌리고 손바닥이 몸 뒤쪽을 향하게 하여 역기를 잡는다. 역기를 손으로 잡고 손목을 굽혀 역기를 위로 당긴다.

어려운 방법

운동 난이도를 높일 수 있도록 양손으로 아령을 잡고 리스트 컬 운동을 한다. 이렇게 하면 아래팔에 있는 근육들이 더 많이 작용하게 된다. 또는 손바닥이 바닥을 향하도록 바벨을 잡고 위로 들어 올리는 운동을 하면 손목 폄 근육과 전체 아래팔 근육들을 활성화 시킬 수 있다.

작용 근육

❶ 노쪽손목굽힘근
❷ 자쪽손목굽힘근

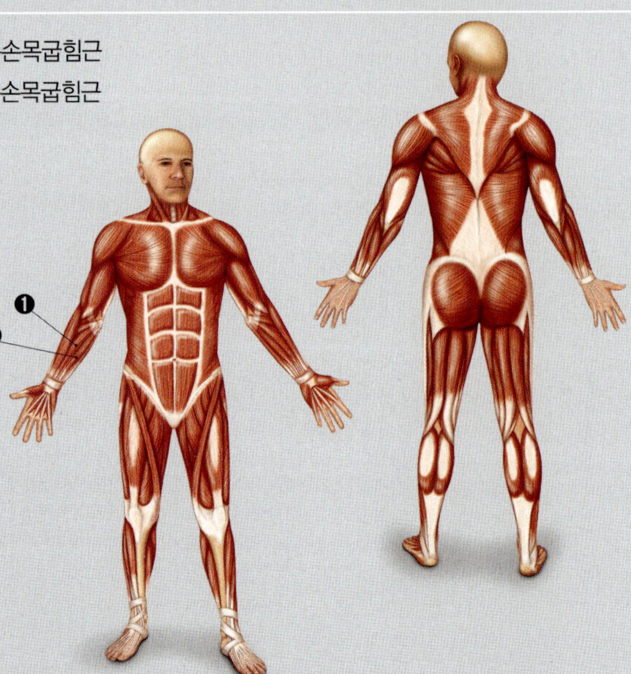

경고

바벨이 손가락에서 빠져 떨어졌을 때 다른 사람들의 발에 부딪히지 않도록 안전한지 항상 확인해야 한다.

올바른 방법

손목굽힘근에 대한 저항을 유지할 수 있도록 손목과 팔꿈치를 같은 높이로 유지한다.

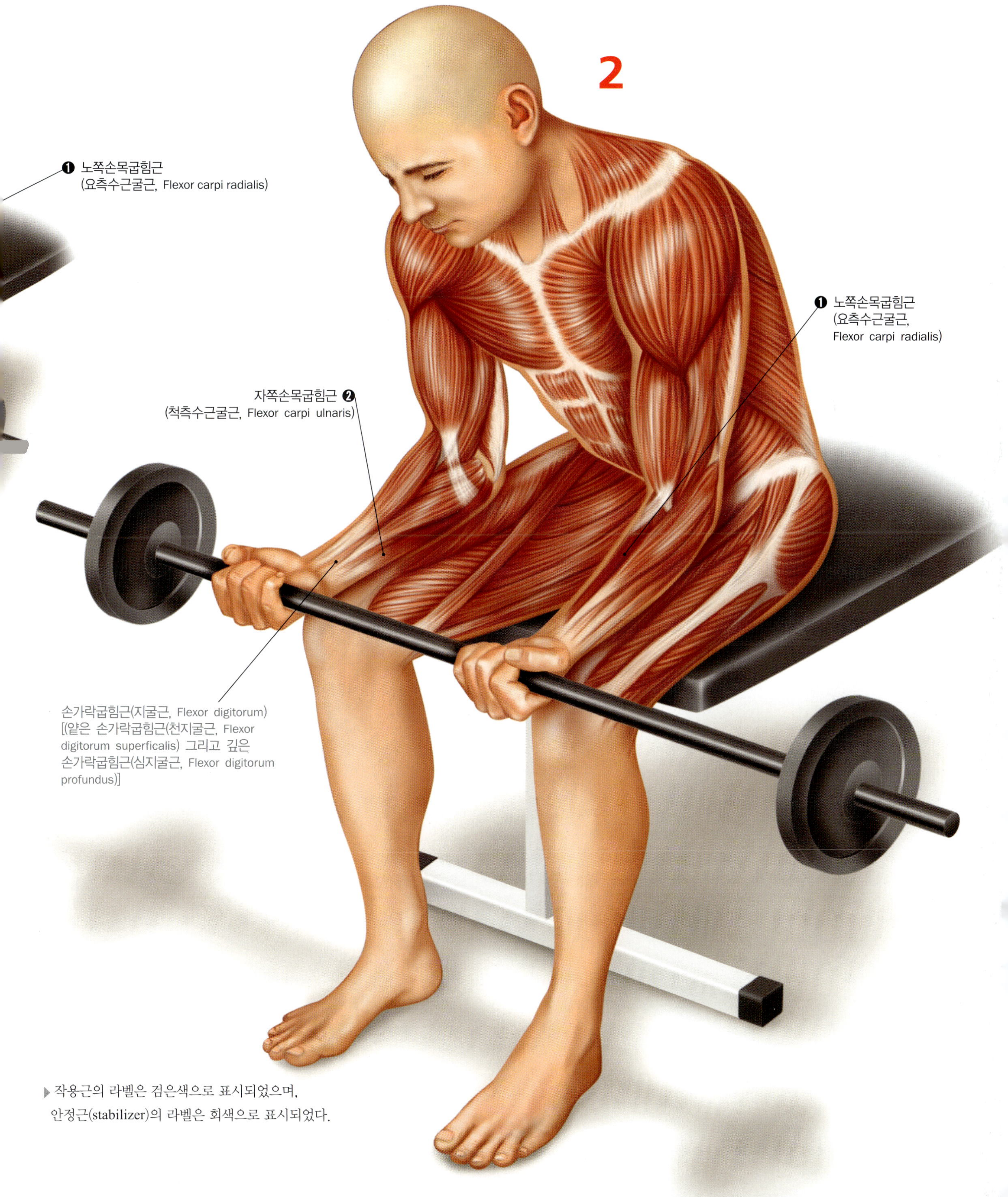

▸ 작용근의 라벨은 검은색으로 표시되었으며,
안정근(stabilizer)의 라벨은 회색으로 표시되었다.

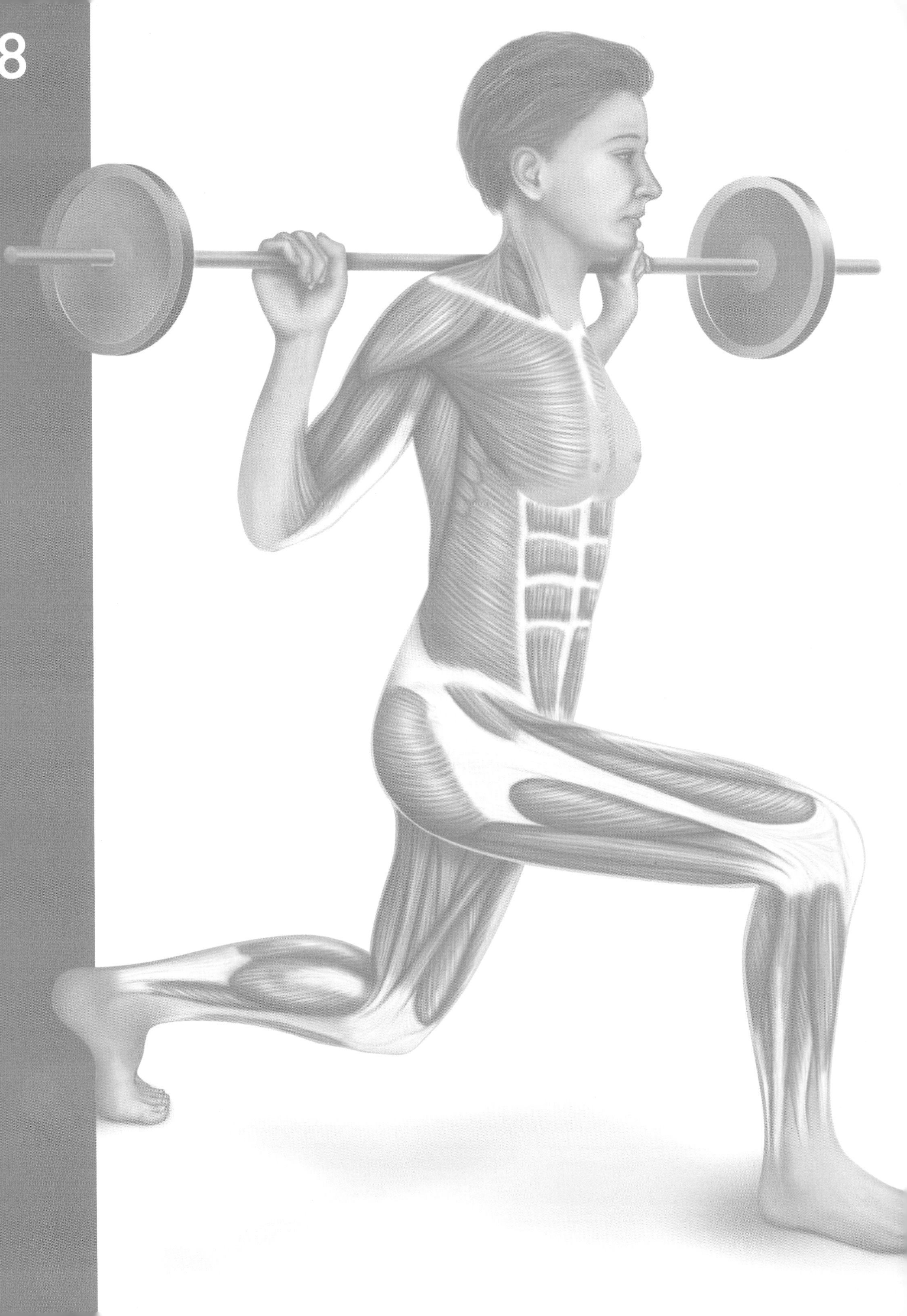

다리와 엉덩이 운동

Leg and Buttock Exercises

이 장에서는 걷기, 달리기, 점프 및 발차기에 필요한 근육에 초점을 맞춘다. 다리와 엉덩이 근육이 약하거나 손상당하면 심각한 장애가 발생할 수 있다. 초보자와 상급자(experience lifter)는 근력, 근긴장도(tone), 파워, 지구력 및 근육을 증가시키기 위해 이 부위에 대한 정기적인 저항 훈련을 수행해야 한다. 건강 전문가(allied health professionals)들이 운동처방 할 때, 다음 운동들은 재활 프로그램에 포함되어야 한다.

넙다리뒤근(슬와부근육, hamstrings)과 넙다리네갈래근(대퇴사두근, quadriceps) 사이에 근력의 불균형이 발생할 수 있으므로, 다리 뒤쪽에 작용하는 근육의 운동을 소홀히 해서는 안된다. 균형있는 훈련을 위해서 양쪽 다리를 모두 목표로 해야 한다.

덤벨 스쿼트 (Dumbbell Squat) 100
바벨 스쿼트 (Barbell Squat) 102
바벨 런지 (Barbell Lunge) 104
데드리프트 (Deadlift) 106
루마니안 데드리프트 (Romanian Deadlift) 108
스텝업 (Step-up) 110
서서 종아리 운동 (Standing Calf Raise) 112
앉아서 종아리 운동 (Seated Calf Raise) 114
대퇴사두근 운동 (Leg Extension) 116
앉아서 허벅지 뒤쪽 근육 운동 (Seated Leg Curl) 118
엎드려서 허벅지 뒤쪽 근육 운동 (Lying Leg Curl) 120
레그프레스 (Leg Press) 122
노르딕 햄스트링 (Nordic Hamstrings) 124
허벅지 안쪽 근육 운동 (Hip Adduction) 126
힙업 운동 (Hip Abduction) 128

덤벨 스쿼트 (Dumbbell Squat)

1

이 운동은 넙다리네갈래근(대퇴사두근, quadriceps), 모음근(내전근, adductor muscle), 엉덩이근(둔부근, buttocks), 그리고 약간의 넙다리뒤근(슬와부근육, Hamstrings)과 허리 근육을 효과적으로 강화시킬 수 있다. 점프, 달리기, 발차기가 필요한 모든 스포츠에 탁월하며 하체를 단단하게 하고 싶은 열정적인 체육인(fitness enthusiasts)들이 많이 사용한다. 초보자, 중급자, 상급자 모두에게 적합하지만 덤벨 스쿼트를 올바르게 하지 않으면 부상이 발생할 수 있다. 올바른 자세와 방법에 중점을 두어야 한다. 덤벨들이 몸의 무게 중심에 가까이 유지되기 때문에 초보자들은 바벨 스쿼트보다 이 운동을 안정적이라고 느낄 것이다. 이 운동은 가정과 피트니스센터에서 시행하기에 적합하다.

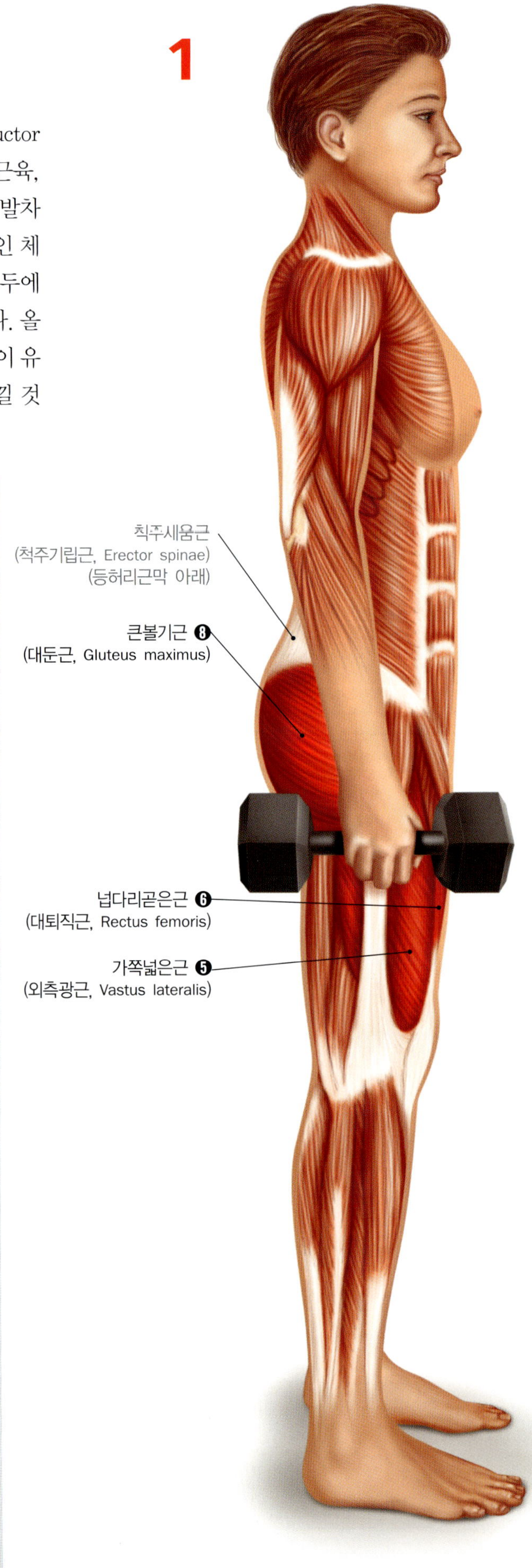

방법

발을 어깨 너비로 벌리거나 조금 넓게 벌리고 서서, 손바닥을 마주하게 하여 덤벨을 옆으로 집게 한다. 눈높이에서 앞쪽에 초점을 맞춘다. 무릎을 구부려 허벅지가 바닥과 평행이 될 때까지 천천히 내려간다. 바로 선 자세로 다시 돌아온다. 스쿼트 하는 동안에 등을 편평하게 펴서 정상적인 허리 곡선을 유지하고 발뒤꿈치가 바닥에서 떨어지지 않고 유지되고 있는지 확인한다. 발뒤꿈치가 들리기 시작하면 쪼그려 앉는 것을 멈추게 한다.

변형

쉬운 방법

스쿼트 동안 추가적인 지지와 균형을 제공하기 위해 허리 높이에 위치한 벽에 안정적인 볼(ball)을 사용한다. 두 다리를 쪼그렸다 펴는 동안에 볼이 등 위·아래로 굴러가도록 한다.

어려운 방법

튼튼한 상자나 벤치의 가장자리에 서서 "한발 덤벨 스쿼트(single-leg dumbbell squat)"를 수행하게 한다. 표준 스쿼트 운동에 따라서 천천히 몸을 낮추되, 한쪽 다리를 상자 아래로 떨어뜨리고 다른 쪽 다리로 체중을 완전히 지지한다. 적절한 경우 덤벨로 추가적인 무게를 줄 수도 있다. 덤벨로 무게를 더하면 넙다리네갈래근과 큰볼기근까지 강화시킬 수 있다. 각 다리를 반복적으로 수행하게 한다.

작용 근육

❶ 짧은모음근(긴모음근 아래)
❷ 중간넓은근(넙다리곧은근 아래)
❸ 긴모음근
❹ 큰모음근
❺ 가쪽넓은근
❻ 넙다리곧은근
❼ 안쪽넓은근
❽ 큰볼기근

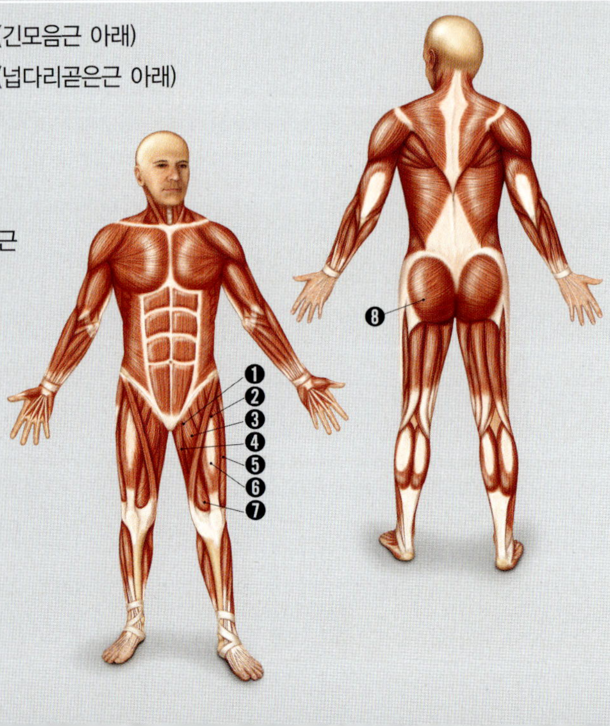

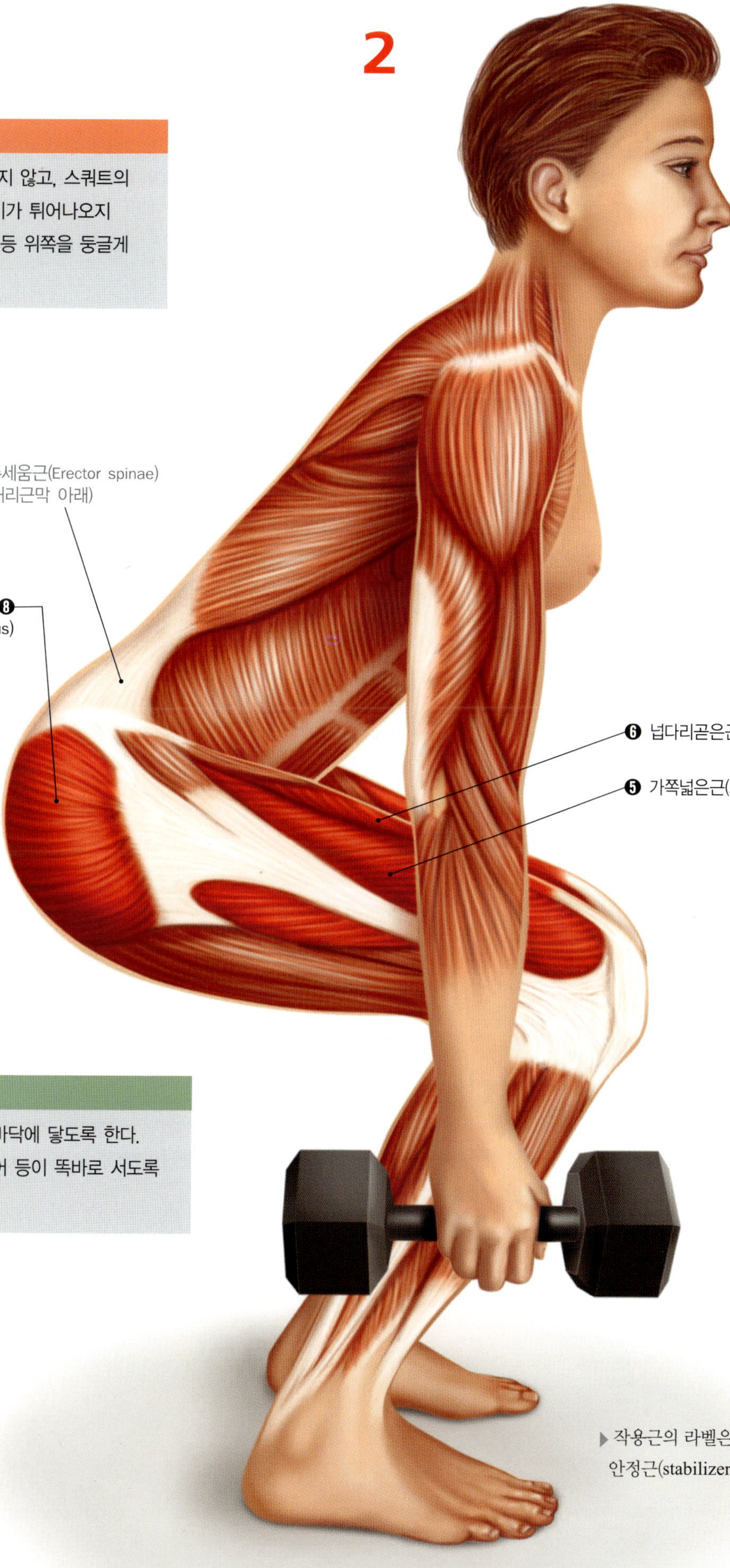

경고

너무 빨리 내려가지 않고, 스쿼트의 끝부분에서 엉덩이가 튀어나오지 않도록 주의하며, 등 위쪽을 둥글게 하지 않게 한다.

올바른 방법

발뒤꿈치가 항상 바닥에 닿도록 한다. 가슴을 앞으로 밀어 등이 똑바로 서도록 한다.

▶ 작용근의 라벨은 검은색으로 표시되었으며, 안정근(stabilizer)의 라벨은 회색으로 표시되었다.

바벨 스쿼트 (Barbell Squat)

이 운동은 허벅지 앞쪽, 모음근들(내전근, adductor muscle), 엉덩이근(둔부근, buttocks) 뿐만 아니라 약간의 넙다리뒤근(슬와부근육, Hamstrings)과 허리 근육을 강화시킬 수 있다. 특히 넙다리네갈래근(대퇴사두근, quadriceps)과 큰볼기근(대둔근, gluteus maximus)을 강화시키기에 적합하다. 바벨 스쿼트는 점프, 달리기, 발차기가 수반되는 스포츠에 이상적이며, 트레이너에게 좋은 하체 근력 강화 운동이다. 움직이는 동안에 바(bar)가 등의 상부에 놓이게 되므로 부상을 입지 않도록 올바른 위치에 바를 위치시켜야 한다. 바벨 무게를 늘리기 전에 운동 전반에 걸쳐 적절한 기술이 유지되는지 확인해야 한다. 바벨 스쿼트는 최소한의 장비가 필요하므로 가정이나 피트니스센터 모두에서 수행할 수 있다.

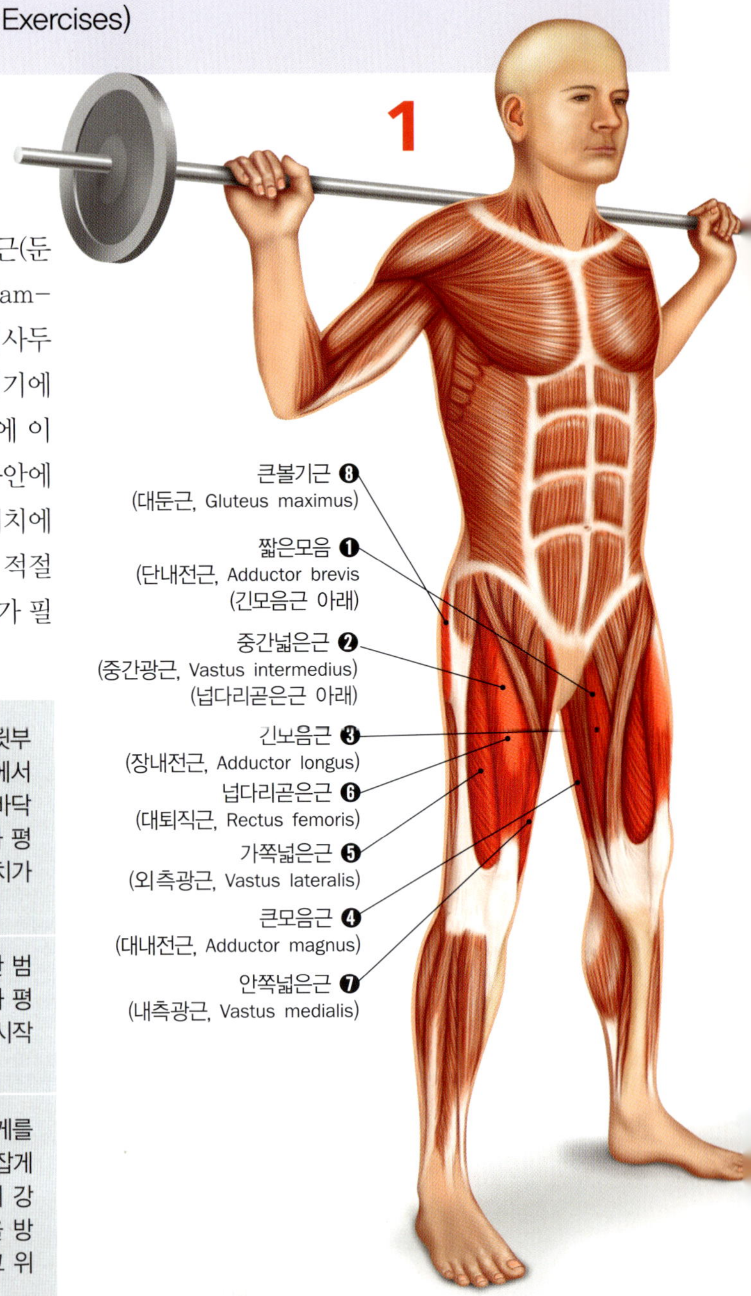

방법

양발을 어깨너비로 벌리고 서서, 바벨을 어깨 위에 걸치고, 등세모근의 윗부분에 바를 놓게 한다. 어깨너비보다 약간 넓게 바를 잡게 한다. 눈높이에서 정면에 초점을 맞추게 한다. 아래를 내려다보지 않게 한다. 발뒤꿈치를 바닥에 붙이고, 무릎을 천천히 구부려 내려가게 한다. 넙다리(thighs)가 바닥과 평행할 때까지 내려가게 하고 다시 바로 선 자세로 돌아오게 한다. 발뒤꿈치가 들리기 시작하면 쪼그려 앉는 것을 멈추게 한다.

변형

쉬운 방법

표준 스쿼트 운동과 동일한 방법으로 시행하지만, 관절가동범위는 적당한 범위까지 오도록 "쿼터 스쿼트(quarter squat)"를 시행한다. 넙다리가 바닥과 평행을 이루거나 수직을 이루는 중간지점에서 내려가는 것을 멈추고 다시 시작 자세로 돌아오게 한다.

어려운 방법

"프론트 스쿼트(front squat)"를 시행한다. 시작하기 전에 들어 올리는 무게를 확실하게 줄인다. 손바닥이 몸 앞쪽을 향하게 하고 손가락 끝으로 바를 잡게 하여 어깨 앞쪽에 바벨을 걸쳐 놓게 한다. 이러한 잡기는 손목 근육까지 강화시킨다. 표준 스쿼트 운동을 따르되 바벨이 어깨에서 미끄러지는 것을 방지하기 위해 몸통을 바로 세운 상태를 유지한다. 팔꿈치가 앞쪽을 향하고 위팔이 지면과 평행하게 유지되도록 한다.

작용 근육

❶ 짧은모음근(긴모음근 아래)
❷ 중간넓은근(넙다리곧은근 아래)
❸ 긴모음근
❹ 큰모음근
❺ 가쪽넓은근
❻ 넙다리곧은근
❼ 안쪽넓은근
❽ 큰볼기근

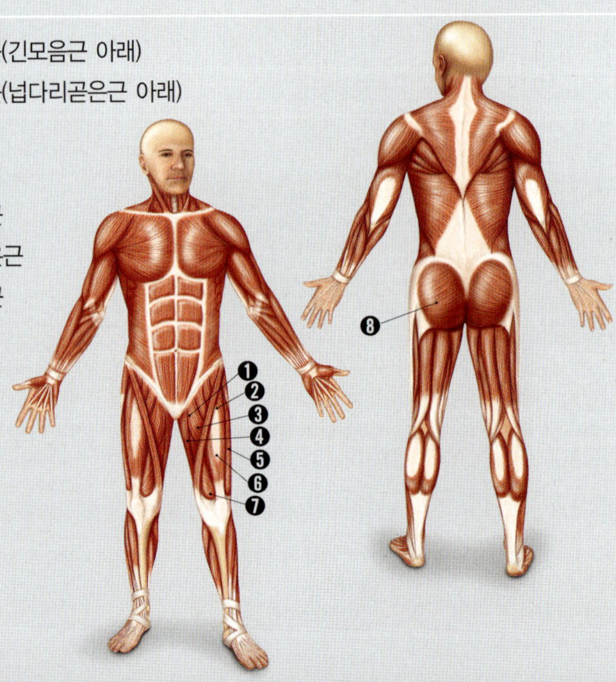

올바른 방법

움직임 전반에 걸쳐 정상적인 허리 곡선을 유지하기 위해서 등을 편평하게 펴게 한다. 쪼그려 앉거나 서는 동안에 등을 앞쪽으로 둥글게 하지 않게 한다.

경고

바벨이 목뼈와 부딪힐 수 있으므로
바벨을 목 뒤쪽에 올려두지 않게 한다.
발뒤꿈치를 바닥에 붙인다.

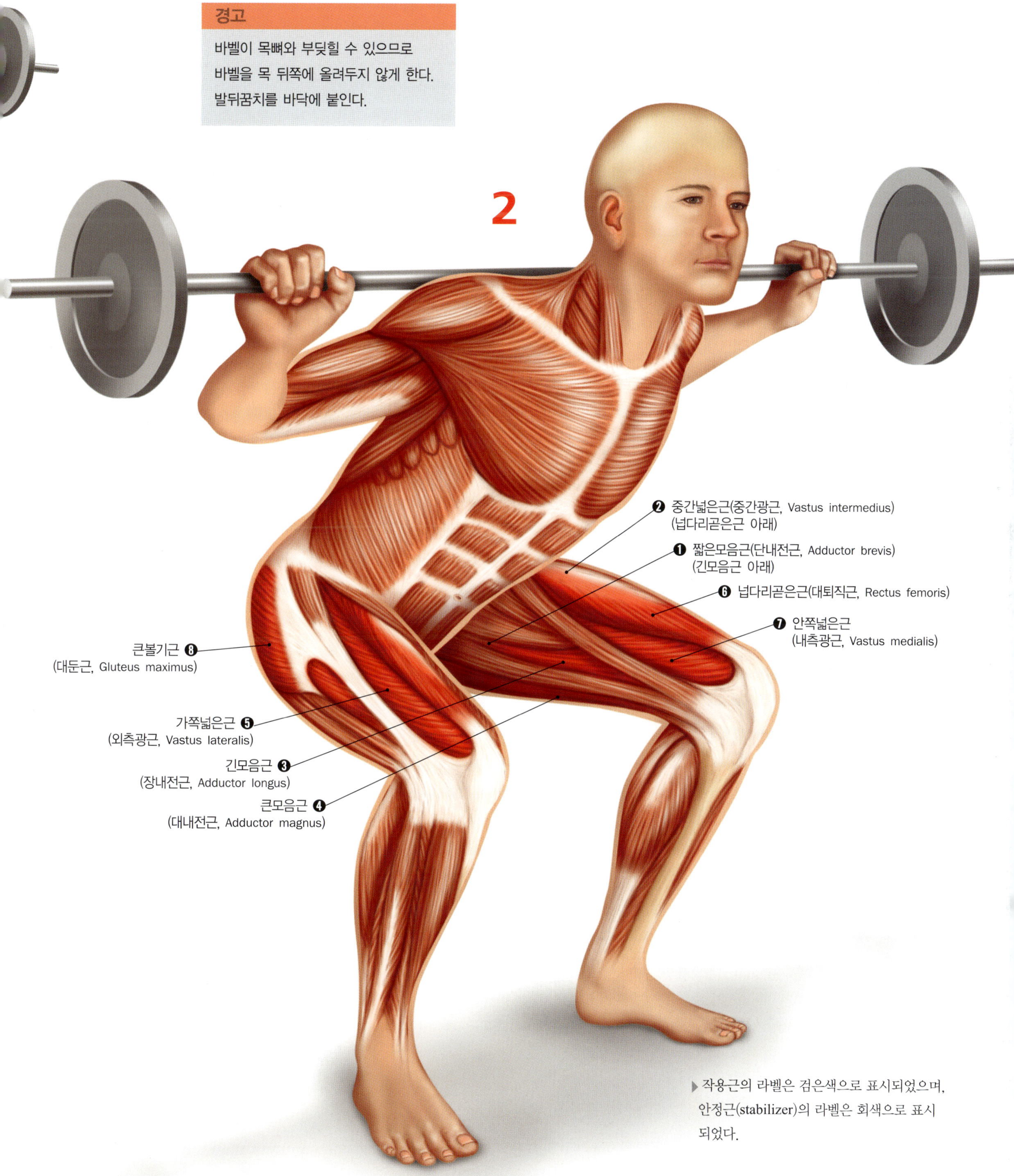

▸ 작용근의 라벨은 검은색으로 표시되었으며, 안정근(stabilizer)의 라벨은 회색으로 표시되었다.

바벨 런지 (Barbell Lunge)

많은 사람들이 사용하는 운동이며, 가쪽넓은근(외측광근, vastus lateralis), 중간넓은근(중간광근, vastus intermedius), 안쪽넓은근(내측광근, vastus medialis), 큰볼기근(대둔근, gluteus maximus), 짧은모음근(단내전근, Adductor brevis), 그리고 큰모음근(대내전근, adductor magnus)을 포함한 넙다리네갈래근(대퇴사두근, quadriceps), 엉덩이근(둔부근, buttocks), 그리고 모음근(내전근, adductor muscle) 등이 작용한다. 런지는 엉덩이, 무릎, 그리고 발목 관절의 움직임을 포함하기 때문에 달리기, 점프, 그리고 발차기를 포함하는 스포츠에 적합한 운동이다. 비록 다양한 스쿼트에 비해 가벼운 무게를 사용하지만, 런지의 장점은 많은 스포츠에서 가장 일반적인 움직임인 한쪽 다리가 앞으로 나아가는 동작을 포함하고 있다는 것이다. 이 운동은 초보자와 상급자 모두 적합하며 바벨, 아령, 또는 자신의 체중을 사용할 수 있기 때문에 가정이나 피트니스센터 모두에서 수행할 수 있다.

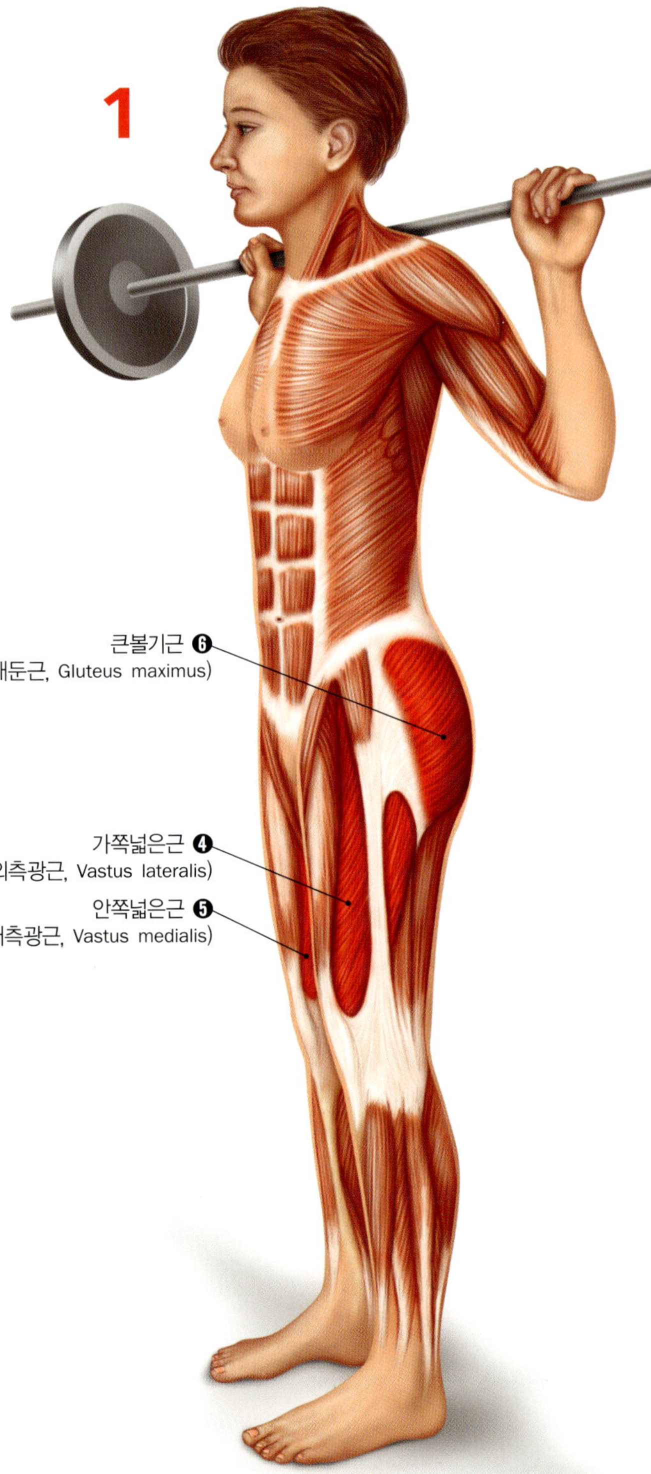

방법

양발을 모으고 똑바로 서서, 양손을 어깨너비보다 약간 넓게 벌리고 등세모근 위로 바벨을 잡게 한다. 발가락이 앞을 향하게 하고 큰 걸음으로 앞발을 앞으로 내딛게 한다. 먼저 앞다리 무릎을 구부린 다음 몸을 낮추면서 양쪽 무릎을 구부리게 한다. 뒤쪽 다리가 90도에 가까워지면, 발뒤꿈치를 들어 올리고 발의 앞부위에 체중이 실리게 한다. 앞쪽 다리를 사용하여 시작 위치로 돌아오게 밀어 올린다.

변형

쉬운 방법

균형을 유지하기가 힘들다면, 등세모근 위로 바벨을 들고 있는 것보다 몸 옆에서 양손으로 아령을 잡게 한다. 이러한 자세는 무게가 신체의 중력선에 더 가깝게 위치하기 때문에 움직임 전반에 걸쳐 안정성을 증가시킨다.

어려운 방법

"워킹 런지(walking lunge)"를 수행한다. 표준 런지 운동을 따르되 각 런지가 끝날 때 뒤쪽 다리가 앞으로 나아가서 런지 자세를 취하도록 한다. 또는 몸 옆에서 아령을 들거나 팔을 뻗은 상태로 머리 위로 무게판(weight plate)이나 치료용 볼을 들고 시행하게 한다.

작용 근육

❶ 짧은모음근(긴모음근 아래)
❷ 중간넓은근(넙다리곧은근 아래)
❸ 큰모음근
❹ 가쪽넓은근
❺ 안쪽넓은근
❻ 큰볼기근

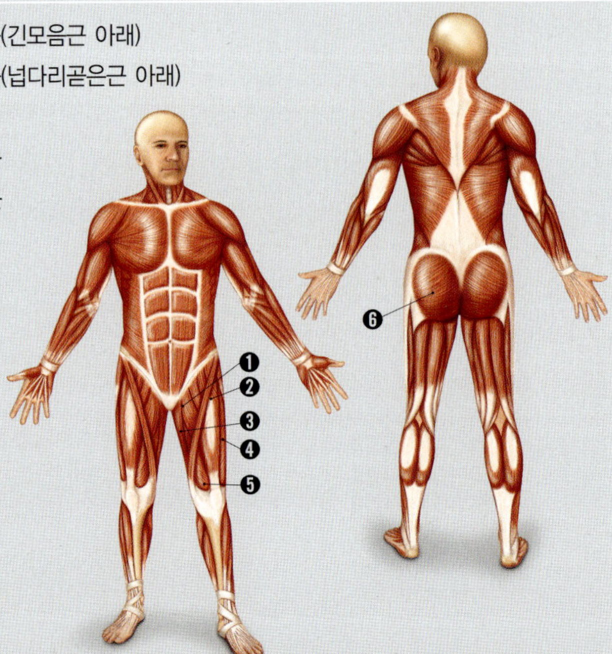

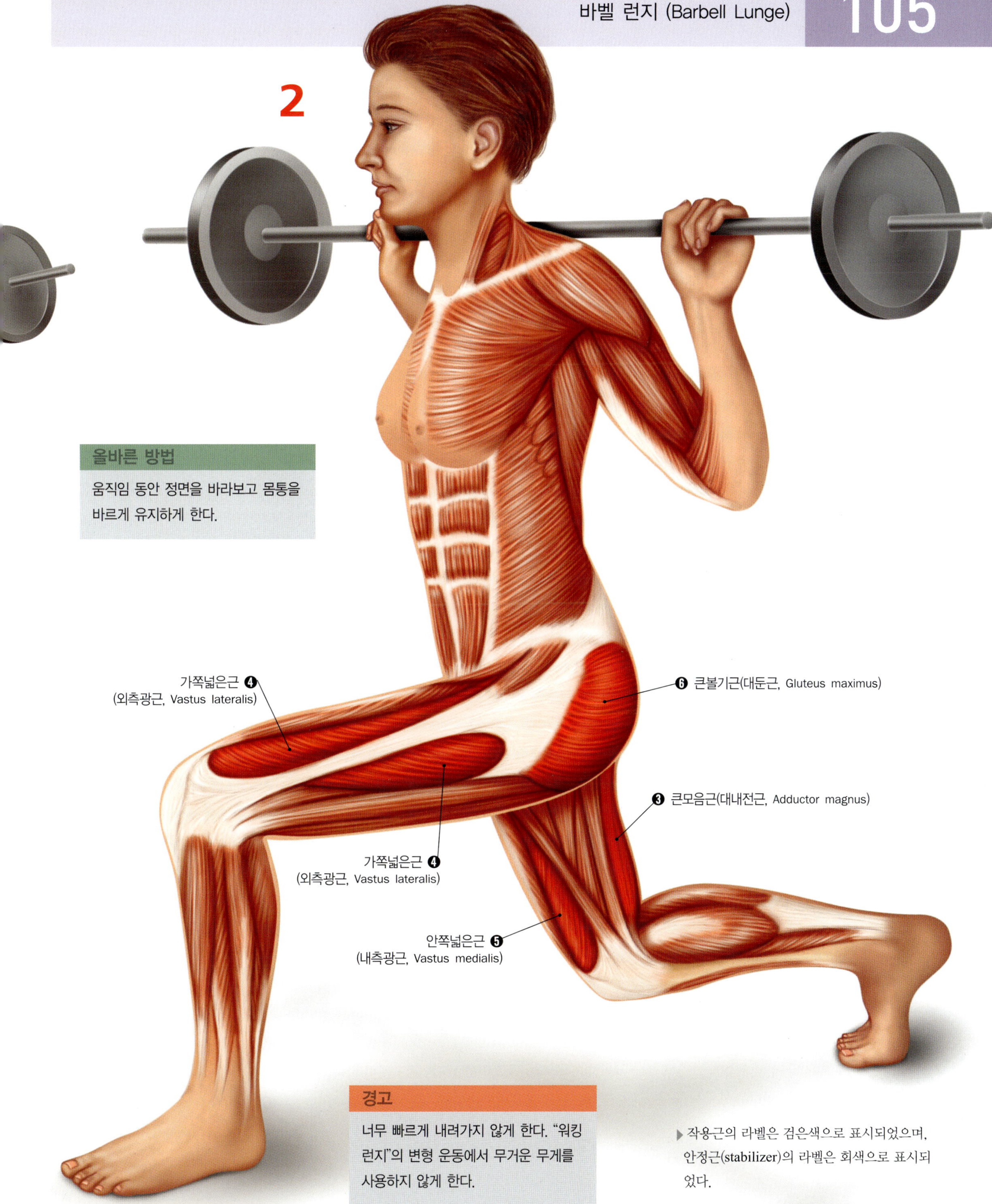

올바른 방법

움직임 동안 정면을 바라보고 몸통을 바르게 유지하게 한다.

경고

너무 빠르게 내려가지 않게 한다. "워킹 런지"의 변형 운동에서 무거운 무게를 사용하지 않게 한다.

▶ 작용근의 라벨은 검은색으로 표시되었으며, 안정근(stabilizer)의 라벨은 회색으로 표시되었다.

데드리프트 (Deadlift)

이 구조역학적인 운동은 다양한 근육 특히 엉덩이(buttocks), 다리(legs), 그리고 등(back)에 있는 근육들을 강화시킨다. 정확한 기술로 움직임을 수행하면 데드리프트는 초보자에서부터 상급자에게까지 모두에게 적합한 운동이다. 바벨과 무게판만 있으면 되기 때문에 가정과 피트니스센터 모두에서 수행할 수 있다. 근력강화 훈련을 처음 하는 사람들은 무게를 가벼운 것부터 천천히 증가시켜야 신체가 새로 부가된 무게를 충분히 감당해 낼 수 있으며, 정확한 기술을 구현해 낼 수 있다. 숙련되면(advanced lifter) 무거운 무게로도 데드리프트를 수행할 수 있다.

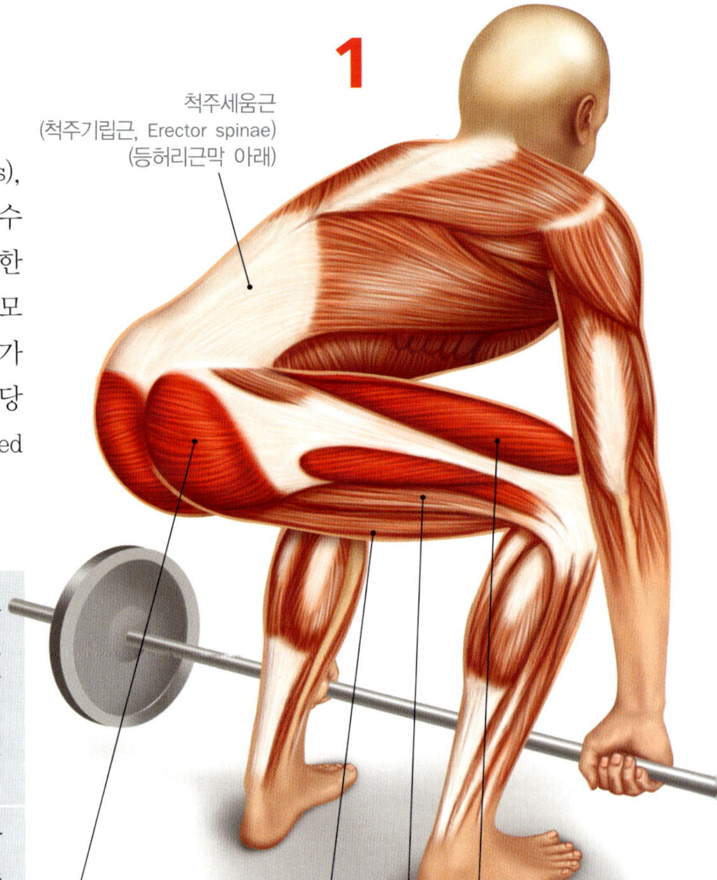

방법

양발을 어깨너비로 벌리고 바닥에 놓여 있는 바벨 앞에 선다. 등과 팔을 바로 펴서 일직선을 유지하고, 양손을 무릎 바로 바깥에 놓고 바를 잡을 수 있을 때까지 무릎을 구부린다. 앞을 바라보고, 복부와 허리 근육에 힘을 준 다음 무릎과 엉덩이가 완전히 펴질 때까지 곧게 편다. 데드리프트의 끝부분에서 귀 쪽으로 어깨를 들어 올리게 한다. 어깨를 내리고 무릎을 구부린 후, 천천히 바벨을 바닥에 내려놓게 한다.

변형

사용 방법

핀으로 고정하는 무게 스택(pin-loaded weight stack)의 케이블에 부착된 짧은 바를 사용한다. 이것을 사용하면 무게를 쉽게 조절할 수 있으며, 무게 스택(weight stack)이 금속기둥에 고정되어 있기 때문에 움직이는 바보다 더 큰 안정성을 제공한다.

응용 방법

양팔을 모아서 시행하는 "스모 데드리프트(sumo deadlift)"를 통하여 난이도를 증가시킬 수 있다. 무릎을 굽히고 발은 약간 바깥쪽으로 향하게 하고, 눈은 정면을 똑바로 바라본 채로 양발로 넓은 자세를 취하게 한다. 팔을 곧게 편 상태에서 다리 안쪽에서 양손을 가깝게 하여 바벨을 잡게 한다. 등을 곧게 펴게 하고 복근과 허리에 힘을 준 뒤 다리를 뻗게 한다. 천천히 무릎을 구부려서 바를 바닥에 내려놓게 한다.

작용 근육

❶ 짧은모음근(긴모음근 아래)
❷ 중간넓은근(넙다리곧은근 아래)
❸ 큰모음근
❹ 가쪽넓은근
❺ 넙다리곧은근
❻ 안쪽넓은근
❼ 큰볼기근

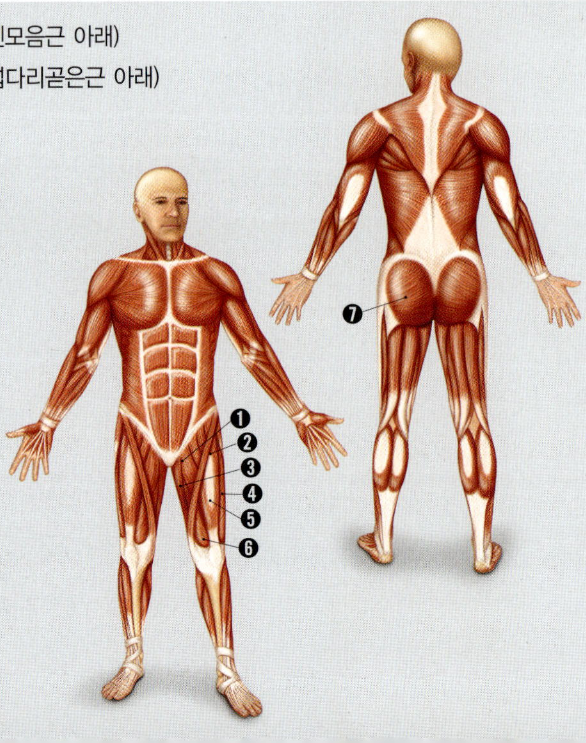

올바른 방법

정상적인 허리 곡선을 유지하면서 등을 바로 펴게 한다. 움직임 전반에 걸쳐 팔을 곧게 편 상태를 유지하고 바닥에 천천히 바벨을 내려놓게 한다.

경고

들어올리는 동안 아래를 내려다보지 않게 한다. 등을 둥글게 구부리지 않게 한다. 초보자라면 무게를 너무 빨리 증가시키지 않게 한다.

2

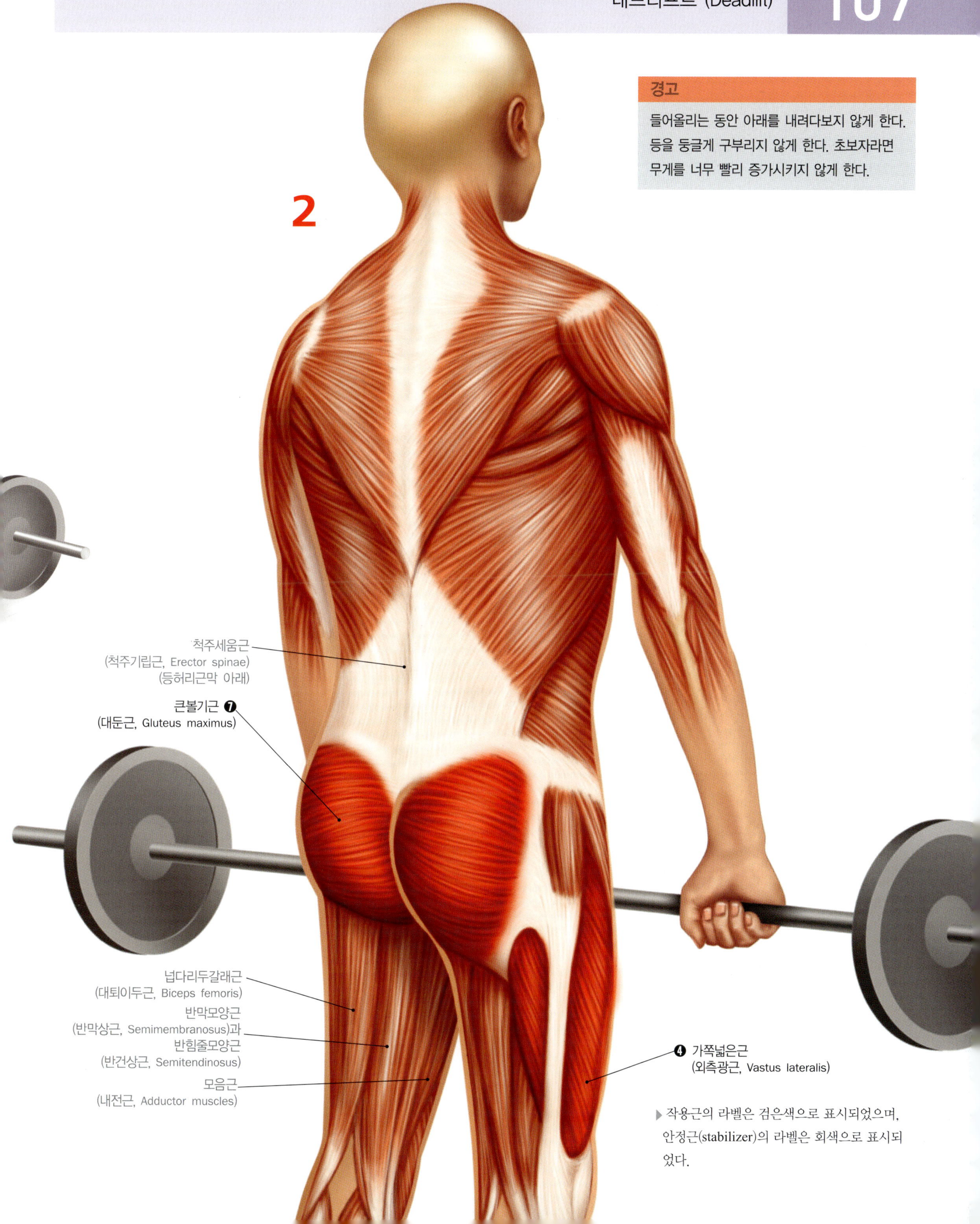

▸ 작용근의 라벨은 검은색으로 표시되었으며, 안정근(stabilizer)의 라벨은 회색으로 표시되었다.

루마니안 데드리프트 (Romanian Deadlift)

이 데드리프트의 변형은 미국에서 이 운동을 훈련했던 유명한 루마니아 역도 선수 "니쿠 블라드(Nicu Vlad)"의 이름을 따서 명명되었다. 이 운동은 특히 큰볼기근(대둔근, Gluteus maximus), 반막모양근(반막상근, Semimembranosus), 반힘줄모양근(반건상근, Semitendinosus), 그리고 넙다리두갈래근(대퇴이두근, Biceps femoris)과 같은 넙다리뒤근(슬와부근육, Hamstrings)과 엉덩이근(둔부근, buttocks)을 강화시킨다. 모든 수준의 운동선수가 루마리안 데드리프트를 수행할 수 있지만, 부상을 방지하기 위해 올바른 기술을 사용해야 한다. 이러한 유형의 데드리프트에서는 무릎 굽힘이 최소화되므로, 다른 데드리프트에서 사용되는 것보다 적은 무게를 들어 올리게 한다. 루마니안 데드리프트는 바벨이나 아령 세트만 있으면 가능하기 때문에 가정이나 피트니스센터 모두에서 수행할 수 있다.

방법

양발을 어깨너비로 벌리고 서서, 손바닥이 몸쪽으로 향하게 하고 허벅지 바깥쪽에서 양손으로 바벨을 잡는다. 무릎을 약간 구부리고 움직임 내내 이 무릎 각도를 유지한다. 바(bar)를 몸에 가깝게 유지하고 등과 팔을 곧게 편다. 그리고 바가 무릎 높이와 같거나 혹은 약간 높은 위치에 도달할 때까지, 엉덩이를 구부려 몸통을 천천히 내리게 한다. 엉덩이를 펴서 시작 자세로 돌아오게 한다.

변형

쉬운 방법

바벨보다는 체중만 사용하고 기술에 집중하게 한다. 이 운동을 정확히 수행하게 되면 바벨로 진행하거나 혹은 아령으로 시행하게 한다.

어려운 방법

운동 난이도를 높이려면 "한쪽 다리 루마니안 데드리프트(single-leg Romanian deadlift)"를 시행한다. 무릎을 약간 구부린 상태에서 엉덩이 높이로 양손을 이용하여 아령을 잡게 한다. 일반적인 방법과 같이 엉덩이를 앞으로 구부리지만, 몸통이 내려갈 때 한쪽 다리를 뒤로 뻗게 한다. 등을 똑바로 유지하게 한다. 등과 수평이 될 때까지 다리를 들어 올리게 한다. 천천히 시작 자세로 돌아간 다음에 다른 쪽 다리도 반복하게 한다.

작용 근육

❶ 큰볼기근
❷ 반막모양근과 반힘줄모양근
❸ 넙다리두갈래근

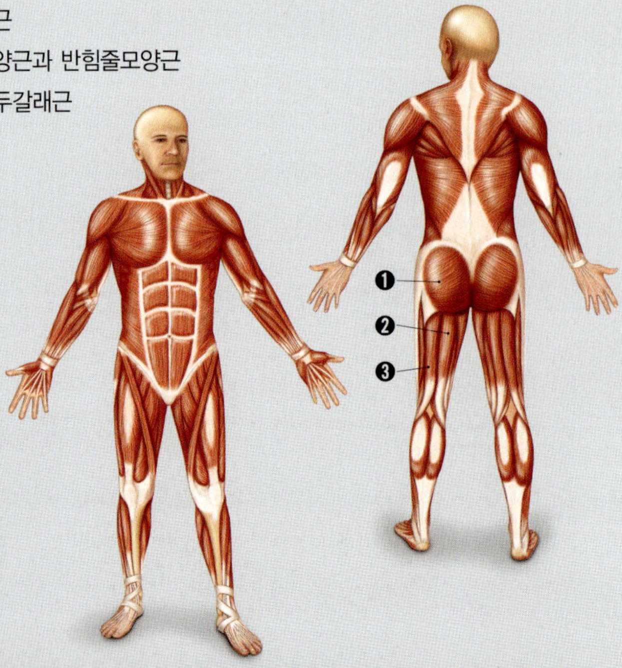

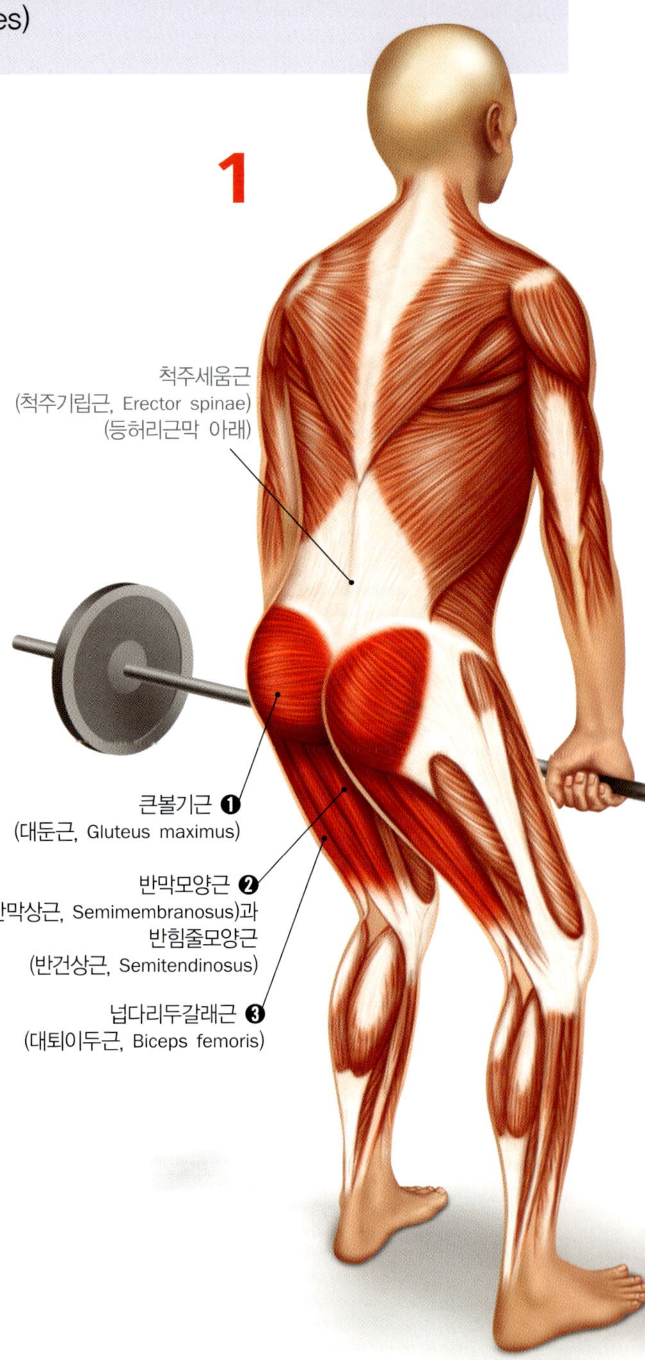

올바른 방법

무릎을 같은 각도로 구부리고, 바벨을 들어 올리는 동안에 허리를 곧게 펴게 한다. 천천히 조절하면서 몸통을 내리게 한다.

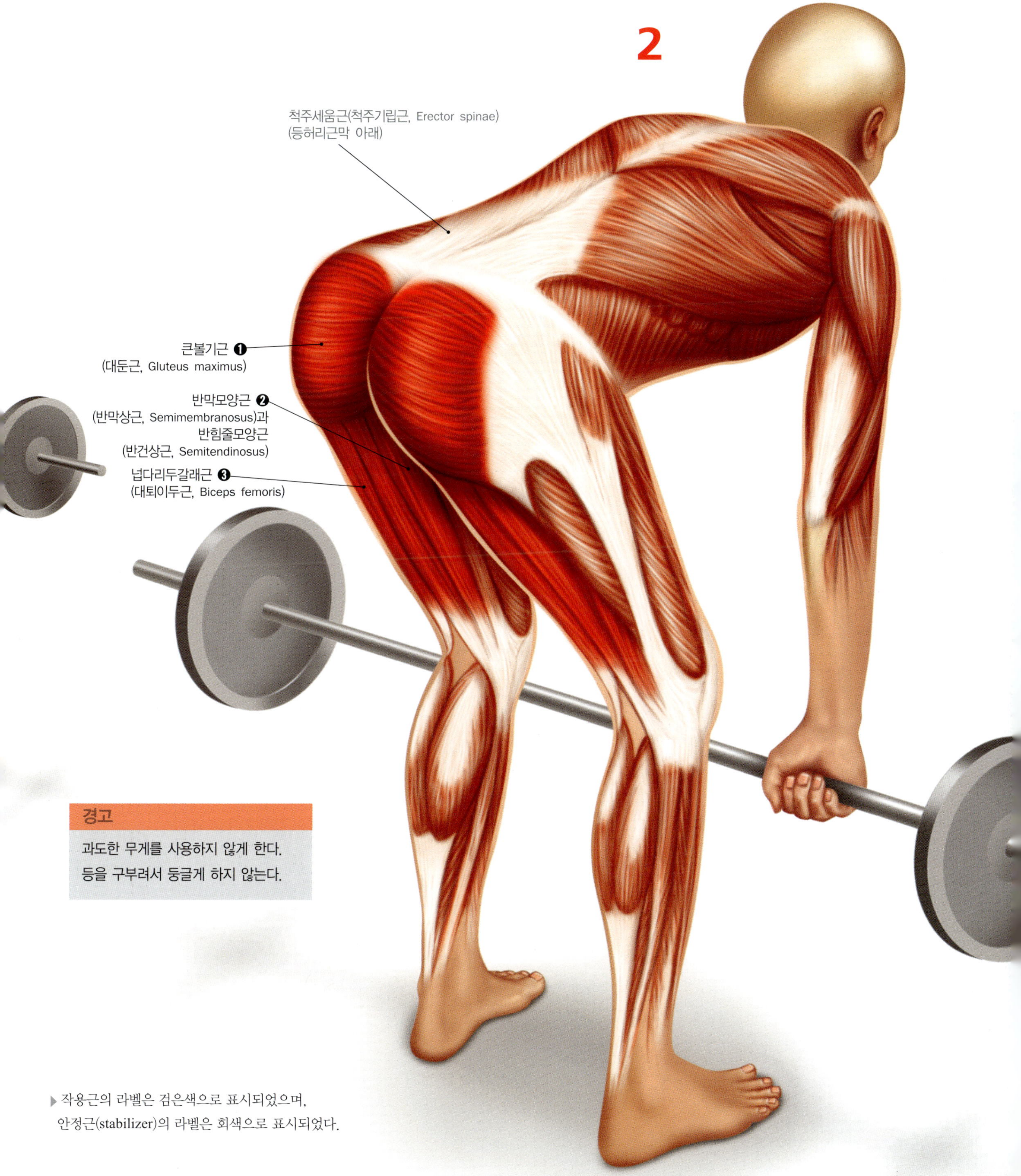

경고

과도한 무게를 사용하지 않게 한다.
등을 구부려서 둥글게 하지 않는다.

▶ 작용근의 라벨은 검은색으로 표시되었으며, 안정근(stabilizer)의 라벨은 회색으로 표시되었다.

스텝업 (Step-up)

이 전형적인 운동은 넙다리네갈래근(대퇴사두근, quadriceps), 큰볼기근(대둔근, Gluteus maximus), 엉덩관절 굽힘근(고관절 굴곡근, hip flexors), 엉덩허리근(장요근, iliopsoas), 장딴지근(비복근, calves)과 그리고 넙다리뒤근(슬와부근육, Hamstrings)과 같은 다리 근육을 강화시킬 수 있다. 따라서 축구, 하키, 그리고 라크로스와 같은 스포츠에 적합한 운동이다. 약간의 연습으로 스텝업은 쉽게 수행할 수 있다. 대부분의 규칙적인 운동에 포함시킬 수 있으며, 서킷 훈련프로그램에서도 널리 사용되는 운동이다. 스텝업은 모든 수준의 체육인에게 적합하다. 바벨이나 한 쌍의 아령, 튼튼한 상자나 계단만 있으면 되므로 가정과 피트니스센터에서 모두 쉽게 수행할 수 있다.

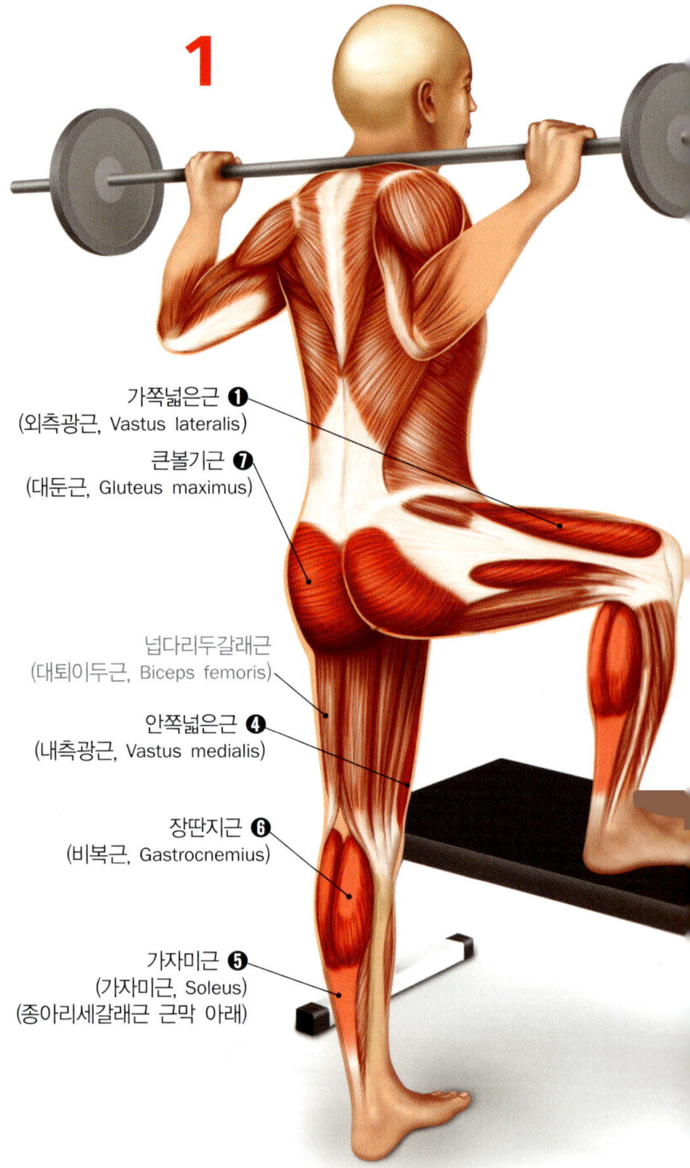

방법

높이가 20~40 cm인 튼튼한 상자 앞에 두 발을 모으고 서게 한다. 바벨을 등세모근 위에 올려놓게 한다. 목과의 접촉은 피하게 한다. 앞을 똑바로 바라보며 등을 곧게 펴고, 한쪽 다리를 지면에서 들어 올려 발을 상자 위에 놓게 한다. 다른 발을 상자 위로 올라가게 한다. 조절된 움직임으로 한 번에 한 다리씩 내려오게 한다.

변형

쉬운 방법

손바닥이 몸을 향하게 하여 아령을 옆에서 잡게 한다. 이것은 무게를 신체의 중력선에 더 가깝게 유지함으로써 안정적으로 균형을 잡을 수 있게 한다.

어려운 방법

한 발로 상자 위로 밟고 다른 발을 상자 위에 올려놓는 대신에, 허벅지가 지면과 수평을 이룰 때까지 다리를 높이 들어 올려서 상자 위에 놓게 하거나 바닥에 다시 내려놓게 한다. 이 추가적인 움직임은 엉덩이 굽힘을 증가시키고, 더 많은 균형 능력을 요구한다.

작용 근육

❶ 가쪽넓은근
❷ 중간넓은근(넙다리곧은근 아래)
❸ 넙다리곧은근
❹ 안쪽넓은근
❺ 가자미근
(종아리세갈래근 근막 아래)
❻ 장딴지근
❼ 큰볼기근

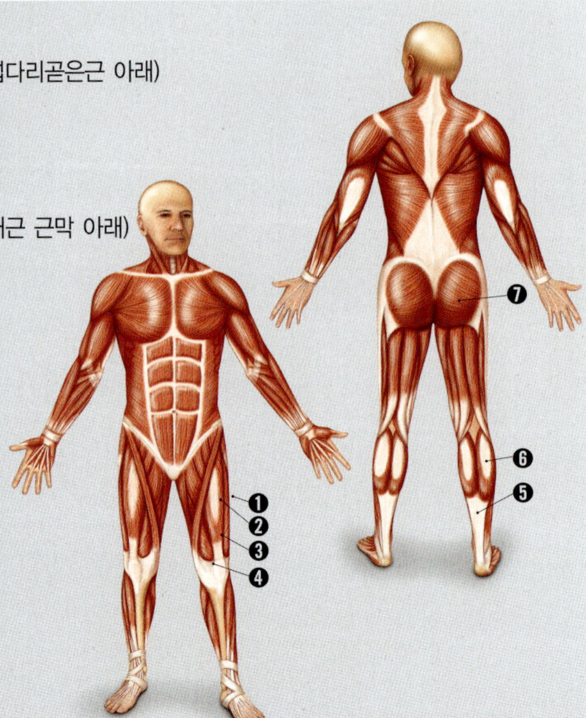

경고

상자에서 내려올 때 주의해야 한다. 바벨이 항상 목 뒤에 닿지 않는지 확인해야 한다.

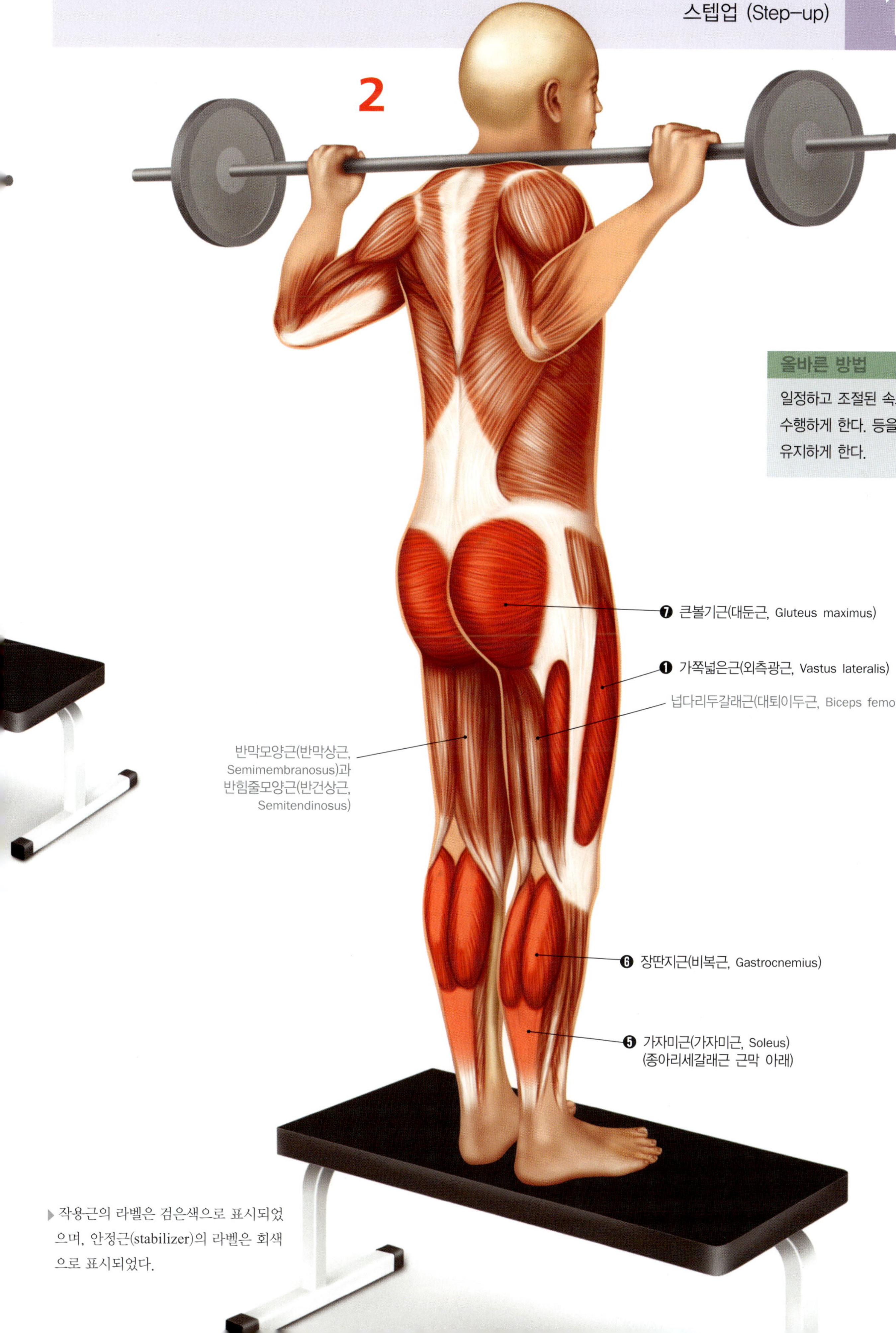

올바른 방법

일정하고 조절된 속도로 운동을 수행하게 한다. 등을 바로 펴서 유지하게 한다.

▶ 작용근의 라벨은 검은색으로 표시되었으며, 안정근(stabilizer)의 라벨은 회색으로 표시되었다.

서서 종아리 운동 (Standing Calf Raise)

이 다리 운동은 자동차의 가속 페달을 밟는 것과 같이 발을 아래로 굽히는 데 사용되는 종아리의 발바닥 굽힘근(족저굴근, plantar flexor)을 훈련시킨다. 초보자뿐만 아니라 숙련된 운동선수에게도 적합한 운동으로, 사용 가능한 장비와 변형에 따라 가정이나 피트니스센터 모두에서 수행할 수 있다. 숙련된 운동선수들은 서서 종아리 들어 올리기 운동을 위해 흔히 무거운 무게를 사용한다. 그러나 초보자라면 가벼운 바벨로 시작해야만 하고, 근력과 기술이 향상되어야만 점진적으로 무게를 증가시킨다. 이 운동은 축구, 하키, 트랙 달리기, 그리고 체조처럼 달리기나 점프를 포함한 스포츠에 도움이 된다. 발목이나 종아리의 재활훈련에도 적합하다.

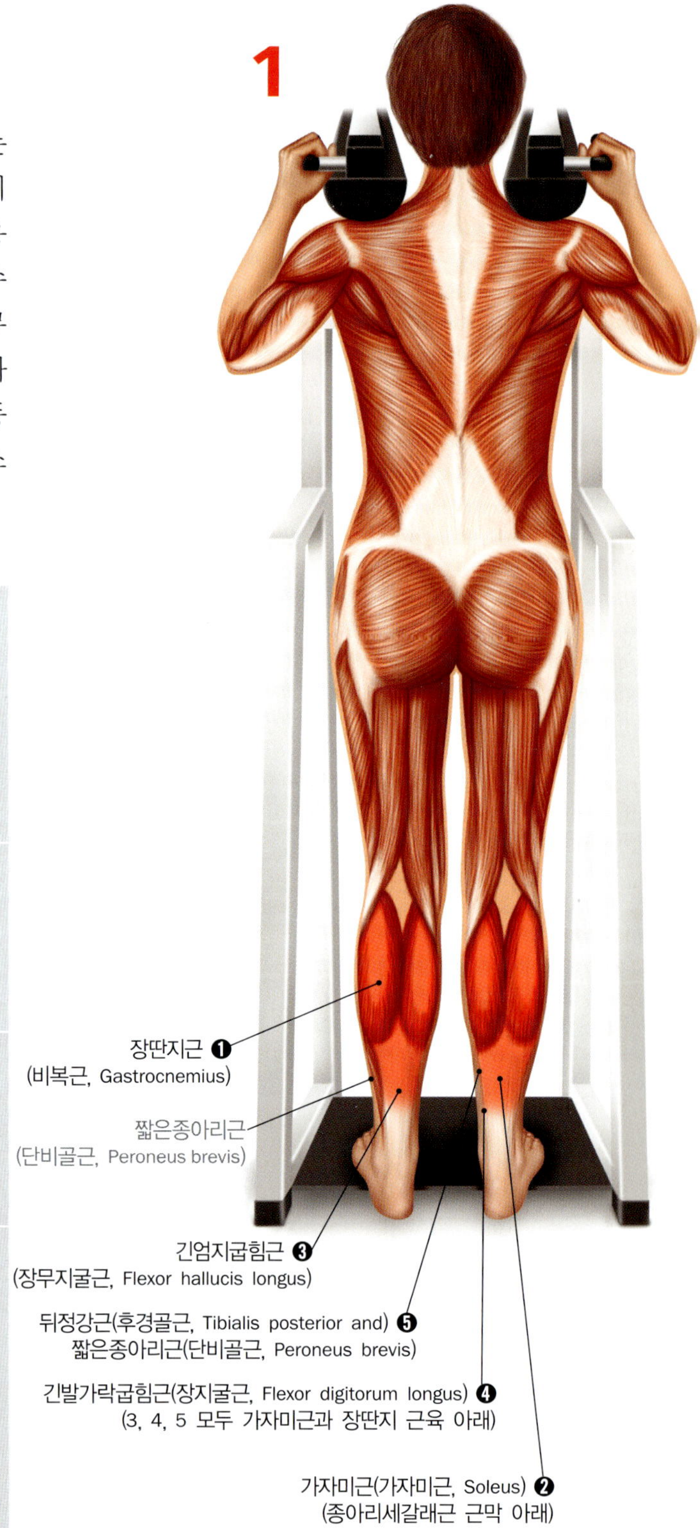

방법

운동 장비(서서 종아리 들어올리기)에 원하는 적절한 무게를 싣게 한다. 패드가 있는 지지대를 어깨 위에 대고 발판에 발을 놓은 후, 발뒤꿈치가 발판 끝에서 약간 튀어나오게 한다. 등을 곧게 펴서 유지한 상태로, 다리가 모두 펴진 상태가 되도록 시작 자세를 잡게 한다. 발끝으로 최대한 높게 몸을 들어 올리게 한 다음에, 발뒤꿈치가 발판 아래로 가능한 가장 낮은 위치까지 가도록 천천히 내려가게 한다. 움직임 도중에 무릎이나 엉덩이를 구부리지 않게 한다.

변형

쉬운 방법

양쪽 발을 계단이나 튼튼한 상자에 위치하게 하고 표준 운동을 따라 하도록 한다. 근력이 증가되면 한쪽 다리로 들어 올리게 하거나 혹은 아령을 잡고 들어 올리게 한다. 두 방법 모두 종아리 근육의 부하를 증가시킨다. 이것은 운동 장비(서서 종아리 들어올리기)가 없을 때 가정에서 훈련하기에 좋은 운동이다.

어려운 방법

한 번에 한 다리씩 원심성 과부하 훈련으로 운동량을 증가시킨다. 양쪽 종아리 근육을 사용하여 중력에 대항하여 몸을 위쪽으로 들어 올리는 움직임을 한 다음에, 한쪽 종아리 근육으로만 천천히 저항을 느끼면서 아래로 내려가게 한다. 반대쪽 종아리는 이완한다. 각각의 종아리에서 원하는 횟수만큼 반복적으로 시행하게 한다.

작용 근육

❶ 장딴지근
❷ 가자미근(종아리세갈래근 근막 아래)
❸ 긴엄지굽힘근
❹ 긴발가락굽힘근
❺ 뒤정강근
❻ 장딴지빗근

(3, 4, 5 모두 가자미근과 장딴지 근육 아래)

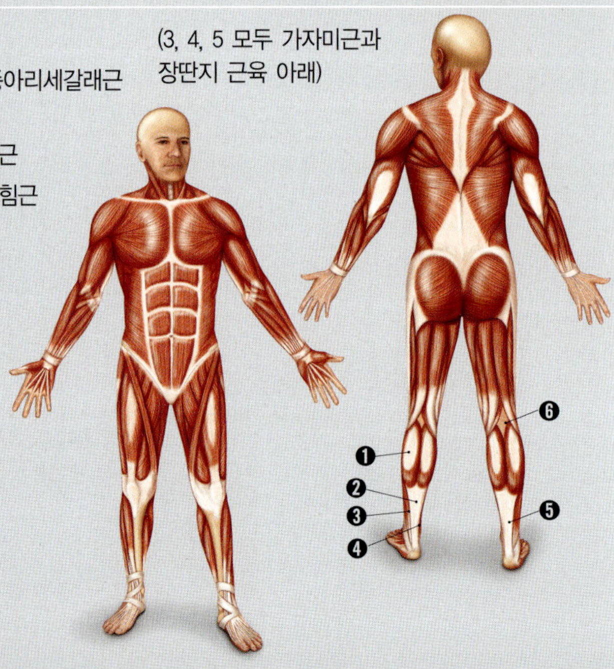

경고

마지막 동작에서 반동을 사용하지 않게 한다. 발뒤꿈치가 내려갈 때 천천히 조절하면서 내려가게 한다.

2

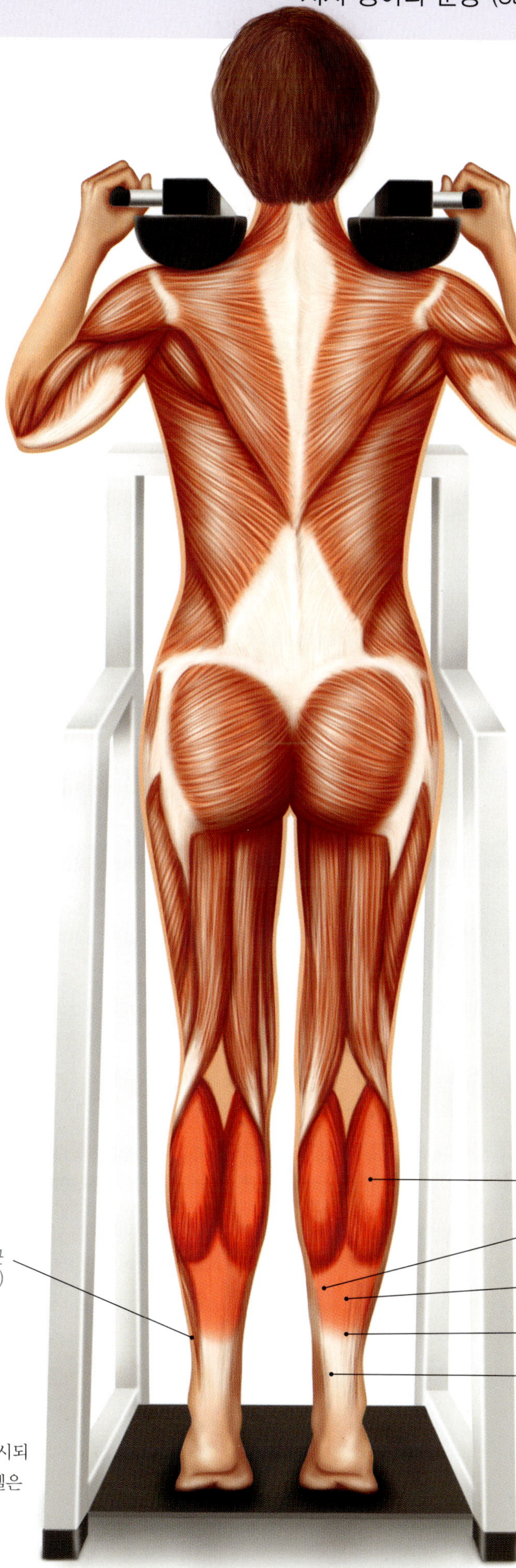

올바른 방법

발가락으로 가능한 최대 높이로 올라가게 한 다음 발뒤꿈치를 최대한 내리게 한다. 무릎이나 엉덩이를 구부리지 않게 한다.

▶ 작용근의 라벨은 검은색으로 표시되었으며, 안정근(stabilizer)의 라벨은 회색으로 표시되었다.

앉아서 종아리 운동 (Seated Calf Raise)

이 운동은 발바닥 굽힘근(족저굴근, plantar flexor)을 훈련하기 위한 또 다른 좋은 운동 방법이다. 구부린 무릎 자세는 장딴지근육(비복근, gastrocnemius)의 활동을 최소화해서 종아리의 다른 발바닥 굽힘근을 강화시키기에 좋다. 육상, 축구, 체조, 그리고 하키 등의 스포츠 훈련에 사용한다. 이 운동은 종아리와 발목의 재활 훈련프로그램으로 사용할 수 있다. 앉아서 종아리 운동은 모든 수준의 트레이너에게 적합하며 가정과 피트니스센터 모두에서 수행할 수 있다. 일반적으로 특수한 장비가 사용된다. 그러나 장비가 필요하지 않은 변형된 운동에도 마찬가지로 효과적이다.

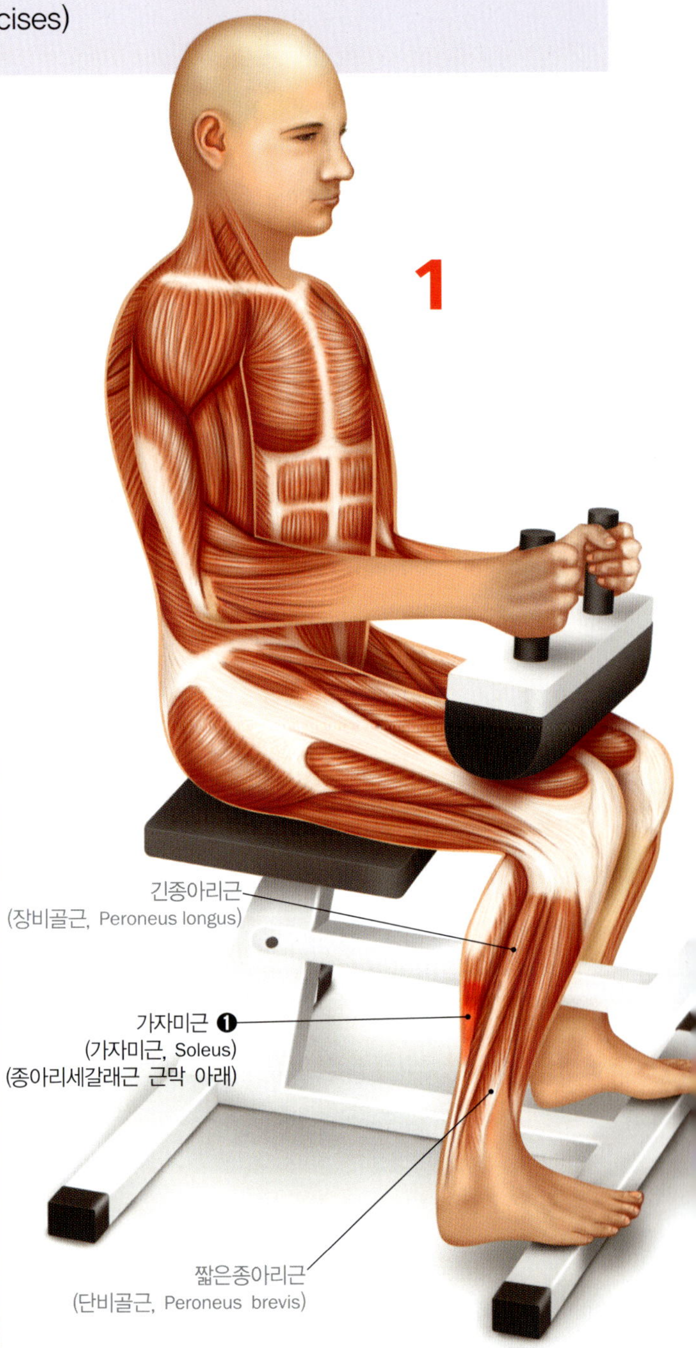

방법

운동 장비(앉아서 종아리 운동)에 원하는 무게를 싣는다. 앉아서 푹신한 지지대 아래에 허벅지와 무릎을 놓고 발판에 발을 얹으며, 발뒤꿈치가 발판 뒤로 튀어나오게 한다. 발끝으로 아래쪽을 밀면서 푹신한 지지대를 들어 올리게 한다. 발뒤꿈치가 가능한 한 발판 아래로 최대로 내려갈 때까지 천천히 무게를 내린다. 원하는 세트만큼 반복한다.

변형

쉬운 방법

의자나 벤치에 앉아 낮은 상자나 계단에 발을 올려놓는다. 수건을 접어 허벅지와 무릎 위에 가로질러 놓고 무게를 실은 바벨을 올려놓는다. 발끝으로 균형을 잡을 때까지 발뒤꿈치를 들어 올린다. 상자 아래로 가능한 한 최대로 발뒤꿈치를 내린다.

어려운 방법

한 번에 한쪽 종아리만 집중하여 훈련을 증가시킨다. 표준 운동에 따라 양쪽 종아리가 중력에 대항하여 무게를 들어 올리게 한다. 내릴 때에는 한쪽 종아리로만 저항을 느끼면서 천천히 아래로 움직이고, 반대쪽 종아리는 이완시킨다. 천천히 종아리를 내리는 운동에서 근육의 원심성 과부하가 적용된다. 반대쪽 다리도 반복해서 시행한다.

작용 근육

❶ 가자미근(종아리세갈래근 근막 아래)
❷ 긴엄지굽힘근
❸ 긴발가락굽힘근
❹ 뒤정강근
❺ 장딴지빗근

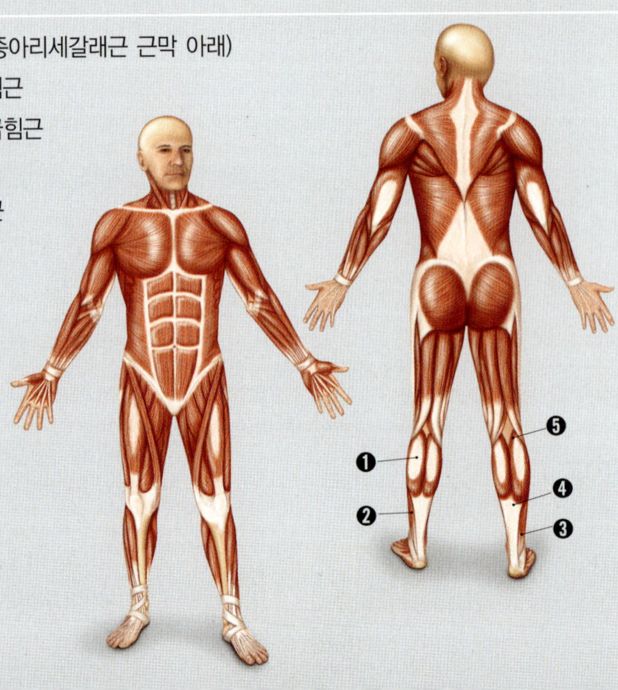

올바른 방법

위로 움직이는 동안 발끝에서 가능한 최대로 높이 올라가게 하고, 아래로 움직이는 동안 발뒤꿈치를 가능한 최대로 내려가게 한다.

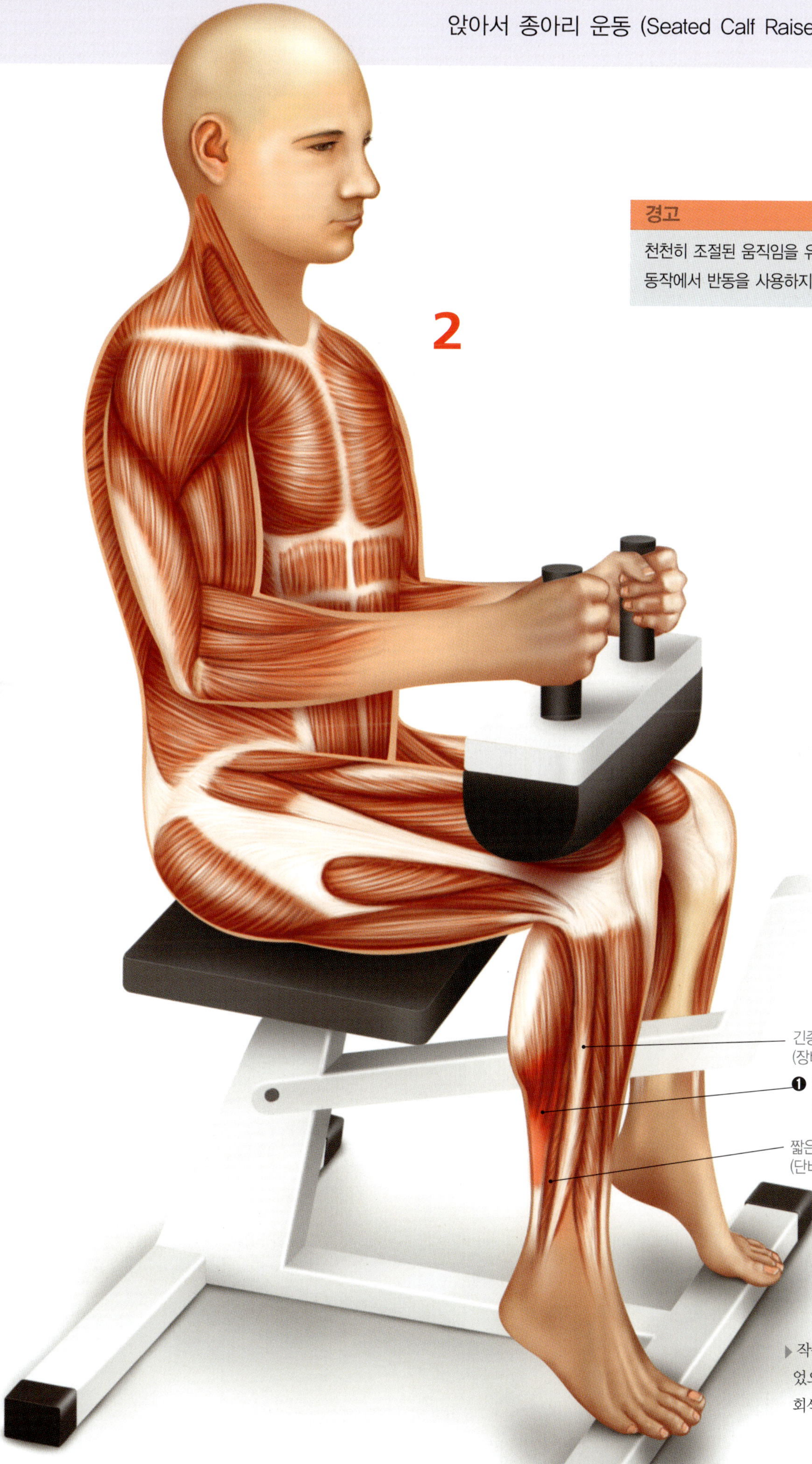

경고

천천히 조절된 움직임을 유지하고 마지막 동작에서 반동을 사용하지 않게 한다.

▶ 작용근의 라벨은 검은색으로 표시되었으며, 안정근(stabilizer)의 라벨은 회색으로 표시되었다.

대퇴사두근 운동 (Leg Extension)

이 인기 있는 운동은 넙다리네갈래근(대퇴사두근, quadriceps)을 강화시킬 수 있다. 이 운동은 달리기, 발차기, 점프 또는 줄넘기와 관련된 모든 스포츠에 적합하다. 대퇴사두근 운동은 초보자부터 상급자까지 모두 적용 가능하며 운동을 변형하여 가정이나 피트니스센터 모두에서 수행할 수 있다. 일반적으로 전문적인 장비에 앉아서 수행하기 때문에 스쿼트 또는 런지와 같은 수준의 균형능력이 필요하지는 않다. 대퇴사두근 운동은 일반적으로 균형과 안정성을 증가시키기 위한 목적으로는 잘 사용하지 않는다.

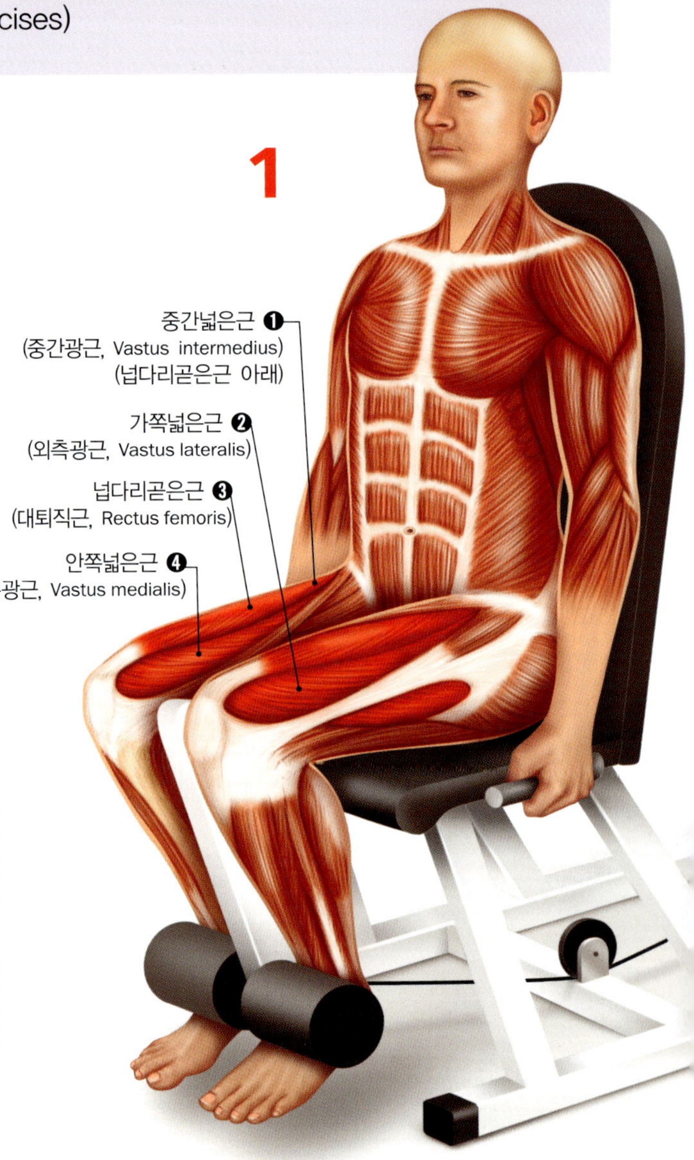

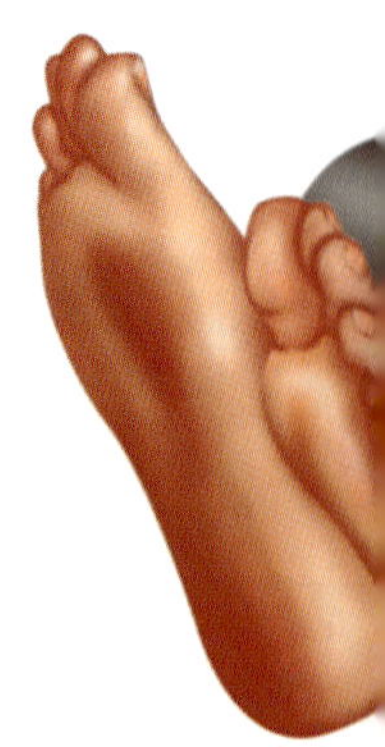

방법

운동 장비(대퇴사두근 운동)에 앉아서 무릎 뒤쪽이 패드로 된 시트 가장자리에 닿게 하고, 무릎관절이 장비의 회전축에 바르게 정렬되도록 등받이를 조절한다. 다리 패드가 발목 앞부분 바로 위에 오도록 조절한다. 다리 패드를 밀면서 다리가 완전히 펴질 때까지 들어 올리게 한다. 몸통을 똑바로 세우고 발이 앞쪽을 향하게 한다. 천천히 시작 자세로 돌아간 다음 다시 반복한다.

변형

쉬운 방법

발목 웨이트(ankle weight)를 사용하고 의자나 튼튼한 테이블에 앉아서 운동한다. 웨이트 커프(weight cuff)를 각각의 다리 발목 바로 위에 위치하게 한다. 의자를 사용하는 경우, 움직임의 복귀 단계에서 발이 지면에 닿지 않도록 의자의 높이가 충분히 높은지를 확인해야 한다. 운동하는 동안 몸통을 똑바로 유지한다.

어려운 방법

다리를 내릴 때 추가적인 원심성 과부하를 주기 위해서 한 번에 한 다리씩 내리게 한다. 다리가 완전히 펴질 때까지 양쪽 다리로 무게를 들어 올려서 표준 운동을 수행한다. 그러나 동작의 복귀 단계에서는 한쪽 다리로만 무게가 당겨지는 것에 저항하면서 천천히 내리게 한다. 각각의 다리에서 반복적으로 수행한다.

작용 근육

❶ 중간넓은근(넙다리곧은근 아래)
❷ 가쪽넓은근
❸ 넙다리곧은근
❹ 안쪽넓은근

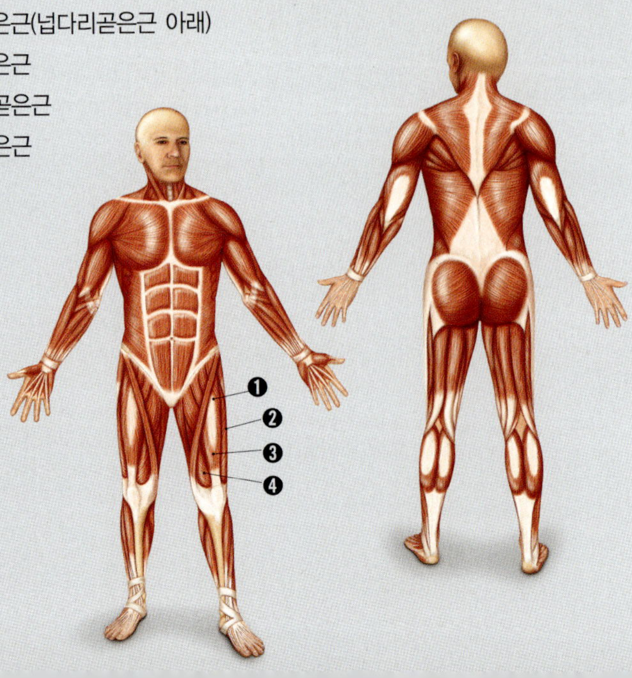

경고

너무 빨리 다리를 내리거나 몸통이 흔들리지 않게 한다.

2

올바른 방법

다리가 곧게 펴질 때까지 무릎을 쭉 펴게 한다. 운동하는 동안 몸통을 똑바로 유지하고 천천히 내리게 한다.

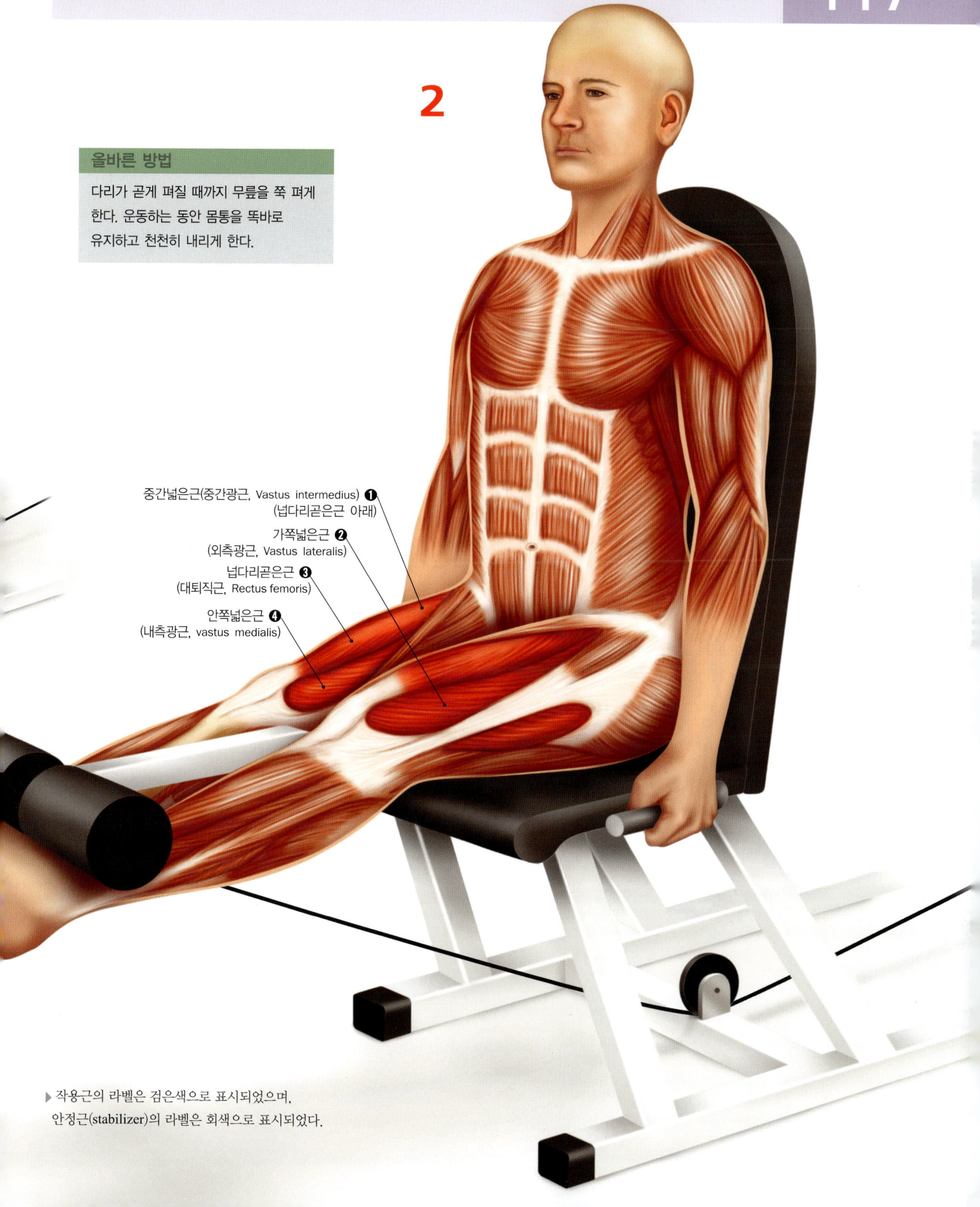

▸ 작용근의 라벨은 검은색으로 표시되었으며, 안정근(stabilizer)의 라벨은 회색으로 표시되었다.

앉아서 허벅지 뒤쪽 근육 운동 (Seated Leg Curl)

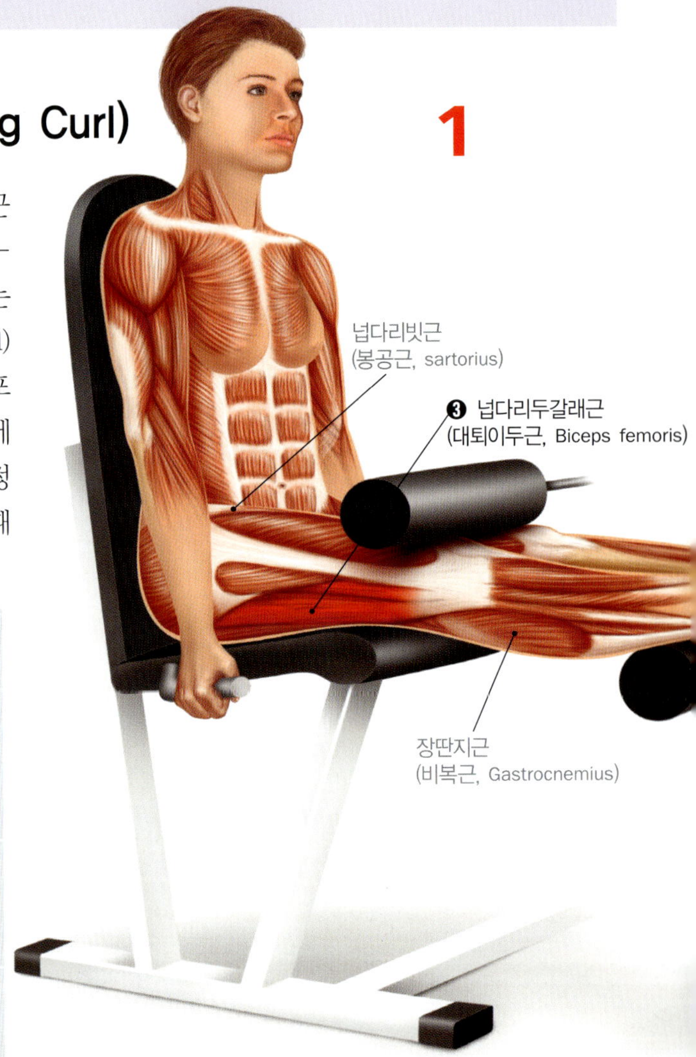

앉아서 하는 운동은 반힘줄모양근(반건상근, semitendinosus), 반막모양근(반막상근, semimembranosus), 그리고 넙다리두갈래근(대퇴이두근, Biceps femoris)과 같은 넙다리뒤근(슬와부근육, hamstrings)을 강화시키는 운동으로 많이 수행한다. 엎드려서 허벅지 뒤쪽 근육 운동(lying leg curl)과 마찬가지로 육상, 축구와 같이 달리기와 발차기 동작을 포함하는 스포츠에 적합한 훈련으로 수행될 수 있다. 이 운동은 초보자나 상급자 모두에게 적합한 운동이다. 그러나 운동을 하려면 장비가 필요하기 때문에 가정에서는 수행하지 않는다. 많은 트레이너들은 앉은 자세가 더 편안하기 때문에 '엎드려서 허벅지 뒤쪽 근육 운동' 보다 이 운동을 더 선호한다.

방법

운동 장비(앉아서 허벅지 뒤쪽 근육 운동)에 앉아서 무릎관절이 기계의 회전축에 바르게 정렬되고, 무릎이 푹신한 시트의 가장자리에 닿도록 등받이를 조절한다. 발목 뒤쪽에 다리 패드(leg pads)가 위치하도록 수평을 맞춘다. 양쪽 손잡이를 잡고 다리 패드를 엉덩이 쪽을 향하도록 다리를 끝까지 구부리게 한다. 천천히 시작 자세로 돌아가서 반복한다. 운동하는 동안 몸통을 똑바로 세우고 발이 앞쪽을 향하게 한다.

변형

쉬운 방법

시작하기 전에 가능한 한 가장 가벼운 무게판으로 무게를 줄인 다음 표준 운동을 수행하게 한다.

어려운 방법

표준 운동을 따르며, 양쪽 다리를 엉덩이 쪽으로 구부리게 한다. 그러나 복귀하는 단계에서 한쪽 다리만으로 당겨지는 무게에 저항하면서 천천히 펴게 한다. 다리가 엉덩이 쪽으로 당겨질 때 햄스트링 근육이 짧아지는 단계(구심성 단계) 보다 원심성 단계의 이 운동이 더 큰 힘을 발휘하기 때문에, 넙다리뒤근이 늘어나는 동안 더 큰 스트레스를 줄 수 있다. 원하는 반복 횟수를 수행한 후 반대쪽 다리도 수행한다.

작용 근육

❶ 반힘줄모양근
❷ 반막모양근
❸ 넙다리두갈래근

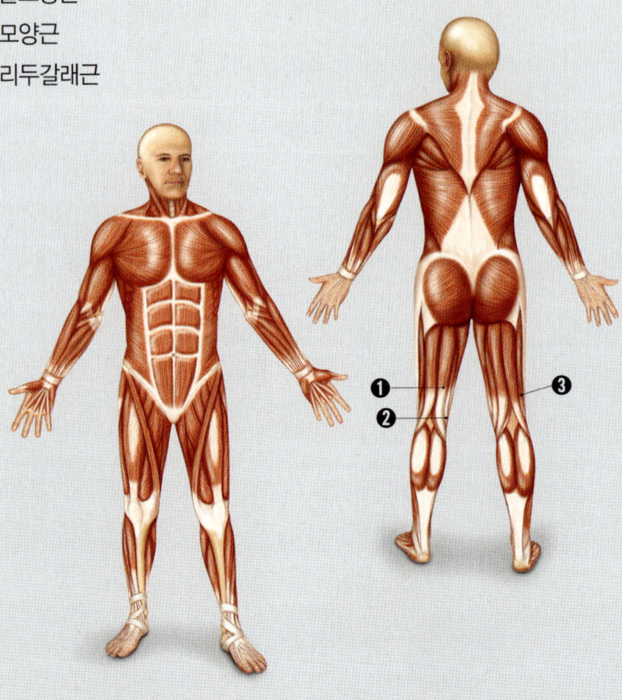

올바른 방법

다리 패드가 허용하는 범위 내에서 최대한으로 다리를 엉덩이 쪽으로 구부리게 한다. 몸통을 똑바로 세운 자세를 유지하면서 시작 자세로 천천히 돌아오게 한다.

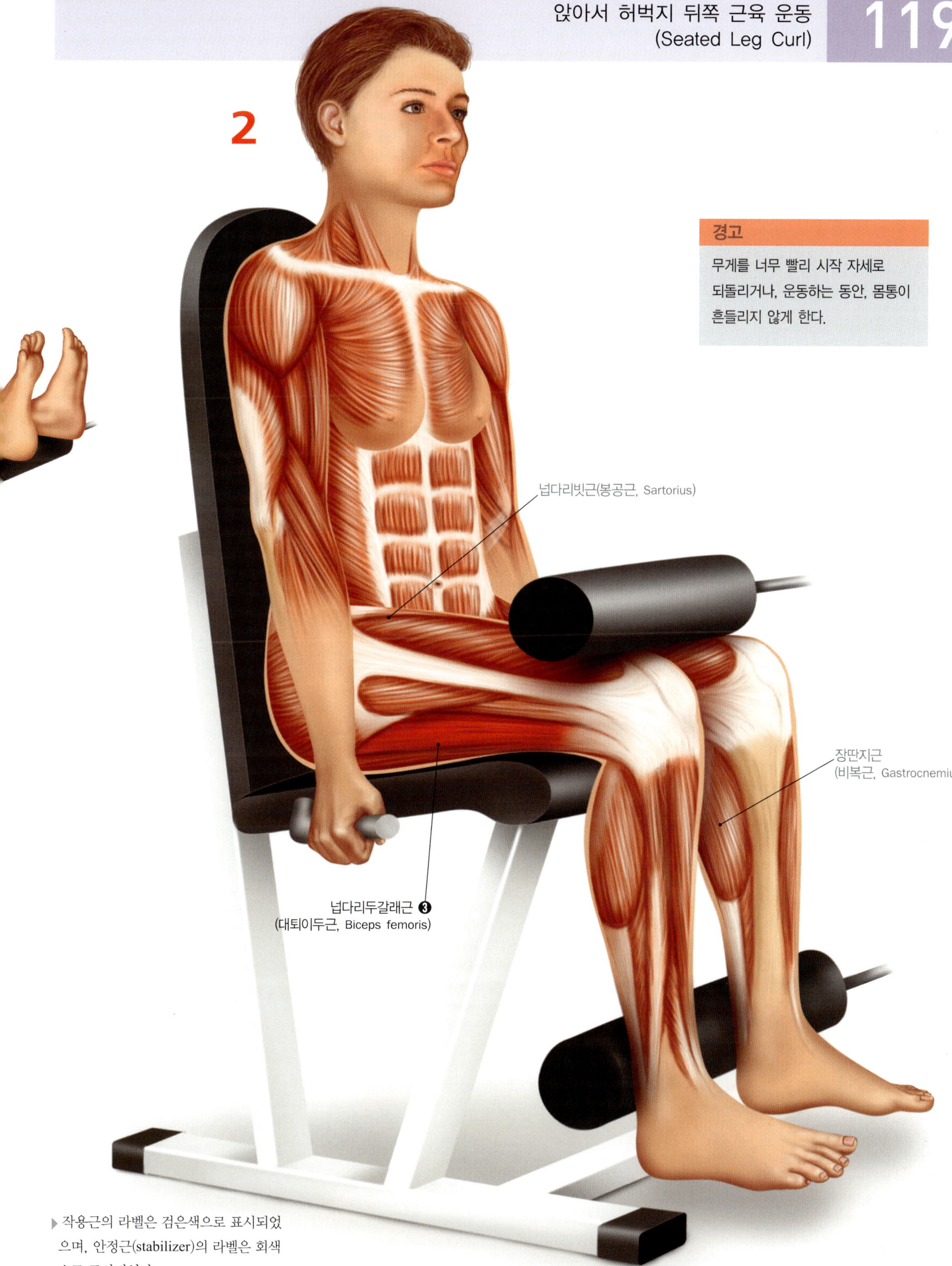

경고

무게를 너무 빨리 시작 자세로 되돌리거나, 운동하는 동안, 몸통이 흔들리지 않게 한다.

▶ 작용근의 라벨은 검은색으로 표시되었으며, 안정근(stabilizer)의 라벨은 회색으로 표시되었다.

엎드려서 허벅지 뒤쪽 근육 운동 (Lying Leg Curl)

이 인기 있는 운동은 반막모양근(반막상근, semimembranosus), 반힘줄모양근(반건상근, semitendinosus), 넙다리두갈래근(대퇴이두근, biceps femoris)과 같은 넙다리뒤근(슬와부근육, hamstrings)을 강화시킬 수 있다. 이 근육들은 달리기 및 발치기 동작에 도움이 되는 근육으로, 대부분의 스포츠 관련 프로그램에서 엎드려 허벅지 뒤쪽 근육 운동을 포함시킨다. 초보자와 상급자 모두에게 적합한 운동이다. 이 운동에서는 특수한 장비가 필요하기 때문에 피트니스센터나 운동장비가 잘 갖춰진 가정에서만 수행이 가능하다. 그러나 쉬운 변형 운동으로 발목 웨이트를 사용하여 간단히 가정에서도 엎드려 허벅지 뒤쪽 근육 운동을 수행할 수 있다. 또한 이 변형은 넙다리뒤근에 초점을 맞춘 재활 훈련프로그램으로 사용될 수 있는 좋은 운동이다.

1

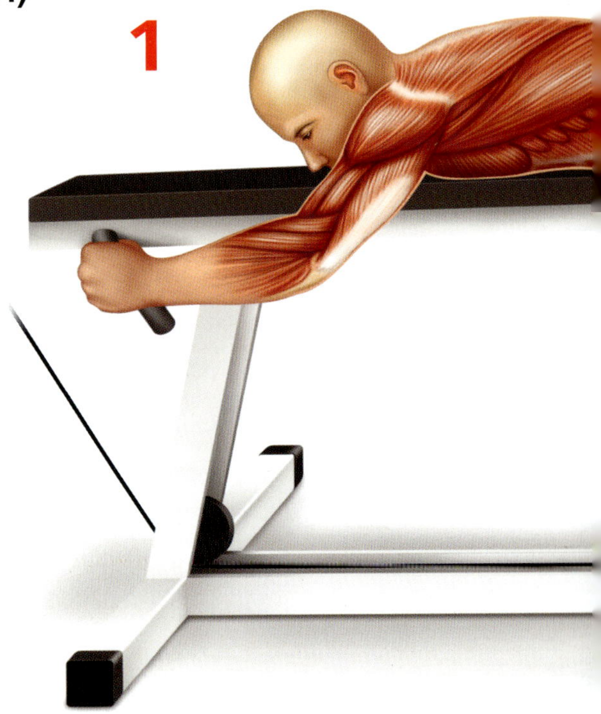

2

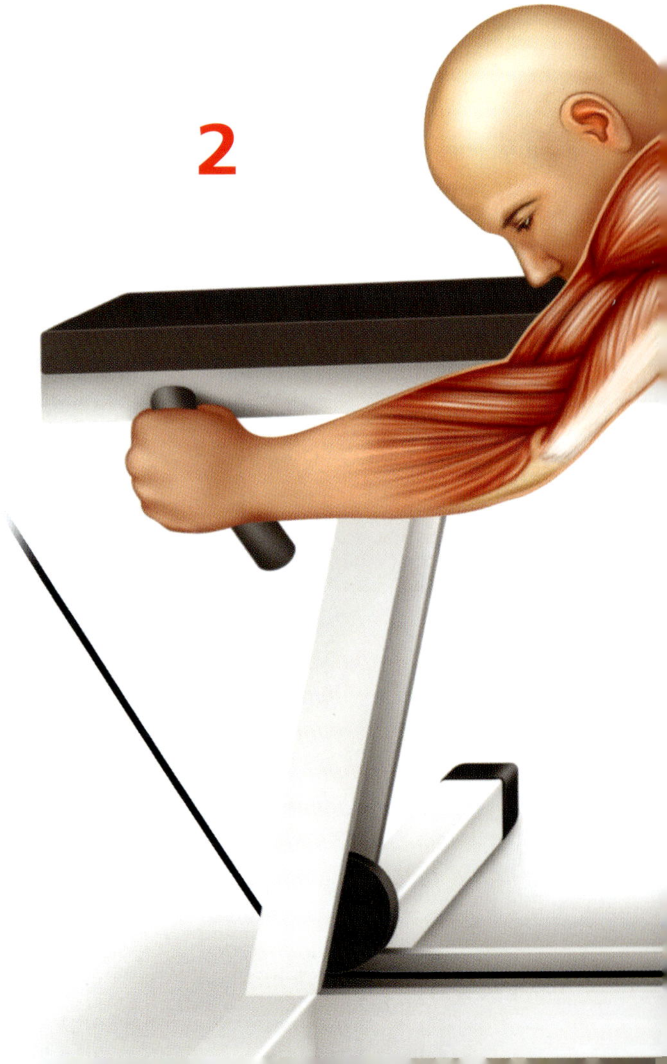

방법

무릎이 패드를 댄 표면의 가장자리에서 약간 돌출된 상태가 되게 장비 위에 엎드려 눕게 하고, 무릎관절이 기계의 돌림축과 일직선이 되도록 한다. 다리 뒤의 패드를 발목 높이 바로 위에 위치하도록 조절한다. 다리를 엉덩이 쪽으로 최대한 구부리게 한다. 2~3초 동안 천천히 다리를 펴서 시작 자세로 돌아오게 한다. 상체는 운동하는 내내 패드와 접촉되어 있도록 한다.

변형

쉬운 방법

발목 웨이트를 사용하고 무릎이 가장자리에서 살짝 튀어나온 상태가 되게 튼튼한 벤치나 테이블에 엎드려 눕게 한다. 표준 운동에 따라 움직임을 수행한다. 이 변형은 피트니스 환경에 국한되지는 않지만 들어 올릴 수 있는 무게에는 제한이 있다.

어려운 방법

한 번에 한 다리씩 움직일 때 원심성 근력 운동을 목표로 한다. 처음에는 표준 운동에 따라 양쪽 다리를 엉덩이 쪽으로 구부리면서 운동을 수행한다. 그런 다음 복귀 단계에서는 한쪽 다리로만 당겨지는 무게에 저항하며 다리를 펴게 한다. 원하는 원심성 과부하 반복 횟수를 다 수행하게 되면 반대쪽 다리도 수행한다.

작용 근육

❶ 넙다리두갈래근

❷ 반막모양근과 반힘줄모양근

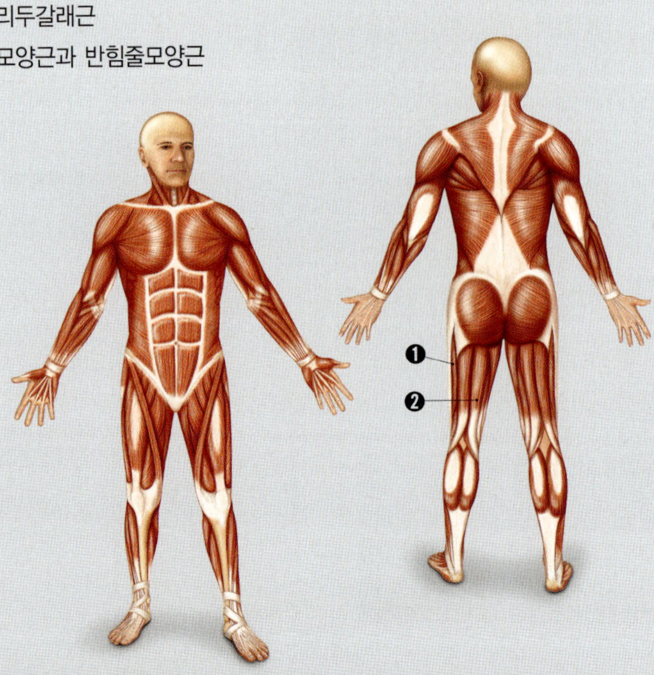

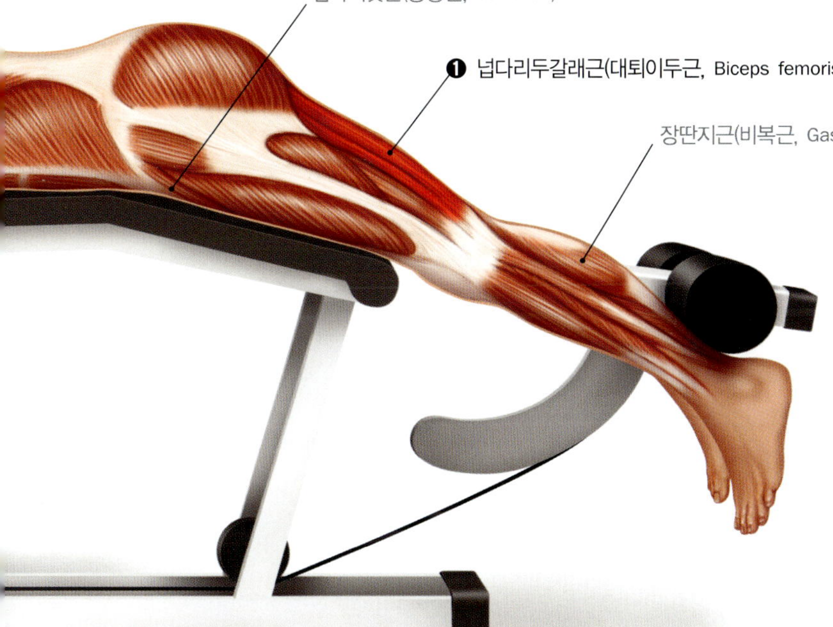

경고

무게를 너무 빨리 시작 자세로 되돌리지 않게 한다. 움직임을 수행하는 동안 엉덩이를 과도하게 구부리지 않게 한다.

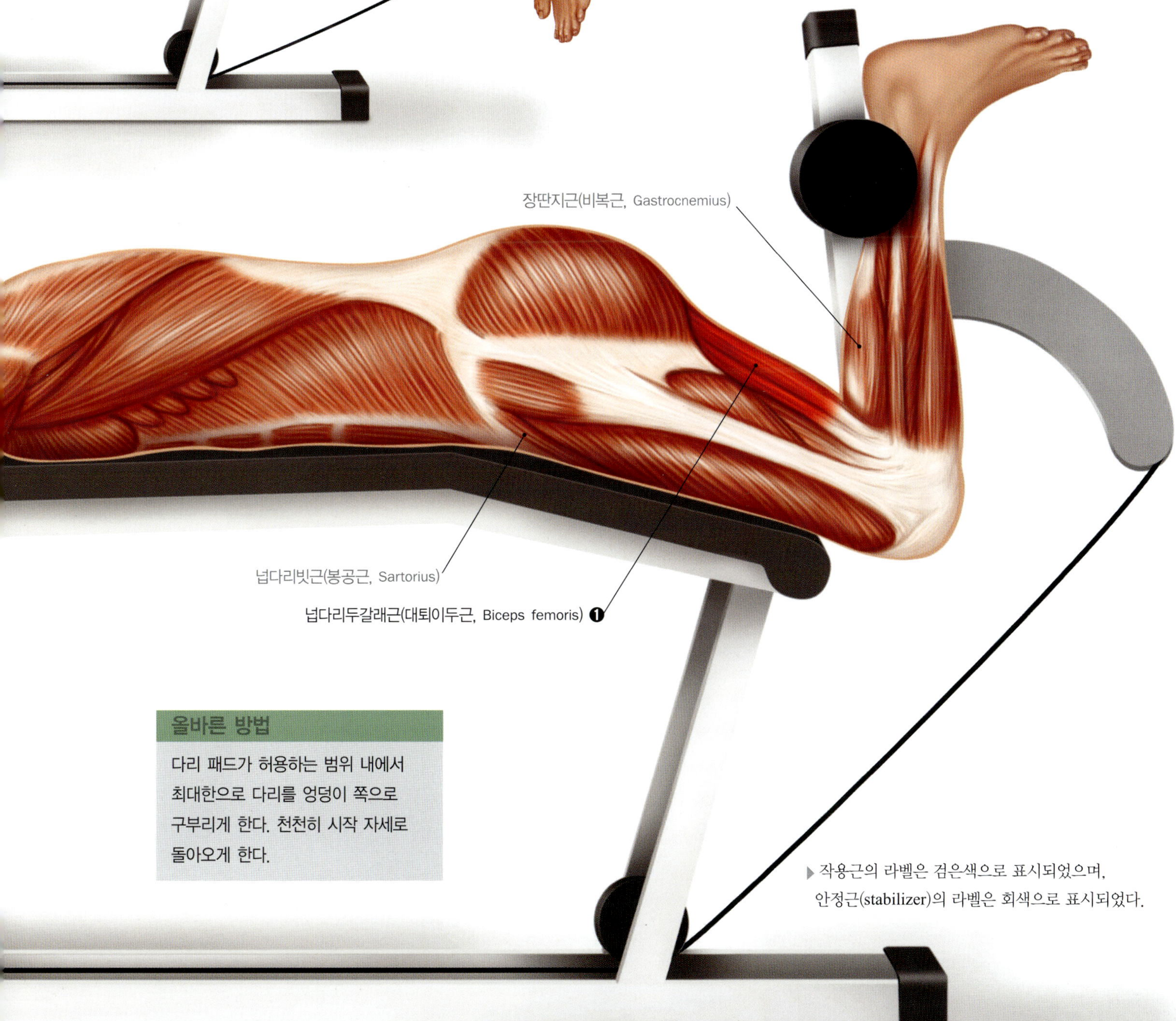

올바른 방법

다리 패드가 허용하는 범위 내에서 최대한으로 다리를 엉덩이 쪽으로 구부리게 한다. 천천히 시작 자세로 돌아오게 한다.

▶ 작용근의 라벨은 검은색으로 표시되었으며, 안정근(stabilizer)의 라벨은 회색으로 표시되었다.

레그프레스 (Leg Press)

이 운동은 넙다리네갈래근(대퇴사두근, quadriceps)과 큰볼기근(대둔근, gluteus maximus)을 강화시키기 위한 일반적인 운동 방법이다. 스쿼트 운동을 선호하지 않는 트레이너에게 인기 있는 대안 운동이다. 레그프레스는 달리기, 점프, 발차기를 포함한 모든 스포츠에 유용하다. 앉은 자세나 누운 자세에서 수행할 수 있으며, 초보자나 상급자 모두에게 적합한 운동이다. 레그프레스는 비교적 고가의 장비가 필요하며, 상급자에게는 무거운 무게를 사용할 수도 있다. 초보자의 경우에는 올바른 기술을 사용하는 데 중점을 두어야 한다. 운동 방법에 대한 설명은 대부분의 피트니스센터에서 사용되는 표준 장비인 45도 레그프레스를 중심으로 되어 있다.

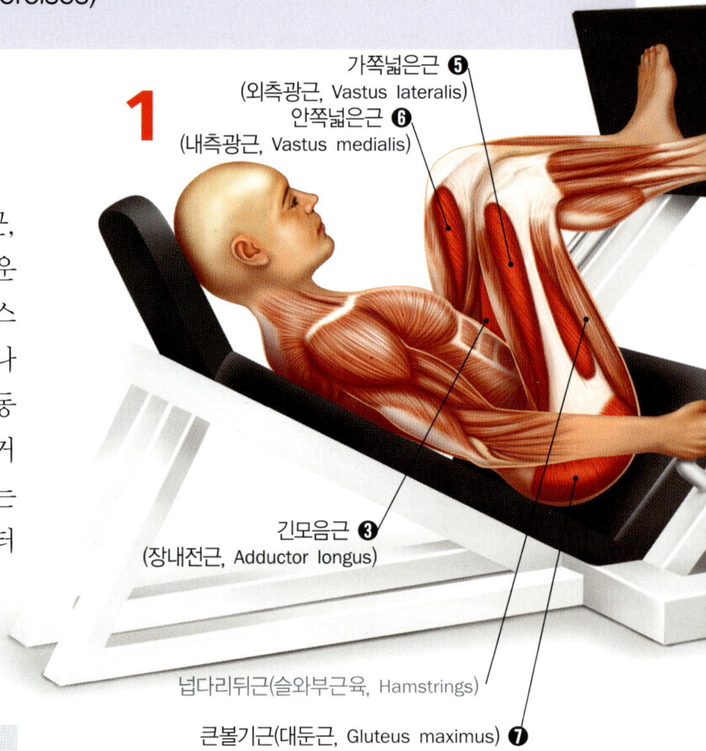

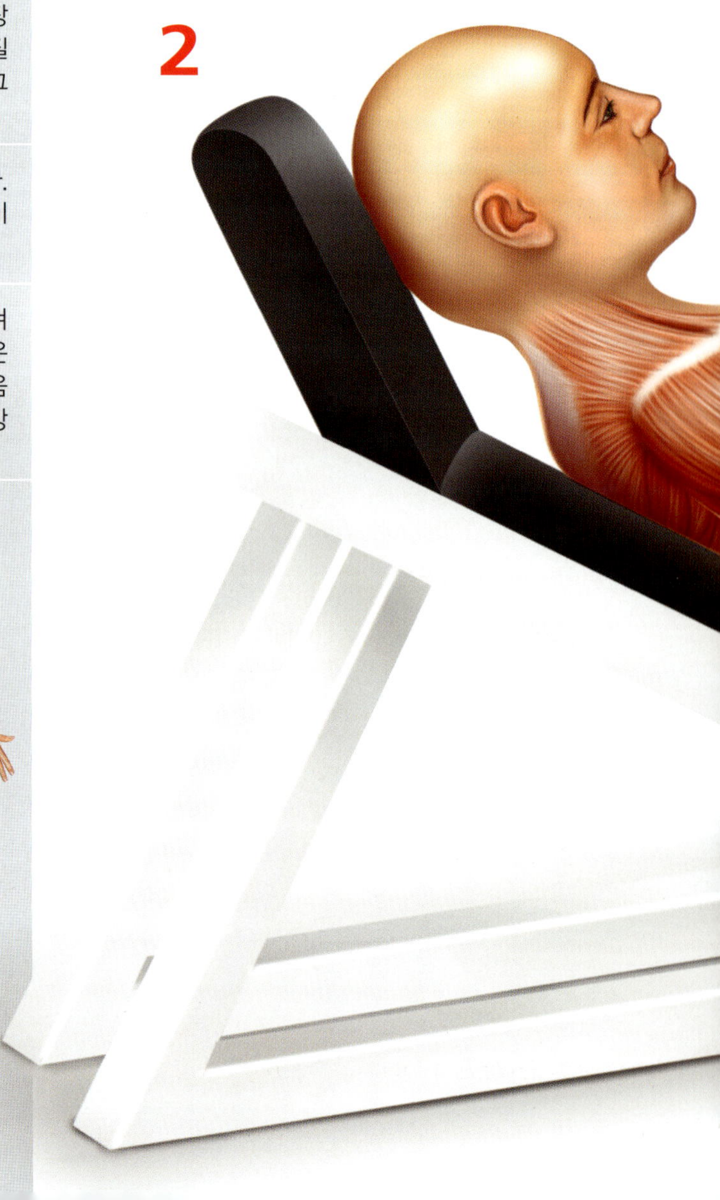

방법

뒤로 젖혀진 앉은 자세를 취하고, 발가락이 앞을 향하도록 하여 양 발을 바닥판 위에 놓는다. 바닥판에 압력을 가해지도록 무게를 올린 다음에 안전장치를 푼다. 무게가 천천히 몸통을 향해 내려오도록 한다. 완전히 다리가 펴질 때까지 위로 밀어 내게 한다. 원하는 반복 횟수를 완료 후 안전장치를 잠그고 바닥판에 가해졌던 압력을 천천히 풀게 한다.

변형

쉬운 방법

표준 운동을 수행하되 관절가동범위의 처음 1/4까지만 바닥판을 내리게 한다. 이 변형은 전체 관절가동범위를 통해 근력 훈련이 되지 않기 때문에, 근력이 향상되면 표준 운동으로 진행해야 한다.

어려운 방법

조절된 움직임으로 천천히 내릴 때에는 한쪽 다리로 할 수 있을 정도로 가벼운 중량으로 하지만, 다시 들어 올릴 때는 두 다리가 필요할 정도로 무거운 중량을 선택해야 한다. 증가된 원심성 부하는 양쪽 다리로 함께 내려가는 움직임을 수행할 때보다 더 큰 수준의 스트레스를 근섬유에 가해서 근력을 강화시킨다. 각각의 다리에서 세트를 수행한다.

작용 근육

❶ 짧은모음근(긴모음근 아래)
❷ 중간넓은근(넙다리곧은근 아래)
❸ 긴모음근
❹ 큰모음근
❺ 가쪽넓은근
❻ 안쪽넓은근
❼ 큰볼기근

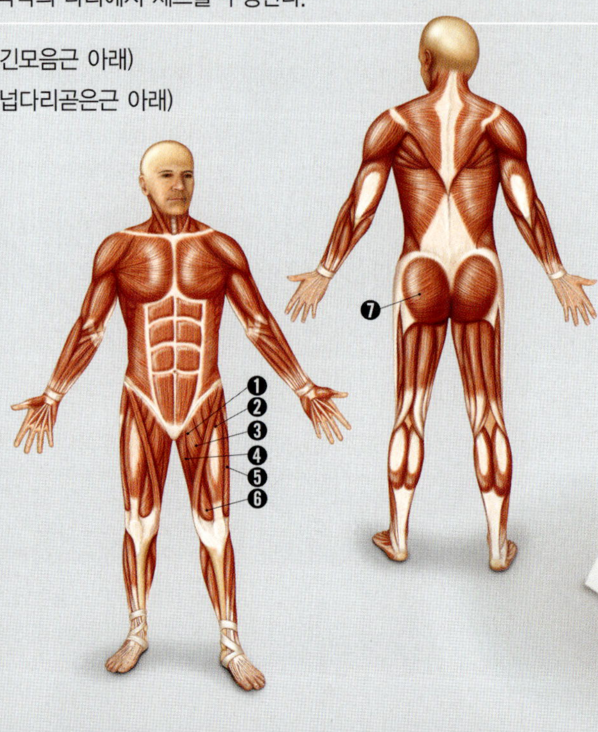

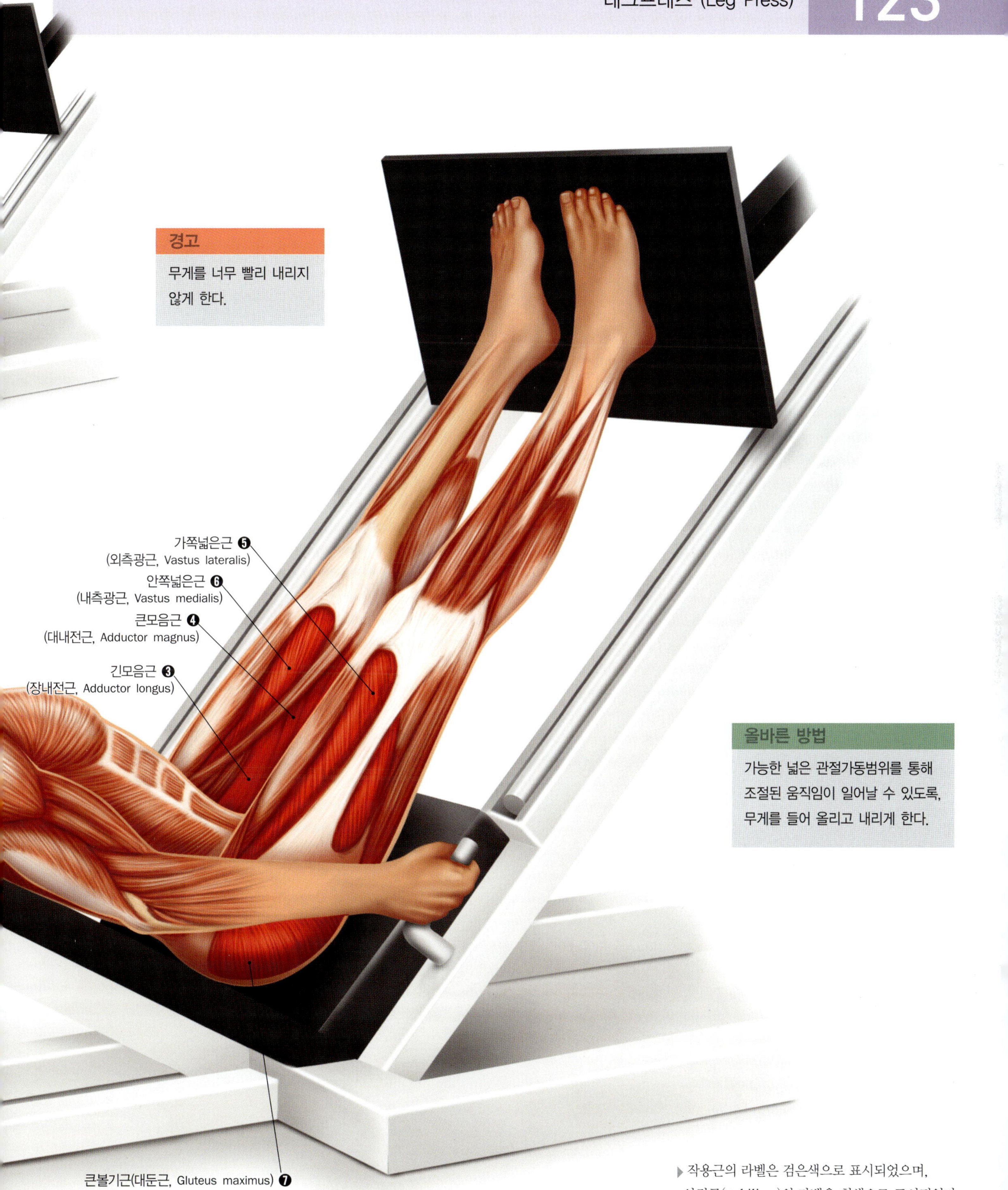

경고

무게를 너무 빨리 내리지 않게 한다.

올바른 방법

가능한 넓은 관절가동범위를 통해 조절된 움직임이 일어날 수 있도록, 무게를 들어 올리고 내리게 한다.

▶ 작용근의 라벨은 검은색으로 표시되었으며, 안정근(stabilizer)의 라벨은 회색으로 표시되었다.

노르딕 햄스트링 (Nordic Hamstrings)

이 햄스트링 운동은 특히 넙다리뒤근(슬와부근육, hamstring)의 원심성 근력 강화를 목표로 한다. 일반적인 근력 강화 프로그램과 재활 현장에서 모두 사용될 수 있다. 노르딕 햄스트링 운동은 넙다리뒤근 부상의 발생률이 높은 스포츠에서 선택할 수 있는 적합한 운동 방법이다. 축구나 트랙 달리기와 같은 스포츠의 달리는 동작에서 발 디디기(foot strike) 바로 직전이나 도중에 넙다리뒤근이 원심성으로 활동하기 때문에 부상의 위험이 높다. 전체 관절가동범위에서의 저항과 외부 무게를 개인의 훈련 상태에 맞춰 적용하기 때문에 초보자부터 상급자 모두에게 적합한 운동이다.

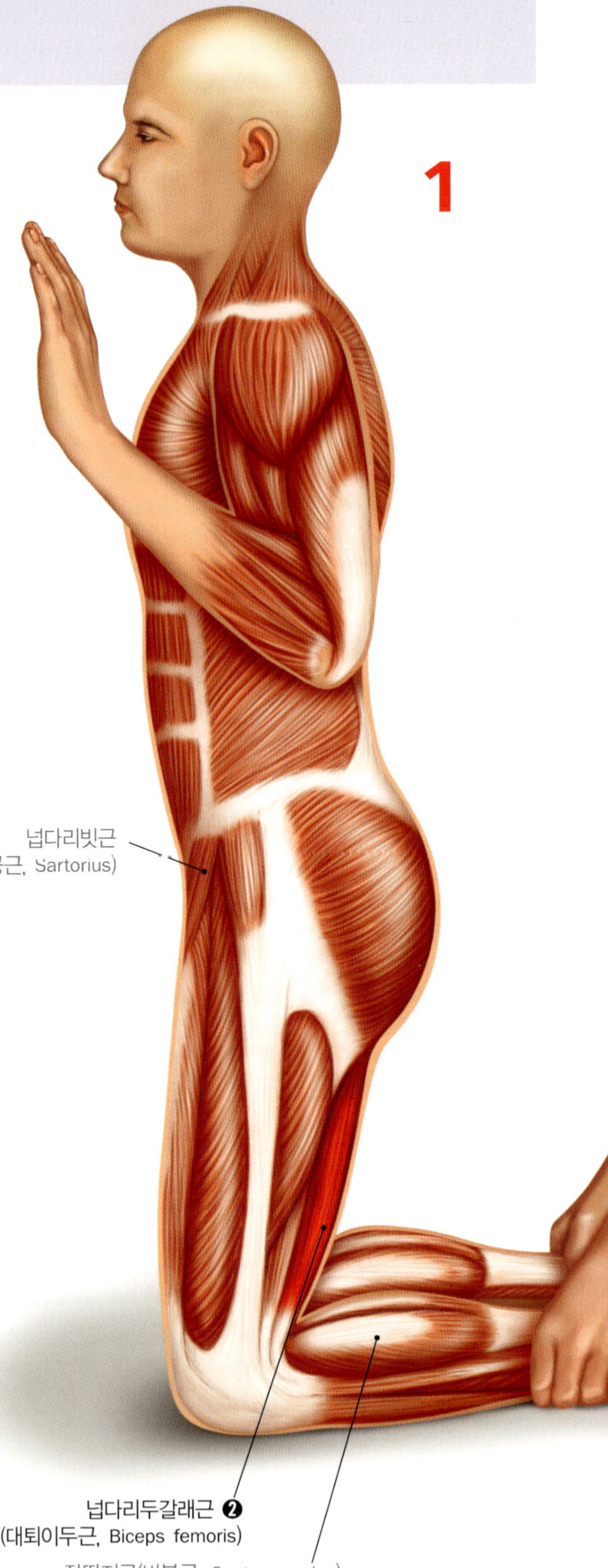

방법

윗몸일으키기 매트와 같이 편평하고 푹신한 바닥에서 등을 곧게 펴고 손을 가슴 높이에 둔다. 그리고 손바닥은 몸 반대쪽을 향하도록 하고, 무릎 꿇은 자세를 취하게 한다. 트레이너(spotter)는 대상자의 다리 아래를 붙들어 고정시켜준다. 넙다리뒤근을 수축시킴으로써 몸이 앞쪽으로 넘어지려고 하는 힘에 대항하면서 천천히 지면을 향해 하체를 내리게 한다. 이때 엉덩이를 구부리지 않게 한다. 다 내려간 후에 지면에서 팔굽혀 펴기 동작을 사용하여 시작 자세로 돌아가게 한다. 한 세트당 3~5회 반복한다.

변형

쉬운 방법

지면을 향해 천천히 하체가 내려가는 것을 조절할 수 있을 때 까지만 넙다리뒤근을 수축시켜서 내려가게 한다. 그 지점에서 넙다리뒤근을 이완하고 팔과 손을 사용하여서 지면으로 자유롭게 천천히 내려가게 한다. 원하는 횟수만큼 반복한다.

어려운 방법

무게판이나 아령을 가슴에 대고 무게를 추가한 다음 표준 운동에 따라 수행한다. 훈련프로그램에 따라 점진적으로 무게를 높여서 넙다리뒤근에 스트레스를 가하도록 한다.

작용 근육

❶ 반힘줄모양근
❷ 넙다리두갈래근
❸ 반막모양근

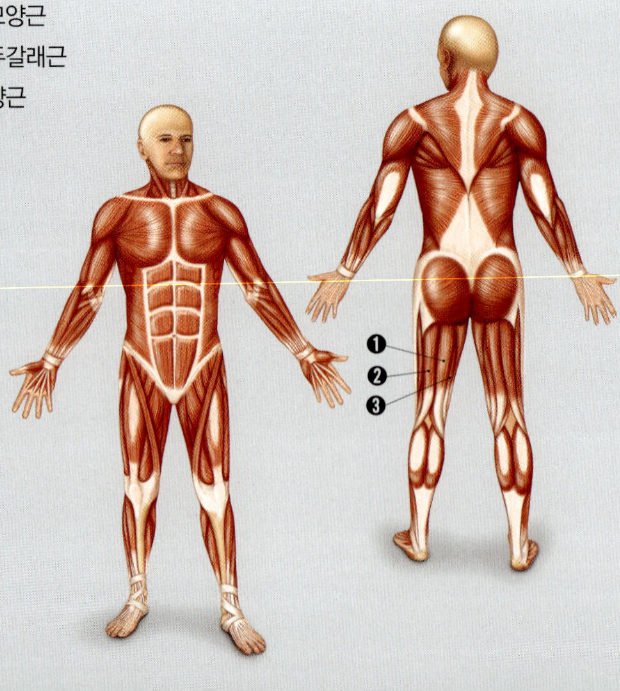

경고

만약 넙다리뒤근에 과도한 스트레스가 가해진다고 판단되면, 그 지점에서 긴장을 풀고 팔과 손을 사용하여 넘어지게 한다.

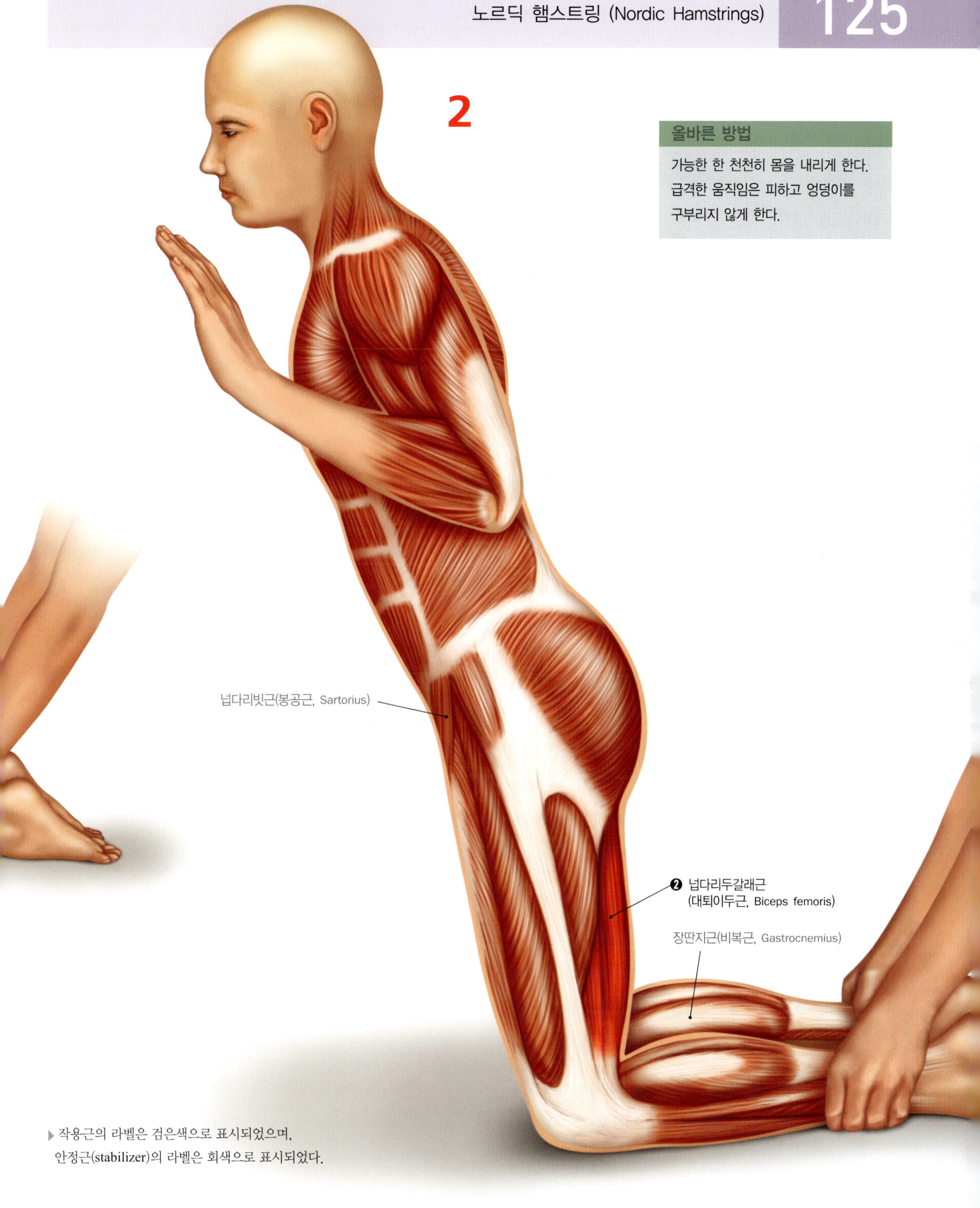

올바른 방법

가능한 한 천천히 몸을 내리게 한다. 급격한 움직임은 피하고 엉덩이를 구부리지 않게 한다.

▶ 작용근의 라벨은 검은색으로 표시되었으며, 안정근(stabilizer)의 라벨은 회색으로 표시되었다.

허벅지 안쪽 근육 운동 (Hip Adduction)

이 근력 강화 운동은 특히, 남성 트레이너들이 자주 간과하는 운동 중에 하나이다. 다리를 함께 모으고 엉덩관절에서 굽힘, 폄, 안쪽돌림, 그리고 바깥돌림을 가능하게 하는 엉덩관절 모음근(내전근, adductor)의 근력 강화를 위한 효과적인 운동이다. 이것은 크로스오버 스텝(crossover steps)과 방향 전환하기(cutting maneuvers)를 포함하는 축구와 코트 스포츠(court sports)에 적합한 운동이다. 변형에 따라 가정이나 피트니스센터 모두에서 적합하게 사용할 수 있고, 초보자부터 상급자 모두에게 적용할 수 있다. 모음근은 강한 근육이 아니므로 처음에는 가벼운 무게를 선택하고, 근육이 강해지면 점진적으로 무게를 증가시킨다.

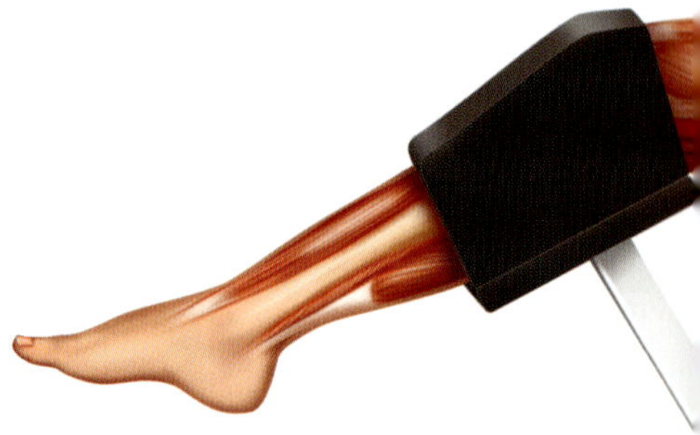

방법

다리 안쪽을 따라 패딩으로 된 지지대가 부착된 운동 장비(허벅지 안쪽 근육 운동)에 앉는다. 다리를 최대한 편안하게 벌린 상태에서 시작 자세를 선택하고 설정한다. 패딩 처리된 지지대가 서로 닿을 때까지 양쪽 다리를 당겨서 모으게 한다. 벌려지는 무게에 저항하면서 천천히 다리를 벌려 시작 자세로 돌아가게 한다.

변형

쉬운 방법

바닥에 누워서 움직이지 않는 반대편 다리나 벽과 같이 고정되어 있는 곳에 탄력있는 공(stability ball)을 대고 밀면서 다리를 모으게 한다. 다리를 곧게 펴고, 공을 가능한 한 최대로 누르게 한다. 다리를 바깥쪽으로 벌려 시작 자세로 돌아올 때 천천히 공의 팽창에 저항하면서 천천히 돌아오게 한다. 반대쪽 다리도 반복하여 수행한다.

어려운 방법

3피트(91cm) 간격으로 다리를 벌리고 핀이 장착된 스탠딩 웨이트 스택(standing pin-loaded weight stack) 옆에 서게 한다. 기계 가까이 위치한 다리의 발목 바로 위에 도르래 손잡이를 부착한다. 다리를 곧게 펴고 지면에서 6인치(15cm) 떨어지도록 바깥으로 벌리게 한다. 이때에 다른 쪽 다리는 바닥에 단단히 고정되어 있어야 한다. 위로 벌려져 있는 다리가 지면에 있는 다리와 닿을 때까지 천천히 당기게 한다. 시작 자세로 돌아오게 한다. 반대쪽 다리도 반복하여 수행한다.

작용 근육

❶ 두덩근
❷ 짧은모음근(긴모음근 아래)
❸ 긴모음근
❹ 큰모음근
❺ 두덩정강근

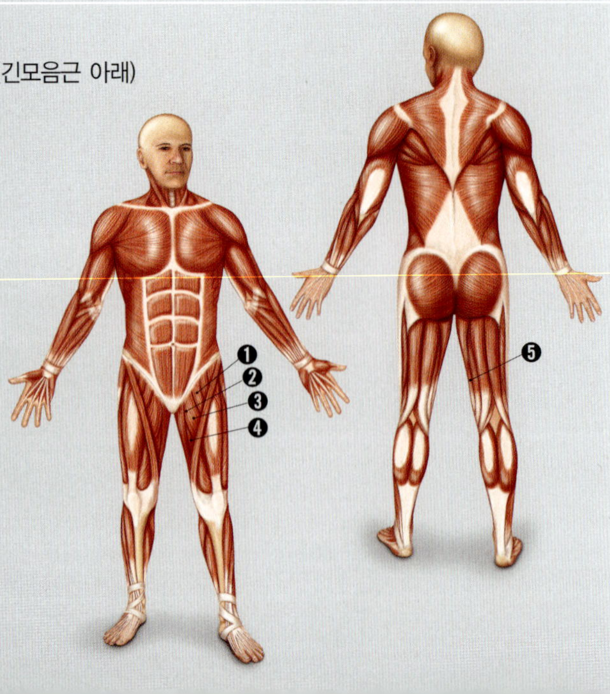

올바른 방법

안쪽으로 모으고 바깥으로 벌리는 움직임 속도를 조절하게 한다. 운동을 수행하는 동안 다리를 편 상태로 유지하게 한다.

경고

모음근은 넙다리네갈래근과 같은 무거운 무게를 견딜 수 없으므로 과도한 무게를 사용하지 않게 한다.

▶ 작용근의 라벨은 검은색으로 표시되었으며, 안정근(stabilizer)의 라벨은 회색으로 표시되었다.

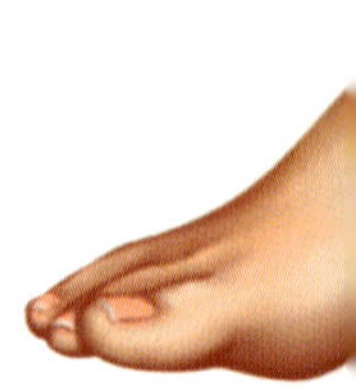

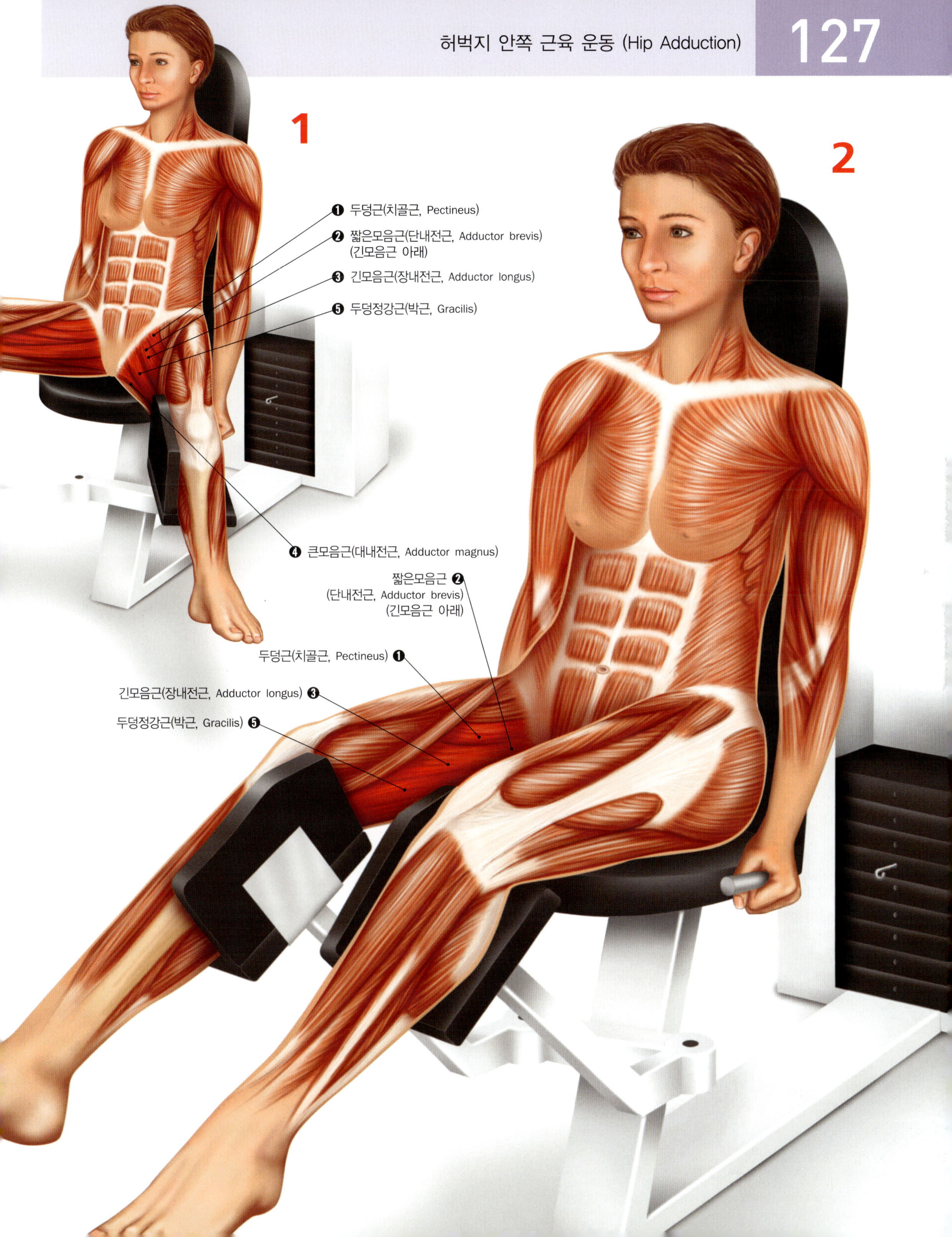
1
2
❶ 두덩근(치골근, Pectineus)
❷ 짧은모음근(단내전근, Adductor brevis)
(긴모음근 아래)
❸ 긴모음근(장내전근, Adductor longus)
❺ 두덩정강근(박근, Gracilis)
❹ 큰모음근(대내전근, Adductor magnus)
짧은모음근 ❷
(단내전근, Adductor brevis)
(긴모음근 아래)
두덩근(치골근, Pectineus) ❶
긴모음근(장내전근, Adductor longus) ❸
두덩정강근(박근, Gracilis) ❺

힙업 운동 (Hip Abduction)

특히 남성 트레이너들에 의해 자주 간과되어지는 이 운동은 다리를 바깥으로 벌리는 엉덩관절 벌림근(고관절 외전근, hip abductor)을 강화시키는 데 효과적이다. 중간볼기근(중둔근, gluteus medius)의 근력 약화를 개선하기 때문에 균형 운동프로그램에 좋은 운동이다. 또한 이 운동은 스포츠에 특화된(sports-specific) 훈련 또는 직업 재활 프로그램에 많이 포함되는 인기 있는 운동이다. 벌림근은 강한 근육 집단이 아니므로 해당 부위를 훈련할 때 무게 선택에 주의하여야 한다. 이 운동은 변형에 따라 가정과 피트니스센터 모두에서 적합하게 사용될 수 있고, 모든 수준의 트레이너에게 적합하다.

방법

패딩으로 된 지지대가 다리 바깥쪽에 위치하도록 운동 장비(힙업 운동)에 앉게 한다. 양쪽 다리가 닿은 상태에서 시작 자세를 선택하고 설정한다. 패딩으로 된 지지대를 가능한 최대로 멀리 벌리게 한다. 그런 후에 무게에 저항을 느끼면서 다리가 서로 가까워지며 시작 자세로 돌아오게 한다. 원하는 횟수만큼 반복한다.

변형

쉬운 방법

벽과 같이 움직이지 않는 표면에 공을 놓는다. 한쪽 다리를 공에 기대고 발을 가깝게 모으게 하여 서거나 바로 눕는다. 지지하는 다리를 고정하고 다른 다리로 공에 압력을 가한다. 양쪽 다리를 똑바로 펴서 유지한 상태에서 한쪽 다리로 공을 벽에 대고 짓누르게 한다. 움직임의 복귀 단계에서 다리가 공의 팽창에 천천히 저항하게 하면서 시작 자세로 돌아오게 한다. 반대쪽 다리도 반복하여 수행한다.

어려운 방법

핀이 장착된 웨이트 스택에 옆으로 서게 한다. 장비에서 가장 멀리 떨어진 다리의 발목 바로 아래 도르래 손잡이를 부착한다. 양쪽 다리는 똑바로 펴게 하고 양발은 지면에 닿게 해야 한다. 발이 지면에서 약 2피트(61 cm) 떨어질 때까지 부착된 스트랩을 바깥쪽으로 천천히 벌리게 한다. 무게의 당기는 힘에 저항하면서 천천히 발을 지면으로 내려놓게 한다. 반대쪽 다리도 반복하여 수행한다.

작용 근육

❶ 넙다리근막긴장근 (큰볼기근 아래 3, 4, 5)
❷ 궁둥구멍근
❸ 중간볼기근
❹ 작은볼기근

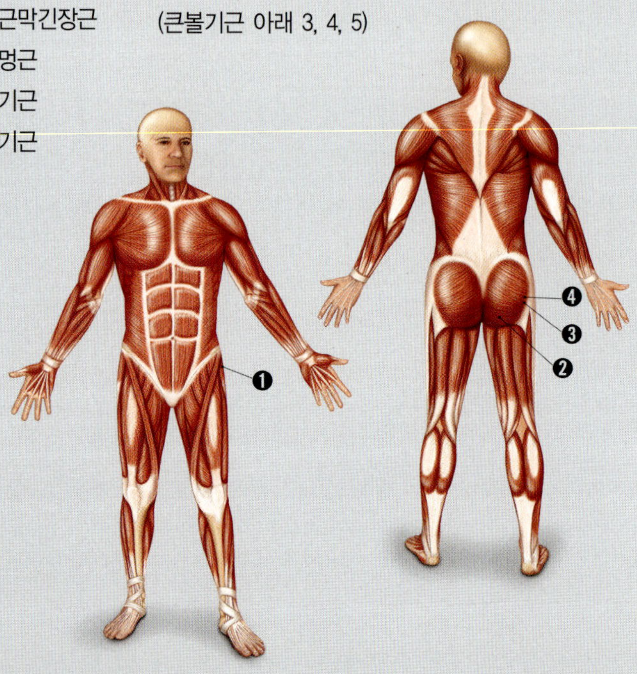

올바른 방법

운동하는 동안 다리를 편 상태를 유지하게 한다. 웨이트 스택(weight stack) 당김에 저항하면서 다리를 천천히 모아서 시작 자세로 돌아오게 한다.

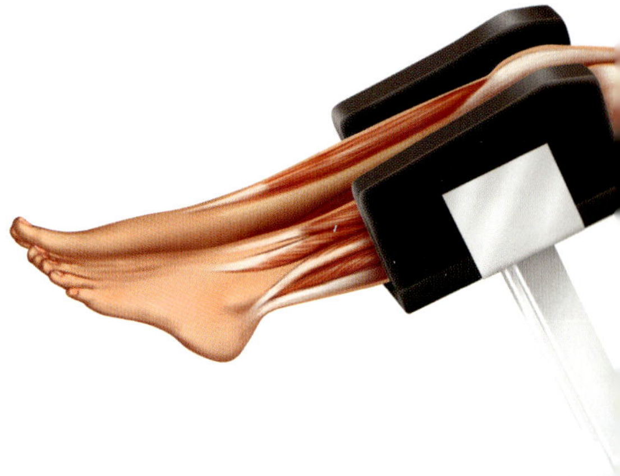

경고

움직임이 부드럽게 조절될 수 있는 무게를 사용한다. 엉덩관절의 비틀림을 방지하며, 올바른 기술로 운동을 하게 한다.

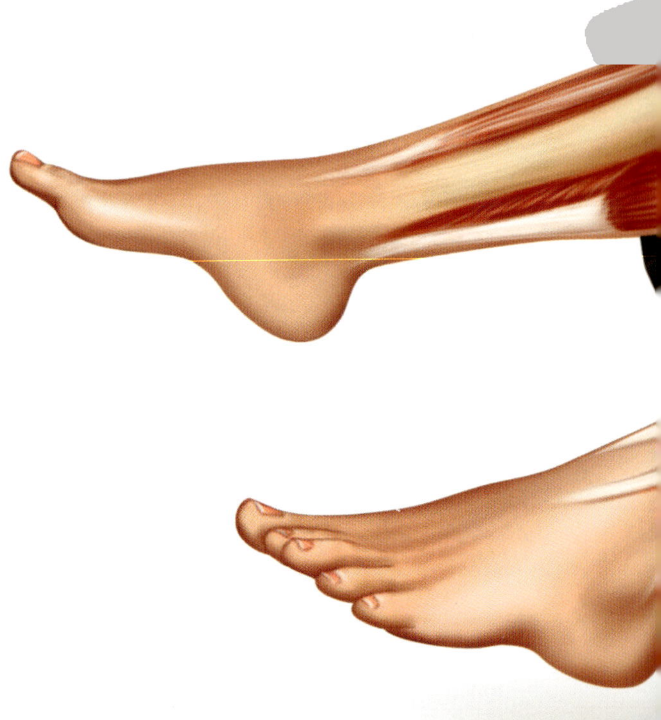

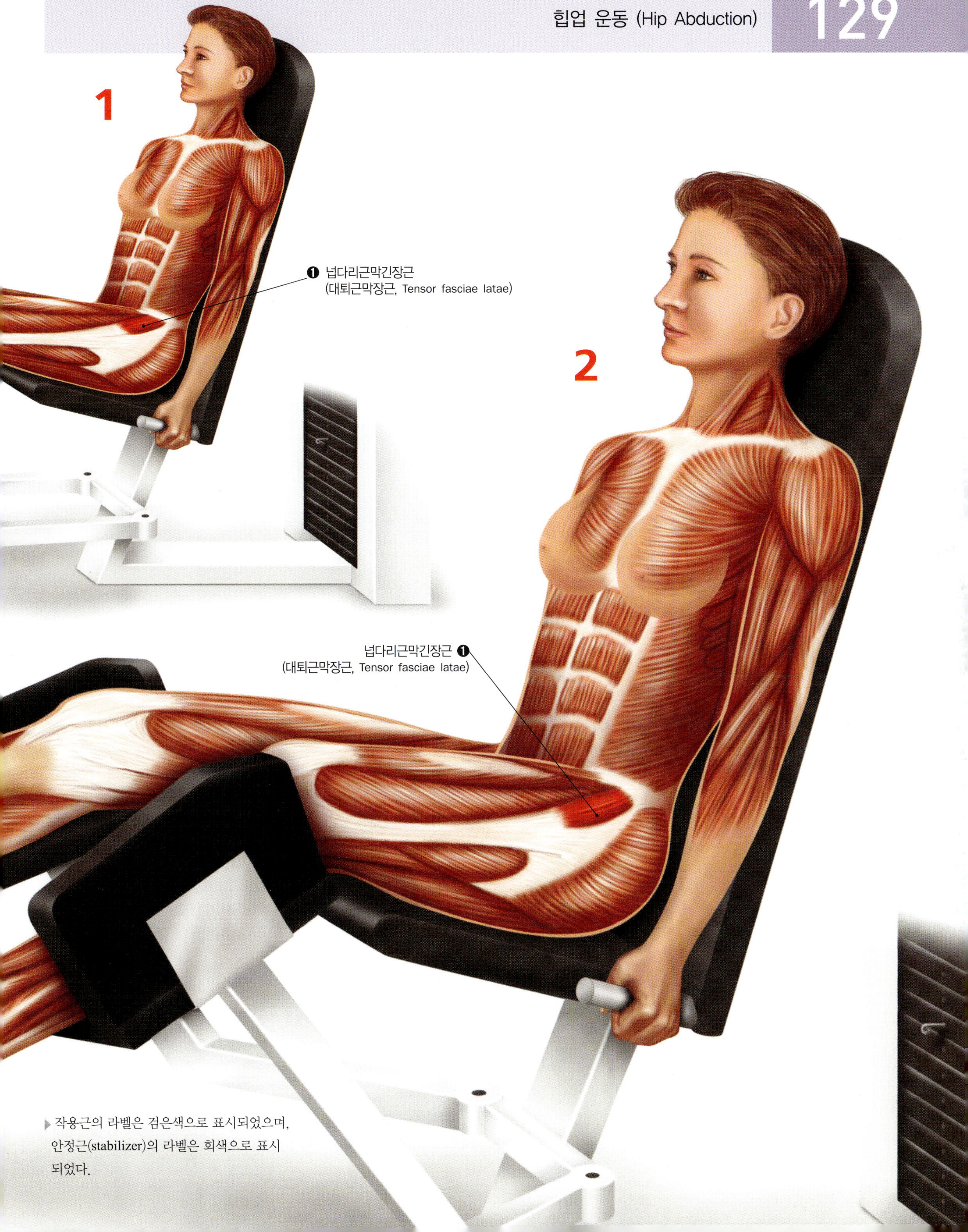

▸ 작용근의 라벨은 검은색으로 표시되었으며, 안정근(stabilizer)의 라벨은 회색으로 표시되었다.

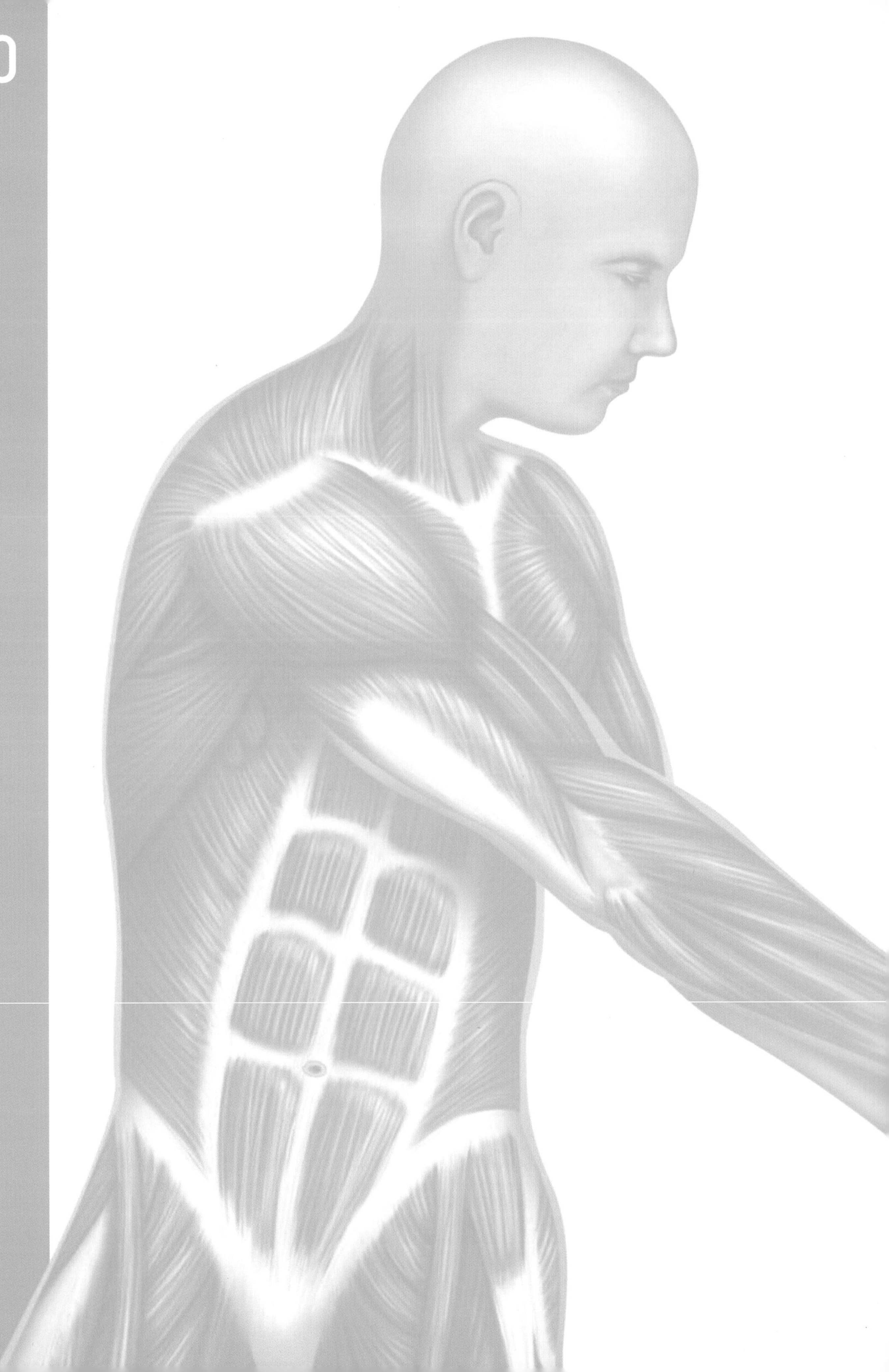

몸통 운동
Trunk Exercises

코어(core)는 근력강화, 피트니스, 그리고 안정성을 위한 매우 중요한 영역으로서 이번 장에 포함된 운동의 핵심사항이다. 코어 안정성(core stability)이라는 용어를 코어 강화로 착각하면 안된다. 실제로 강한 코어 근육을 필요로 하는 사람은 거의 없다.

코어란 지구력, 긴장도 그리고 가장 중요한 것은 다른 여러 활동들을 수행하면서 안정된 자세를 유지하는 능력이다.

운동을 하는 모든 사람들은 코어 안정성과 허리 근육(lower back)의 지구력을 향상시킬 수 있으며, 이로인한 다양한 운동 효과를 얻는다. 코어 안정성과 허리 근육의 지구력은 현대 사회에서 가장 흔한 증상인 요통(back pain)을 예방하는데 매우 중요하다. 운동 선수들에게 코어 안정성은 길고 강한 투구를 할 수 있도록 하고, 신체에 가해지는 충격을 잘 흡수할 수 있으며, 균형을 유지할 수 있는 안정적인 기반을 제공한다.

몸통 운동을 안전하고 효과적으로 하기 위해 정확한 기술은 필수적이다. 척추는 중립을 유지하고 부속 근육(accessory muscles)의 사용을 최소화해야 한다.

플랭크 (Plank) 132
크런치 (Crunch) 134
크로스 바디 크런치 (Cross–body Crunch) 136
자전거 운동 (Bicycle) 138
슈퍼맨 (Superman) 140
엉덩이근육 운동 (Bridge) 142
백 익스텐션 (Back Extension) 144
리프트 (Lift) 146
찹 (Chop) 148
워크아웃 (Walkout) 150

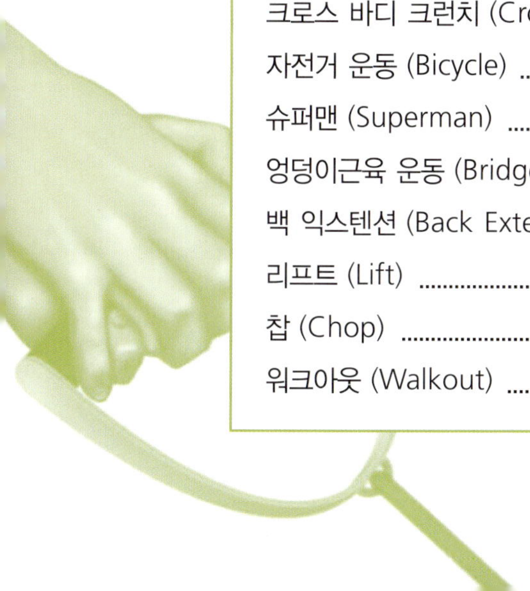

플랭크 (Plank)

코어 안정화 운동(core-stabilizing exercise)은 어깨뼈 안정화 훈련에서도 사용된다. 플랭크는 힘을 기르기보다는 지구력과 안정성을 증진시킨다. 특히 허리근, 복근, 어깨, 엉덩이 근육의 지구력이 향상된다. 체력 수준에 따라 가능한 오랫동안 자세를 유지하는 것이 목적이다. 현재 세계 기록 보유자는 1시간 이상 플랭크 자세를 유지할 수 있다. 이 운동은 체조, 다이빙과 같이 선수들이 안정적이거나 자세를 유지해야 하는 스포츠 또는 신체 접촉에 적응하고 반응해야 하는 스포츠에 이상적이다. 어깨 회복 프로그램의 초기와 중기 단계, 그리고 팔굽혀펴기를 수행하기 위한 선행 프로그램으로 플랭크 운동을 추천한다.

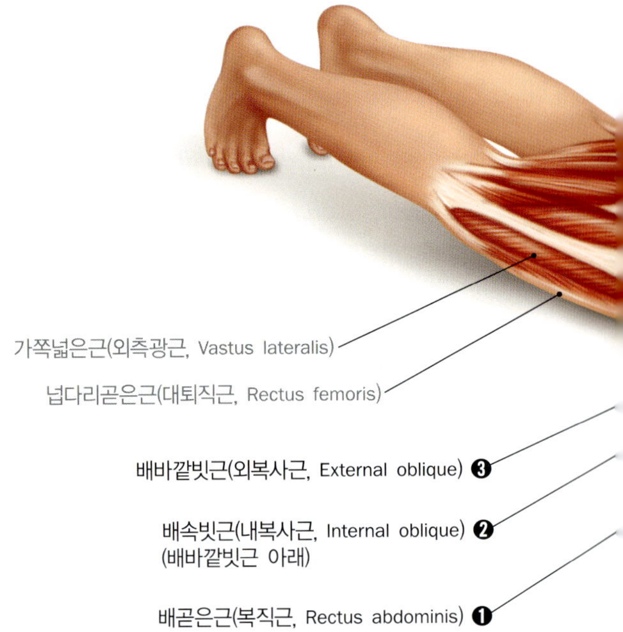

방법

팔꿈치를 구부리고, 양손을 어깨 바로 앞에 오므린 상태에서 발가락을 대고 바닥에 엎드리는 것부터 시작한다. 아래팔과 발가락만 지면에 닿도록 하고 몸통은 지면에서 들어 올린다. 시선은 아래를 보고 어깨를 등쪽으로 붙이며, 등이 곧게 펴지도록 한다. 머리부터 몸통 그리고 발뒤꿈치까지 일직선으로 곧게 있어야 한다. 이 자세를 15초 이상 유지한다. 이 자세의 유지 시간을 늘리기 위해 노력해야 한다.

변형

쉬운 방법 플랭크를 할 수 있는 상체의 힘이나 지구력이 부족할 경우 발가락으로 지지하지 않고 무릎을 땅에 고정시킨다. 머리부터 몸통 그리고 무릎까지 일직선이 되도록 한다.

어려운 방법 한 번에 한 발을 지면에서 5초간 들어 올린다. 이 방법은 다리를 공중에 유지시키기 위해 배빗근과 엉덩이근육이 회전력으로 작용하게 된다. 플랭크의 난이도를 높이기 위한 방법으로 "사이드 플랭크"를 시도한다. 왼쪽에서 중앙, 오른쪽 방향으로 움직이면서 각 자세를 30~60초간 유지한다.

작용 근육

❶ 배곧은근
❷ 배속빗근(배바깥빗근 아래)
❸ 배바깥빗근

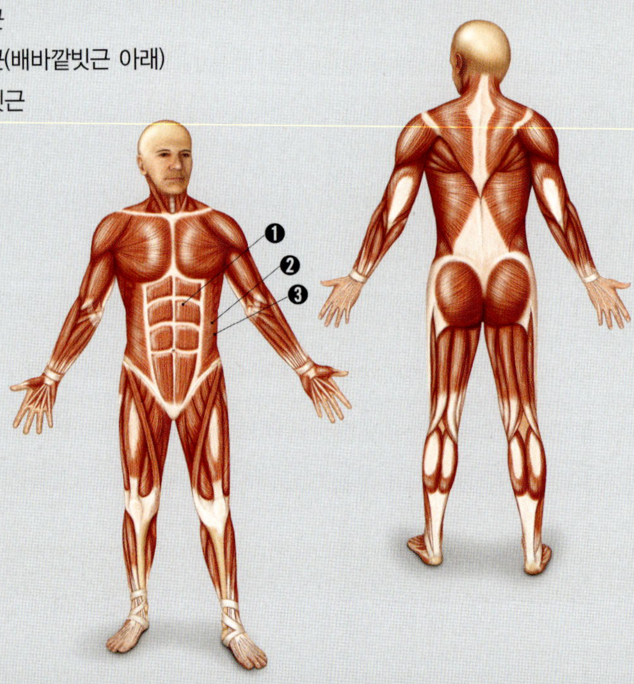

2

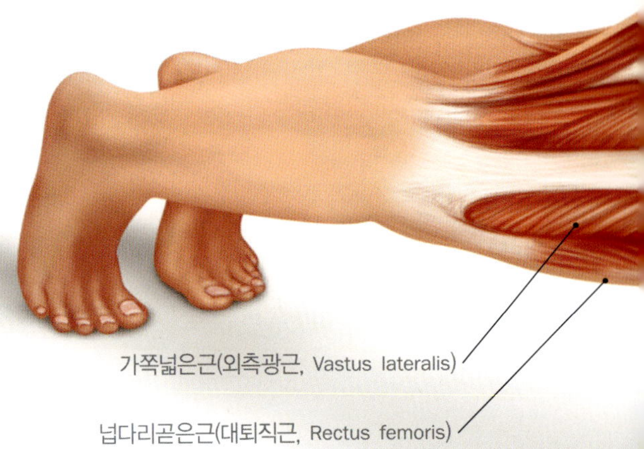

올바른 방법

처음 수행할 때는 거울을 사용하여 올바른 자세로 교정한다.

플랭크 (Plank) 133

1

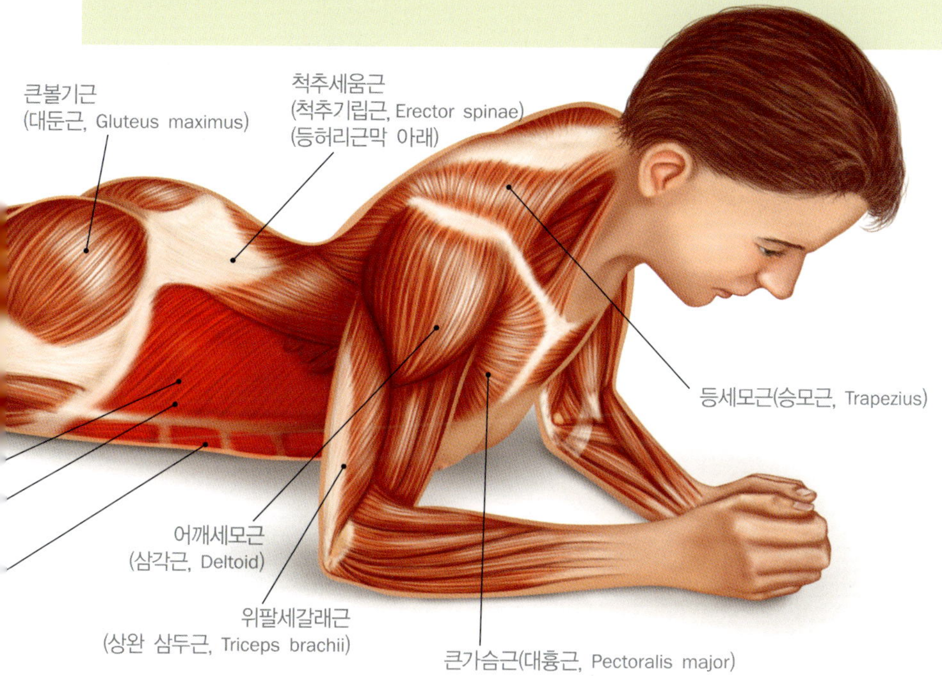

경고

허리를 아치형으로 만들지 않는다.
복근이 약하다면 쉬운 방법부터 시작해 지구력을 키운다.

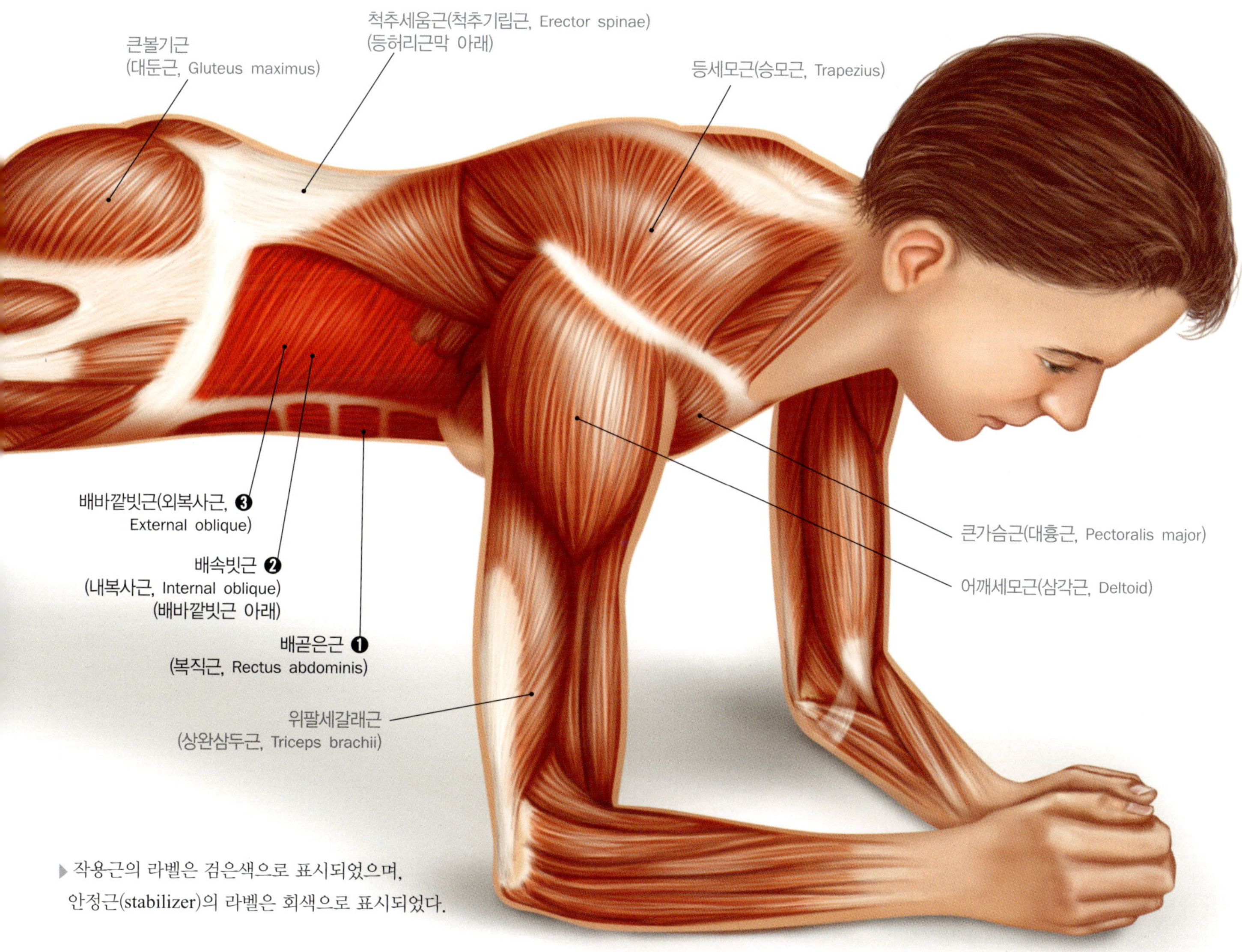

▶ 작용근의 라벨은 검은색으로 표시되었으며, 안정근(stabilizer)의 라벨은 회색으로 표시되었다.

크런치 (Crunch)

크런치라는 전통적인 복부 운동은 수천 번 시행되었다. 그러나 일반적으로 오해하는 부분은 이 운동 방법이 복부 주변의 과도한 지방을 빼는데 도움을 준다는 것이다. 크런치는 지방을 태우는 운동이 아니라 배곧은근(복직근, Rectus abdominis), 배속빗근(내복사근, Internal oblique), 배바깥빗근(외복사근, External oblique), 큰허리근, 엉덩근 등의 근력과 지구력을 강화시키는 운동이다. 웅크린 자세에서는 허리 근육이 늘어나며 햄스트링, 모음근, 허벅지근육, 엉덩이 근육 등이 하반신의 안정화에 도움을 준다. 크런치는 특별한 장비가 필요없고 어디서나 수행할 수 있으며, 가정 운동 프로그램의 루틴으로 필수적이며, 장소에 제약받지 않는 운동이다.

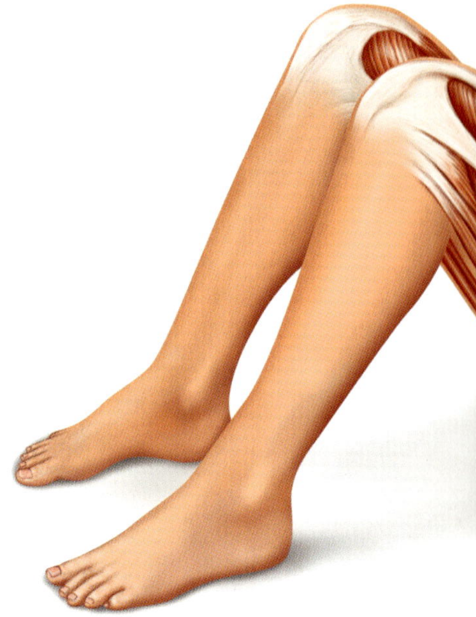

방법

무릎과 엉덩이를 구부리고 발을 바닥에 대고 뒤로 눕는다. 양팔을 가슴 위로 교차시키거나, 반대쪽 어깨에 손을 얹는다. 약간 더 어려운 방법은 손을 머리 옆에 가볍게 위치하게 한다. 복근을 쥐어짜고 수축시켜서 머리, 어깨, 그리고 어깨뼈를 바닥에서 들어 올리고 다시 시작 위치로 천천히 내려간다.

변형

쉬운 방법

복근이 크런치를 수행하는데 필요한 힘을 가지고 있지 않다면, 발목을 잡아주거나 벤치나 책장 같은 고정되고 단단한 물체 아래에 발을 걸고 수행한다. 복부를 통해 수축해야 하고 운동의 효과를 감소시키지 않기 위해 발이나 다리를 당기지 않아야 한다.

어려운 방법

복근을 사용하기 위해 팔을 머리 위로 뻗거나 머리 위로 무게를 지탱한다. 이러한 방법은 발을 바닥에 유지하기 위해서 하체의 안정화가 더 강화되도록 작용한다. 그러나 올바른 자세를 위해서 보상 동작이 나타나지 않도록 주의해야 한다.

작용 근육

❶ 배곧은근
❷ 배속빗근(배바깥빗근 아래)
❸ 배바깥빗근

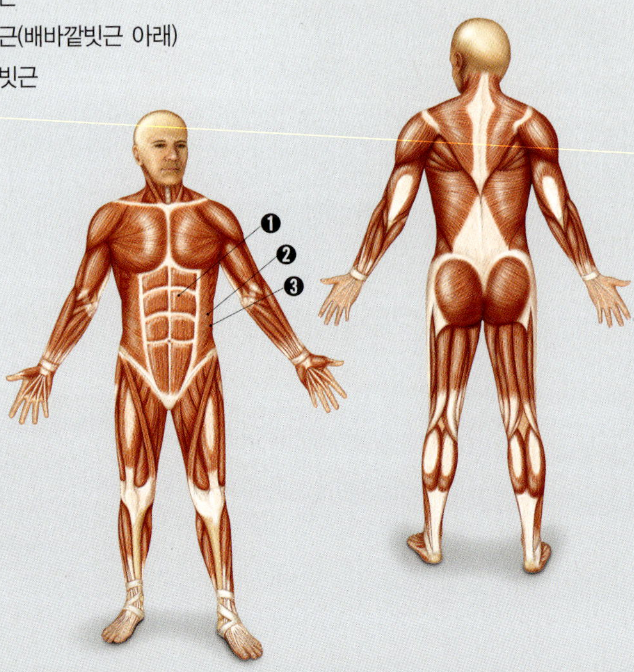

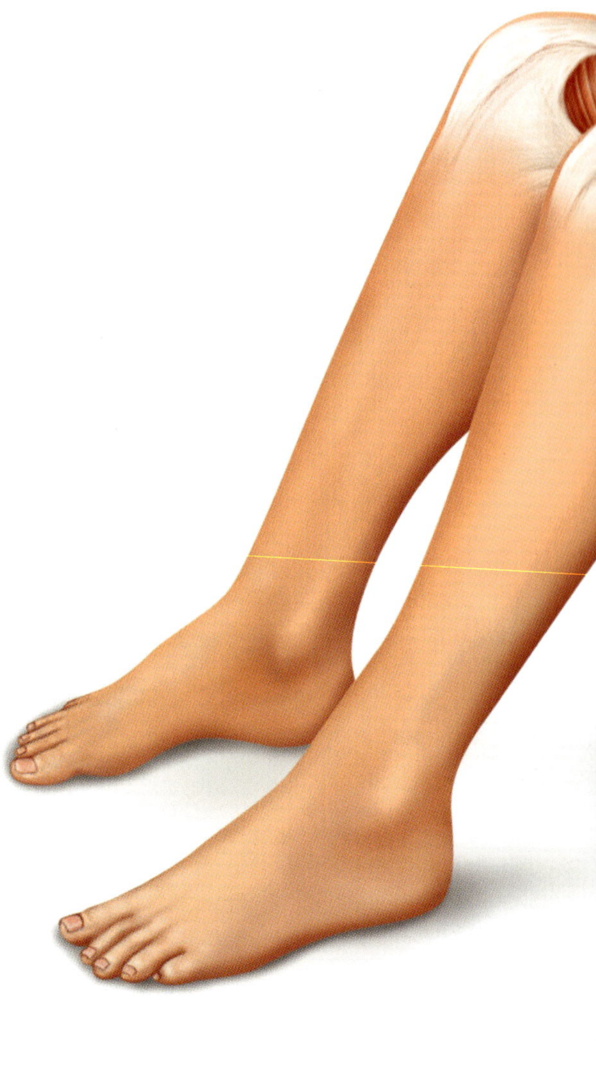

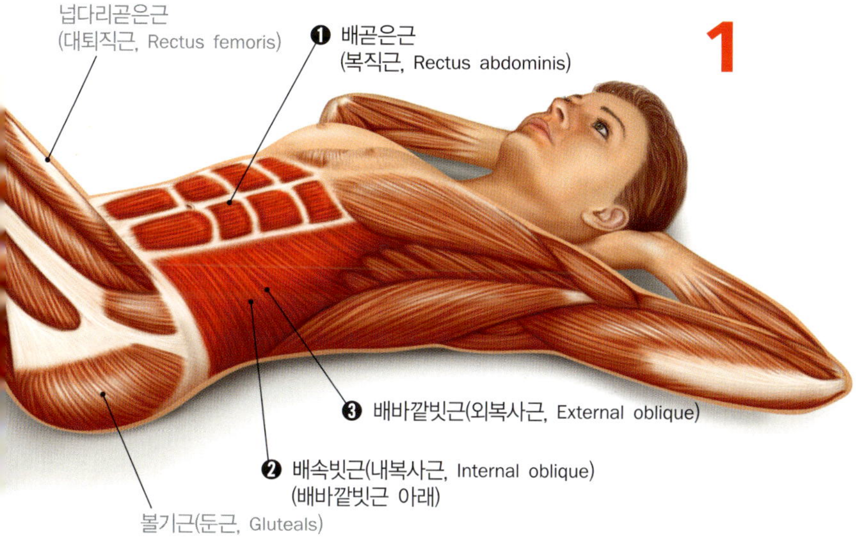

경고

손을 목 뒤로 한 상태에서 머리를 위로 올리지 않는다. 만약 허리 통증이 있다면, 이 운동을 하기 전에 전문가의 조언이 필요하다.

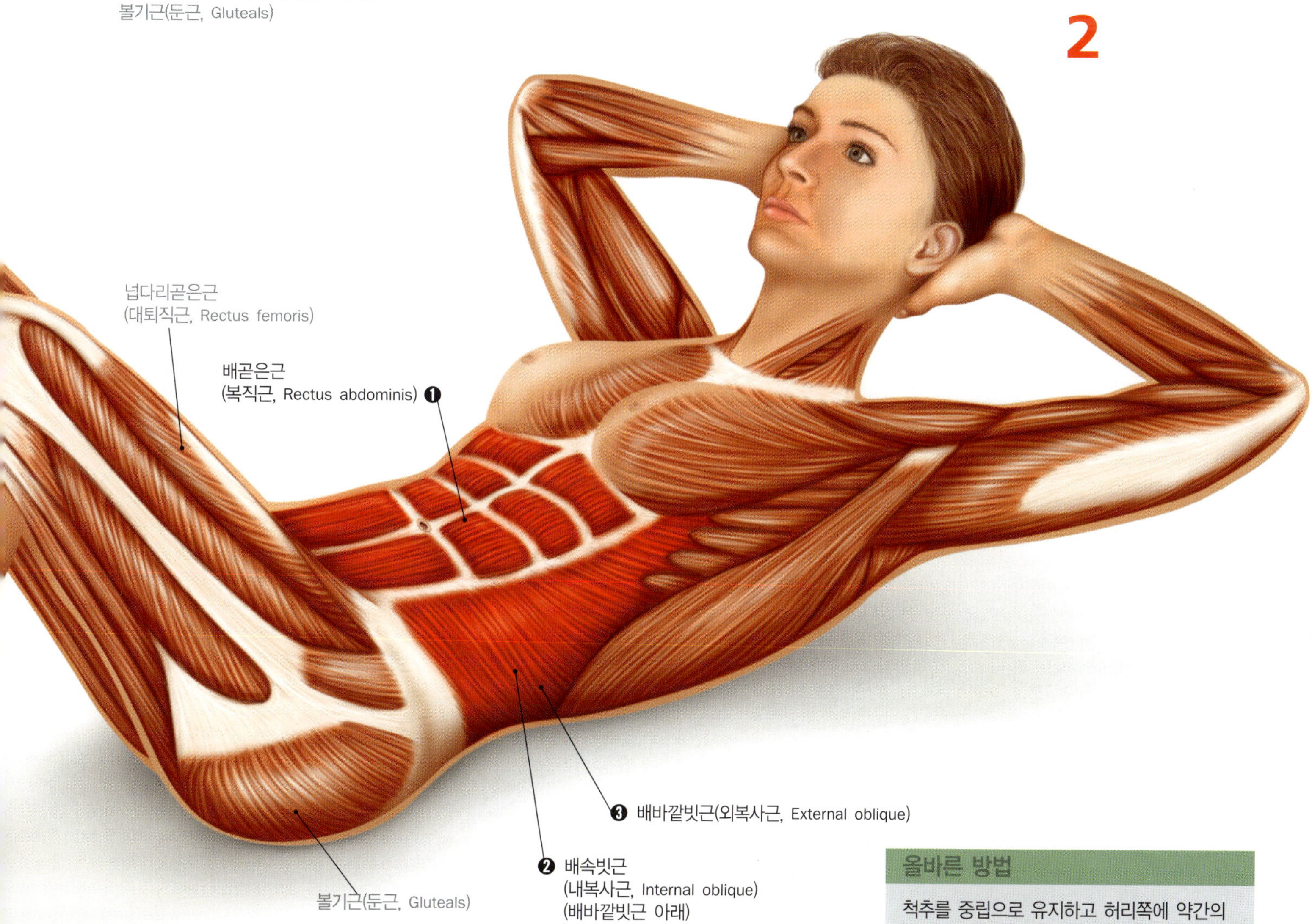

▸ 작용근의 라벨은 검은색으로 표시되었으며, 안정근(stabilizer)의 라벨은 회색으로 표시되었다.

올바른 방법

척추를 중립으로 유지하고 허리쪽에 약간의 아치를 만든다. 등을 완전히 아치형으로 만들거나 편평하게 만들지 않는다.

크로스 바디 크런치 (Cross-body Crunch)

이 운동은 더 큰 움직임을 요구하며, 일반적인 크런치에 비틀리는 동작을 추가함으로써 근활성화를 증가시킨다. 결과적으로, 배바깥빗근(외복사근, External oblique)과 배속빗근(내복사근, Internal oblique)을 더욱 강화시키고, 안정화 근육을 더욱 활성화시킨다. 크로스 바디 크런치가 능숙하게 되면 자전거 운동으로 단계를 높일 수 있는데, 그 이유는 움직임은 비슷하지만 다리 근육과 척추 안정화에 대한 요구가 자전거 운동보다 적기 때문이다. 일반적인 크런치와 마찬가지로, 이 동작은 다양하게 적용할 수 있으며, 특별한 장비가 필요하지 않기 때문에 거의 모든 곳에서 수행할 수 있다.

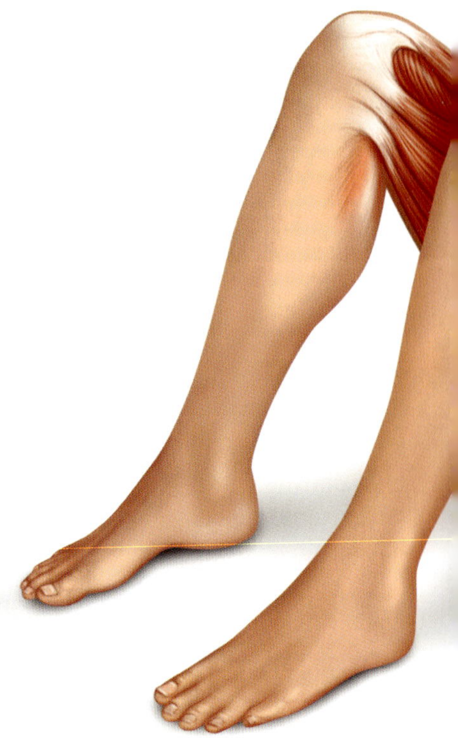

방법

무릎과 엉덩이를 구부리고 발을 바닥에 대며, 손을 머리 옆에 가볍게 놓고 뒤로 눕는다. 복부를 쥐어짜듯이 수축시켜 머리와 어깨, 어깨뼈를 바닥에서 들어 올리면서 오른쪽으로 비틀어준다. 동시에, 오른쪽 팔꿈치와 왼쪽 무릎이 가슴 위에서 닿도록 왼쪽 다리를 들어 올린다. 천천히 시작 위치로 돌아가서 팔과 다리를 번갈아 가면서 반복한다.

변형

쉬운 방법 동작을 부드럽게 하기 위한 힘이나 지구력이 부족하다면 다리 동작은 하지 않고, 상반신을 들어 올리고 회전하는데만 집중한다. 하지만 이러한 변형은 복근의 작용을 최소화하고 안정화 근육의 활성화를 감소시킨다.

어려운 방법 경사 벤치에서 발보다 머리를 숙인 채 운동을 한다. 이 자세는 추가적인 중력을 제공함으로써 저항을 증가시킨다. 저항을 더 높이려면 머리 뒤에 무게를 추가한다.

올바른 방법

복부를 수축시킬 때 "짜는 느낌(squeeze)"을 확실히 느끼고, 팔이나 다리를 당기지 않는다.

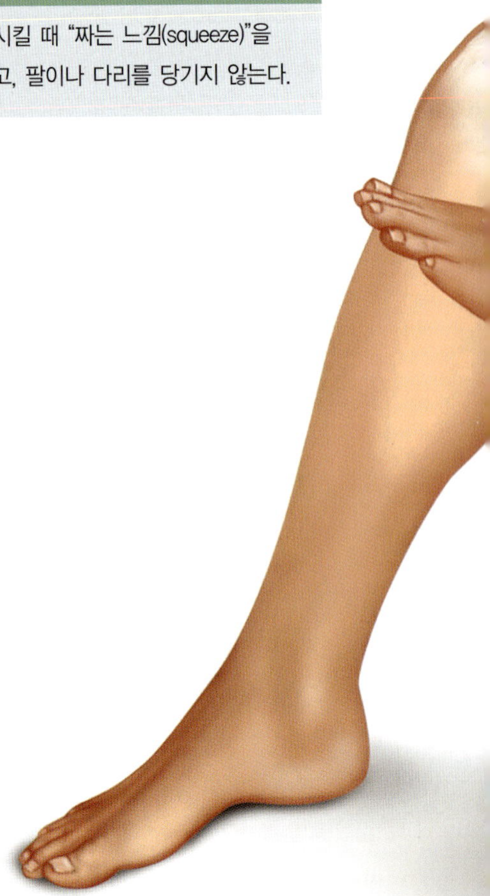

작용 근육

❶ 배곧은근
❷ 배속빗근(배바깥빗근 아래)
❸ 배바깥빗근

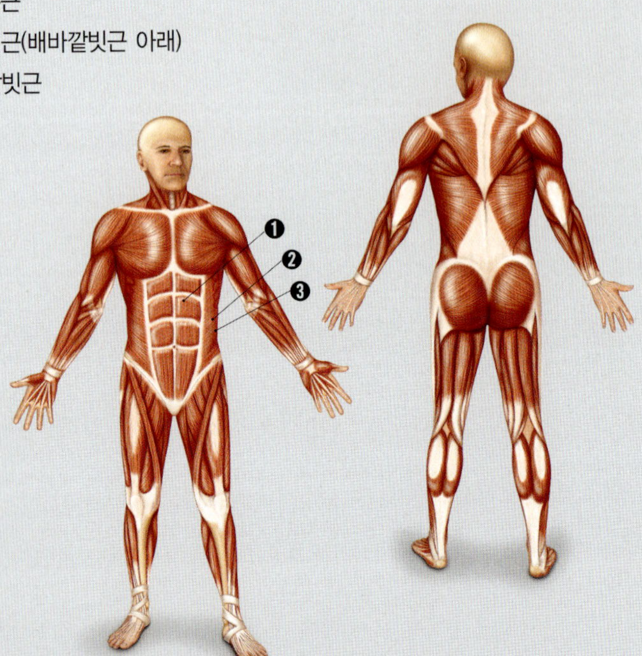

1

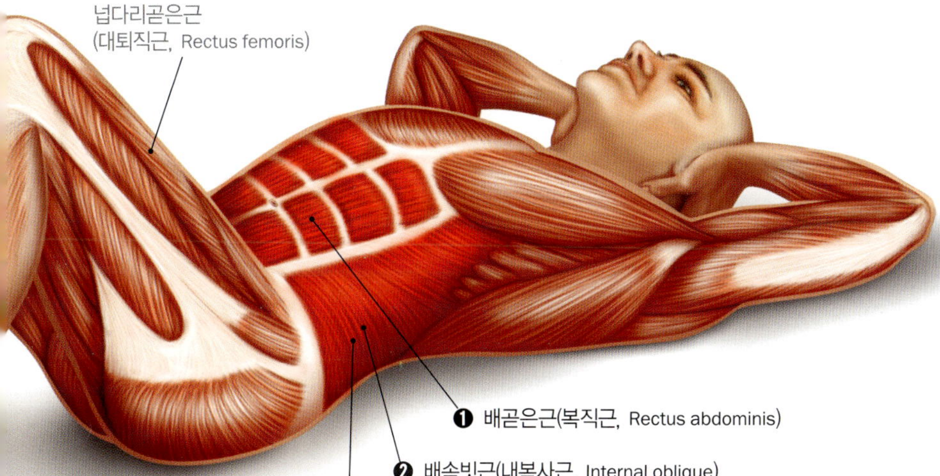

경고

목 뒤에서 머리를 위로 당기지 않는다. 운동이 안전하고 효과적으로 수행할 수 있도록 움직임을 천천히 시행하고, 조절되는지 확인한다.

2

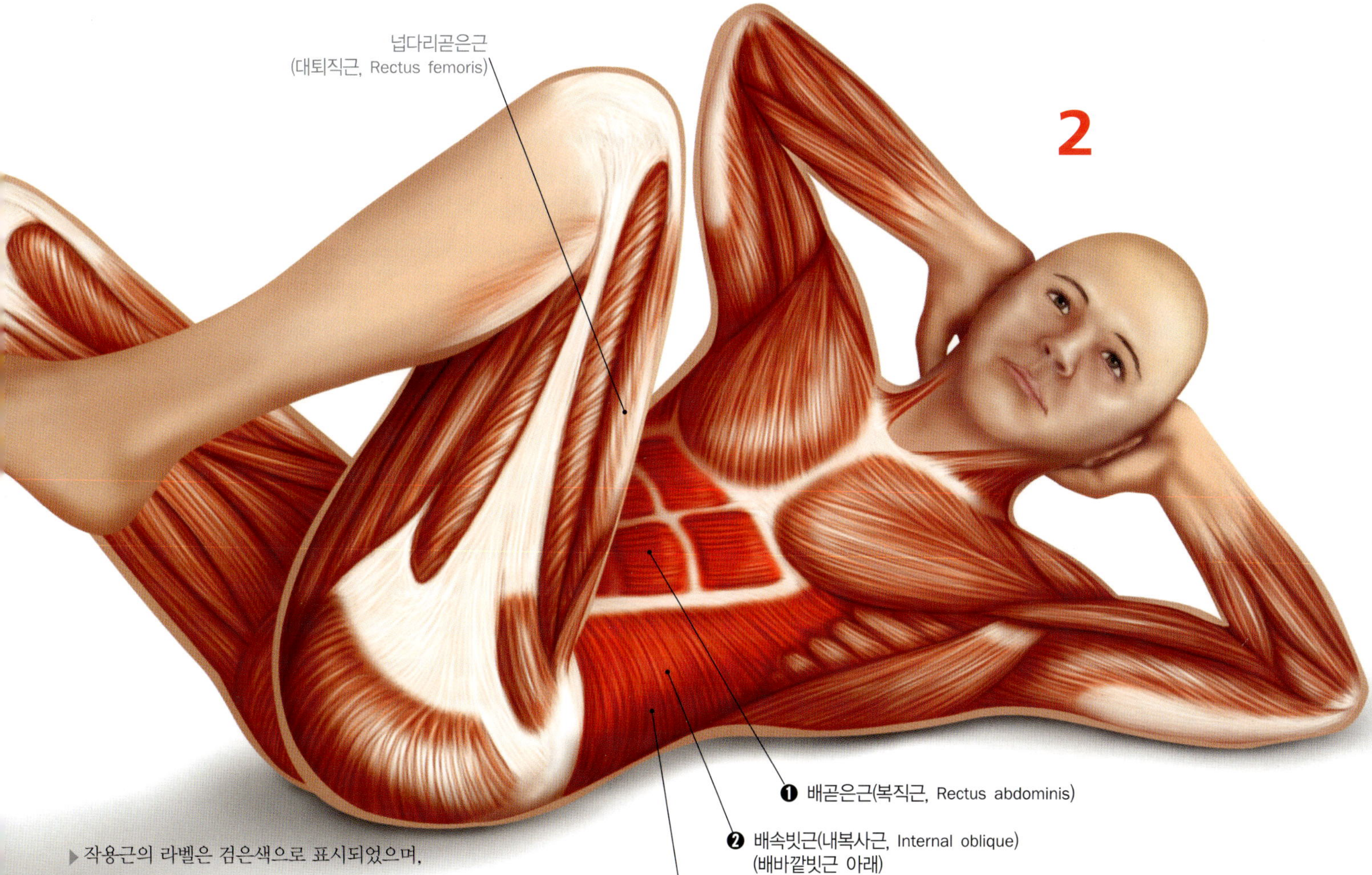

▸ 작용근의 라벨은 검은색으로 표시되었으며, 안정근(stabilizer)의 라벨은 회색으로 표시되었다.

자전거 운동 (Bicycle)

자전거 운동은 복근을 보다 강하게 운동시킨다. 샌디에이고 주립대학교의 연구소에서 근활성화를 확인하였을때, 배곧은근(복직근, Rectus abdominis) 활성화를 위한 모든 복부 운동 중 1위를 차지했다. 이 자전거 운동은 복부의 얕은층에 위치한 근육을 강화시키는 목적으로 가장 효과적인 방법 중 하나이다. 쉽게 말하면 자전거 운동으로 많은 트레이너들이 원하는 "식스팩(six-pack)"을 결과적으로 가질 수 있다. 자전거 운동을 수준 높은 코어 안정화 운동으로 사용하되, 심부 근육(deep core muscle)을 정확히 수축하는 훈련이 효과적으로 선행되어야 한다. 다리를 들어 올리고 움직이는 동안 척추를 중립으로 유지하면 근육을 더욱 활성화시킨다.

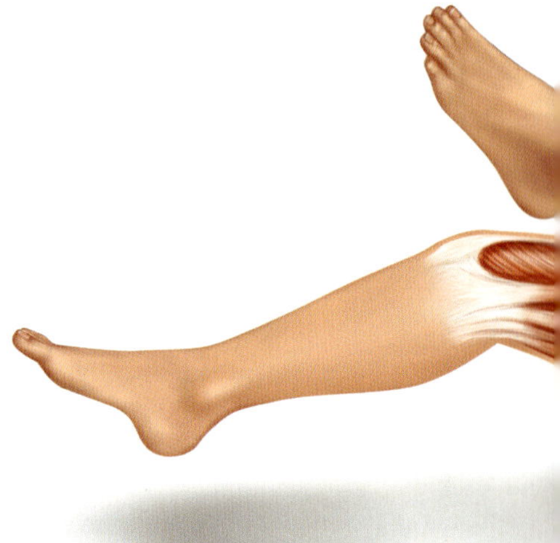

방법

바닥에 누워서 허리를 지면에 대고, 코어 근육을 수축시킨다. 손으로 머리를 지그시 잡고 무릎을 45도 각도로 들어 올린다. 자전거 페달 동작으로 다리를 움직이며, 앞뒤로 비틀면서 팔꿈치를 반대쪽 무릎에 번갈아 댄다. 운동하는 동안 고르게 호흡을 한다.

변형

쉬운 방법

자전거운동에서 가장 어려운 부분은 다리를 완전히 뻗었을 때 안정성을 유지하는 것이다. 올바른 자세나 척추의 중립 자세를 유지하기 어렵다면, 운동을 하는 동안 무릎을 약간 구부린 채로 유지한다.

어려운 방법

"시트 자전거운동(seated bicycle)"을 시도해 본다. 동작이 시작되기 전에 코어 안정화가 작동되도록 앉았다가 뒤로 살짝 젖힌다. 다리를 뻗고 양쪽 발뒤꿈치를 바닥에서 들어 올린다. 자전거 페달 동작을 수행하고 반대쪽 팔꿈치를 무릎으로 이동한다. 이 운동을 더 어렵게 하려면 팔꿈치 바깥을 무릎 바깥쪽에 대도록 한다.

작용 근육

❶ 배곧은근
❷ 배속빗근(배바깥빗근 아래)
❸ 배바깥빗근

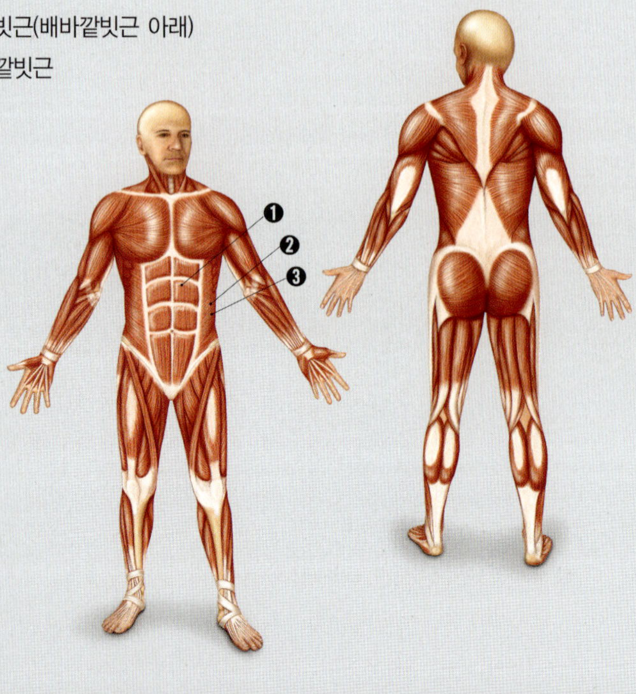

올바른 방법

운동하는 동안, 심부의 복근을 수축하여 척추 쪽으로 잡아당기고 척추를 중립 자세로 유지한다.

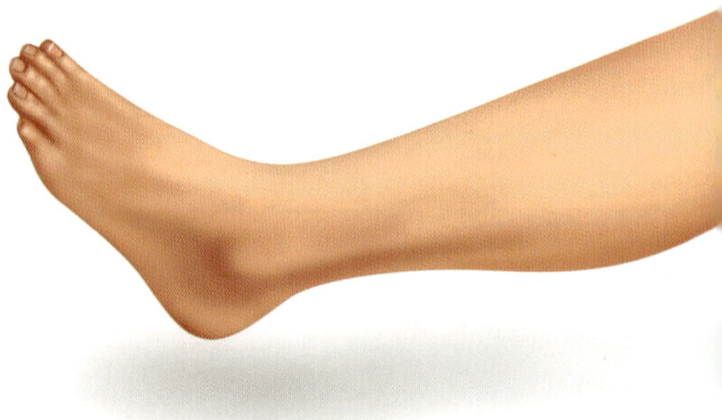

▶ 작용근의 라벨은 검은색으로 표시되었으며, 안정근(stabilizer)의 라벨은 회색으로 표시되었다.

1

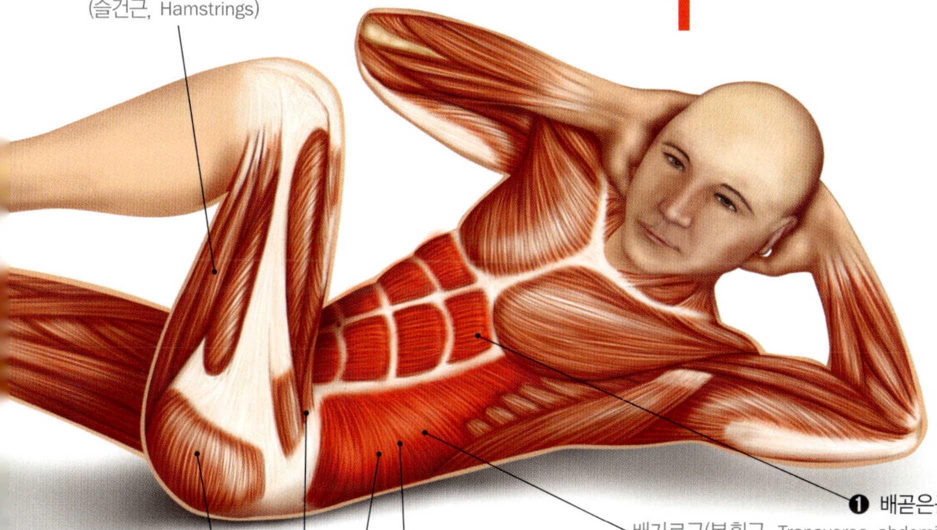

경고

턱을 가슴쪽으로 당기지 않고 목에 힘을 뺀다.

2

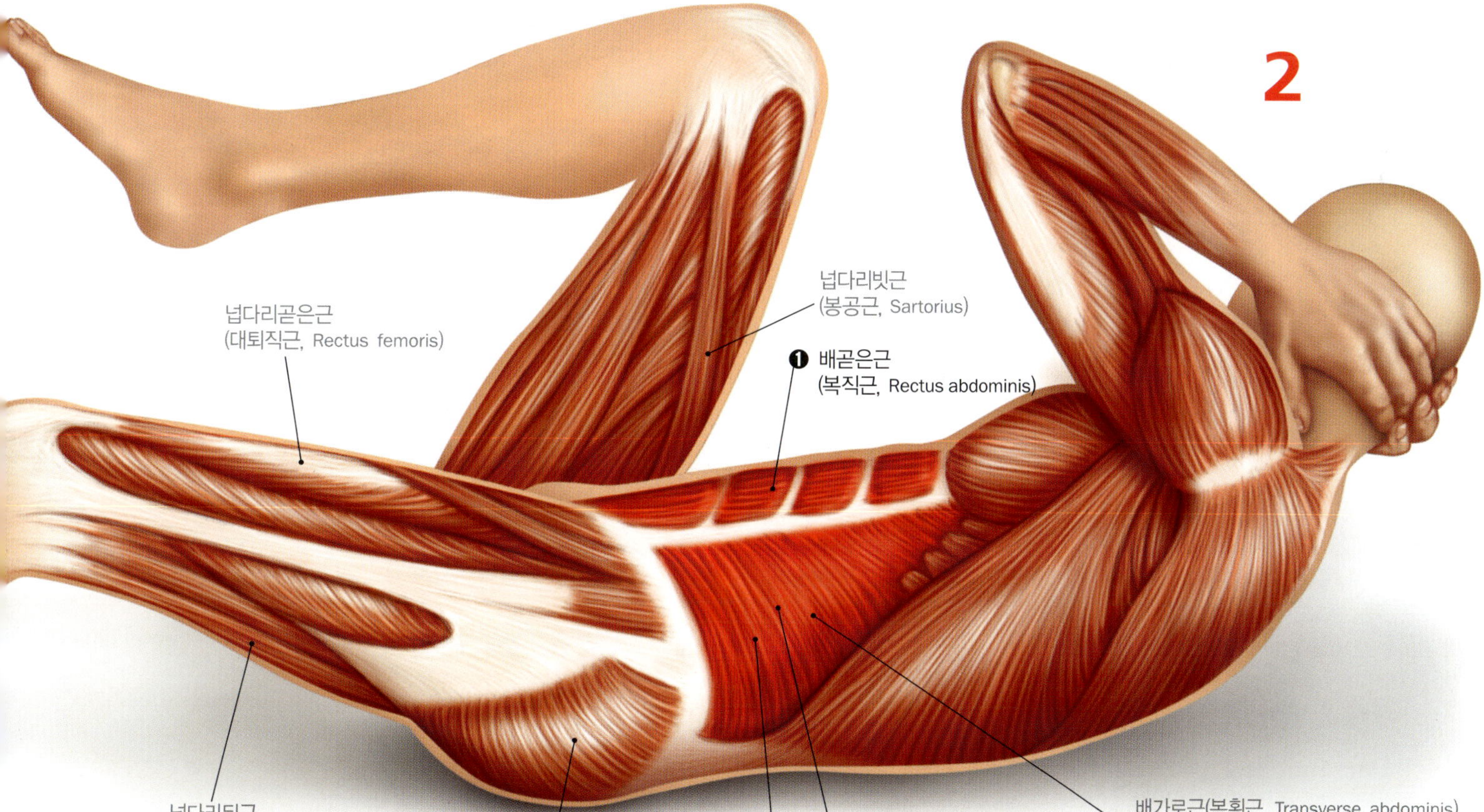

슈퍼맨 (Superman)

슈퍼맨이라는 코어 안정화 운동은 네 발로 쉬는 동작과 팔과 다리를 뻗는 동작 사이에서 자세가 변화하기 때문에 "버드독(bird dog)"이라고도 불린다. 이 운동은 주로 볼기근(둔근, gluteals), 척추세움근(척추기립근, erector spinae), 뭇갈래근(다열근, multifidus), 배빗근(복사근, oblique)들로 구성된 등 쪽의 코어근육을 강화시킨다. 슈퍼맨은 목과 어깨 주변에 힘과 안정성을 증진시키며, 신장 지구력을 높이고 회전 안정성을 높여준다. 허리 통증을 완화하기 위해서는 허리를 펴는 근육의 지구력이 필수적이다. 그리고 많은 스포츠, 특히 야구 배트와 라켓 스포츠에서 회전 안정성은 중요하다. 슈퍼맨은 특별한 장비를 필요로 하지 않는다. 이 방법은 주로 매트만 있으면 가능하기 때문에, 쉽게 가정이나 체육관에서 할 수 있다.

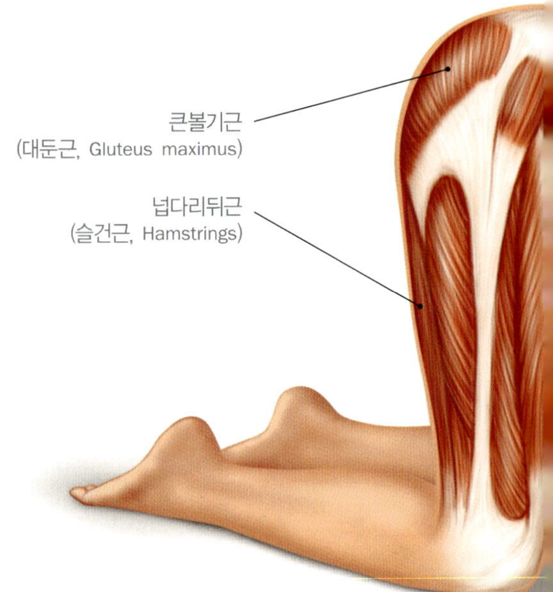

방법

양손을 어깨 넓이 정도로 벌린 채, 몸통 앞에 놓고 무릎을 꿇는다. 골반을 앞뒤로 기울여서 척추의 중립 자세를 찾는다. 이 자세에서 복부의 수축을 유지하면서, 한쪽 손과 반대쪽 무릎을 지면에서 들어 올리며, 번갈아 가면서 균형을 잡는다. 자세가 안정되면 팔과 다리를 완전히 편다. 손에서 발까지 곧게 일직선을 유지한다. 이 자세를 10초 가량 유지한다. 시작 위치로 돌아가서 반대편을 수행한다.

변형

쉬운 방법

양쪽 다리와 팔을 뻗은 상태에서 안정을 유지하기 어렵다면, 양손을 땅에 대고 한 번에 한 다리만 수행한다.

어려운 방법

좀 더 어렵게 하기 위해서는 손과 무릎보다는 손과 발가락으로 시작한다. 어깨 안정화근육, 코어 안정화근육, 그리고 햄스트링이 더욱 활성화된다. 이 방법이 어려운 이유는 더 길어진 자세가 안정화를 요구하고, 지면에 접촉하는 면적이 줄어들기 때문이다.

작용 근육

❶ 배곧은근
❷ 배속빗근(배바깥빗근 아래)
❸ 배바깥빗근

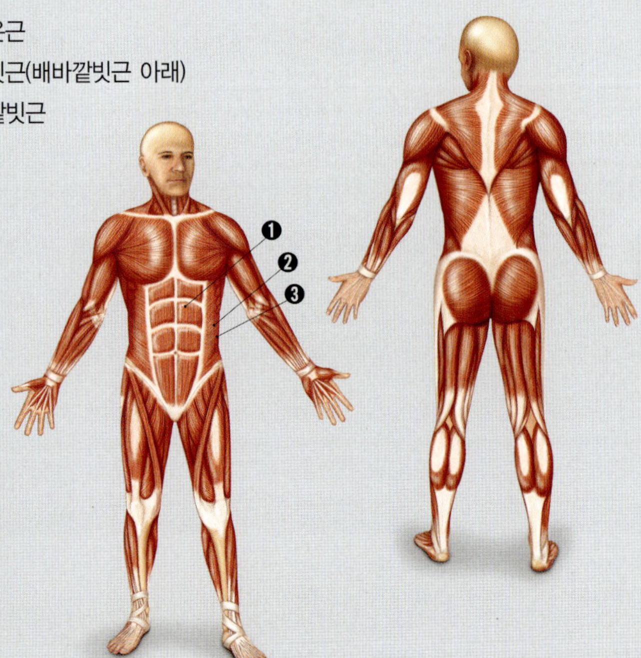

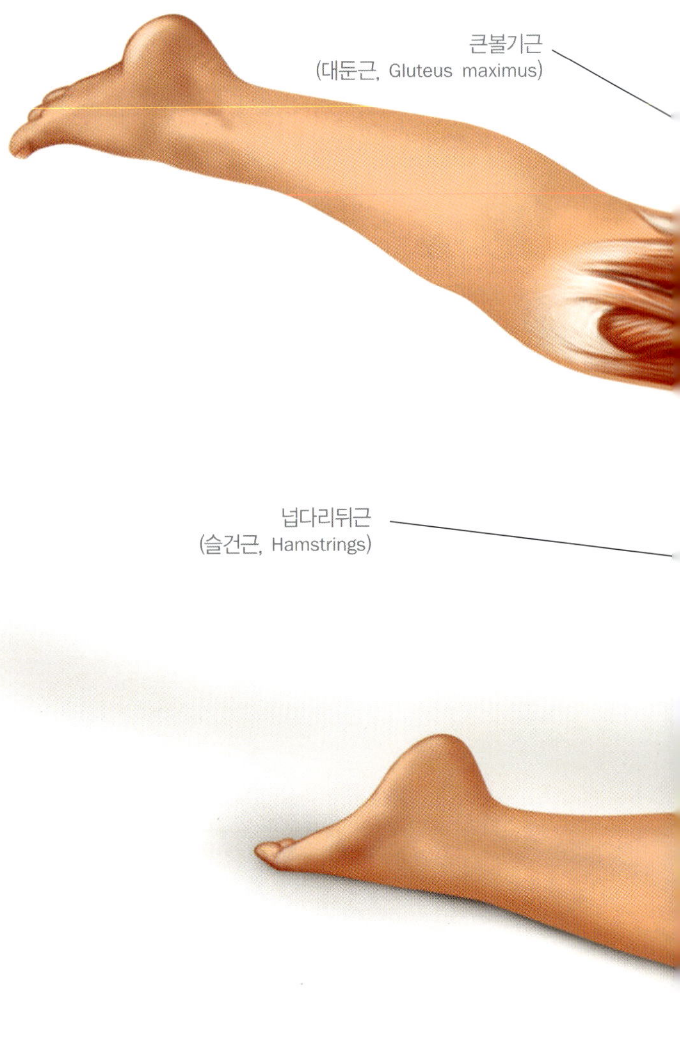

1

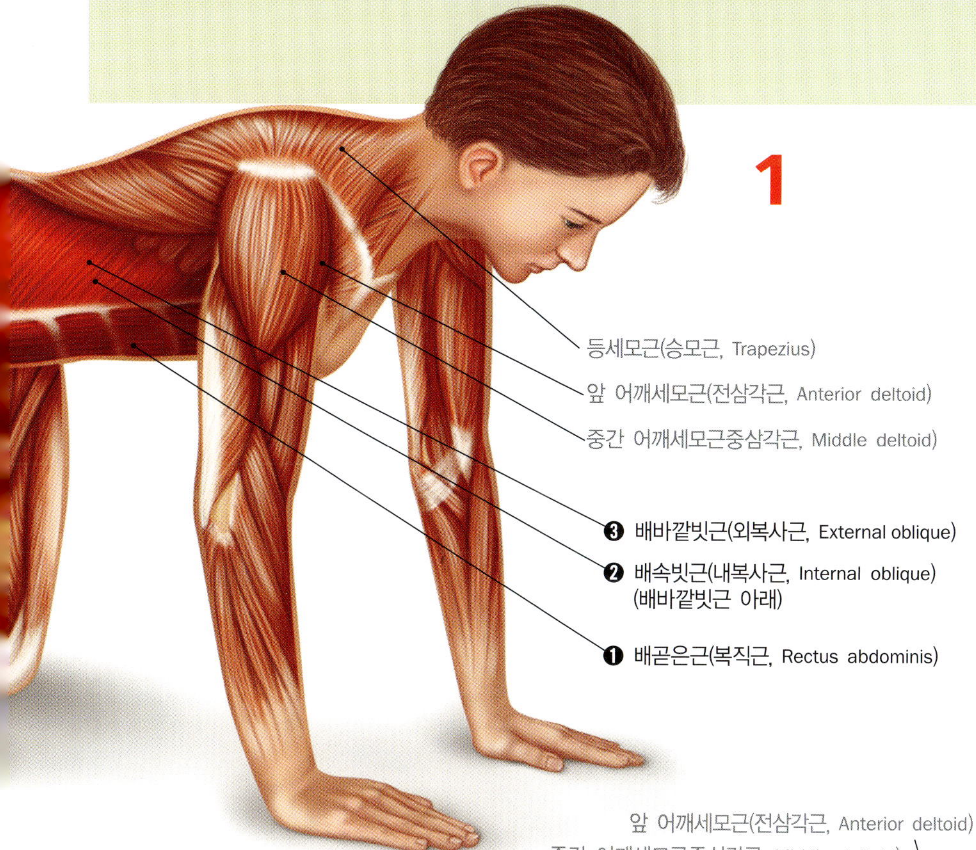

경고

무릎이나 손목 부상이 있는 경우 팔과 다리를 함께 들어올리기 보다는 독립적으로 팔과 다리를 번갈아 들어서 가해지는 압력을 줄여야 한다.

올바른 방법

다리를 너무 높게 들지 않는다. 높게 들게 되면 허리를 아치형으로 만들 수 있다. 또한 몸통을 한쪽으로 비틀지 않는다

2

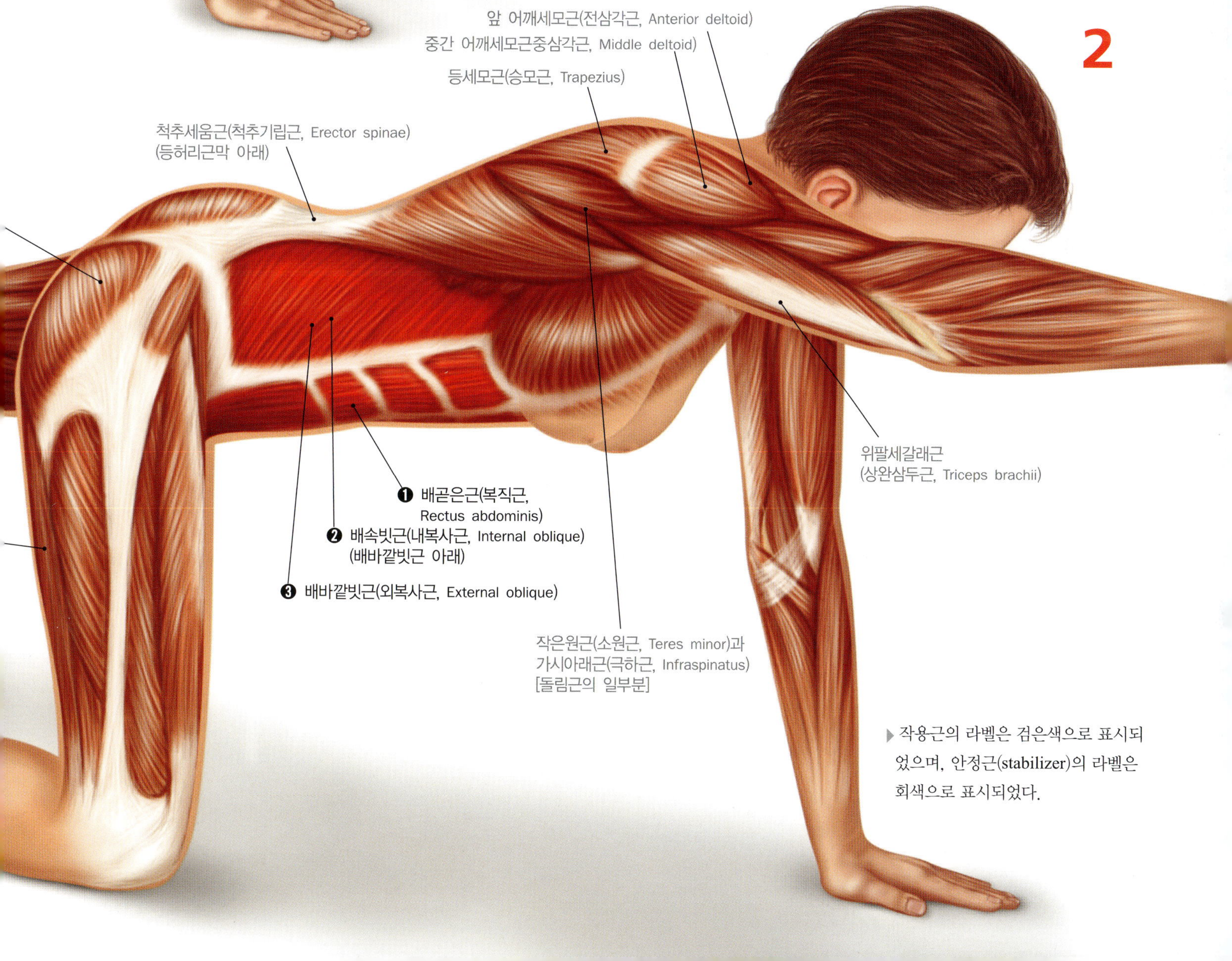

▸ 작용근의 라벨은 검은색으로 표시되었으며, 안정근(stabilizer)의 라벨은 회색으로 표시되었다.

엉덩이근육 운동 (Bridge)

이 근력강화 운동은 엉덩이근육(둔근, gluteal), 넙다리뒤근(슬건근, hamstrings), 복근(abdominal), 그리고 허리 근육(lower back muscle)을 대상으로 한다. 그리고 허리 통증과 코어 안정성에 탁월한 재활 운동이다. 허리 근육의 지구력이 떨어지는 것은 요통의 가장 위험한 요인 중 하나이다. 이에 따라, 엉덩이근육 운동이 뭇갈래근(다열근, multifidus)과 척추세움근(척추기립근, erector spinae)과 같은 허리 근육을 활성화하고 강화하는데 가장 효과적인 방법 중 하나로 확인되었다. 부상 예방이나 회복 훈련 프로그램의 일부분에 이 운동을 포함하는 것을 추천한다. 다리를 이용한 다양한 변형 방법들이 있기 때문에 쉬운 방법에서 어려운 방법으로 단계별로 진행한다. 장비가 거의 필요없어서 대부분의 환경에서 쉽게 수행할 수 있다.

방법

양손을 나란히 하고 무릎을 굽히며, 발을 바닥에 대고 뒤로 눕는다. 복근과 엉덩이 근육을 팽팽하게 조이고, 발뒤꿈치를 통해 바닥을 밀고, 엉덩이를 들어 올려 무릎부터 어깨까지 일직선을 만든다. 코어 근육을 팽팽하게 유지시키며, 엉덩이가 떨어지거나 등이 아치가 되지 않도록 한다. 이 자세를 20~30초간 유지한다. 일단 근육이 피로해지기 시작하면, 천천히 다시 시작 위치로 내린다.

변형

쉬운 방법

개인의 체력 수준에 따라 체력이 증진될 때까지 엉덩이를 땅에서 조금씩 들어 올리거나 자세를 유지하는 시간을 줄인다.

어려운 방법

"한쪽 다리 들기 브릿지(one legged bridge)"를 시도해 본다. 일반적인 방법으로 운동을 수행하되 한쪽 무릎만 구부리고 다른 쪽 다리를 완전히 뻗은 상태로 시작한다. 구부러진 다리로 엉덩이를 위로 밀고, 곧게 뻗은 다리와 어깨를 일직선으로 만든다. 몸통을 회전시키고 싶은 충동을 참는다; 엉덩이를 한 쪽으로 비틀지 말고 유지한다.

작용 근육

❶ 척추세움근
❷ 뭇갈래근(척추세움근 아래)
❸ 배곧은근
❹ 배속빗근(배바깥빗근 아래)
❺ 배바깥빗근
❻ 큰볼기근

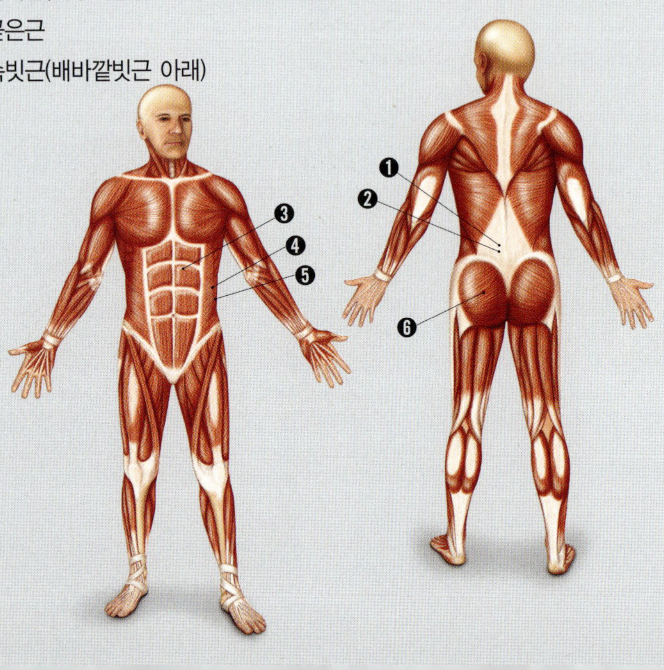

1

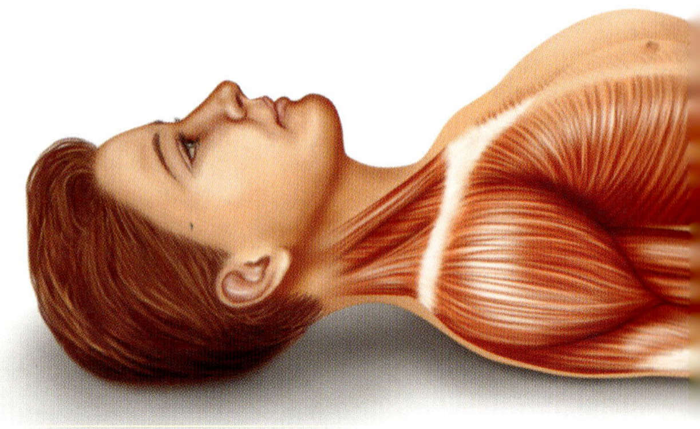

경고

엉덩이를 올린 자세에서 갑자기 떨어지면 허리 부위에 통증이나 손상을 입을 수 있다.

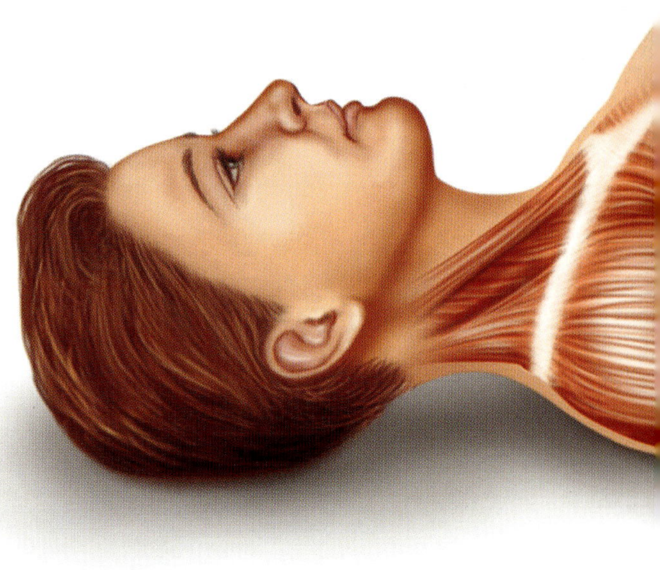

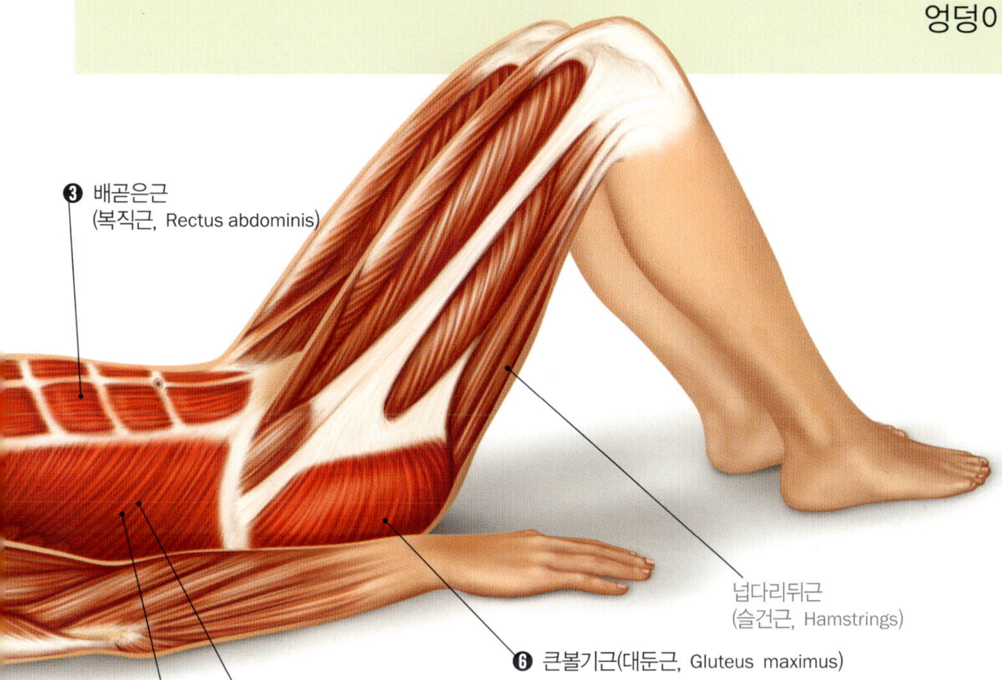

올바른 방법

배꼽을 척추 쪽으로 당겨서 코어를 팽팽하게 유지한다.

2

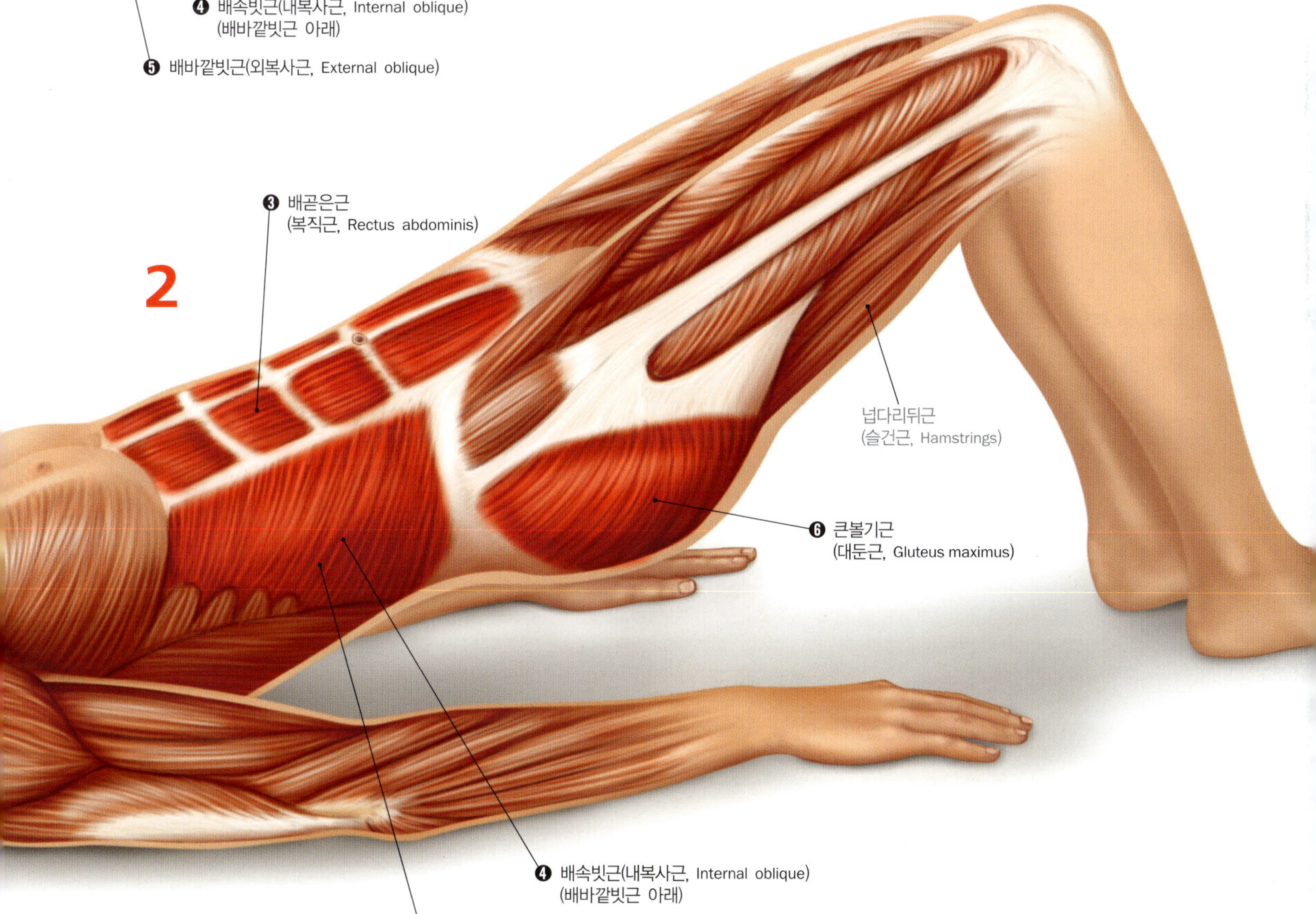

▶ 작용근의 라벨은 검은색으로 표시되었으며, 안정근(stabilizer)의 라벨은 회색으로 표시되었다.

백 익스텐션 (Back Extension)

이 운동은 허리 근육(lower back)을 스트레칭할 수도 있고, 강화시킬 수도 있다. 보통 피트니스센터에서 운동 장비(백 익스텐션)로 수행한다. 몸이 아래로 내려간 자세에서는 척추세움근(척추기립근, Erector spinae), 허리네모근(요방형근, Quadratus lumborum), 그리고 등허리근막(흉요근막, Thoracolumbar fascia)이 스트레칭 된다. 그런 다음 몸을 일으키면 등 근육(back muscle)과 넙다리뒤근(슬건근, Hamstrings)이 강화된다. 백 익스텐션을 사용하여 크런치나 윗몸 일으키기 운동의 부족한 부분을 보완하고 몸통의 중간 부분의 균형을 잡는다. 많은 사람들이 복부운동과 등 위쪽 운동은 많이 하지만 허리 근육은 소홀히 하는 경우가 많다는 것을 기억해야 한다. 허리 근육의 힘과 지구력은 허리 통증을 예방하기 위해 필수적이다.

경고

이 운동은 쉬운 방법으로 변형되어도 허리에 무리가 갈 수 있다. 운동하는 동안에 통증이 있으면 중단한다.

방법

백 익스텐션 장비를 사용할 때 패드를 대퇴부 아래와 종아리 위에 놓는다. 엉덩이와 골반을 지지하도록 길이를 조절하되 상체는 지지되지 않도록 한다. 중립자세를 유지하거나 약간 과도하게 뻗은 자세로 시작한 다음, 허리를 굽히면서 몸을 숙인다. 등과 햄스트링의 유연성이 허용되는 범위까지 아래로 내린다. 위로 들어 올려서 시작 위치로 돌아간다.

변형

쉬운 방법

백 익스텐션 장비를 사용하지 말고 바닥에 엎드린다. 손을 등 뒤로 하고 머리, 목, 어깨, 가슴을 땅에서 들어올리기 위해 위로 아치 형태를 만든다. 이 방법은 백 익스텐션 장비를 사용하지 않지만, 해당 근육은 동일한 범위를 움직일 수 있다.

어려운 방법

일단 체중을 이용하여 기본동작을 10~12번의 횟수를 3세트로 편안하게 할 수 있다면, 중량을 늘려본다. 바벨 걸이에 있는 플레이트를 꺼내서 가슴에 대고 동작을 수행한다. 안전을 위해 장비에서 내려오기 전에, 마지막 동작 후 바닥에 사용한 플레이트를 내려 놓는다.

작용 근육

❶ 척추세움근
❷ 뭇갈래근
❸ 허리네갈래근

(1, 2, 그리고 3 모두 등허리 근막 아래)

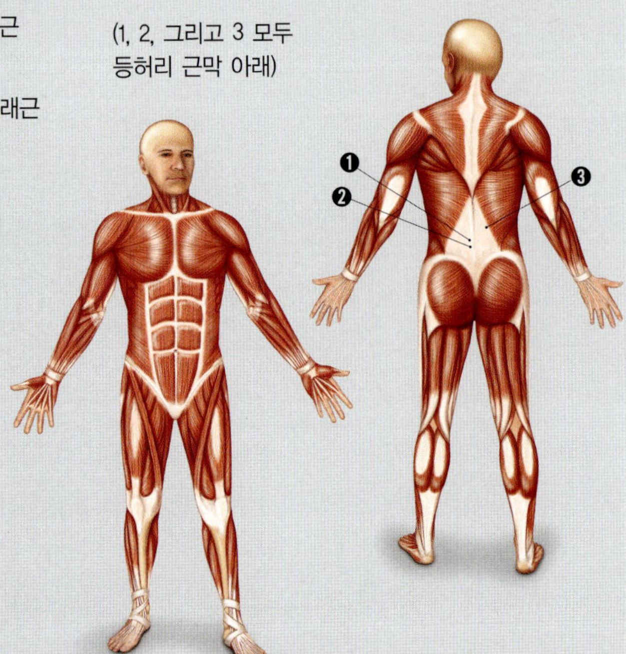

2

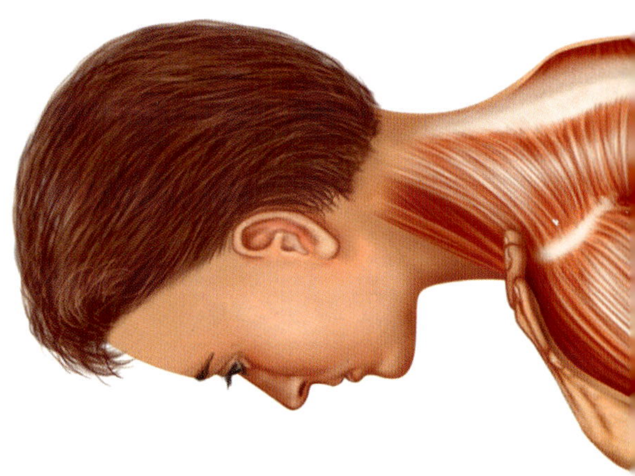

올바른 방법

마지막 동작에서 흔들거나 반동(bounce)을 주지 말고, 부드럽고 연속적인 동작으로 수행한다.

1

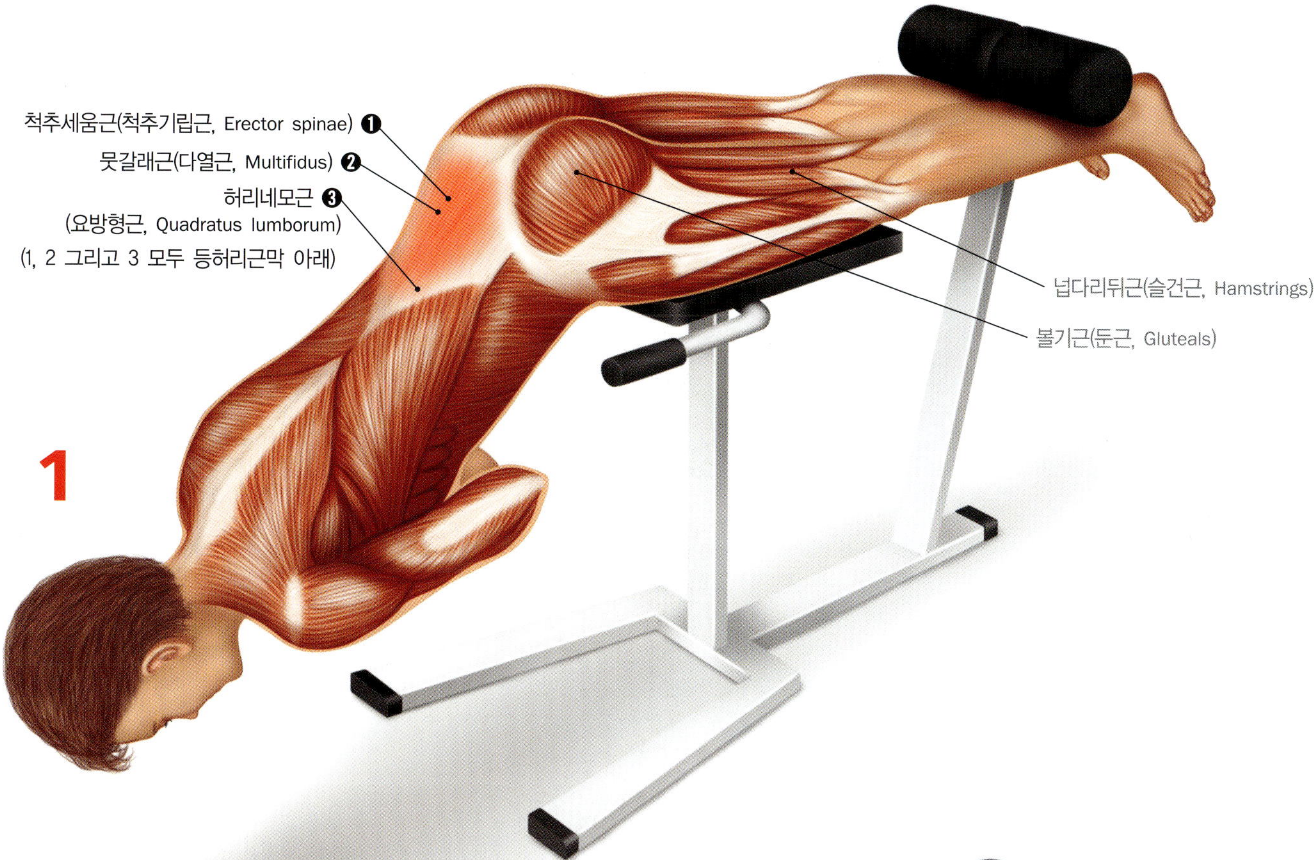

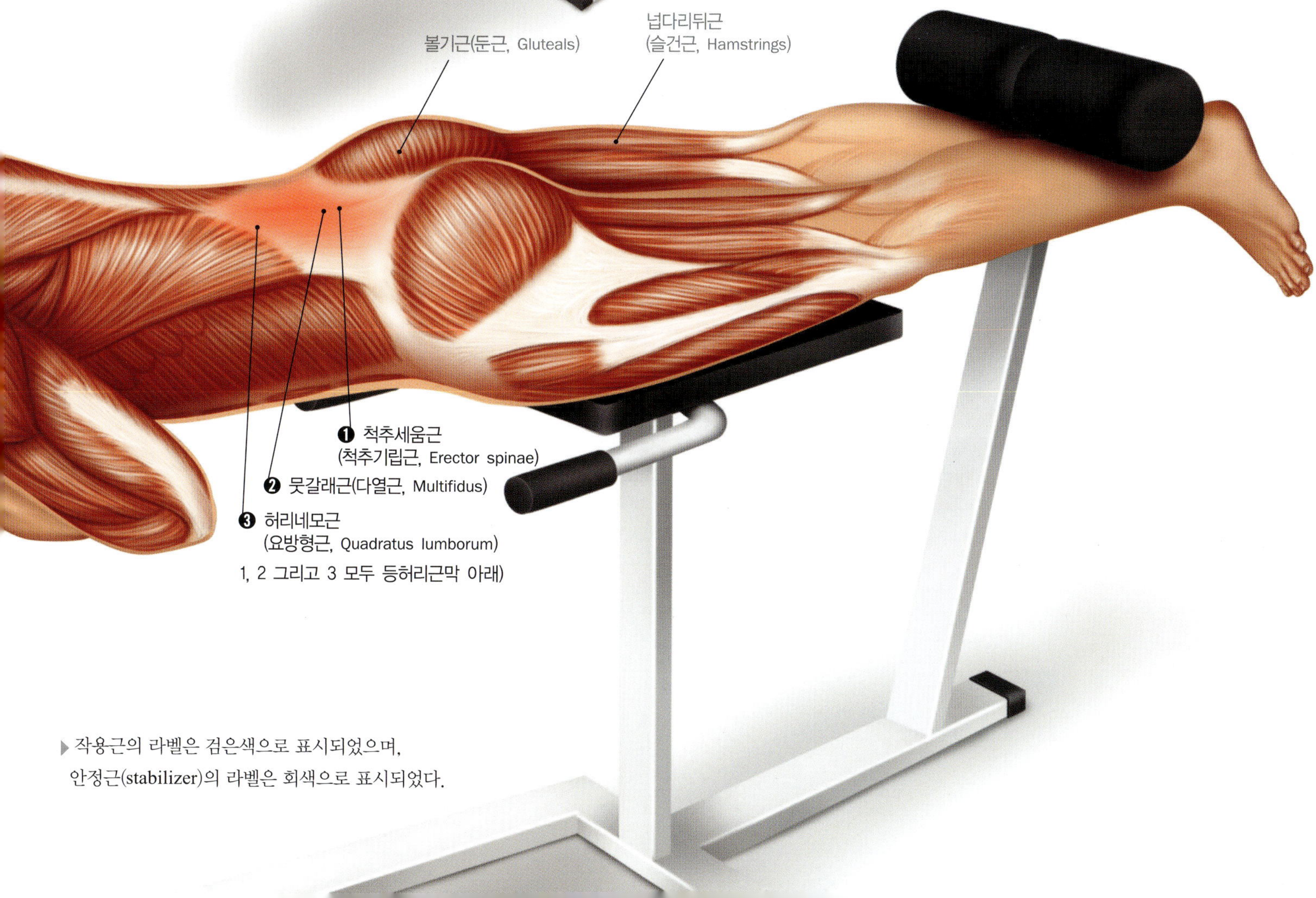

▸ 작용근의 라벨은 검은색으로 표시되었으며,
안정근(stabilizer)의 라벨은 회색으로 표시되었다.

리프트 (Lift)

고유수용성 신경근 촉진법(PNF) 운동은 상지와 하지를 모두 포함하여 복잡하고 여러 방향으로 움직이는 특징을 갖고 있다. 이 운동 방법은 종종 찹(chop)과 함께 사용된다. PNF 리프트는 몸통 회전, 상부 등, 가슴, 어깨 그리고 팔의 강한 펴는 움직임과 회전하는 움직임으로 구성된다. 케이블 중량 머신, 탄력 밴드, 메디신볼로 수행할 수 있다. 모든 코어 안정화 운동이 그렇듯 가장 무거운 무게를 드는 것이 아니라 세트를 하는 동안 완벽한 컨디션을 유지하는 것이 목표이다. 부상 재활 프로그램의 후반부에 리프트를 추가하여, 이러한 특정 움직임에 특화된 스포츠 훈련에 사용할 수 있다. 라켓(racket)운동이나 배트(bat)운동에 효과적이며, 특히 골프에 안성맞춤이다.

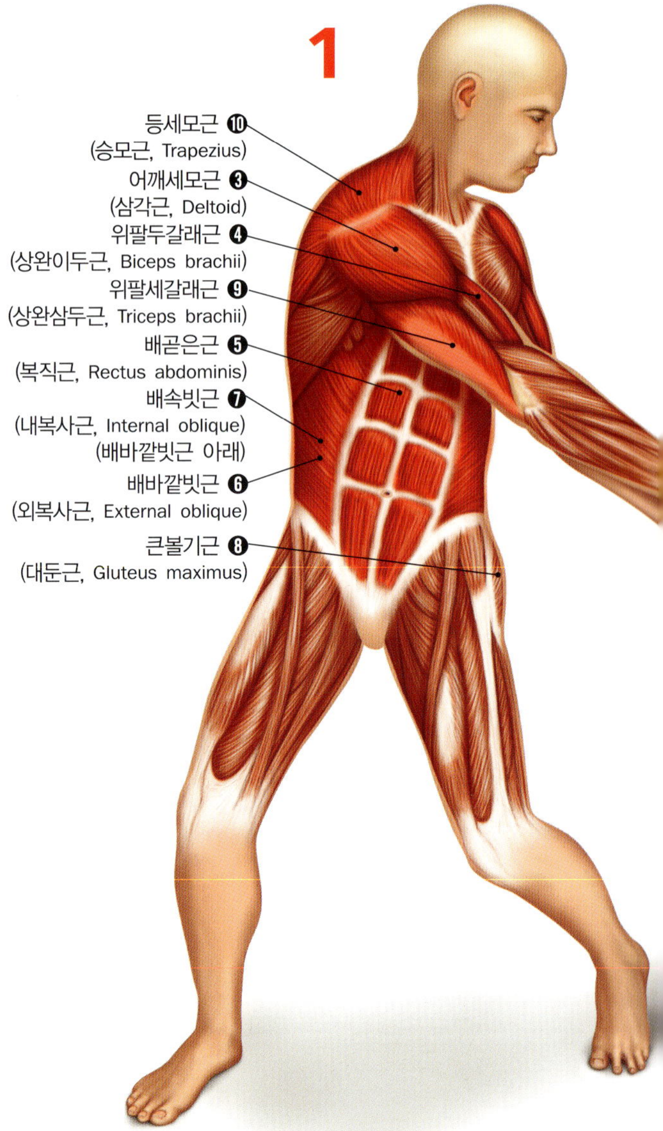

방법

시작 자세는 무릎꿇기, 반 무릎꿇기, 안정화 볼에 앉기, 서기 등 다양하다. 그러나 동작의 패턴은 항상 동일하다: 낮은 곳에서 높은 곳으로; 양손으로 들어올리기; 몸의 중심선을 가로질러서 움직이는데 당기는 동작에서 시작하여 미는 동작으로 끝나는 동작이다. 스탠딩 리프트를 수행하려면 양손으로 케이블 핸들을 몸 한쪽의 무릎 위치보다 낮게 잡고, 옆에 서거나 약간 앞으로 선다. 위팔 또는 반대쪽 팔로 들어올리고, 몸통을 비틀어 뻗은 다음, 반대쪽 팔을 위로 밀어 어깨 높이 이상이 되도록 하고 종료한다. 이후 시작 위치로 천천히 내린다. 오른쪽에서 왼쪽으로, 왼쪽에서 오른쪽으로 세트를 수행한다.

변형

쉬운 방법

몸이 흔들리지 않도록 더 넓은 지지면을 제공하고, 하지에서의 안정성을 높이기 위해서 넓게 서거나 스플릿 스탠스(split stance)로 선다.

어려운 방법

난이도를 높이기 위해 한쪽 다리로 서며, 동작의 시작 전에 코어 근육을 활성화시킨다.

작용 근육

❶ 척추세움근
❷ 뭇갈래근 (척추세움근 아래)
❸ 어깨세모근
❹ 위팔두갈래근
❺ 배곧은근
❻ 배바깥빗근
❼ 배속빗근 (배바깥빗근 아래)
❽ 큰볼기근
❾ 위팔세갈래근
❿ 등세모근

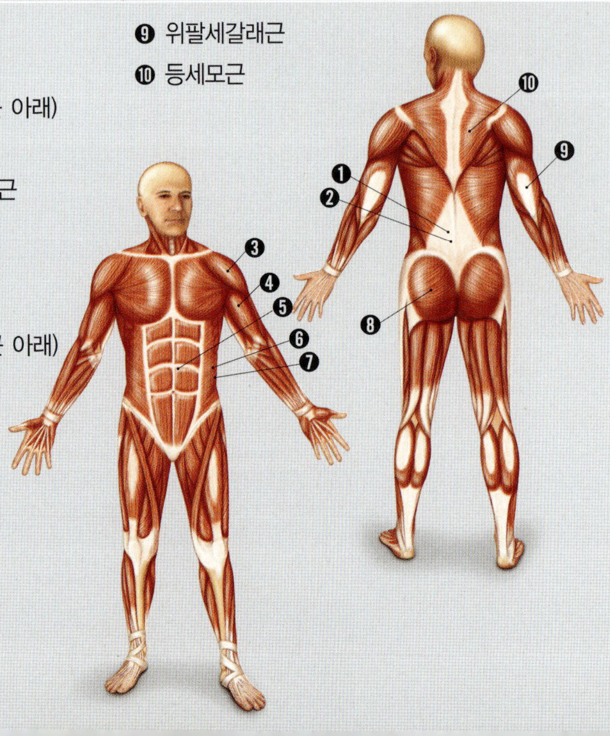

경고

동작을 너무 빨리 진행하면 안된다. 이 운동은 정확한 자세가 매우 중요하다. 너무 빨리 중량을 늘리면 부상을 입을 수 있다.

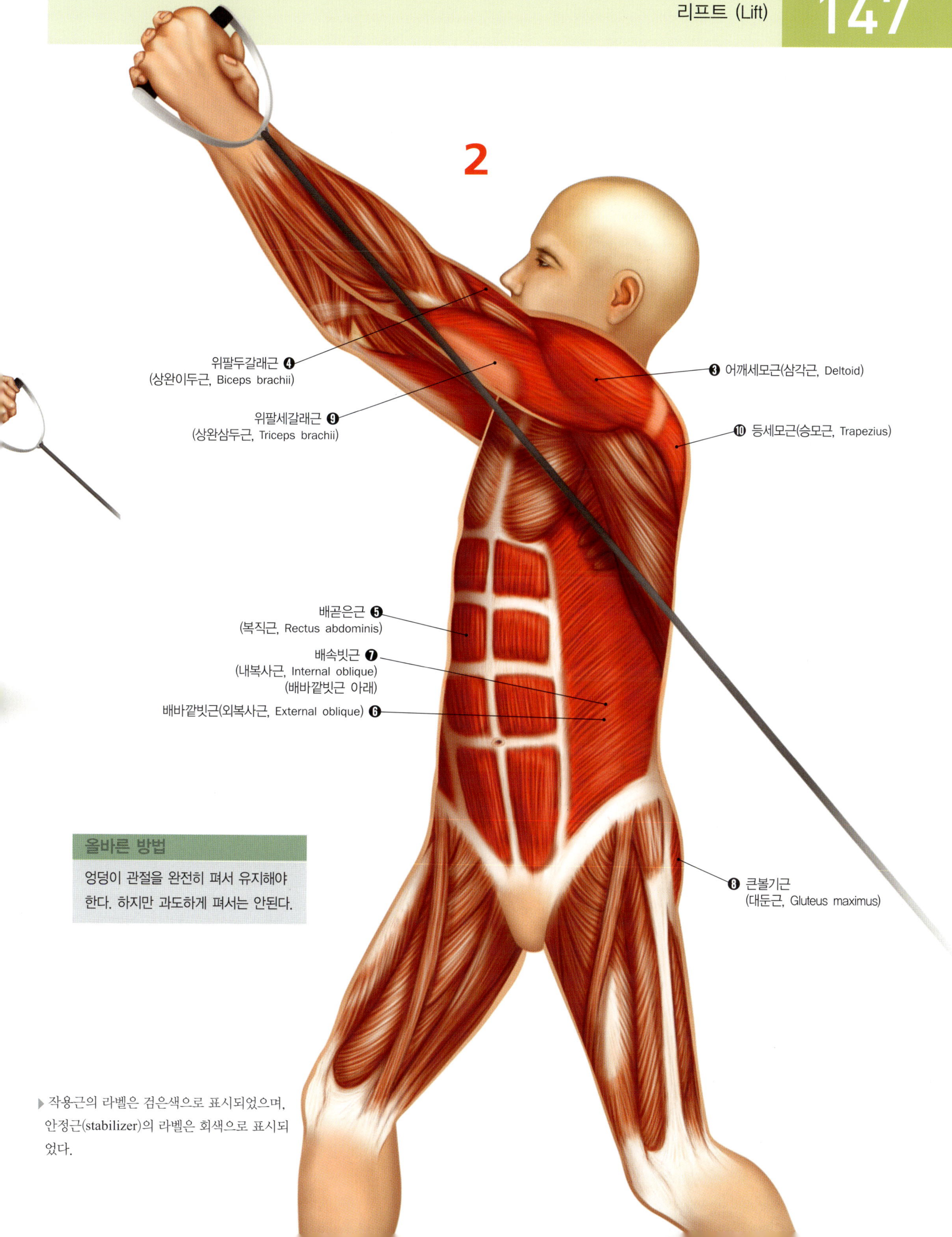

올바른 방법

엉덩이 관절을 완전히 펴서 유지해야 한다. 하지만 과도하게 펴서는 안된다.

▸ 작용근의 라벨은 검은색으로 표시되었으며, 안정근(stabilizer)의 라벨은 회색으로 표시되었다.

찹 (Chop)

찹은 리프트(lift)와 함께 할 수 있는 운동이며, 본질적으로 동일한 운동이다. 이번에는 높은 위치에서 낮은 위치로 이동한다. 찹이 가지고 있는 기계적 이득 때문에 대부분의 운동선수들은 이 운동으로 리프트에 비해 약 1/3 정도 더 무거운 무게로 수행할 수 있다. 왼쪽과 오른쪽을 이용하는 찹-리프트 조합으로 4개의 코어 사분면을 모두 강화시킬 수 있다. 숙련된 물리치료사는 운동하는 사람이 사분면 중 한개의 면만 훈련해야 할지, 아니면 사분면을 모두 훈련해야 할지 결정하기 위해서 각 영역의 강도를 테스트할 수 있다.

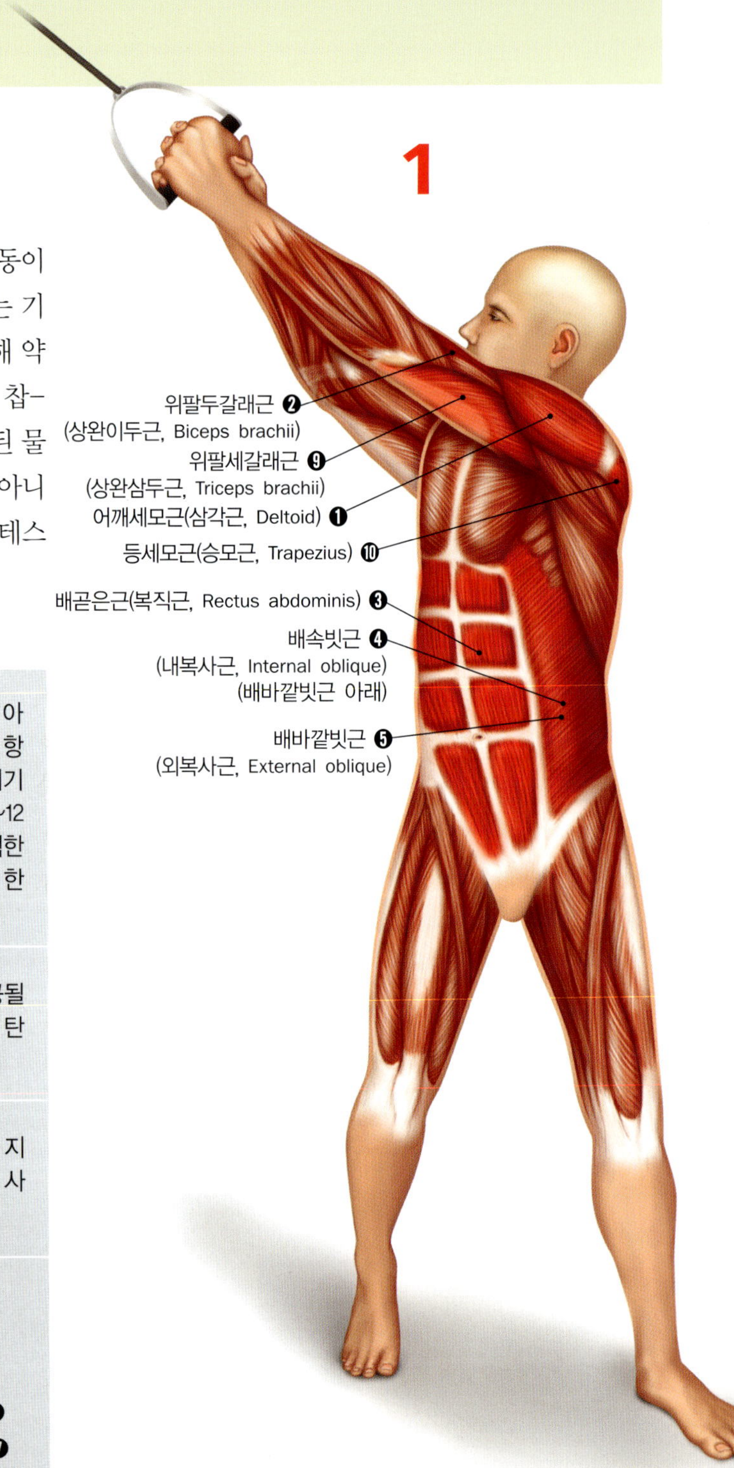

방법

시작 위치는 무릎 꿇기, 앉기, 서기에 따라 달라질 수 있다. 한 손바닥은 아래를 향하고 한 손바닥은 위로 향하게 하여 손잡이를 잡는다. 찹 동작은 항상 높은 곳에서 낮은 곳으로, 교차된 팔이 몸의 중심선을 가로지르고, 당기기 동작에서 시작하여 미는 동작으로 끝난다. 시작하는 중량을 선택할 때 6~12회 반복 후 피로가 생기거나 안정된 자세가 무너질 수 있는 중량을 선택한다. 안정된 자세가 흔들리기 시작하면, 자세를 바로잡고 계속 진행하도록 한다. 자세를 유지할 수 없다면 세트를 종료한다. 반대쪽에서 반복한다.

변형

쉬운 방법

양 발을 더 벌리며, 무릎을 약간 구부리고 선다. 다리에 큰 안정성이 제공될수록, 코어의 활성화는 감소된다. 피트니스센터에 갈 수 없을 때는 집에서 탄력 밴드를 사용하여 저항 훈련을 지속적으로 수행해야 한다.

어려운 방법

볼(stability ball)에 무릎을 꿇고 도전해 본다! 볼을 사용함으로써 불안정한 지면을 만들고, 회전 운동도 추가함으로써 높은 수준의 코어 안정성을 가진 사람들만이 이 방법을 조절하며 수행할 수 있을 것이다.

작용 근육

❶ 어깨세모근
❷ 위팔두갈래근
❸ 배곧은근
❹ 배속빗근
(배바깥빗근 아래)
❺ 배바깥빗근
❻ 큰볼기근
❼ 뭇갈래근
(척추세움근 아래)
❽ 척추세움근
❾ 위팔세갈래근
❿ 등세모근

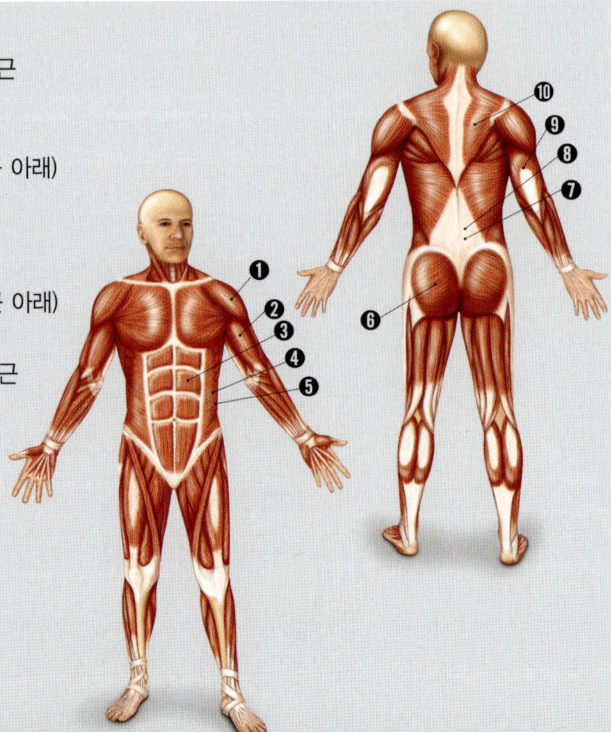

경고

기본 자세가 완벽하게 연습되지 않은 상태에서는 무릎을 꿇거나 안정화 볼 위에서 수행해서는 안된다.

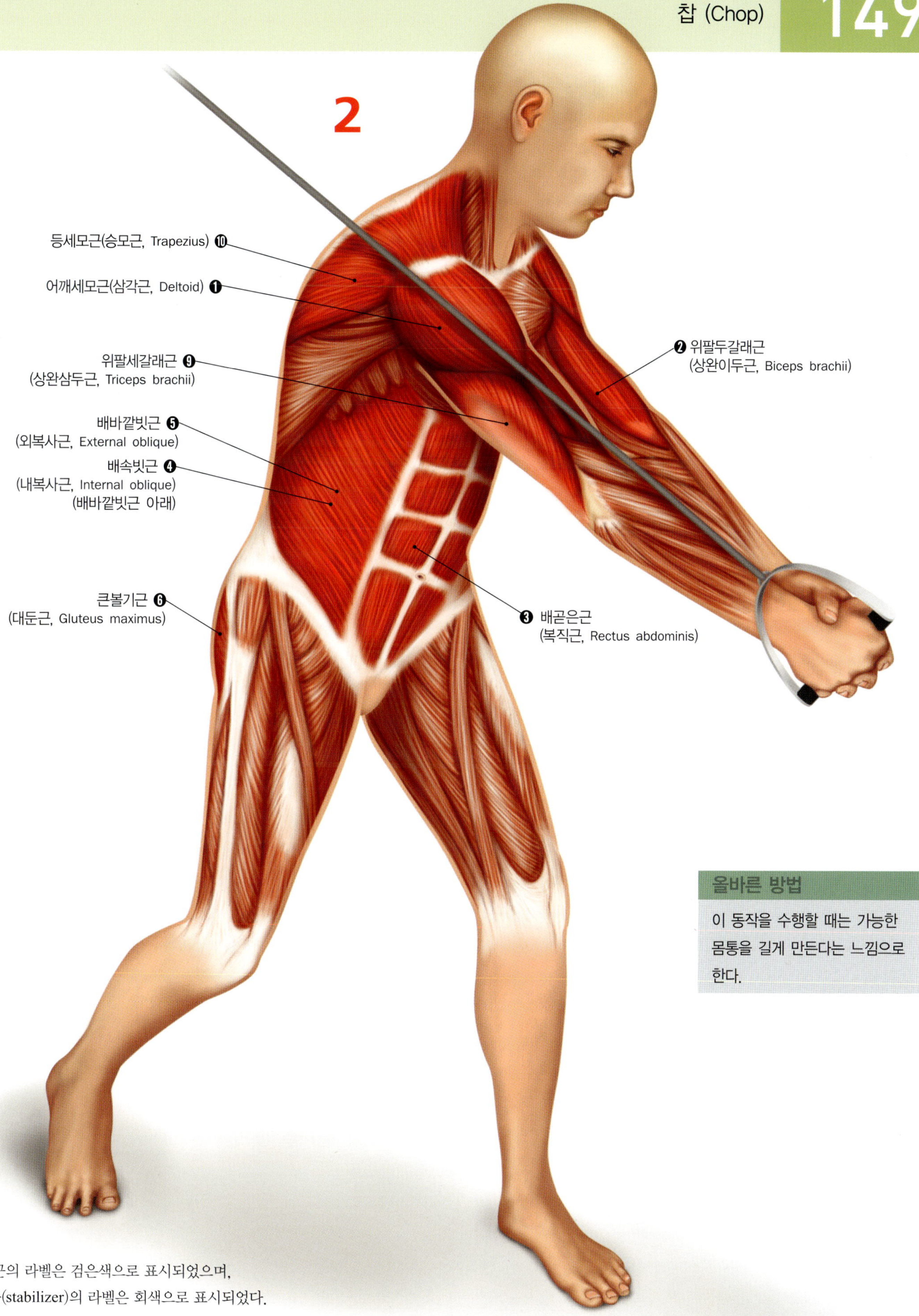

올바른 방법

이 동작을 수행할 때는 가능한 몸통을 길게 만든다는 느낌으로 한다.

▶ 작용근의 라벨은 검은색으로 표시되었으며, 안정근(stabilizer)의 라벨은 회색으로 표시되었다.

워크아웃 (Walkout)

볼(stability ball) 운동은 복근과 등 근육을 활성화시킨다. 볼 위에서 몸의 균형을 유지할려는 과정에서 다양한 근육이 활성화되며, 간단한 방법으로 여러가지 운동을 적용할 수 있다. 워크아웃을 하는 동안, 복부와 허리근육은 등척성으로 활성화되며, 어깨와 어깨뼈의 안정화근육들은 오목위팔관절(glenohumeral joint)의 안정성을 유지해야 한다. 이 운동은 어깨관절을 강화하고 안정화시키며, 코어 안정성을 훈련시키기 위한 운동프로그램에 포함해야 한다. 일반적인 토닝 운동(toning exercises)이나 특별한 스포츠 훈련의 일부분 또는 허리, 목, 어깨 부상에 대한 재활프로그램에 적합하다.

경고

볼을 완전한 워크아웃 위치에서 안정적으로 유지할 수 있을 때만 변형된 어려운 방법을 시도한다.

올바른 방법

손을 짚으며 앞으로 전진할 때, 허리나 엉덩이가 처지지 않도록 한다. 체간을 플랭크를 할 때처럼 곧게 유지한다.

방법

볼 위에 엎드려 손과 발가락이 바닥에 닿을 수 있도록 한다. 어깨 아래에 있는 볼에 손을 얹고 복근을 수축시킨다. 발을 바닥에서 들어 올리고 다리를 펴서 몸통과 다리가 수평이 되도록 한다. 다리를 곧게 뻗은 상태에서 천천히 손을 이용해 앞으로 걷는다. 볼이 살짝 굴러가지만, 발만 볼 위에 올려놓을 때까지 계속 걸어 나간다. 천천히 걸어갔다가 볼 위에 복부가 위치하도록 출발 자세로 돌아간다.

변형

쉬운 방법

이 방법은 운동을 시행할 때 볼을 넘어 앞으로 나갈수록 난의도가 높아진다. 허벅지나 무릎이 볼 위에 올라간 위치에서 발을 뻗으면서 안정적인 동작을 유지할 수 없으면 멈추어야 한다.

어려운 방법

난이도를 높이려면, 워크아웃이 끝날 때 볼에서 한 발을 들어 올린다. 다리를 완전히 뻗고 발 아래에서 볼이 좌우로 굴러가게 하지 않는다. 다른 방법으로는 완전한 워크아웃 위치에 있을 때 푸시업을 추가한다. 더욱 난이도를 높이려면, 두 가지 방법을 함께한다.

작용 근육

❶ 척추세움근(흉요근막 아래)
❷ 배곧은근
❸ 배속빗근(배바깥빗근 아래)
❹ 배바깥빗근

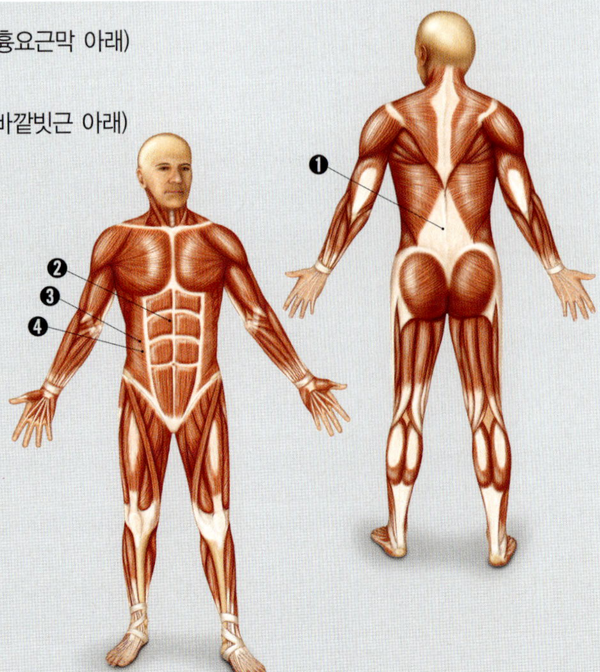

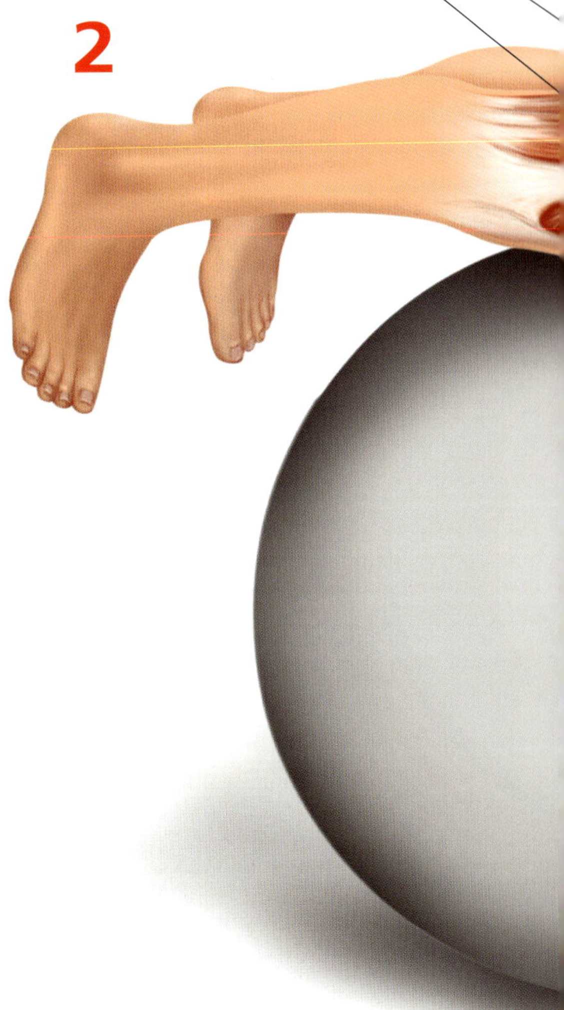

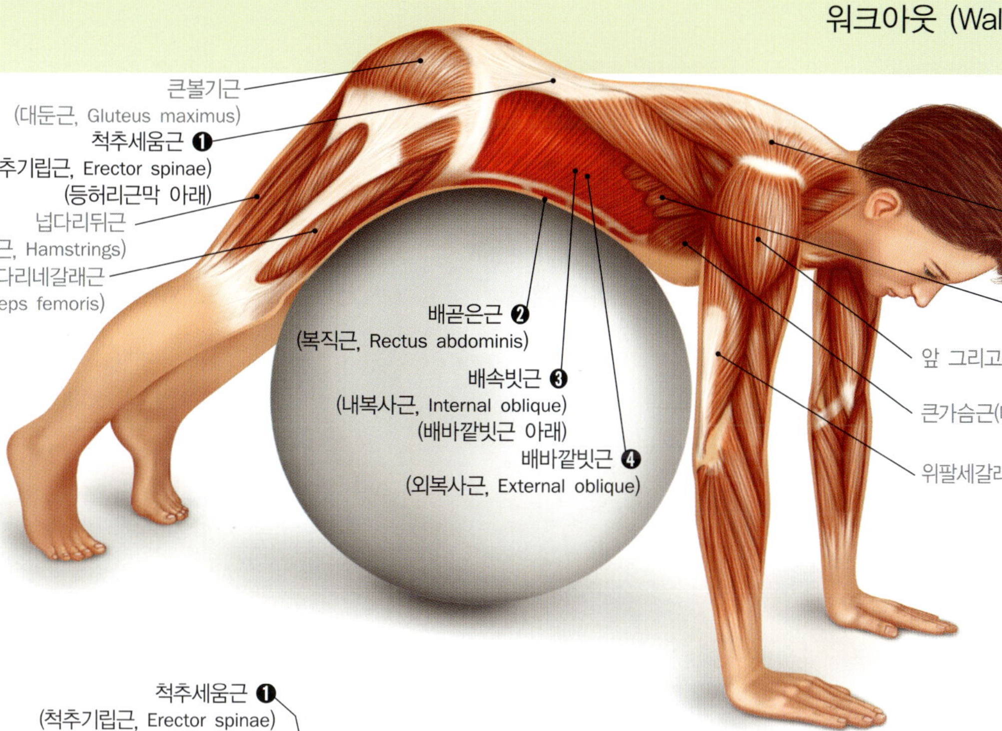

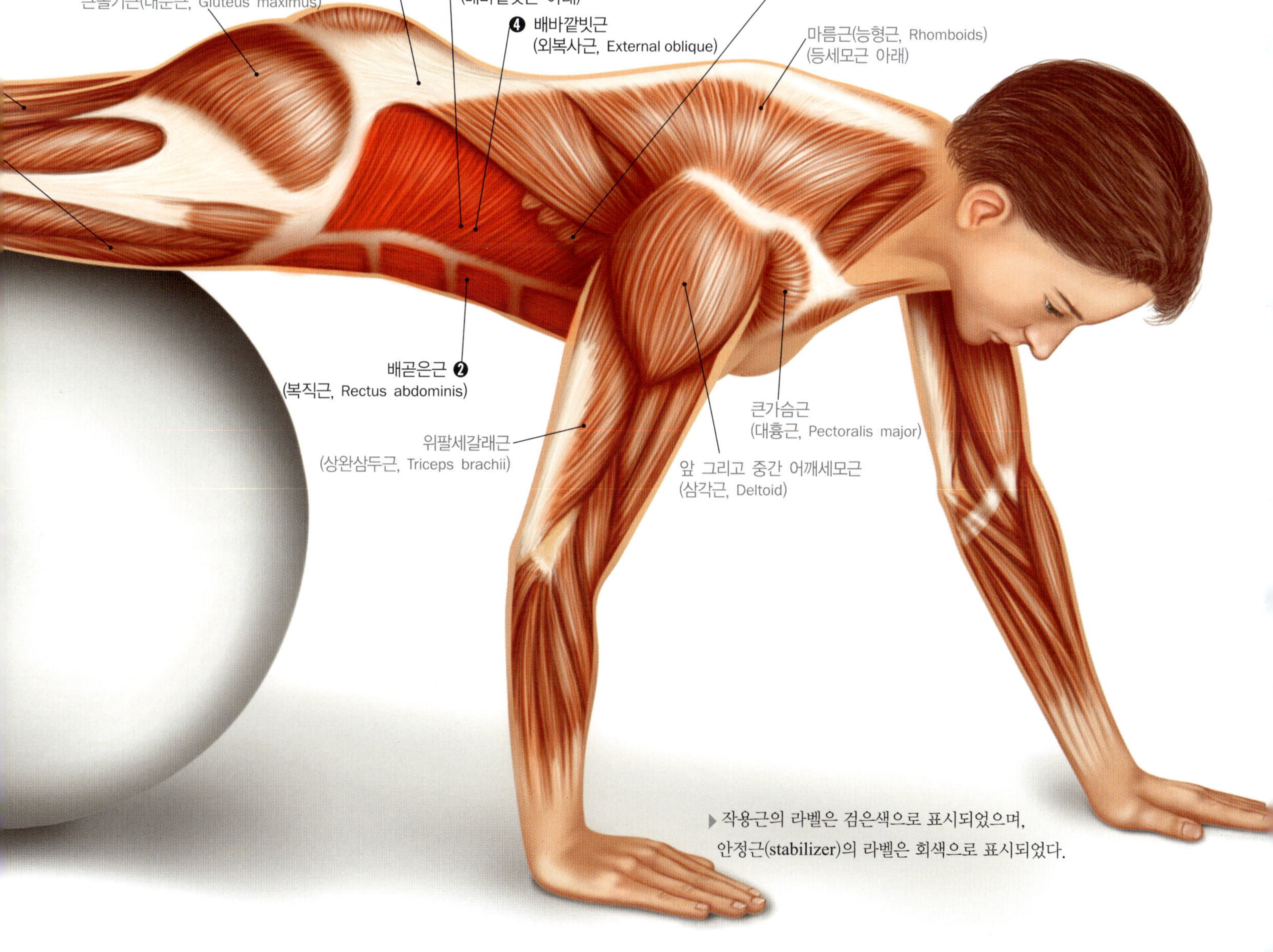

▶ 작용근의 라벨은 검은색으로 표시되었으며, 안정근(stabilizer)의 라벨은 회색으로 표시되었다.

채색 워크북
Coloring workbook

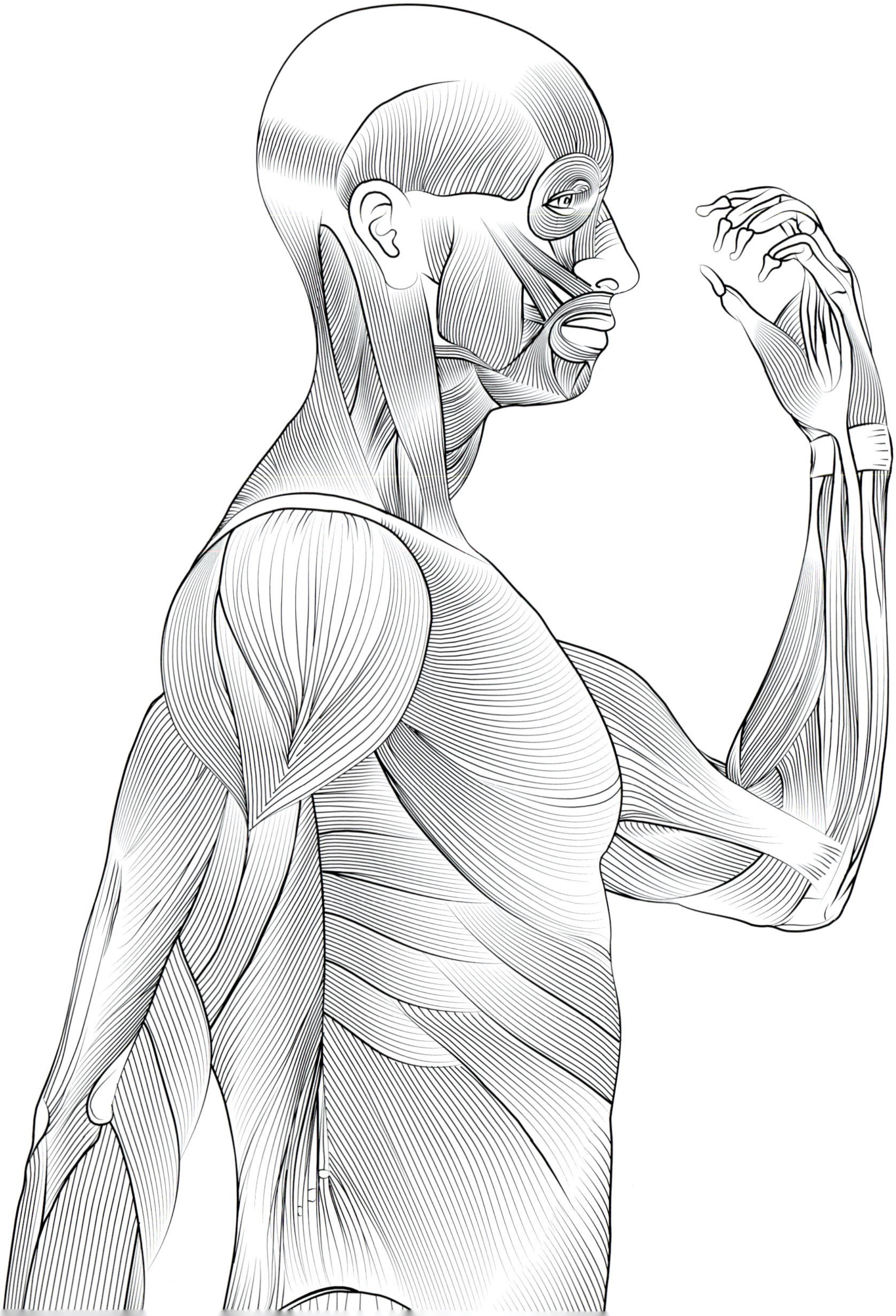

근육계 (Muscular System) 154
근육 형태 (Muscle Types) 172
관절 (Articulations) 173
골격계 (Skeletal System) 174
신경계 (Nervous System) 184

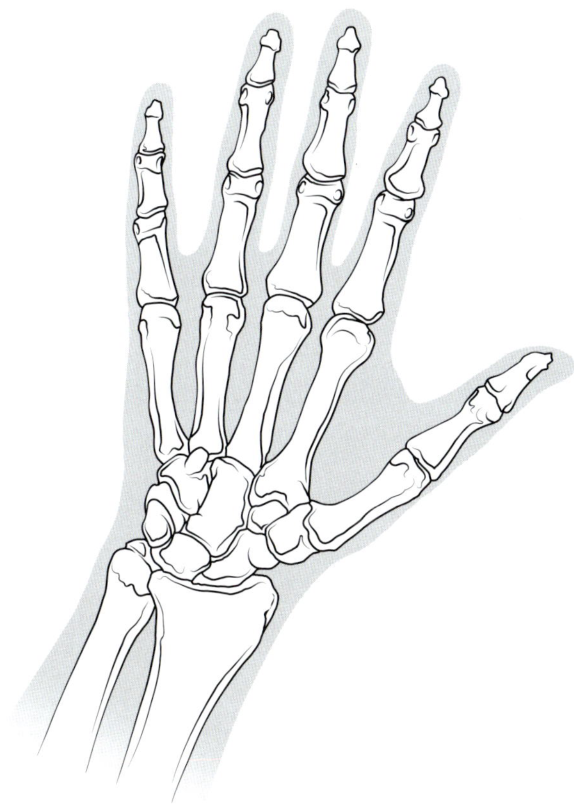

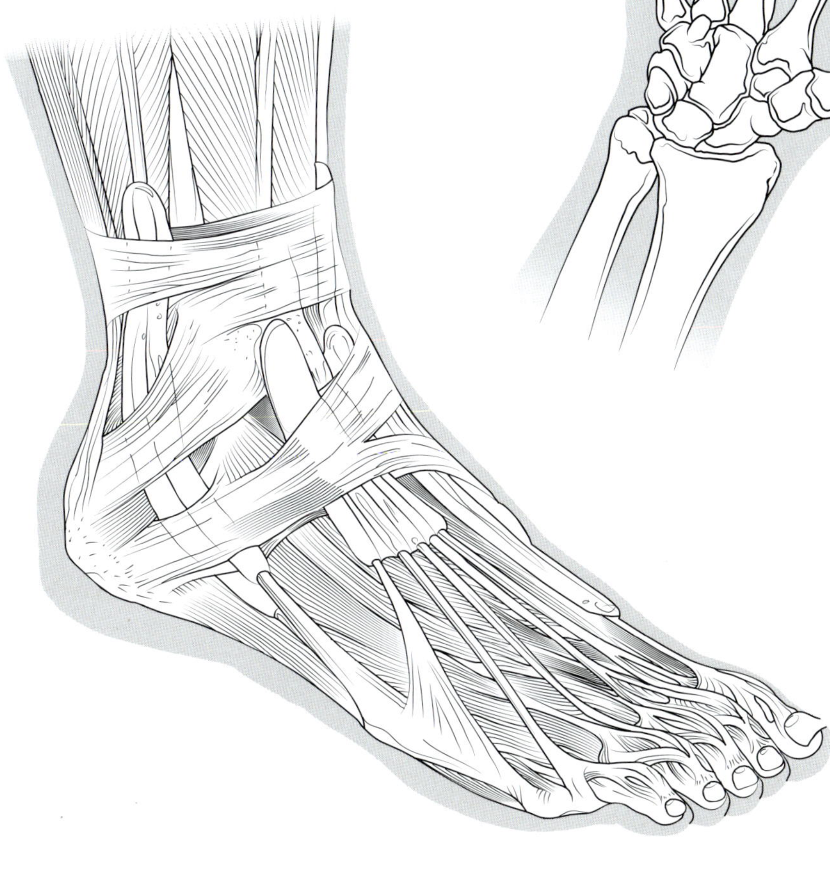

근육계 (Muscular System)

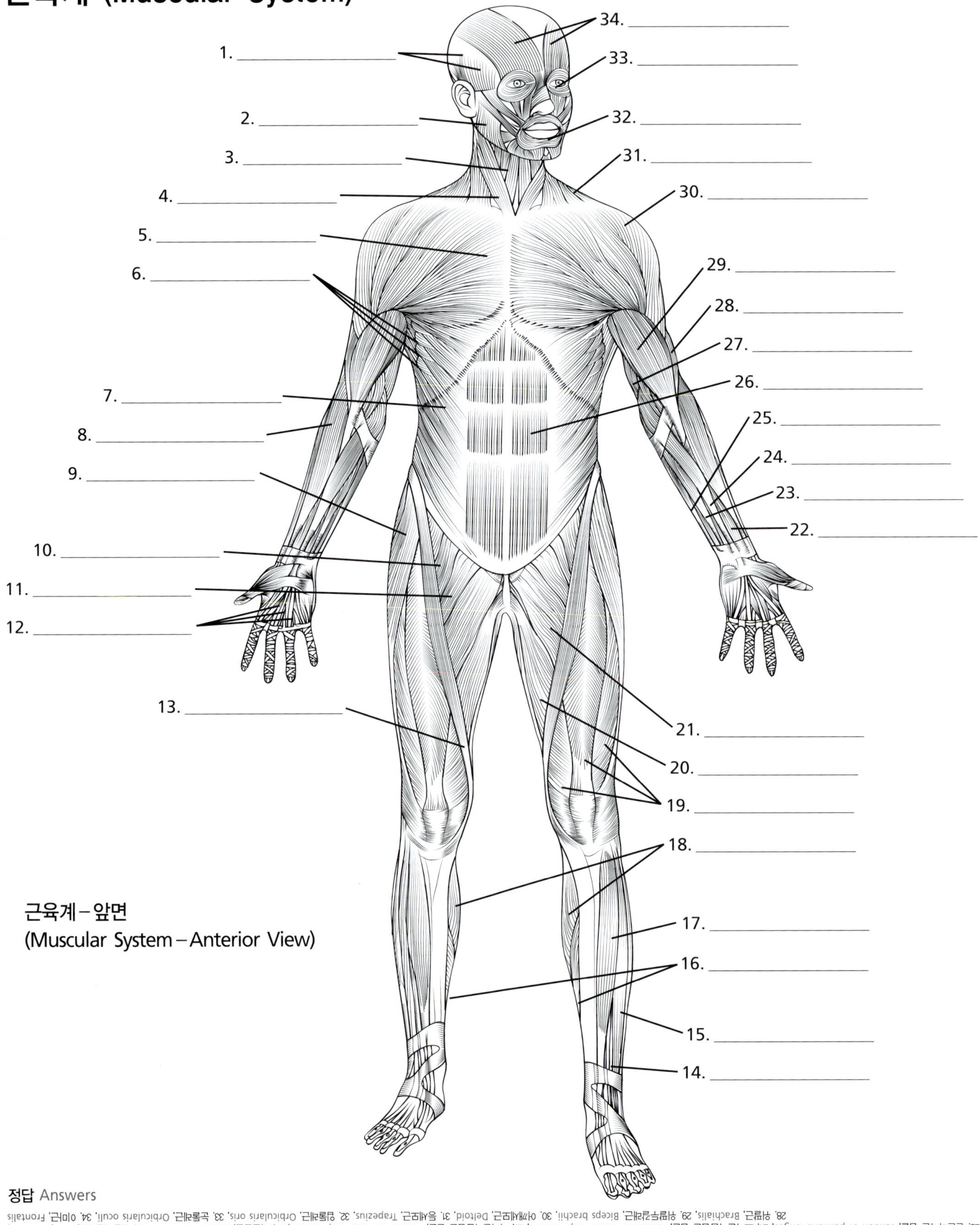

근육계 – 앞면
(Muscular System – Anterior View)

정답 Answers

1.관자근, Temporalis 2.깨물근, Masseter 3. 복장목뿔근, Sternohyoid, 4. 목빗근, Sternocleidomastoid, 5. 큰가슴근, Pectoralis major, 6. 앞톱니근, Serratus anterior, 7. 배바깥빗근, External abdominal oblique, 8. 위팔노근, Brachioradialis, 9. 넙다리근막긴장근, Tensor fasciae latae, 10. 엉덩허리근, Iliopsoas, 11. 두덩근, Pectineus, 12. 벌레근, Lumbricals, 13. 넙다리빗근, Sartorius, 14. 긴엄지폄근, Extensor hallucis longus, 15. 긴발가락폄근, Extensor digitorum longus, 16. 가자미근, Soleus, 17. 앞정강근, Tibialis anterior, 18. 장딴지근, Gastrocnemius, 19. 넙다리네갈래근, Quadriceps femoris, 20. 큰모음근, Adductor magnus, 21. 긴모음근, Adductor longus, 22. 얕은손가락굽힘근, Flexor digitorum superficialis, 23. 긴손바닥근 힘줄, Tendon of palmaris longus, 24. 노쪽손목굽힘근 힘줄, Tendon of flexor carpi radialis, 25. 자쪽손목굽힘근 힘줄, Tendon of flexor carpi ulnaris, 26. 배곧은근, Rectus abdominis 27. 위팔세갈래근, Triceps brachii, 28. 위팔근, Brachialis, 29. 위팔두갈래근, Biceps brachii, 30. 어깨세모근, Deltoid, 31. 등세모근, Trapezius, 32. 입둘레근, Orbicularis oris, 33. 눈둘레근, Orbicularis oculi, 34. 이마근, Frontalis

근육계 – 뒷면 (Muscular System – Posterior View)

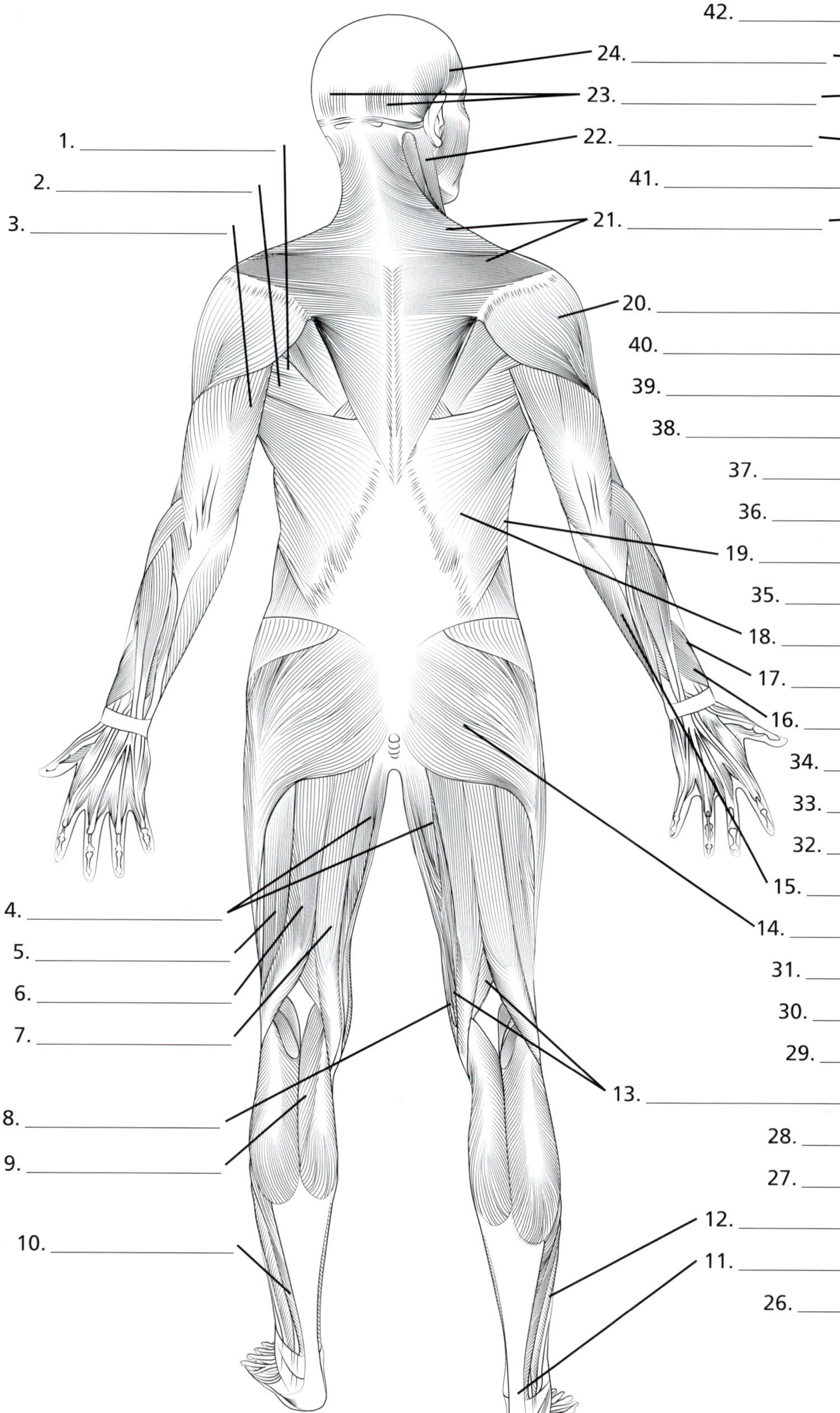

근육계 – 옆면 (Muscular System – Lateral View)

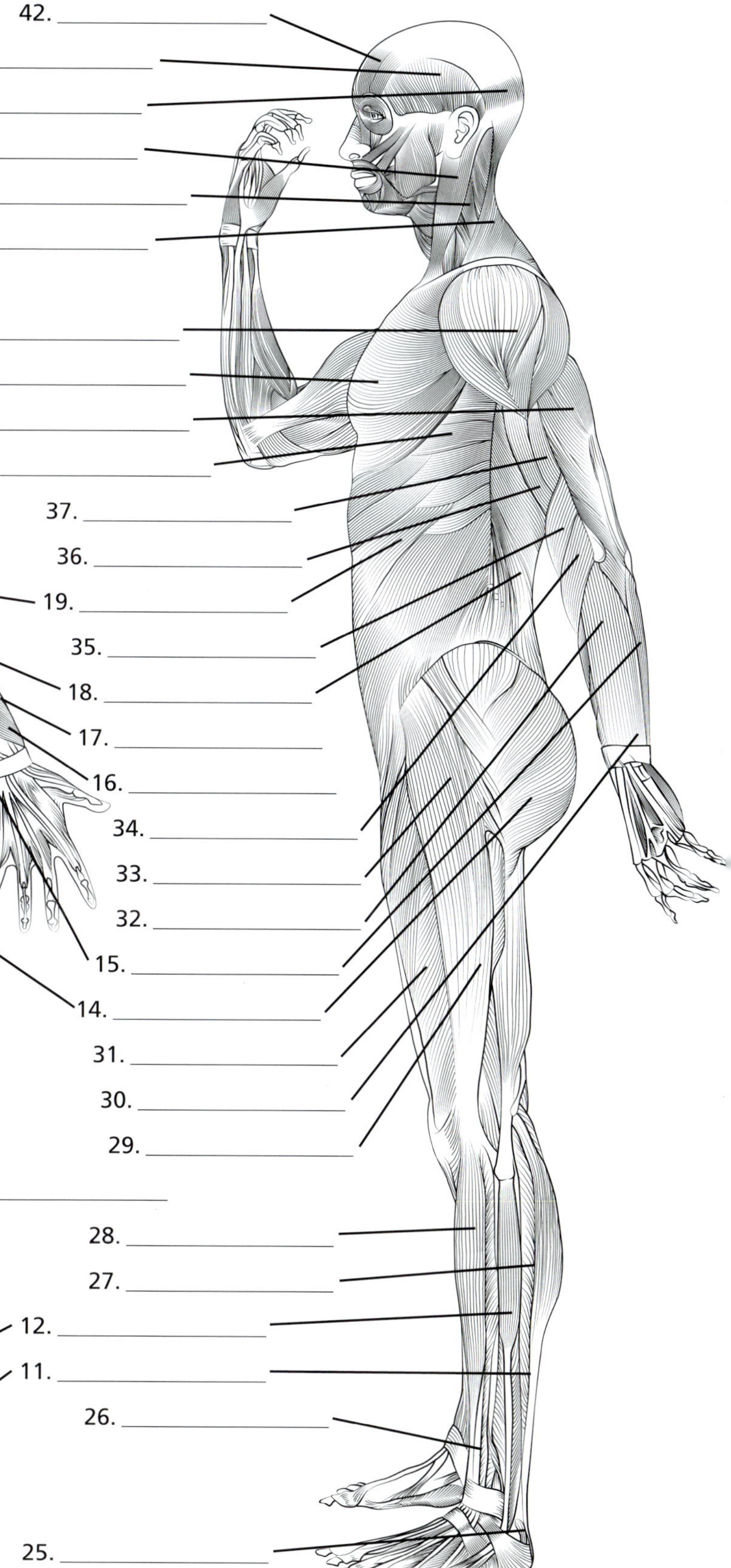

정답 Answers

1. 작은원근, Teres minor, 2. 큰원근, Teres major, 3. 위팔세갈래근, Triceps brachii, 4. 큰모음근, Adductor magnus, 5. 가쪽넓은근, Vastus lateralis, 6. 넙다리두갈래근 긴갈래, Long head of biceps femoris, 7. 반힘줄모양근, Semitendinosus, 8. 두덩정강근, Gracilis, 9. 장딴지근, Gastrocnemius, 10. 가자미근, Soleus 11. 발꿈치힘줄(아킬레스힘줄), Tendo calcaneus (Achilles tendon), 12. 긴종아리근, Fibularis (peroneus) longus, 13. 반막모양근, Semimembranosus, 14. 큰볼기근, Gluteus maximus, 15. 자쪽손목굽힘근, Flexor carpi ulnaris, 16. 짧은엄지폄근, Extensor pollicis brevis 17. 긴엄지벌림근, Abductor pollicis longus, 18. 넓은등근, Latissimus dorsi, 19. 배바깥빗근, External abdominal oblique, 20. 어깨세모근, Deltoid, 21. 등세모근, Trapezius, 22. 목빗근, Sternocleidomastoid, 23. 뒤통수근, Occipitalis, 24. 관자근, Temporalis, 25. 발꿈치힘줄(아킬레스힘줄), Tendo calcaneus (Achilles tendon), 26. 긴발가락폄근, Extensor digitorum longus, 27. 장딴지근 가쪽갈래, Lateral head of gastrocnemius, 28. 앞정강근, Tibialis anterior, 29. 엉덩정강근막띠, Iliotibial tract, 30. 자쪽손목폄근, Extensor carpi ulnaris, 31. 넙다리네갈래근(가쪽넓은근), Quadriceps femoris(vastus lateralis), 32. 손가락폄근, Extensor digitorum, 33. 넙다리근막긴장근, Tensor fasciae latae, 34. 노쪽손목폄근, Extensor carpi radialis longus, 35. 위팔노근, Brachioradialis, 36. 위팔두갈래근, Biceps brachii, 37. 위팔근, Brachialis, 38. 앞톱니근, Serratus anterior, 39. 위팔세갈래근 가쪽갈래, Lateral head of triceps brachii, 40. 큰가슴근, Pectoralis major, 41. 어깨올림근, Levator scapulae, 42. 이마근, Frontalis

머리와 목의 근육 (Muscles of the Head and Neck)

머리와 목의 얕은 근육과 깊은 근육 – 앞면
(Superficial and Deep Muscles of the Head and Neck – Anterior View)

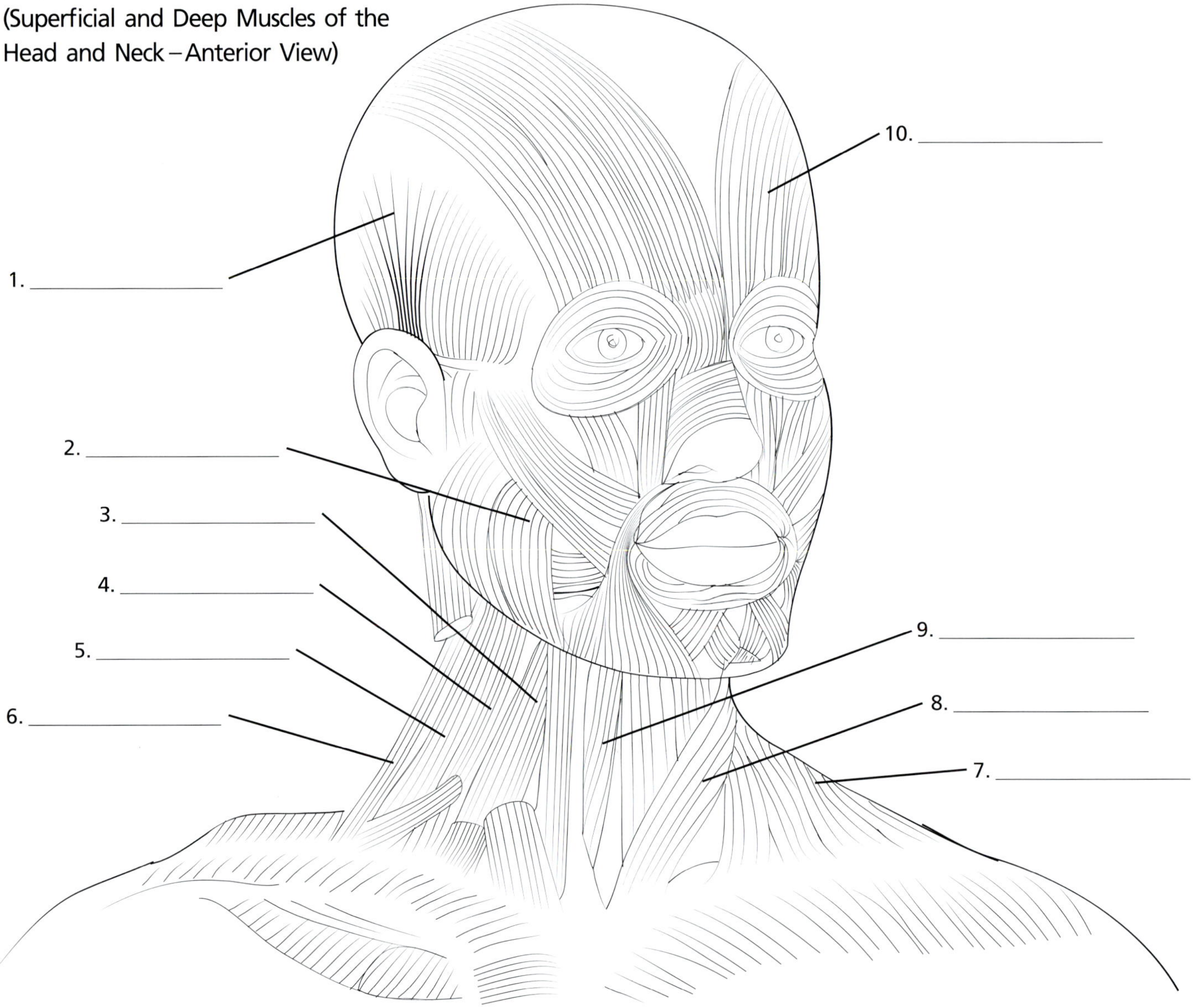

정답 Answers

1. 관자근, Temporalis, 2. 깨물근, Masseter, 3. 앞목갈비근, Scalenus anterior, 4. 중간목갈비근, Scalenus medius, 5. 어깨올림근, Levator scapulae, 6. 등세모근, Trapezius (cut), 7. 등세모근, Trapezius, 8. 목빗근, Sternocleidomastoid, 9. 복장목뿔근, Sternohyoid, 10. 이마근, Frontalis

머리와 목의 얕은 근육 – 옆면 (Superficial Muscles of the Head and Neck – Lateral View)

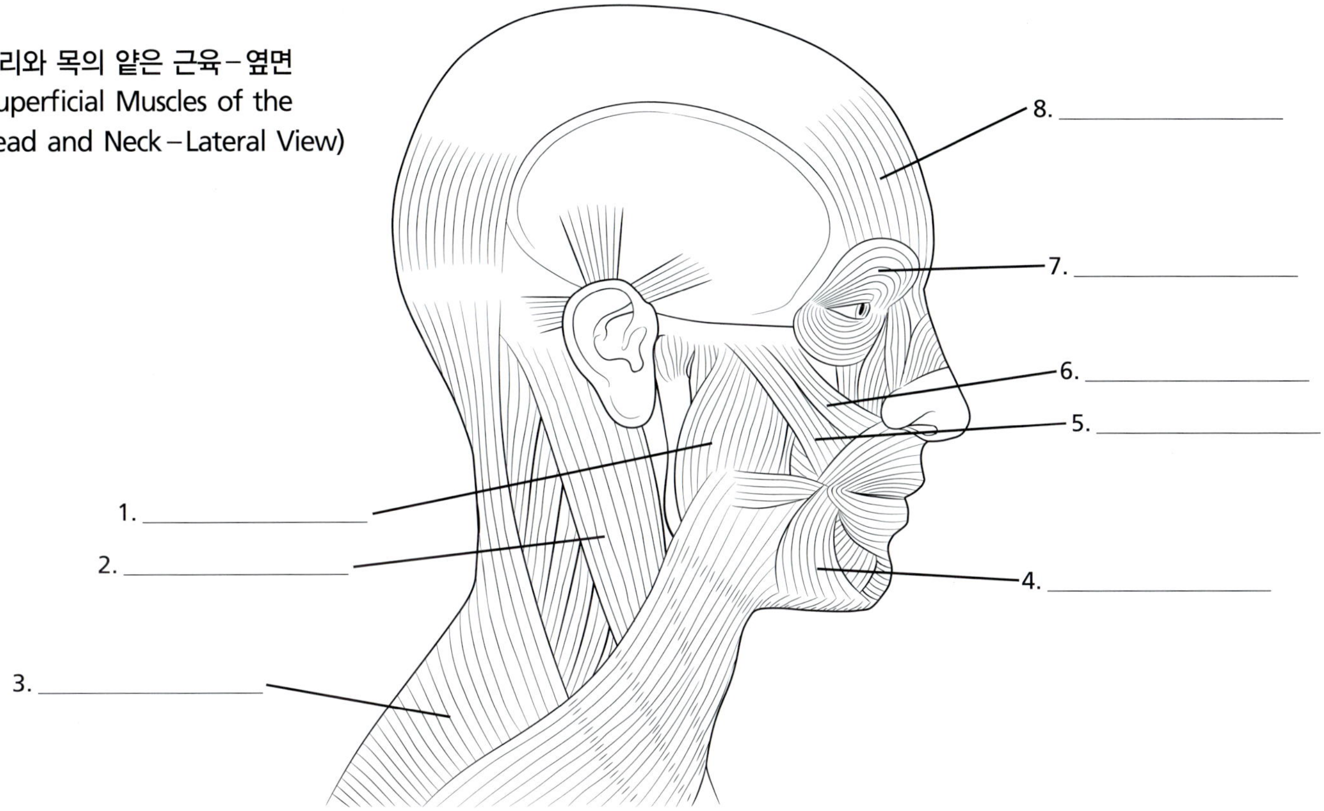

머리와 목의 깊은 근육–옆면 (Deep Muscles of the Head and Neck–Lateral View)

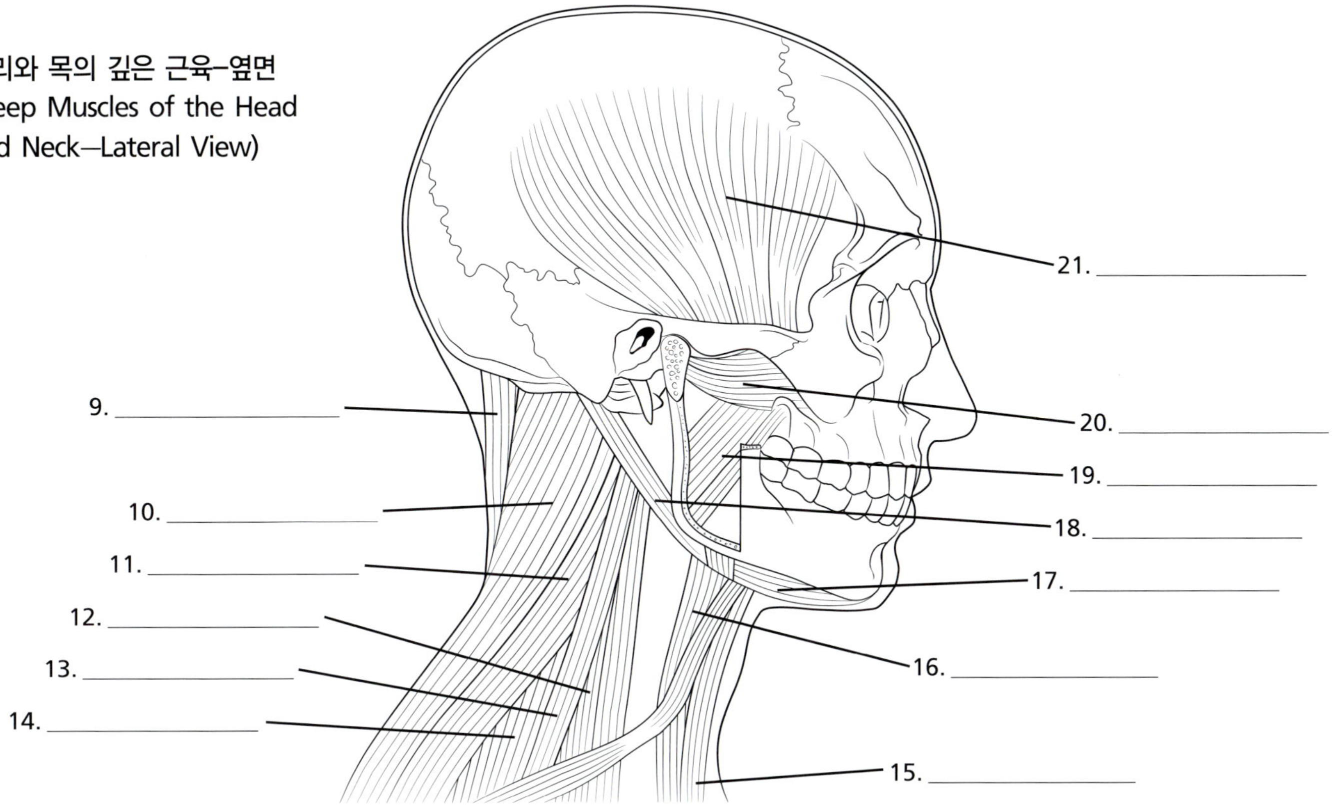

정답 Answers

1. 깨물근, Masseter, 2. 목빗근, Sternocleidomastoid, 3. 등세모근, Trapezius, 4. 입꼬리내림근, Depressor anguli oris, 5. 큰광대근, Zygomaticus major, 6. 작은광대근, Zygomaticus minor, 7. 눈둘레근, Orbicularis oculi, 8. 이마근, Frontalis, 9. 반가시근, Semispinalis capitis, 10. 머리널판근, Splenius capitis, 11. 어깨올림근, Levator scapulae, 12. 앞목갈비근, Scalenus anterior, 13. 중간목갈비근, Scalenus medius, 14. 뒤목갈비근, Scalenus posterior, 15. 복장목뿔근, Sternohyoid, 16. 방패목뿔근, Thyrohyoid, 17. 두힘살근(앞힘살), Digastric (anterior belly), 18. 두힘살근(뒤힘살), Digastric(posterior belly), 19. 안쪽날개근, Medial pterygoid, 20. 가쪽날개근, Lateral pterygoid, 21. 관자근, Temporalis

등의 근육 (Muscles of the Back)

등의 얕은 근육 – 후면
(Superficial Muscles of the Back – Posterior View)

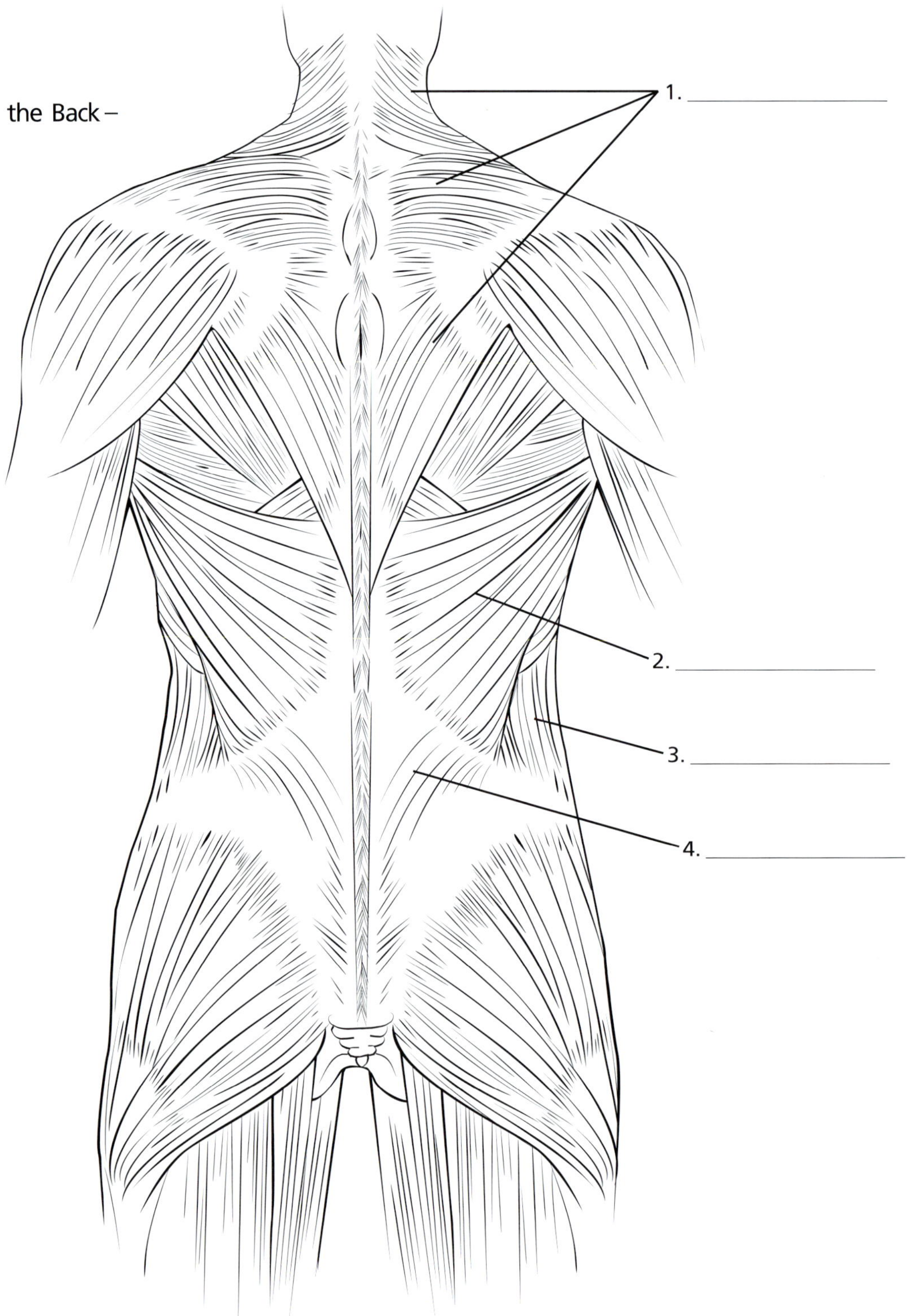

정답 Answers

1. 등세모근, Trapezius, 2. 넓은등근, Latissimus dorsi, 3. 배바깥빗근, External abdominal oblique, 4. 등허리근막, Thoracolumbar fascia

등의 중간 근육–뒷면
(Intermediate Muscles of the Back–Posterior View)

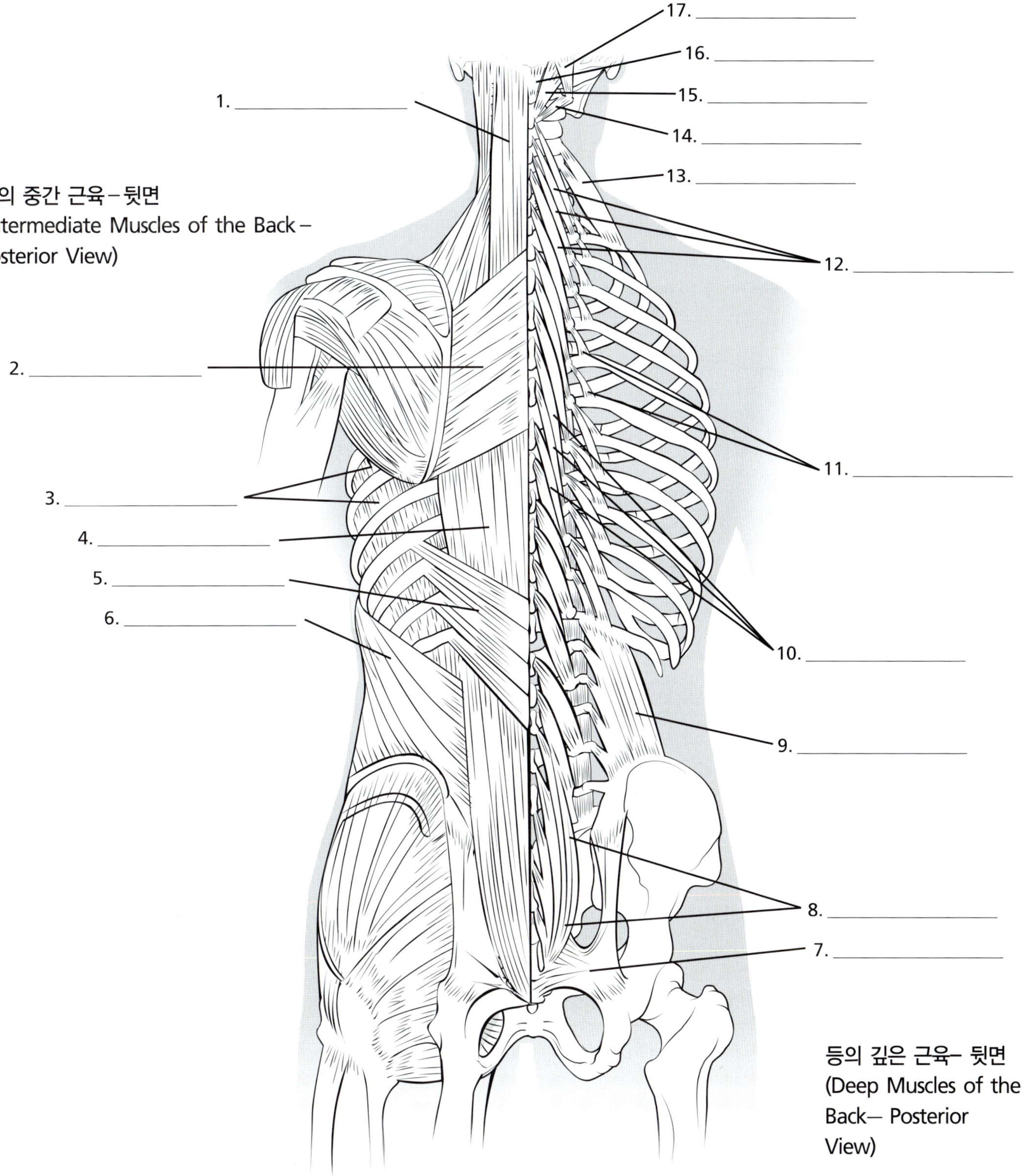

등의 깊은 근육– 뒷면
(Deep Muscles of the Back– Posterior View)

정답 Answers

1. 반가시근, Semispinalis capitis, 2. 큰마름근, Rhomboid major, 3. 바깥갈비사이근, External intercostals, 4. 척주세움근, Erector spinae, 5. 아래뒤톱니근, Serratus posterior inferior, 6. 배속빗근, Internal oblique, 7. 엉치결절인대, Sacrotuberous ligament 8. 뭇갈래근, Multifidus, 9. 허리네모근, Quadratus lumborum, 10. 등반가시근, Semispinalis thoracis, 11. 갈비올림근, Levatores costarum, 12. 목반가시근, Semispinalis cervicis, 13. 뒤목갈비근, Scalenus posterior, 14. 아랫머리빗근, Obliquus capitis inferior, 15. 큰뒤머리곧은근, Rectus capitis posterior major, 16. 작은뒤머리곧은근, Rectus capitis posterior minor, 17. 위머리빗근, Obliquus capitis superior

복부와 등의 근육 (Muscles of the Thorax and Abdomen)

복부와 등의 얕은 근육 그리고 깊은 근육–앞면
(Superficial and Deep Muscles of the Thorax and Abdomen–Anterior View)

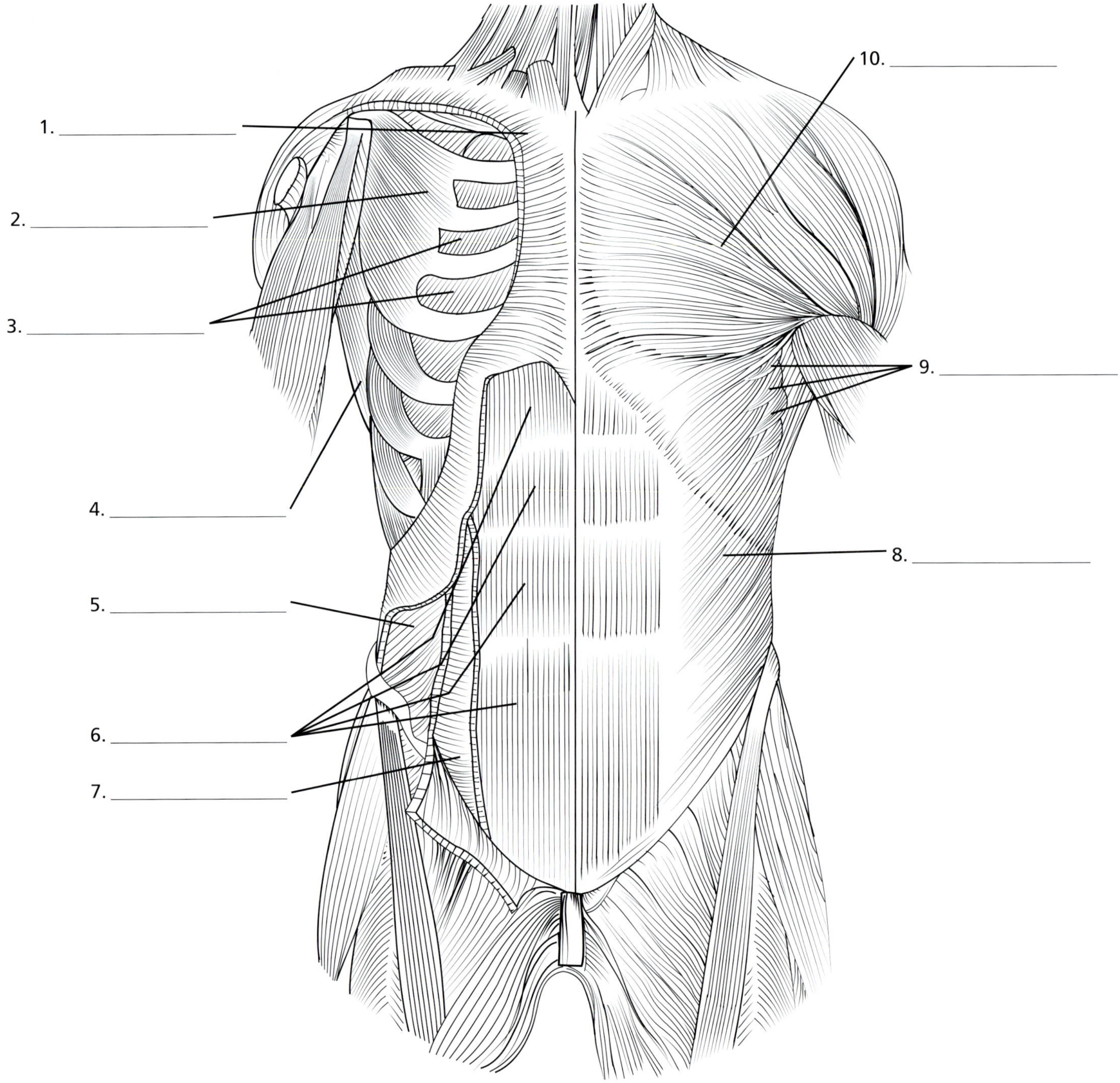

정답 Answers

1. 큰가슴근, Pectoralis major, 2. 작은가슴근, Pectoralis minor, 3. 속갈비사이근, Internal intercostals, 4. 넓은등근, Latissimus dorsi, 5. 배속빗근, Internal abdominal oblique, 6. 배곧은근, Rectus abdominis, 7. 배가로근, Transversus abdominis, 8. 배바깥빗근, External abdominal oblique, 9. 앞톱니근, Serratus anterior, 10.큰가슴근, Pectoralis major

어깨의 근육 (Muscles of the Shoulder)

어깨의 얕은 근육과 깊은 근육 – 뒷면
(Superficial and Deep Muscles of the Shoulder – Posterior View)

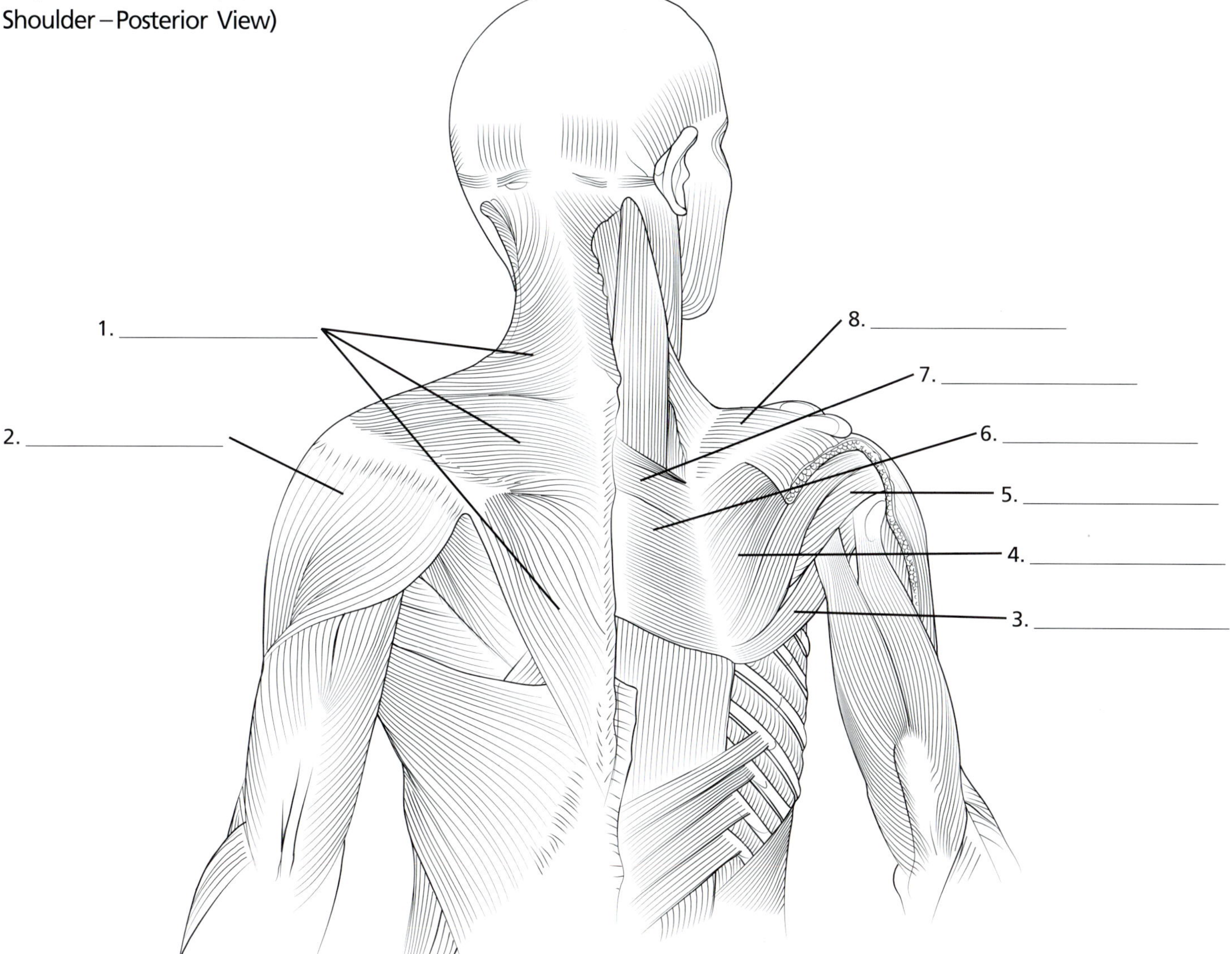

정답 Answers

1. 등세모근, Trapezius, 2. 어깨세모근, Deltoid, 3. 큰원근, Teres major, 4. 가시아래근, Infraspinatus, 5. 작은원근, Teres minor, 6. 큰마름근, Rhomboideus major, 7.작은마름근, Rhomboideus minor, 8. 가시위근, Supraspinatus

어깨의 근육 (Muscles of the Shoulder)

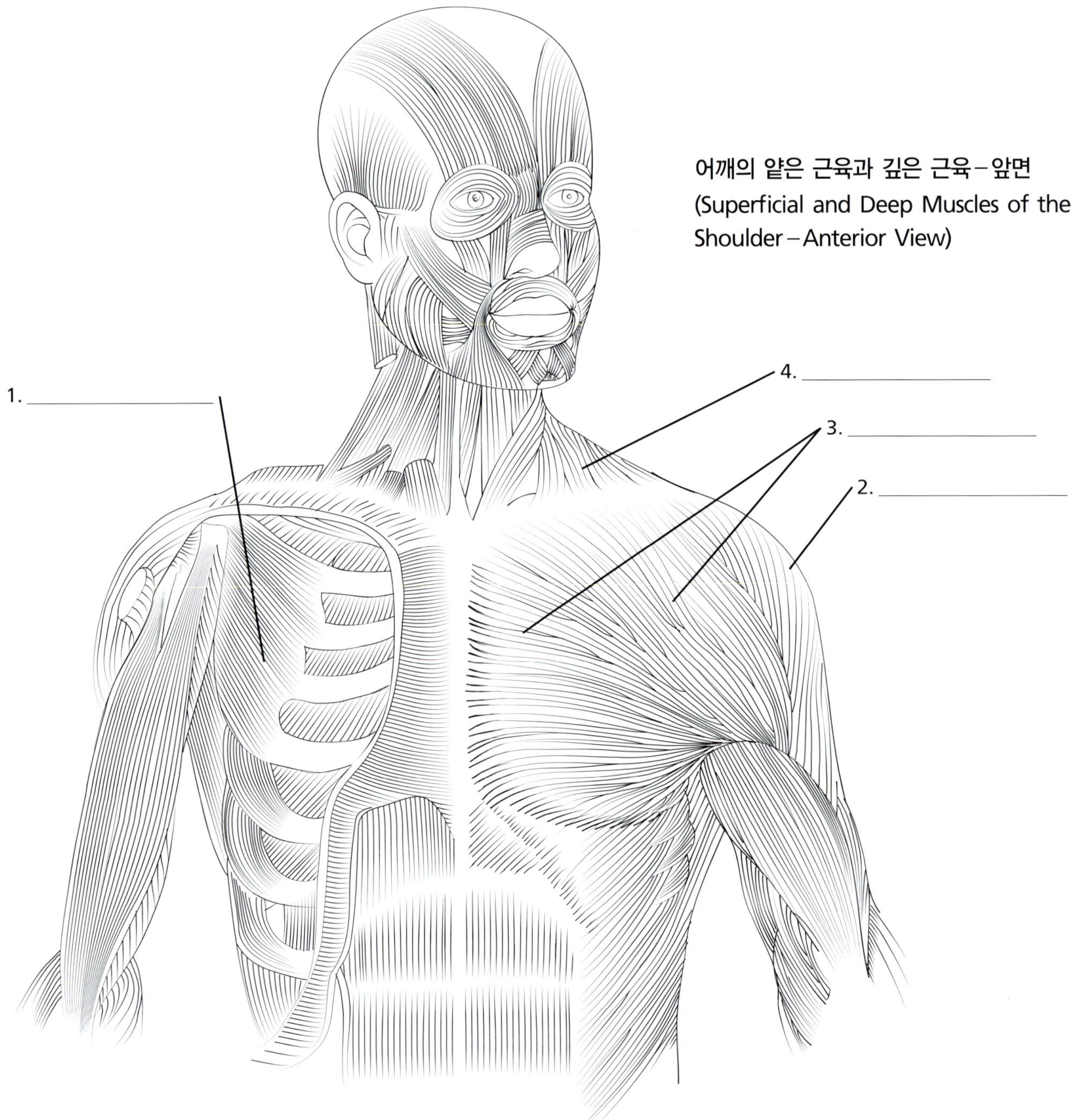

어깨의 얕은 근육과 깊은 근육 – 앞면
(Superficial and Deep Muscles of the Shoulder – Anterior View)

정답 Answers

1. 작은가슴근, Pectoralis minor, 2. 어깨세모근, Deltoid, 3. 큰가슴근, Pectoralis major, 4. 등세모근, Trapezius

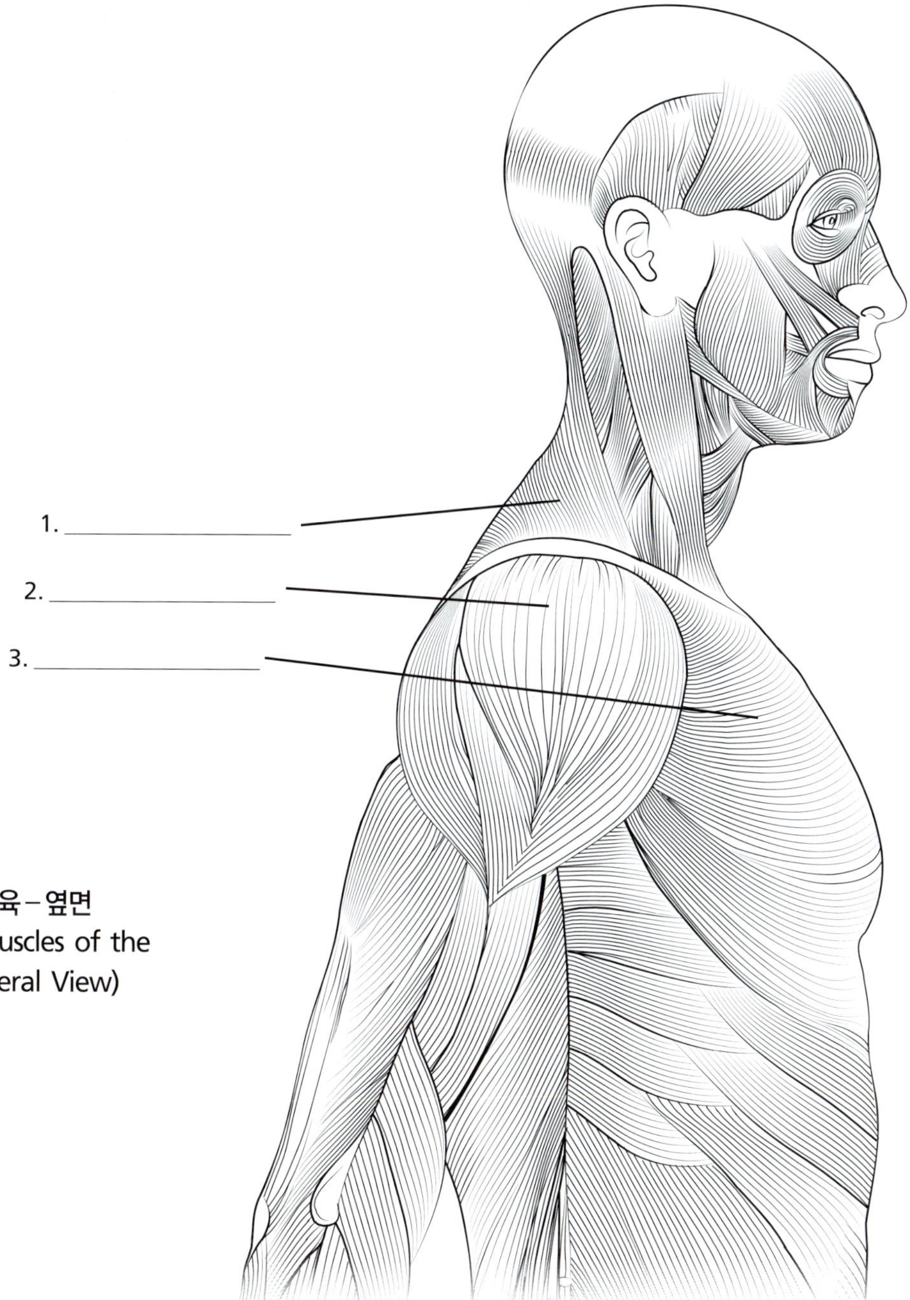

어깨의 얕은 근육－옆면
(Superficial Muscles of the Shoulder－Lateral View)

정답 Answers

1. 등세모근, Trapezius, 2. 어깨세모근, Deltoid, 3. 큰가슴근, Pectoralis major

팔의 근육 (Muscles of the Upper Limb)

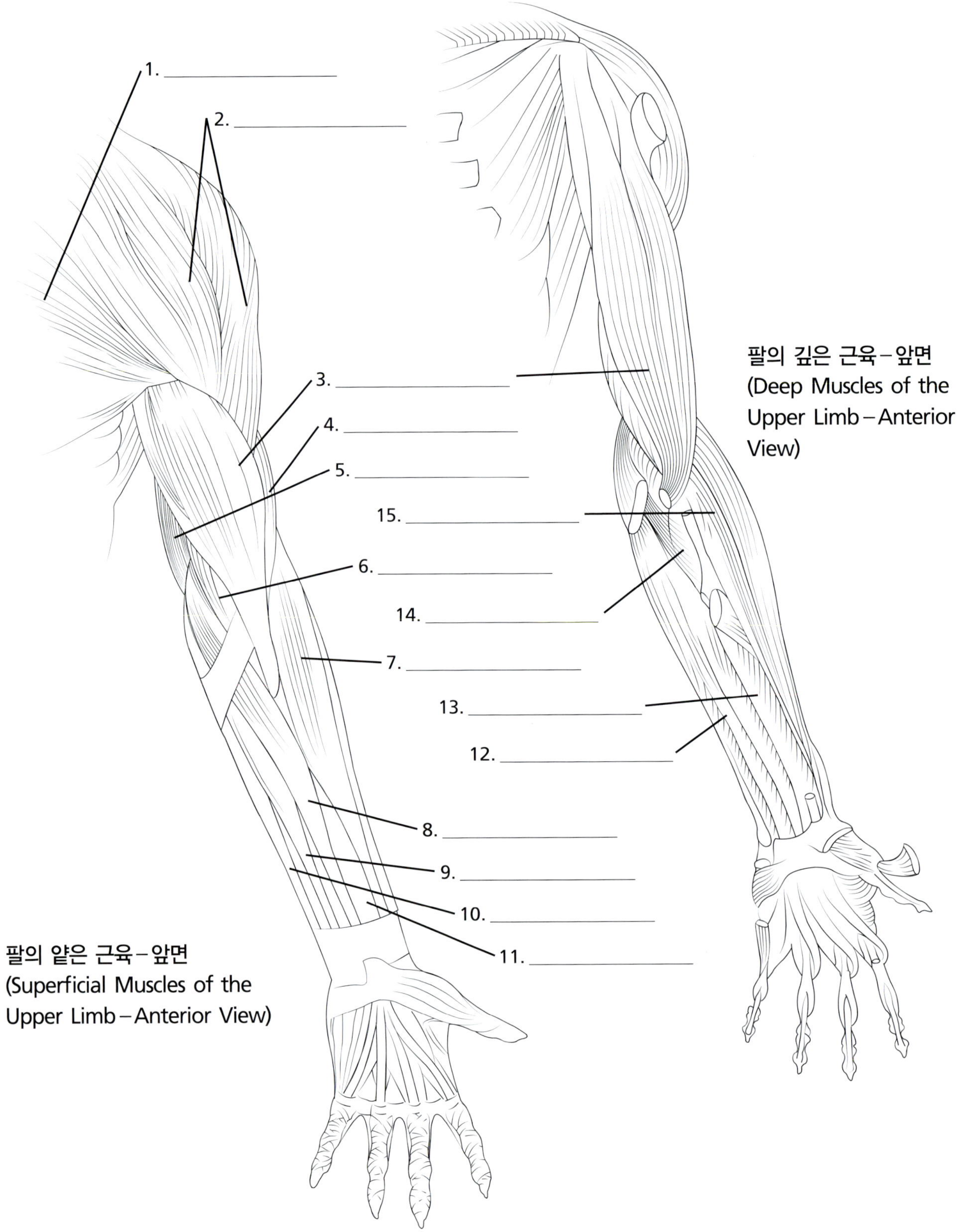

정답 Answers

1. 큰가슴근, Pectoralis major, 2. 어깨세모근, Deltoid, 3. 위팔두갈래근, Biceps brachii, 4. 위팔근, Brachialis, 5. 위팔세갈래근, Triceps brachii, 6. 원엎침근, Pronator teres, 7. 위팔노근, Brachioradialis, 8. 노쪽손목굽힘근 힘줄, Tendon of flexor carpi radialis, 9. 긴손바닥근 힘줄, Tendon of palmaris longus, 10. 자쪽손목굽힘근 힘줄, Tendon of flexor carpi ulnaris, 11. 얕은손가락굽힘근, Flexor digitorum superficialis, 12. 깊은손가락굽힘근, Flexor digitorum profundus, 13. 긴엄지굽힘근, Flexor pollicis longus, 14. 원엎침근, Pronator teres, 15. 긴노쪽손목폄근, Extensor carpi radialis longus

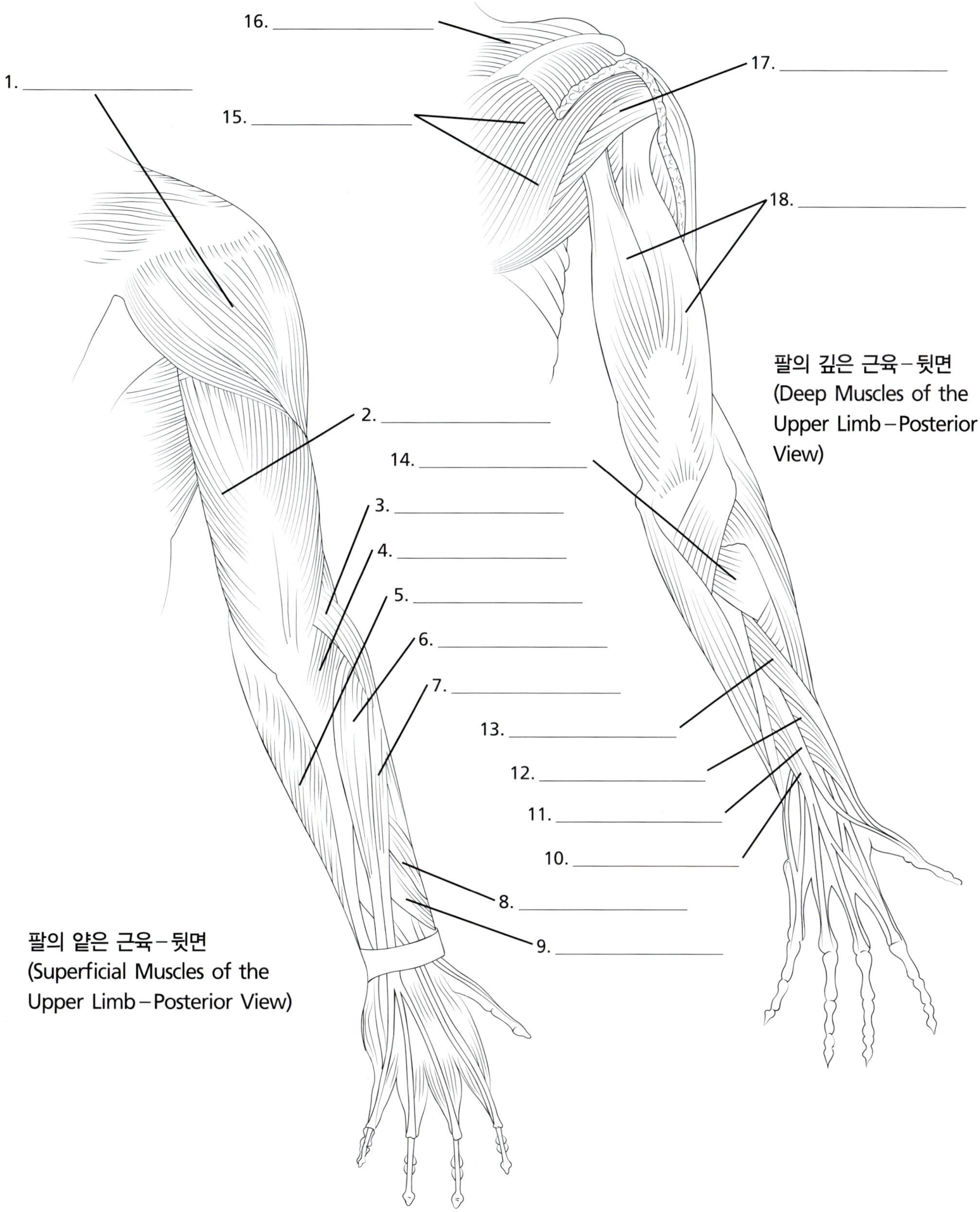

정답 Answers

1. 어깨세모근, Deltoid, 2. 위팔세갈래근 긴갈래, Long head of triceps brachii, 3. 위팔노근, Brachioradialis, 4. 팔꿈치근, Anconeus, 5. 자쪽손목굽힘근, Flexor carpi ulnaris, 6. 새끼폄근, Extensor digiti minimi, 7. 손가락폄근, Extensor digitorum, 8. 긴엄지벌림근, Abductor pollicis longus, 9. 짧은엄지폄근, Extensor pollicis brevis, 10. 집게폄근, Extensor indicis, 11. 긴엄지폄근, Extensor pollicis longus, 12. 짧은엄지폄근, Extensor pollicis brevis, 13. 긴엄지벌림근, Abductor pollicis longus, 14. 손뒤침근, Supinator, 15. 가시아래근, Infraspinatus, 16. 가시위근, Supraspinatus, 17. 작은원근, Teres minor, 18. 위팔세갈래근, Triceps brachii

팔의 근육 (Muscles of the Upper Limb)

팔의 얕은 근육 – 옆면
(Superficial Muscles of the Upper Limb – Lateral View)

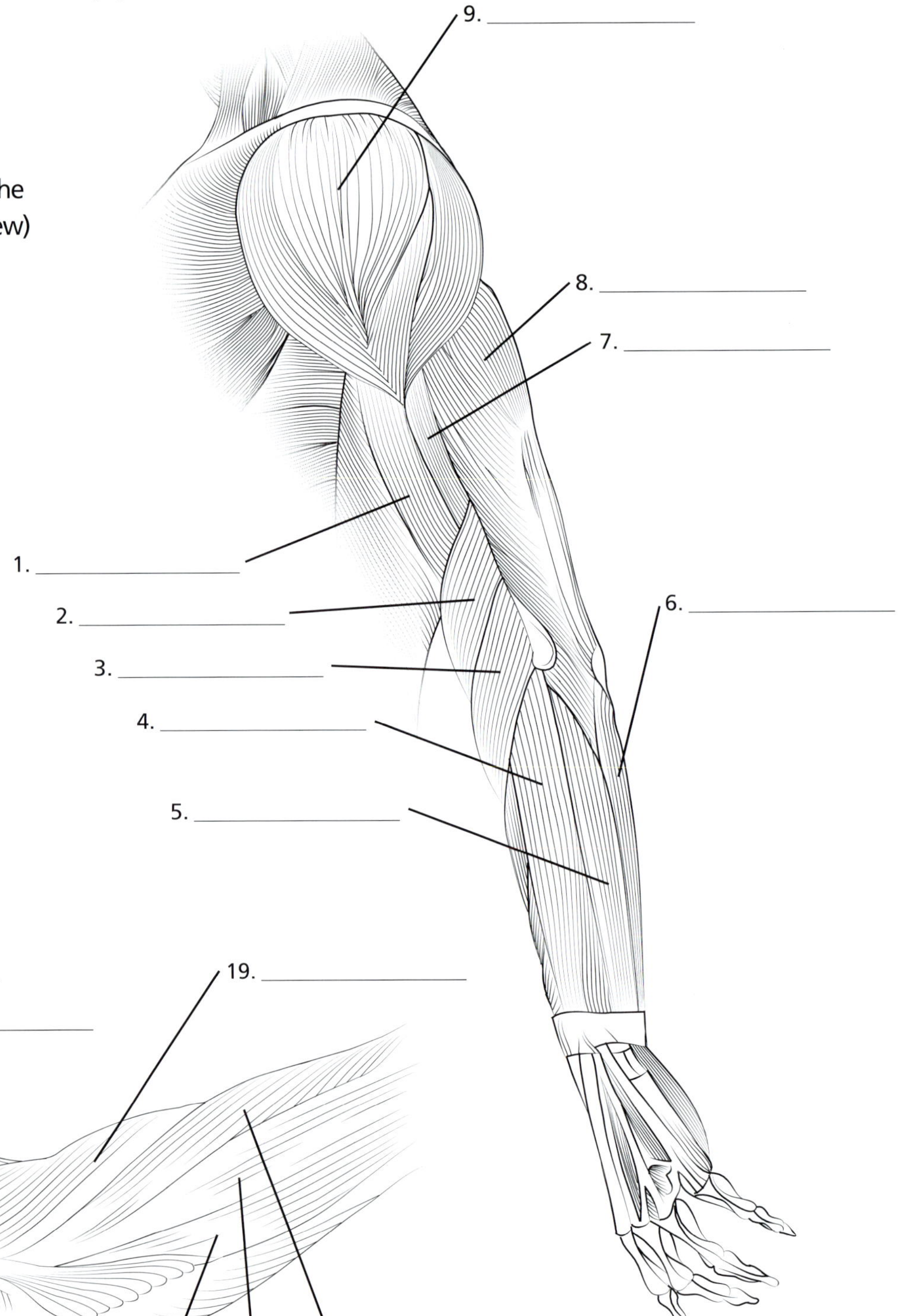

팔꿈치의 근육 – 옆면
(Muscles of the Elbow – Lateral View)

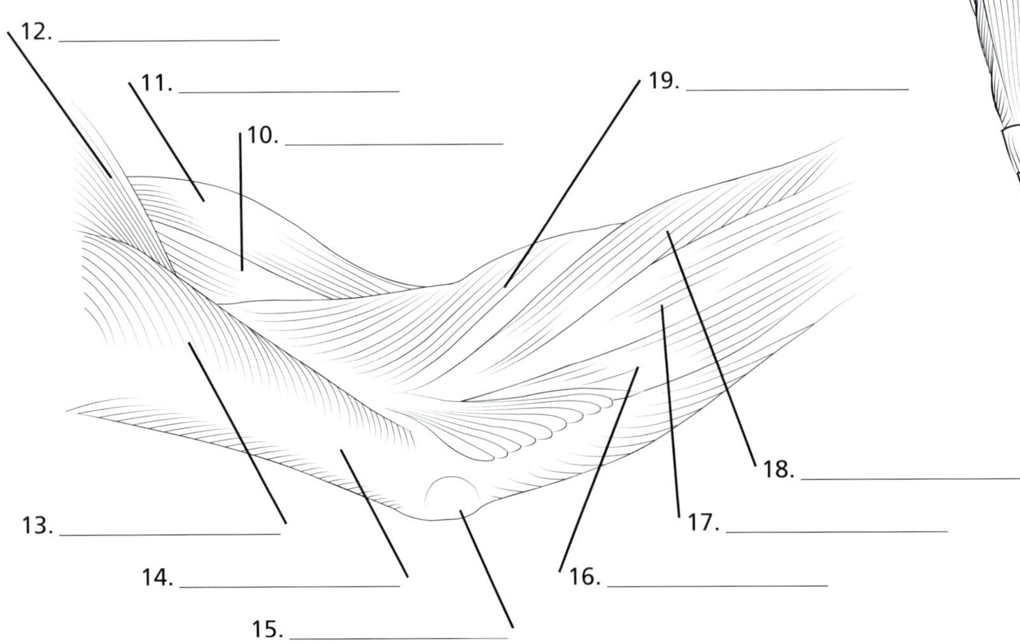

정답 Answers

1. 위팔두갈래근, Biceps brachii, 2. 위팔노근, Brachioradialis, 3. 긴노쪽손목폄근, Extensor carpi radialis longus, 4. 손가락폄근, Extensor digitorum, 5. 자쪽손목폄근, Extensor carpi ulnaris, 6. 자쪽손목굽힘근, Flexor carpi ulnaris, 7. 위팔근, Brachialis, 8. 위팔세갈래근 가쪽갈래, Lateral head of triceps brachii, 9. 어깨세모근, Deltoid, 10. 위팔근, Brachialis, 11. 위팔두갈래근, Biceps brachii, 12. 어깨세모근, Deltoid, 13. 위팔세갈래근, Triceps brachii, 14. 위팔세갈래근 힘줄, Tendon of triceps brachii, 15. 팔꿈치머리, Olecranon, 16. 자쪽손목폄근, Extensor carpi ulnaris, 17.손가락폄근, Extensor digitorum, 18. 긴노쪽손목폄근, Extensor carpi radialis longus, 19. 위팔노근, Brachioradialis

손과 손목의 근육–손등 면
(Muscles of the Wrist and Hand–Dorsal View)

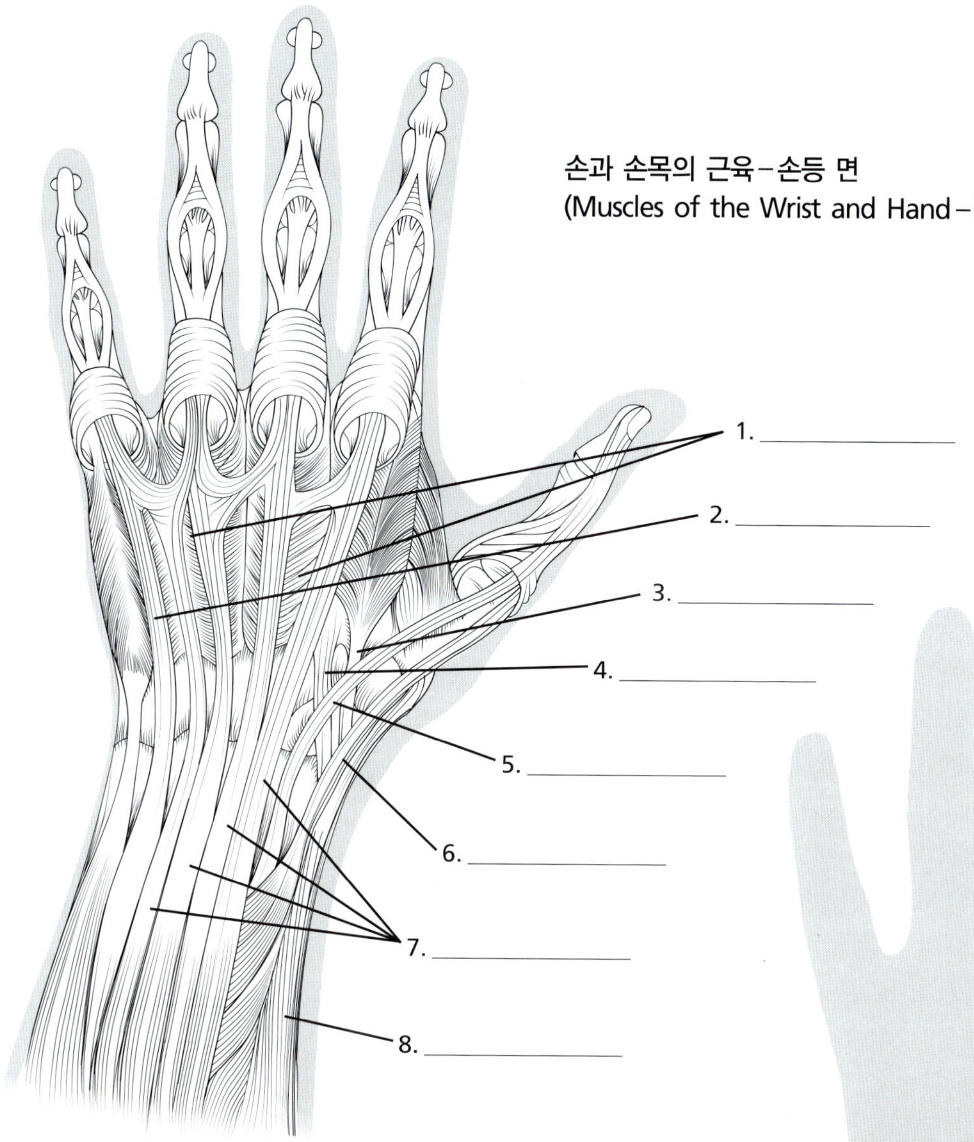

손목의 근육–손바닥 면
(Muscles of the Wrist–Palmar View)

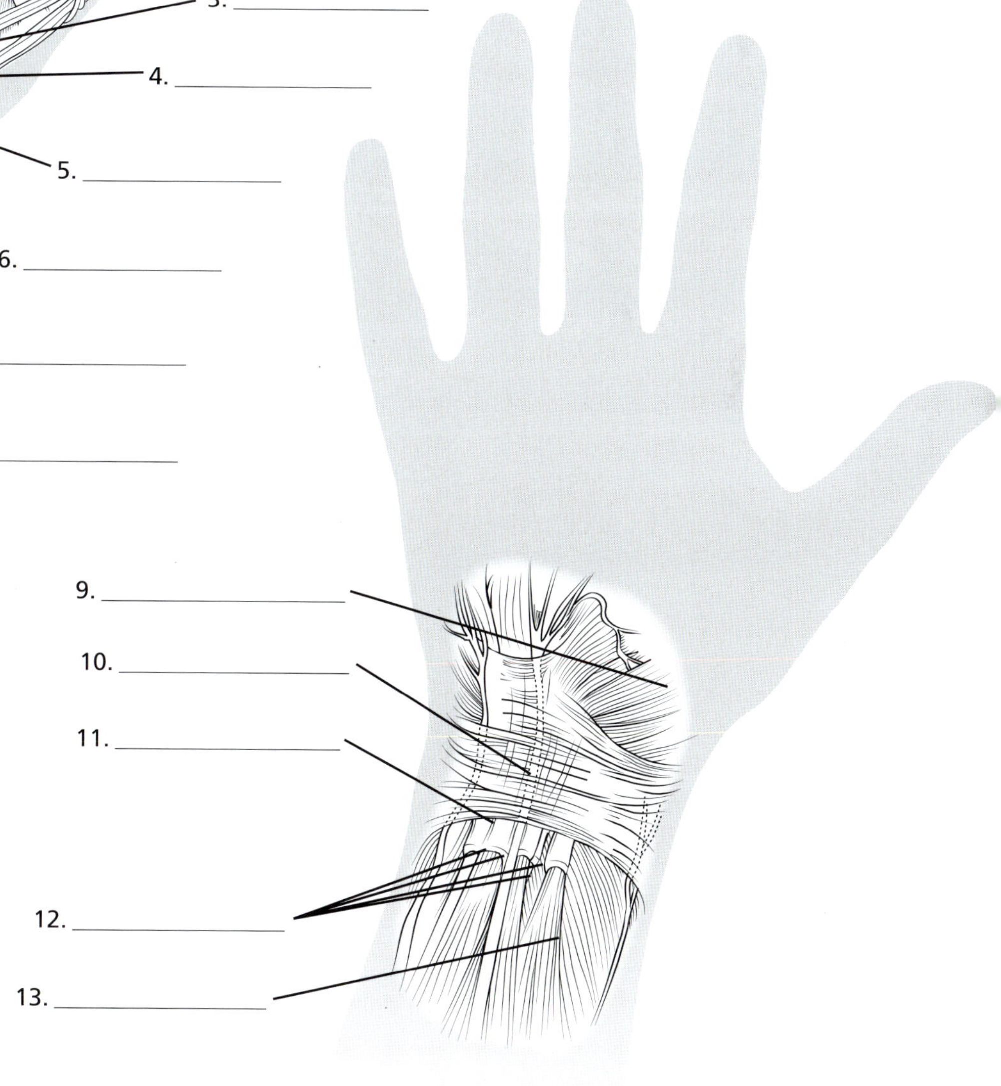

정답 Answers

1. 등쪽뼈사이근, Dorsal interosseus muscles, 2. 새끼폄근, Extensor digiti minimi, 3. 긴노쪽손목폄근, Extensor carpi radialis longus, 4.짧은노쪽손목폄근, Extensor carpi radialis brevis, 5. 긴엄지폄근, Extensor pollicis longus, 6. 짧은엄지폄근, Extensor pollicis brevis, 7. 손가락폄근, Extensor digitorum, 8. 긴엄지벌림근, Abductor pollicis longus, 9. 엄지두덩근, Thenar muscles, 10. 굽힘근지지띠, Flexor retinaculum, 11. 얕은손가락굽힘근 힘줄집, Tendinous sheath of flexor digitorum superficialis, 12. 얕은손가락굽힘근 힘줄, Flexor digitorum superficialis tendons, 13. 노쪽손목굽힘근, Flexor carpi radialis

다리의 근육 (Muscles of the Lower Limb)

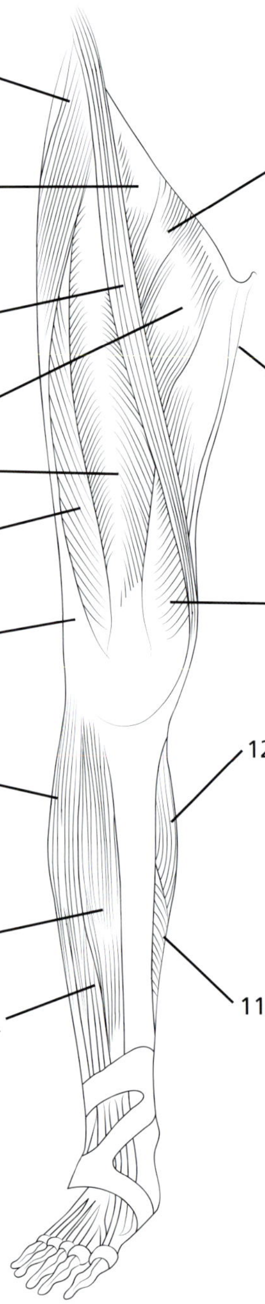

다리의 얕은 근육-앞면 (Superficial Muscles of the Lower Limb-Anterior View)

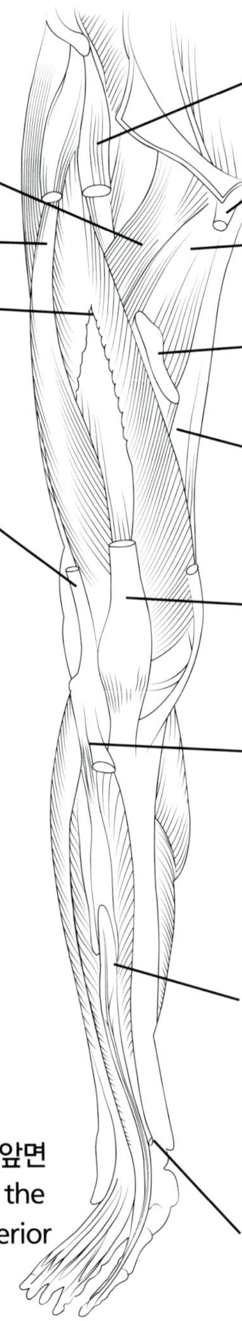

다리의 깊은 근육-앞면 (Deep Muscles of the Lower Limb-Anterior View)

정답 Answers

1. 넙다리근막긴장근, Tensor fasciae latae, 2. 엉덩허리근, Iliopsoas, 3. 넙다리빗근, Sartorius, 4. 긴모음근, Adductor longus, 5. 넙다리곧은근, Rectus femoris, 6. 가쪽넓은근, Vastus lateralis, 7. 엉덩정강근막띠, Iliotibial tract, 8. 긴종아리근, Fibularis (peroneus) longus, 9. 앞정강근, Tibialis anterior, 10. 긴발가락폄근, Extensor digitorum longus, 11. 가자미근, Soleus, 12. 장딴지근, Gastrocnemius, 13. 안쪽넓은근, Vastus medialis, 14. 두덩정강근, Gracilis, 15. 두덩근, Pectineus, 16. 가쪽넓은근, Vastus lateralis, 17. 중간넓은근, Vastus intermedius, 18. 엉덩정강근막띠, Iliotibial tract (cut), 19. 앞정강근, Tibialis anterior (cut), 20.긴엄지폄근, Extensor hallucis longus ,21. 앞정강근, Tibialis anterior (cut), 22. 넙다리곧은근, Rectus femoris (cut), 23. 큰모음근, Adductor magnus, 24. 긴모음근, Adductor longus (cut), 25. 짧은모음근, Adductor brevis, 26. 긴모음근, Adductor longus (cut), 27. 넙다리빗근, Sartorius (cut)

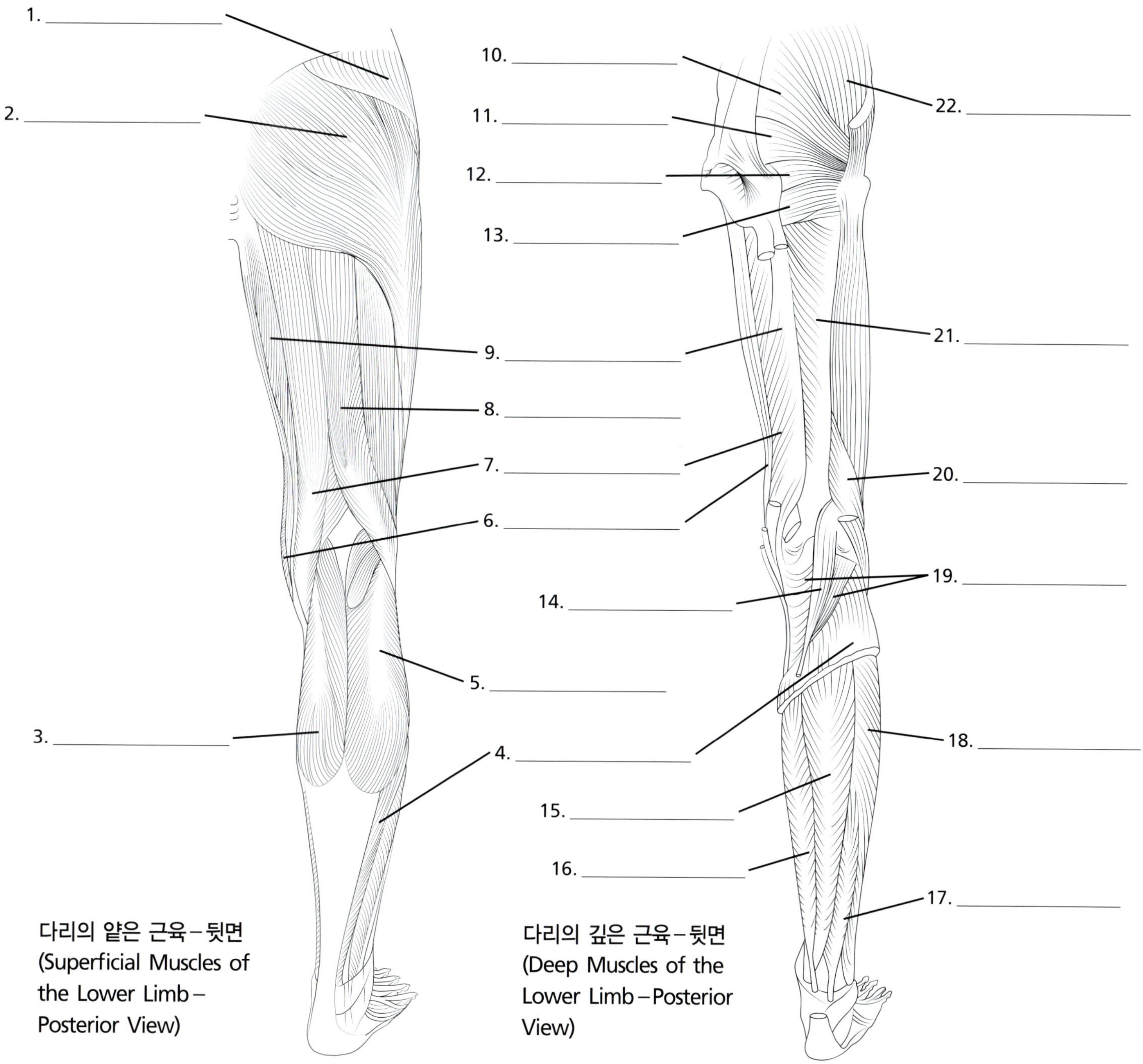

다리의 얕은 근육 – 뒷면 (Superficial Muscles of the Lower Limb – Posterior View)

다리의 깊은 근육 – 뒷면 (Deep Muscles of the Lower Limb – Posterior View)

정답 Answers

1. 중간볼기근, Gluteus medius, 2. 큰볼기근, Gluteus maximus, 3. 장딴지근 안쪽갈래, Medial head of gastrocnemius, 4. 가자미근, Soleus, 5. 장딴지근 가쪽갈래, Lateral head of gastrocnemius, 6. 두덩정강근, Gracilis, 7. 반힘줄모양근, Semitendinosus, 8. 넙다리두갈래근, Biceps femoris, 9. 큰모음근, Adductor magnus, 10. 궁둥구멍근, Piriformis, 11. 위쌍둥이근, Superior gemellus, 12. 아래쌍둥이근, Inferior gemellus, 13. 넙다리네모근, Quadratus femoris, 14. 장딴지빗근, Plantaris, 15. 뒤정강근, Tibialis posterior, 16. 긴발가락굽힘근, Flexor digitorum longus, 17. 긴엄지굽힘근, Flexor hallucis longus, 18. 긴종아리근, Fibularis (peroneus) longus, 19. 오금근, Popliteus, 20. 넙다리두갈래근 짧은 갈래, Short head of biceps femoris, 21. 큰모음근의 모음근 adductor part of adductor magnus, 22. 작은볼기근, Gluteus minimus

다리의 근육 (Muscles of the Lower Limb)

다리의 얕은 근육–옆면
(Superficial Muscles of the
Lower Limb–Lateral View)

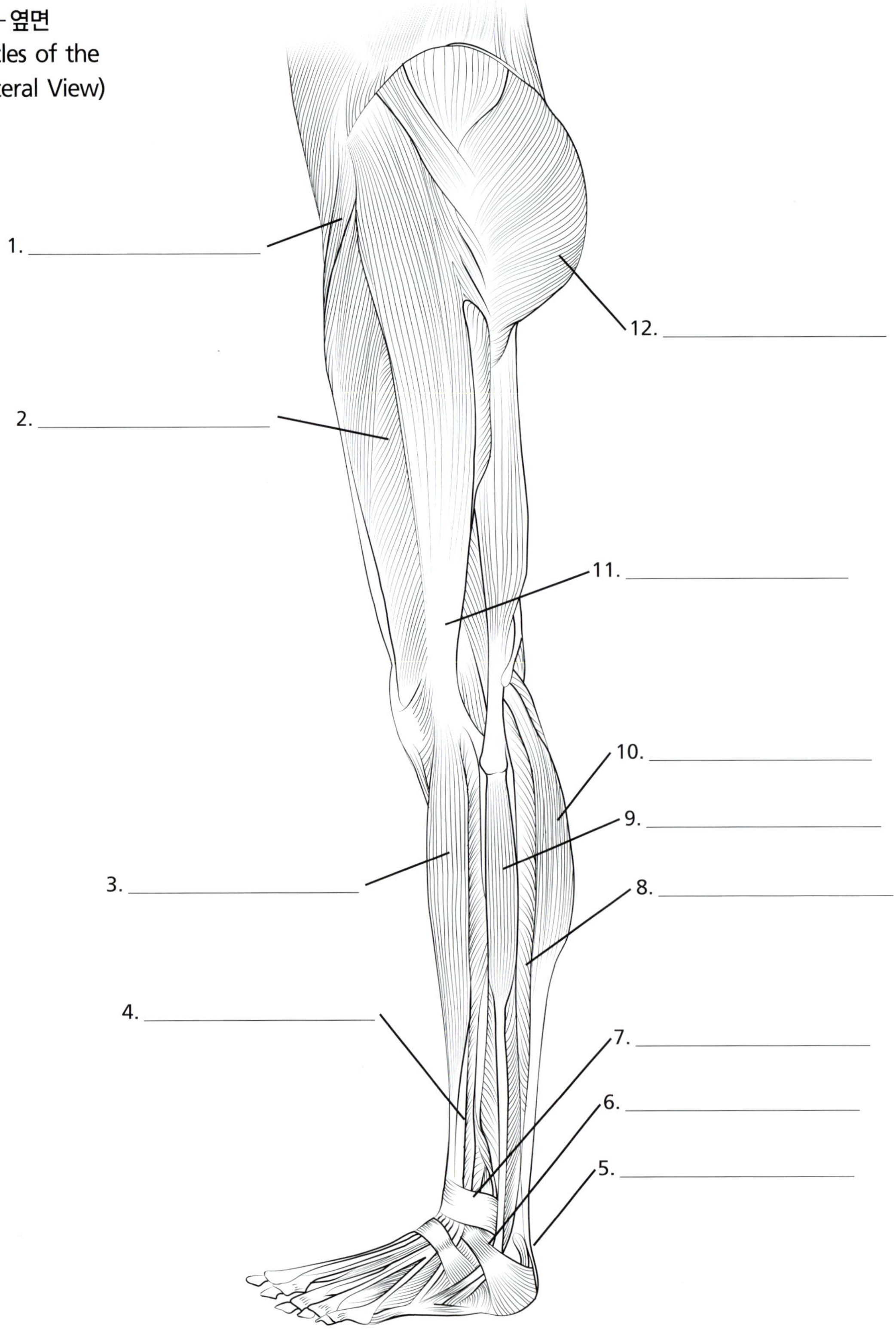

정답 Answers

1. 넙다리빗근, Sartorius, 2. 넙다리네갈래근(가쪽넓은근), Quadriceps femoris (vastus lateralis), 3. 앞정강근, Tibialis anterior, 4. 긴발가락폄근, Extensor digitorum longus, 5. 발꿈치뼈 힘줄, Tendo calcaneus (Achilles tendon), 6. 아래폄근지지띠, Inferior extensor retinaculum, 7. 위폄근지지띠, Superior extensor retinaculum, 8. 가자미근, Soleus, 9. 긴종아리근, Fibularis (peroneus) longus, 10. 장딴지근 가쪽갈래, Lateral head of gastrocnemius, 11.엉덩정강근막띠, Iliotibial tract, 12. 큰볼기근, Gluteus maximus

발의 근육–옆면
(Muscles of the Foot–Lateral View)

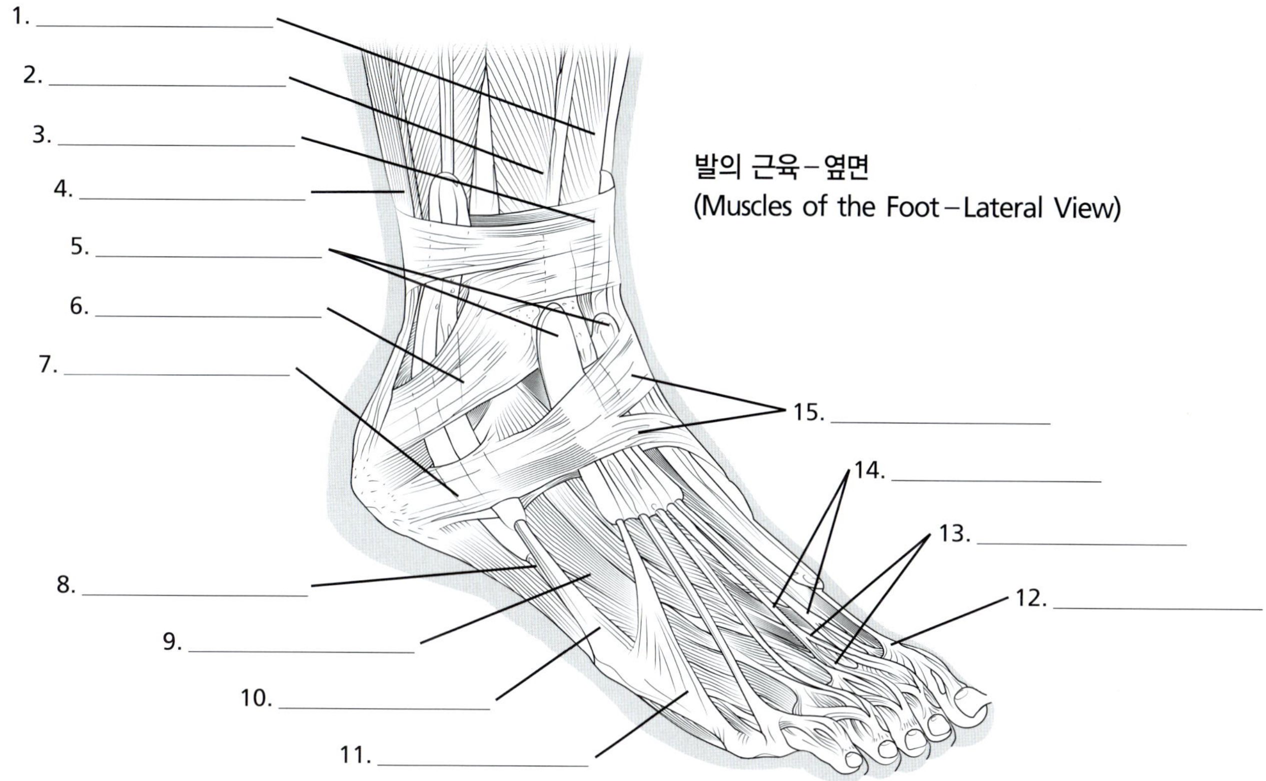

발의 근육–뒤안쪽면
(Muscles of the Foot–Posteromedial View)

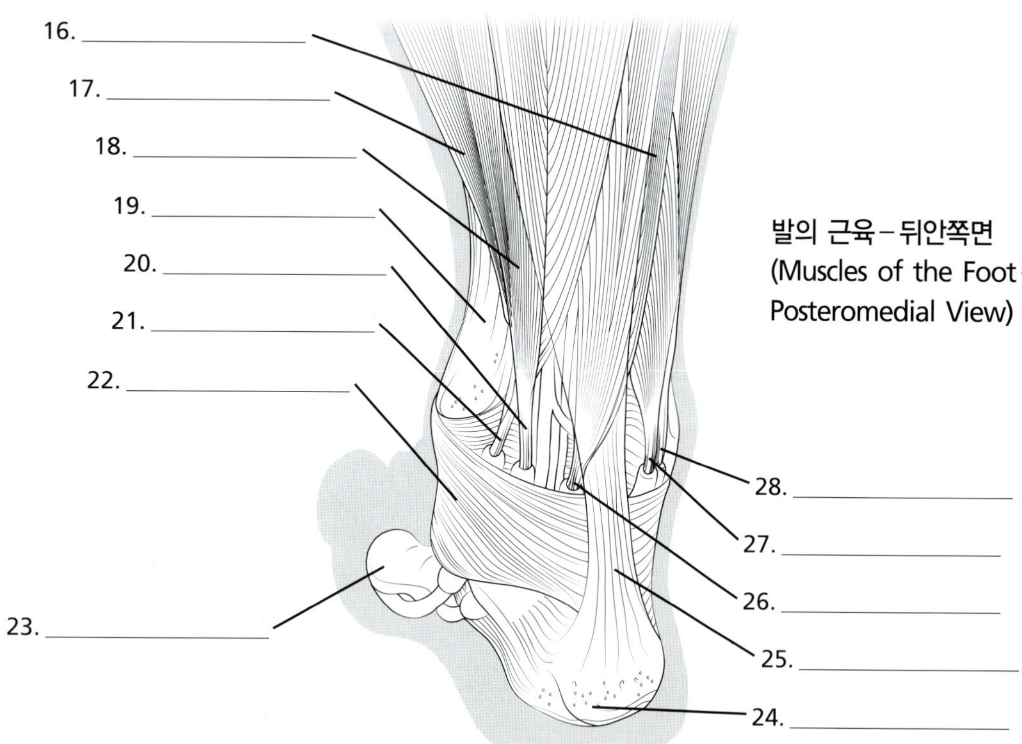

정답 Answers

1. 긴엄지폄근, Extensor hallucis longus, 2. 긴발가락폄근, Extensor digitorum longus, 3. 위폄근지지띠, Superior extensor retinaculum, 4. 발꿈치뼈 힘줄, Tendo calcaneus (Achilles tendon), 5. 힘줄집, Tendon sheaths, 6. 위종아리지지띠, Superior fibular retinaculum 7. 아래종아리지지띠, Inferior fibular retinaculum, 8. 긴종아리근 힘줄 Fibularis (peroneus) longus tendon, 9. 짧은발가락폄근 Extensor digitorum brevis, 10. 짧은종아리근 힘줄, Fibularis (peroneus) brevis tendon, 11. 셋째종아리근, Fibularis (peroneus) tertius, 12. 김엄지폄근 힘줄, Extensor hallucis longus tendon, 13. 짧은발가락폄근 힘줄, Extensor digitorum brevis tendons, 14. 긴발가락폄근 힘줄, Extensor digitorum longus tendons, 15. 폄근지지띠 아래쪽, Inferior extensor retinaculum, 16. 긴엄지굽힘근, Flexor hallucis longus, 17. 뒤정강근, Tibialis posterior, 18. 긴발가락폄근Flexor digitorum longus, 19. 정강뼈, Tibia, 20. 긴발가락굽힘근 힘줄, Flexor digitorum longus tendon, 21. 뒤정강근 힘줄, Tibialis posterior tendon, 22. 굽힘근지지띠, Flexor retinaculum, 23. 첫째 발허리뼈, First metatarsal, 24. 발꿈치뼈결절, Calcaneal tuberosity, 25. 발꿈치뼈 힘줄, Tendo calcaneus (Achilles tendon), 26. 긴엄지굽힘근 힘줄, Flexor hallucis longus tendon, 27. 긴종아리근 힘줄, Fibularis (peroneus) longus tendon, 28. 짧은종아리근 힘줄, Fibularis (peroneus) brevis tendon

근육 형태 (Muscle Types)

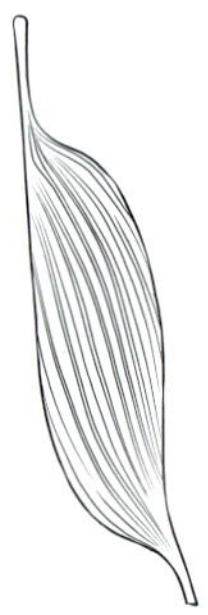

1. ____________________

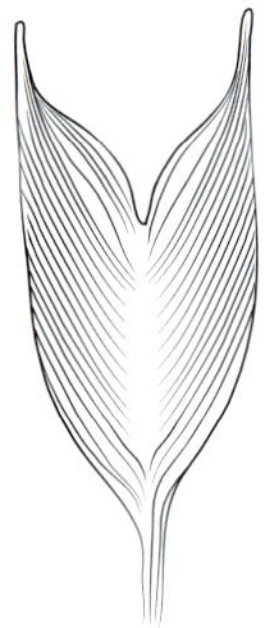

2. ____________________

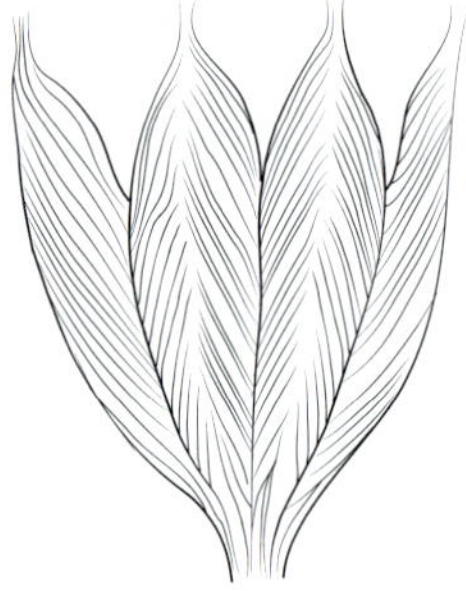

3. ____________________

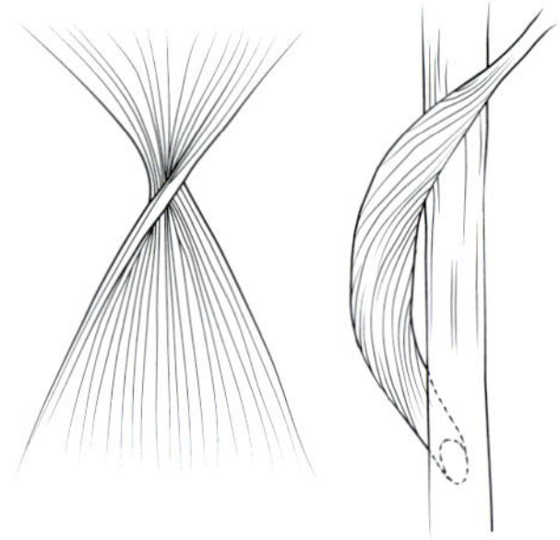

4. ____________________

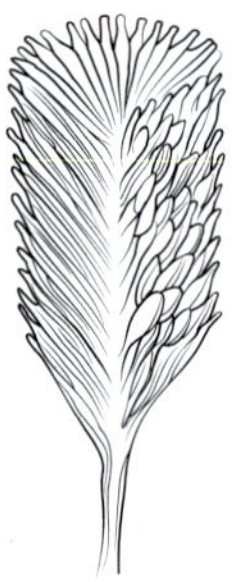

5. ____________________

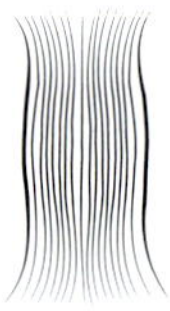

6. ____________________

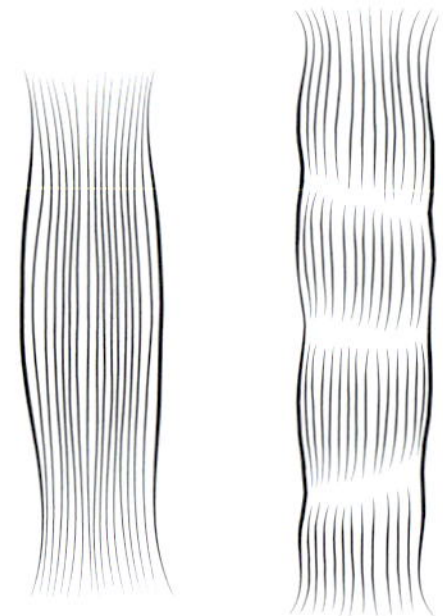

7. ____________________

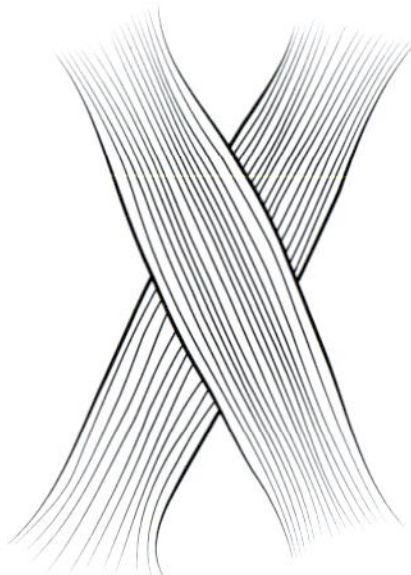

8. ____________________

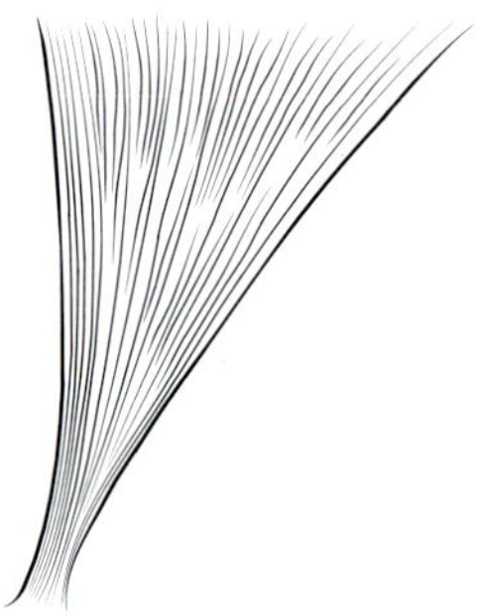

9. ____________________

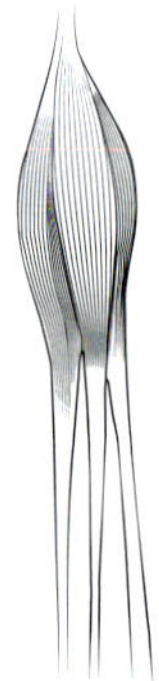

10. ____________________

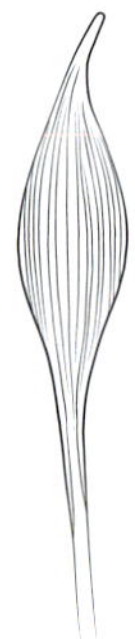

11. ____________________

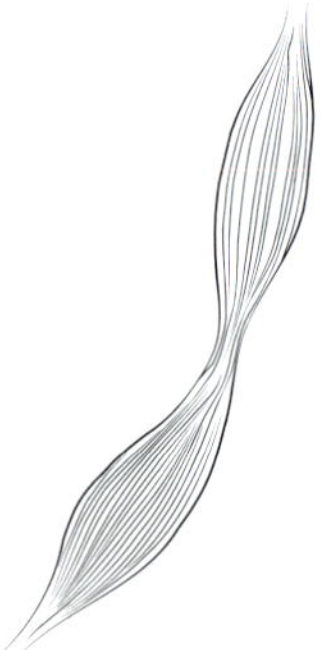

12. ____________________

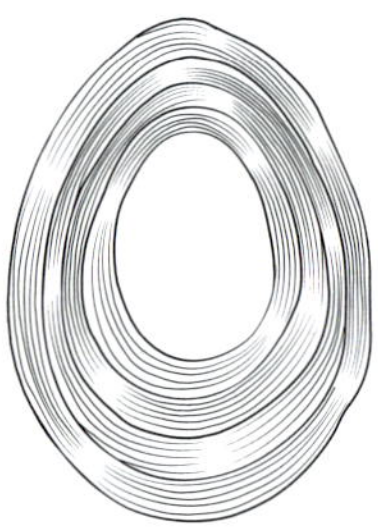

13. ____________________

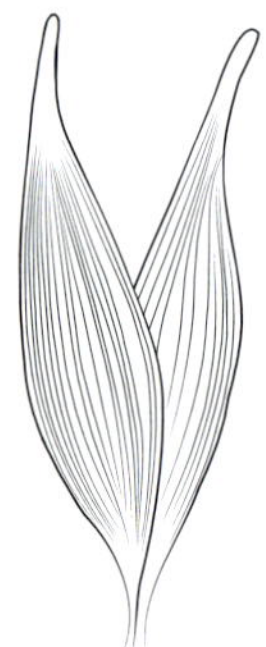

14. ____________________

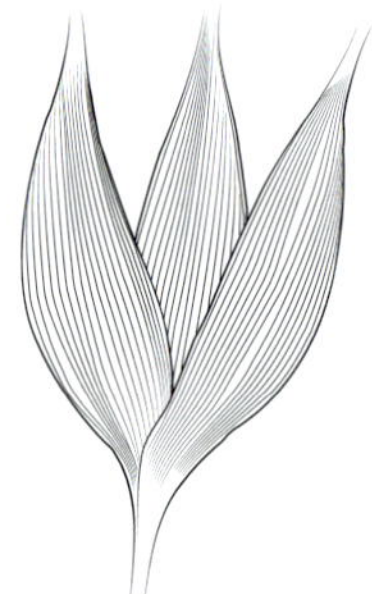

15. ____________________

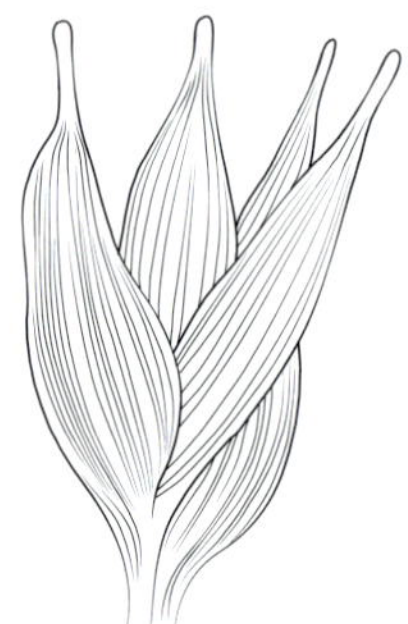

16. ____________________

정답 Answers

1. 반깃근, Unipennate, 2. 쌍깃근, Bipennate, 3. 뭇깃근, Multipennate, 4. 나선형Spiral, 5. 방사형, Radial, 6. 네모형,Quadrate, 7. 띠, Strap, 8. 십자형, Cruciate, 9. 삼각형, Triangular, 10. 뭇꼬리형, Multicaudal, 11. 방추형, Fusiform, 12. 두힘살, Digastric, 13. 원형, Circular (sphincteric), 14. 두갈래, Bicipital, 15. 세갈래, Tricipital, 16. 네갈래, Quadricipital

관절 (Articulations)

1. ____________________

2. ____________________

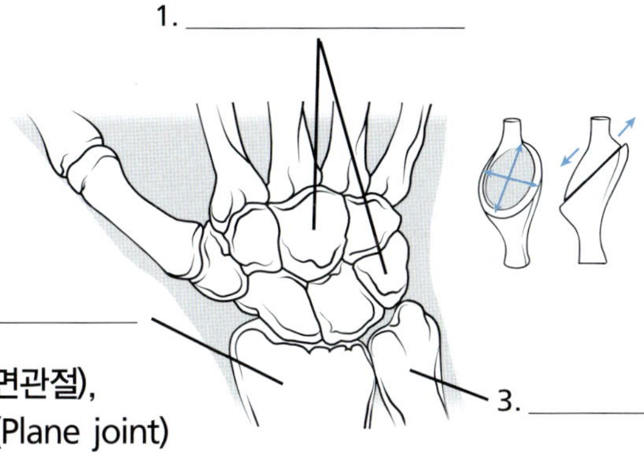

3. ____________________

미끄럼관절(평면관절),
Gliding Joint(Plane joint)

18. ____________________

안장관절
(Saddle Joint)

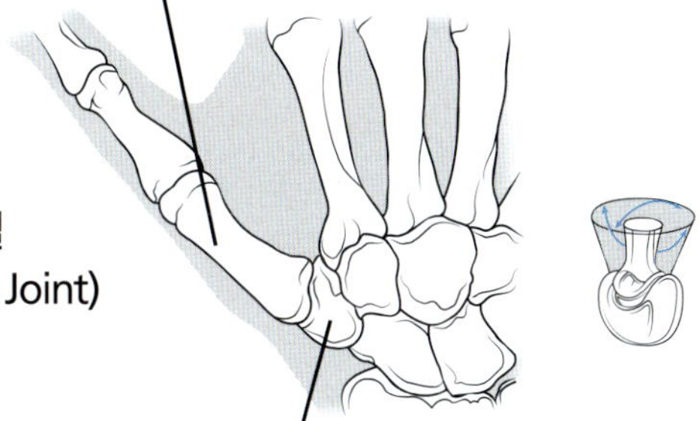

17. ____________________

4. ____________________

절구공이관절
(Ball – and socket
Joint)

5. ____________________

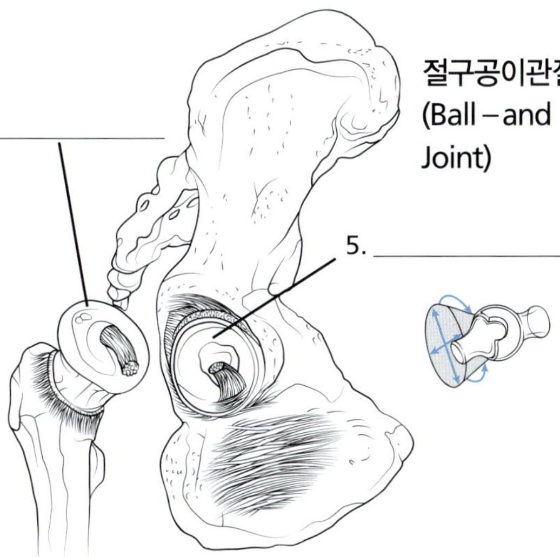

차축관절
(Pivot Joint)

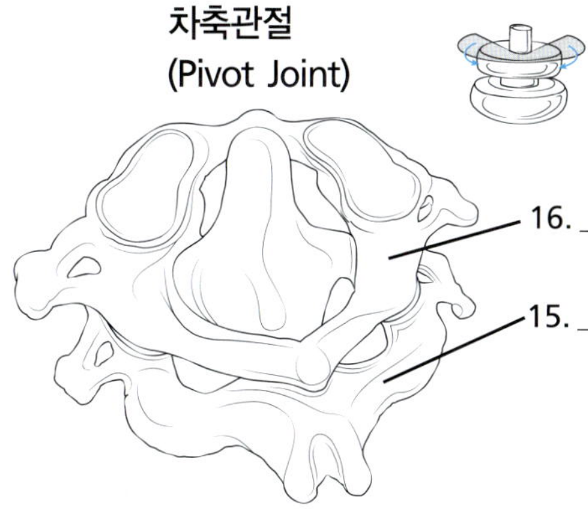

16. ____________________

15. ____________________

접번관절
(Hinge Joint)

9. ____________________

14. ____________________

10. ____________________

11. ____________________

12. ____________________

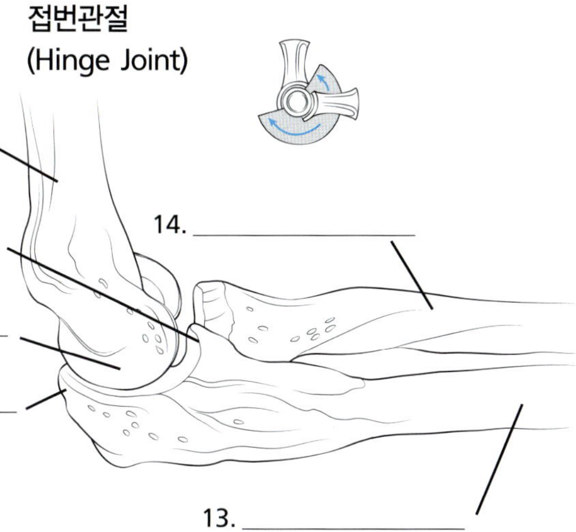

13. ____________________

타원관절(융기관절)
Ellipsoidal Joint
(Condyloid Joint)

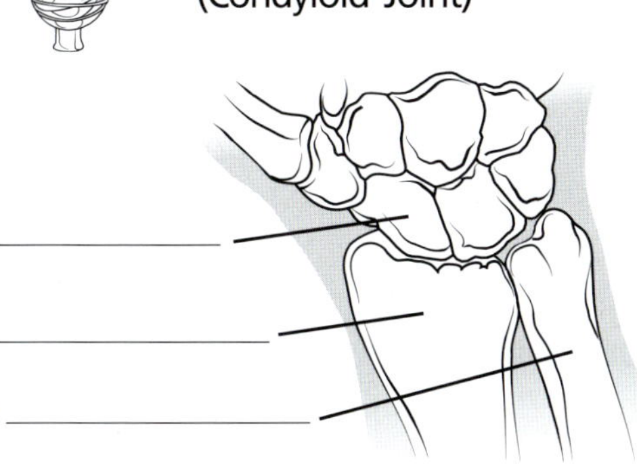

6. ____________________

7. ____________________

8. ____________________

정답 Answers

1. 손목뼈, Carpal bones, 2. 노뼈, Radius, 3. 자뼈, Ulna, 4. 넙다리뼈 머리, Head of femur (ball), 5. 볼기뼈 절구, Acetabulum (socket), 6. 손배뼈, Scaphoid bone, 7. 노뼈, Radius, 8. 자뼈, Ulna, 9. 위팔뼈, Humerus, 10. 자뼈의 갈고리돌기, Coronoid process of ulna, 11. 위팔뼈의 도르레, Trochlea (of humerus), 12. 팔꿈치머리, Olecranon, 13. 자뼈, Ulna, 14. 노뼈, Radius, 15. 중쇠뼈, Axis, 16. 고리뼈, Atlas, 17. 큰마름뼈, Trapezium bone, 18. 엄지손가락의 손허리뼈, Metacarpal bone of thumb

골격계 (Skeletal System)

골격계 – 앞면
(Skeletal System – Anterior View)

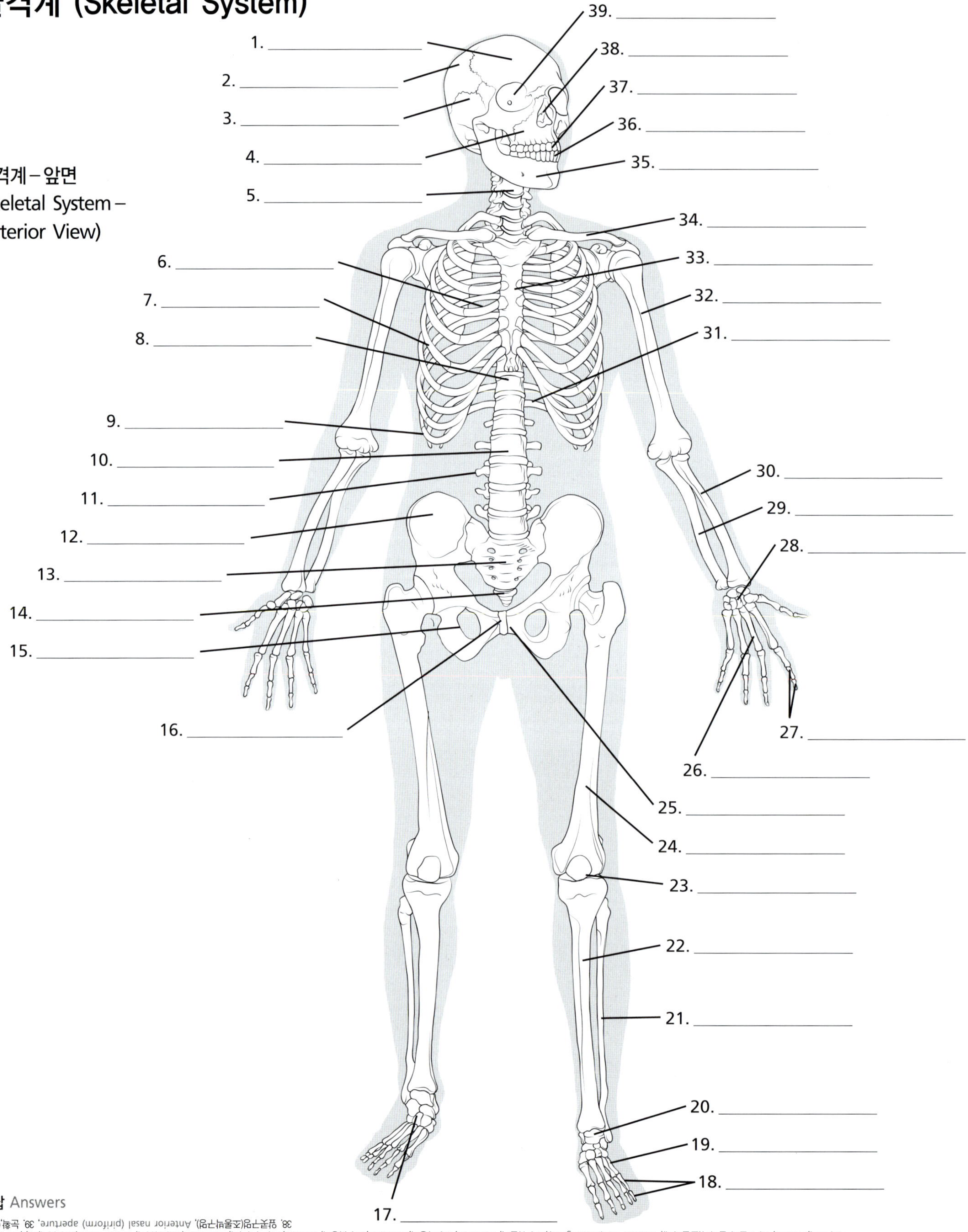

정답 Answers

1. 이마뼈, Frontal bone, 2. 마루뼈, Parietal bone, 3. 관자뼈, Temporal bone, 4. 위턱뼈, Maxilla, 5. 목뼈, Cervical vertebra, 6. 갈비뼈연골, Costal cartilage, 7. 참갈비뼈, True rib, 8. 등뼈, Thoracic vertebra, 9. 거짓갈비뼈, False rib, 10. 허리뼈, Lumbar vertebra, 11. 가로돌기, Transverse process, 12. 엉덩뼈, Ilium, 13. 엉치뼈, Sacrum, 14. 꼬리뼈, Coccyx, 15. 궁둥뼈, Ischium, 16. 두덩결합, Pubic symphysis, 17. 발목뼈, Tarsal bones, 18. 발가락뼈, Phalanges, 19. 발허리뼈, Metatarsal bones, 20. 목말뼈, Talus, 21. 종아리뼈, Fibula, 22. 정강뼈, Tibia, 23. 무릎뼈, Patella, 24. 넙다리뼈, Femur, 25. 두덩뼈, Pubis, 26. 손허리뼈, Metacarpal bones, 27. 손가락뼈, Phalanges, 28. 손목뼈, Carpal bones, 29. 자뼈, Ulna, 30. 노뼈, Radius, 31. 12번째 갈비뼈(뜬갈비뼈), Twelfth rib (floating rib), 32. 위팔뼈, Humerus, 33. 복장뼈, Sternum, 34. 빗장뼈, Clavicle, 35. 아래턱뼈, Mandible, 36. 아랫니, Lower teeth, 37. 윗니, Upper teeth, 38. 앞콧구멍(조롱박구멍), Anterior nasal (piriform) aperture, 39. 눈확,Orbit

골격계 – 뒷면(Skeletal System – Posterior View) / 골격계 – 옆면(Skeletal System – Lateral View)

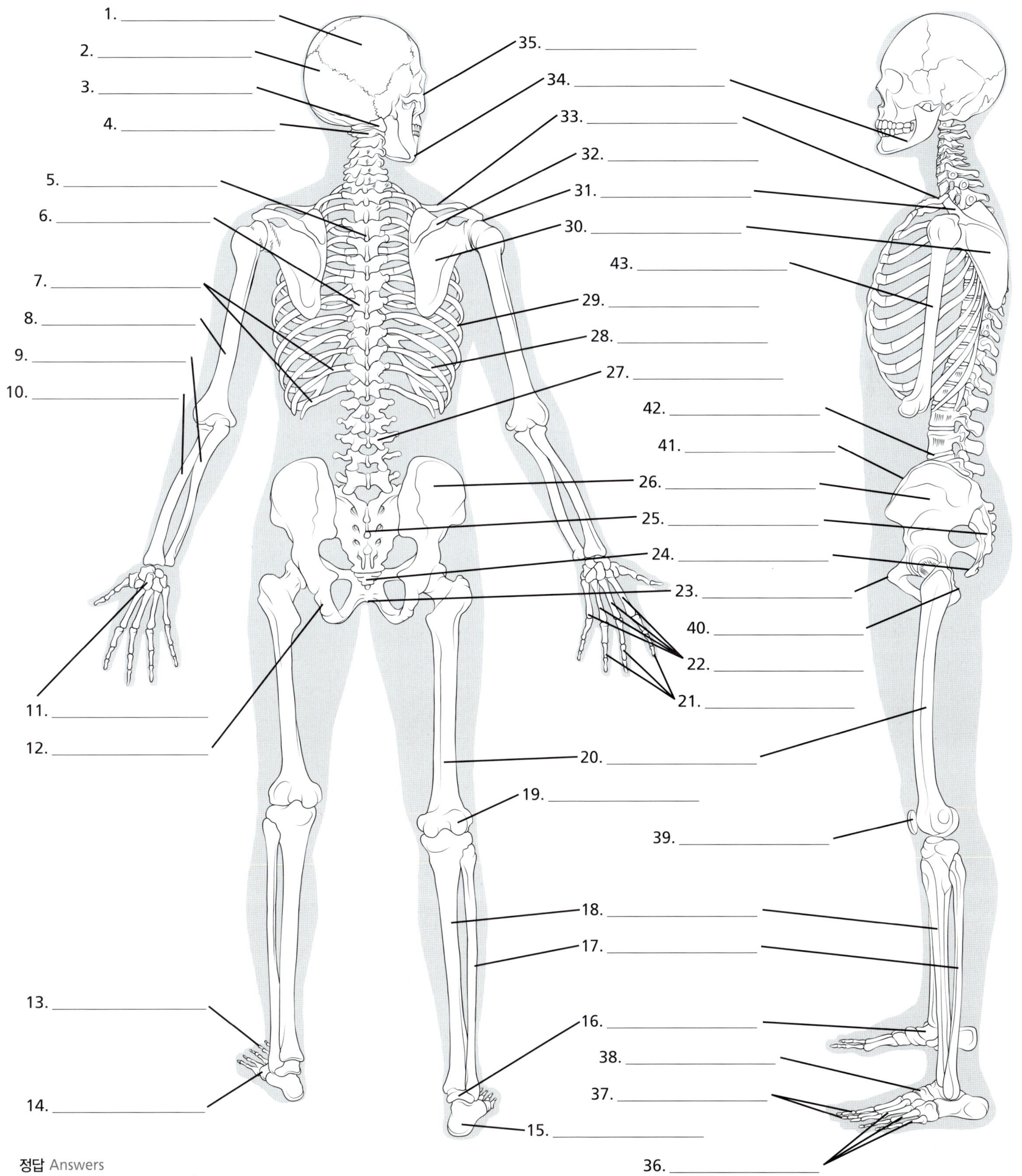

정답 Answers

1. 마루뼈, Parietal bone, 2. 뒤통수뼈, Occipital bone, 3. 고리뼈, Atlas (C1), 4. 중쇠뼈, Axis (C2), 5. 등뼈의 가시돌기, Spinous process of thoracic vertebra, 6. 등뼈, Thoracic vertebra, 7. 뜬갈비뼈(11 & 12), Floating ribs (11 & 12), 8. 위팔뼈, Humerus, 9. 자뼈, Ulna, 10. 노뼈, Radius, 11. 손목뼈, Carpal bones, 12. 궁둥뼈결절, Ischial tuberosity, 13. 발가락뼈, Phalanges, 14. 발허리뼈, Metatarsal bones, 15. 발꿈치뼈, Calcaneus, 16. 목말뼈, Talus, 17. 종아리뼈, Fibula, 18. 정강이뼈, Tibia, 19. 넙적다리뼈관절융기, Femoral condyle, 20. 넓적다리뼈, Femur, 21. 손가락뼈, Phalanges, 22. 손허리뼈, Metacarpal bones, 23. 두덩뼈, Pubis, 24. 꼬리뼈, Coccyx, 25. 엉치뼈, Sacrum, 26. 엉덩뼈, Ilium, 27. 허리뼈, Lumbar vertebra, 28. 거짓갈비뼈, False rib, 29. 참갈비뼈, True rib, 30. 어깨뼈, Scapula, 31. 어깨뼈봉우리, Acromion, 32. 어깨뼈가시, Spine of the scapula, 33. 빗장뼈, Clavicle, 34. 아래턱뼈, Mandible, 35. 광대뼈, Zygomatic bone, 36. 발허리뼈, Metatarsal bones, 37. 발가락뼈, Phalanges, 38. 발배뼈, Navicular, 39. 무릎뼈, Patella, 40. 궁둥뼈, Ischium, 41. 엉덩뼈능선, Iliac crest, 42. 척추사이원반Intervertebral disk, 43. 위팔뼈, Humerus.

척주 (Vertebral Column)

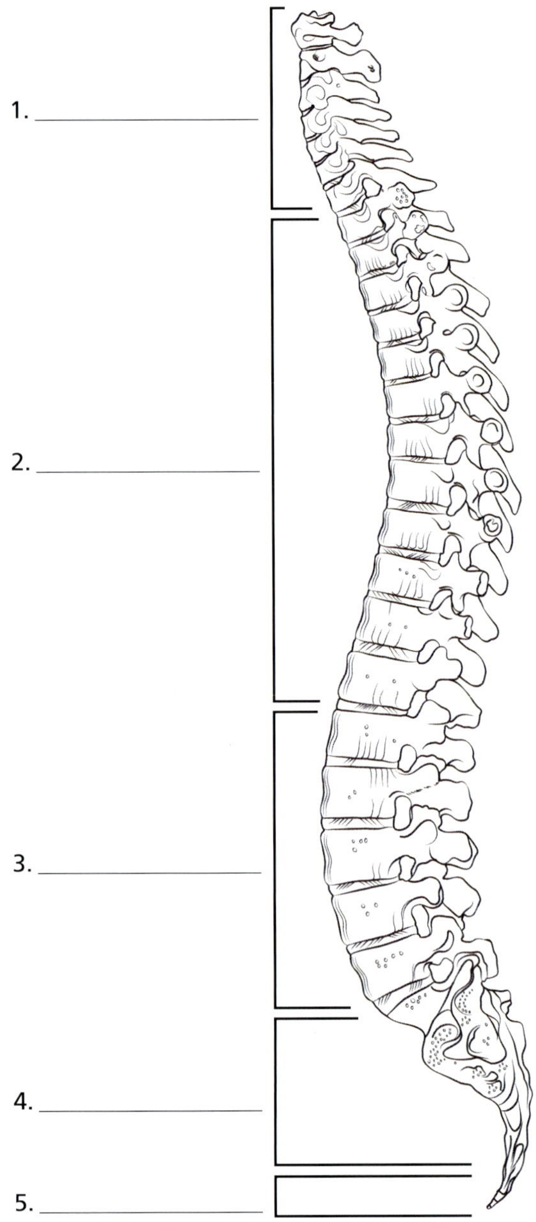

척주 – 옆면
(Vertebral Column – Lateral View)

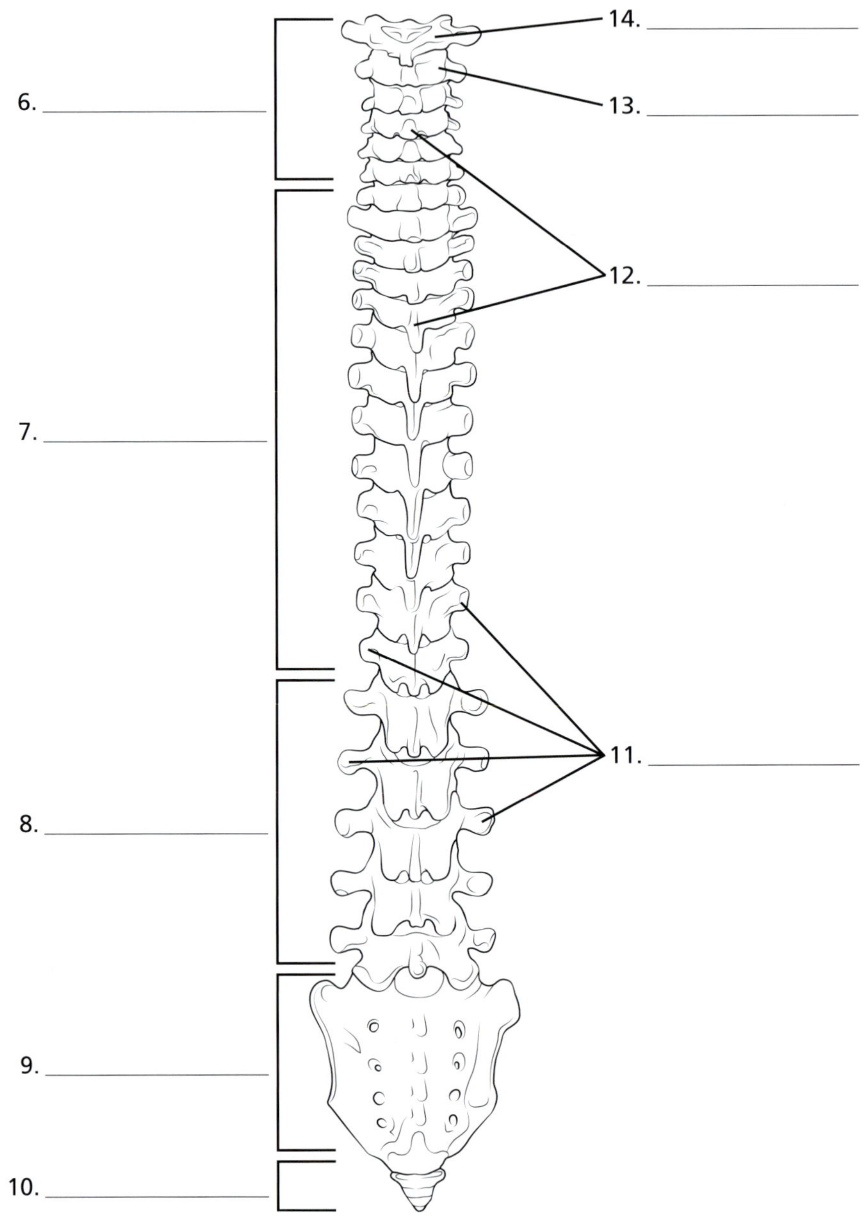

척주 – 뒷면
(Vertebral Column – Posterior View)

정답 Answers

1. 목뼈, Cervical vertebrae (C1-C7), 2. 등뼈, Thoracic vertebrae (T1-T12), 3. 허리뼈, Lumbar vertebrae (L1-L5), 4. 엉치뼈, Sacrum, 5. 꼬리뼈, Coccyx, 6. 목부위, Cervical region (C1-C7), 7. 등부위, Thoracic region (T1-T12)
8. 허리부위, Lumbar region (L1-L5), 9. 엉치부위, Sacral region (S1-S5), 10. 꼬리부위, Coccygeal region, 11. 가로돌기, Transverse processes, 12. 가시돌기, Spinous processes, 13. 중쇠뼈, Axis (C2), 14. 고리뼈, Atlas (C1)

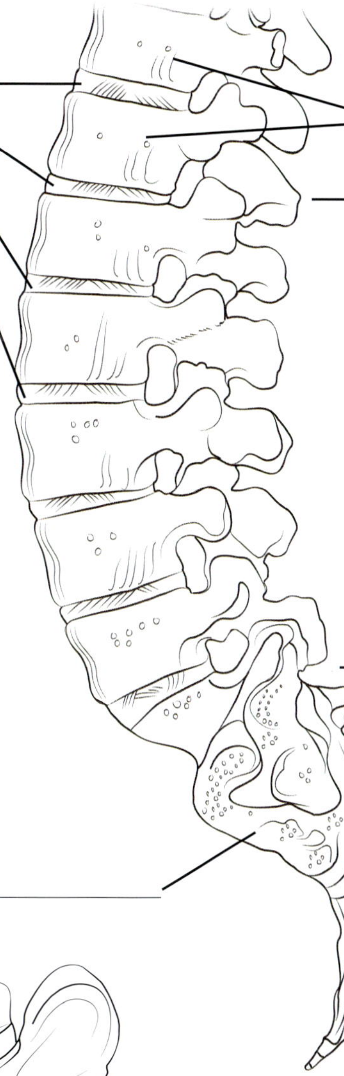

척추원반
(Intervertebral Disks)

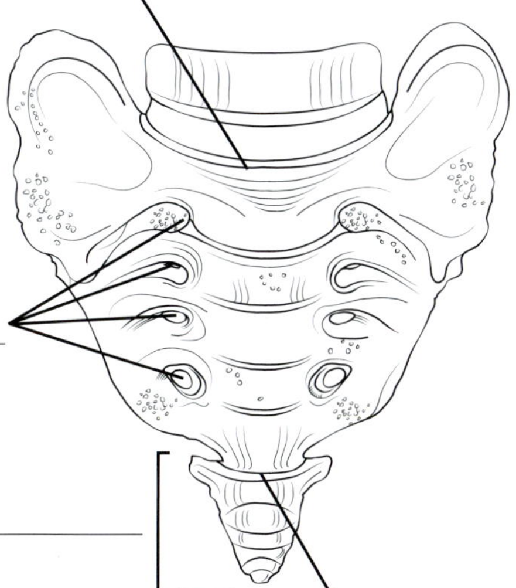

엉치뼈와 꼬리뼈 – 앞면
(Sacrum and Coccyx – Anterior View)

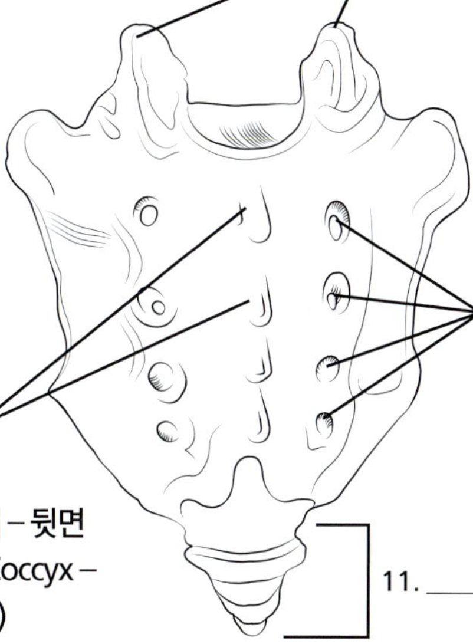

엉치뼈와 꼬리뼈 – 뒷면
(Sacrum and Coccyx – Posterior View)

정답 Answers

1. 척추원반, Intervertebral disks, 2. 엉치뼈, Sacrum, 3. 꼬리뼈, Coccyx, 4. 허리뼈, Lumbar vertebrae, 5. 등뼈, Thoracic vertebrae, 6. 엉치뼈곶, Sacral promontory, 7. 앞엉치뼈구멍, Pelvic sacral foramina, 8. 꼬리뼈, Coccyx, 9. 엉치꼬리관절, Sacrococcygeal joint, 10. 정중엉치뼈능선과 가시돌기, Median sacral crest and spinous tubercles, 11. 꼬리뼈, Coccyx, 12. 뒤천골구멍, Posterior sacral foramina, 13. 위관절돌기(후관절), superior articular processes (facets)

팔의 뼈 (Bones of the Upper Limb)

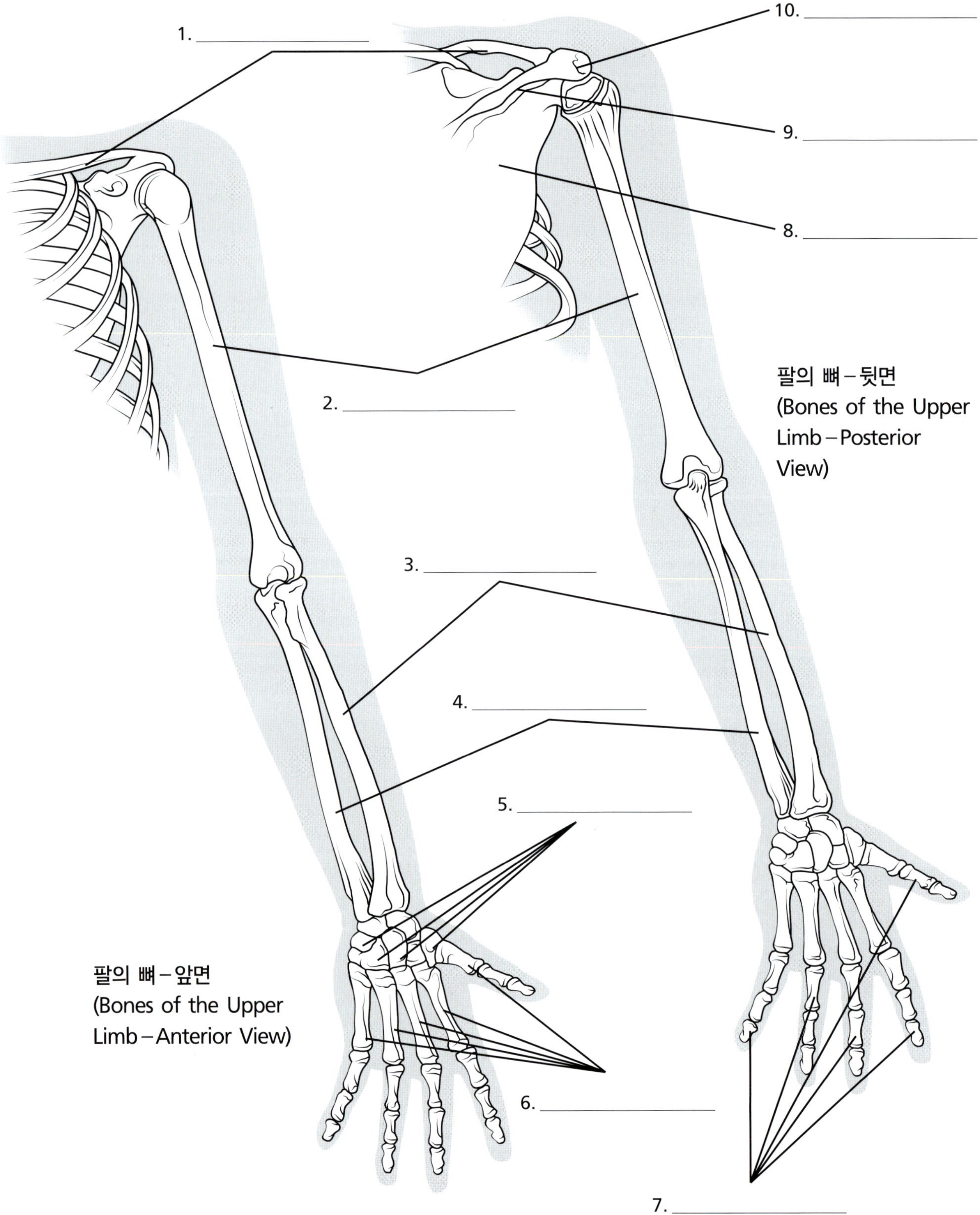

정답 Answers

1. 빗장뼈, Clavicle, 2. 위팔뼈, Humerus, 3. 노뼈, Radius, 4. 자뼈, Ulna, 5. 손목뼈, Carpal bones, 6. 손허리뼈, Metacarpal bones, 7. 손가락뼈, Phalanges, 8. 어깨뼈, Scapula, 9. 어깨뼈가시, Spine of scapula, 10. 어깨뼈봉우리, Acromion

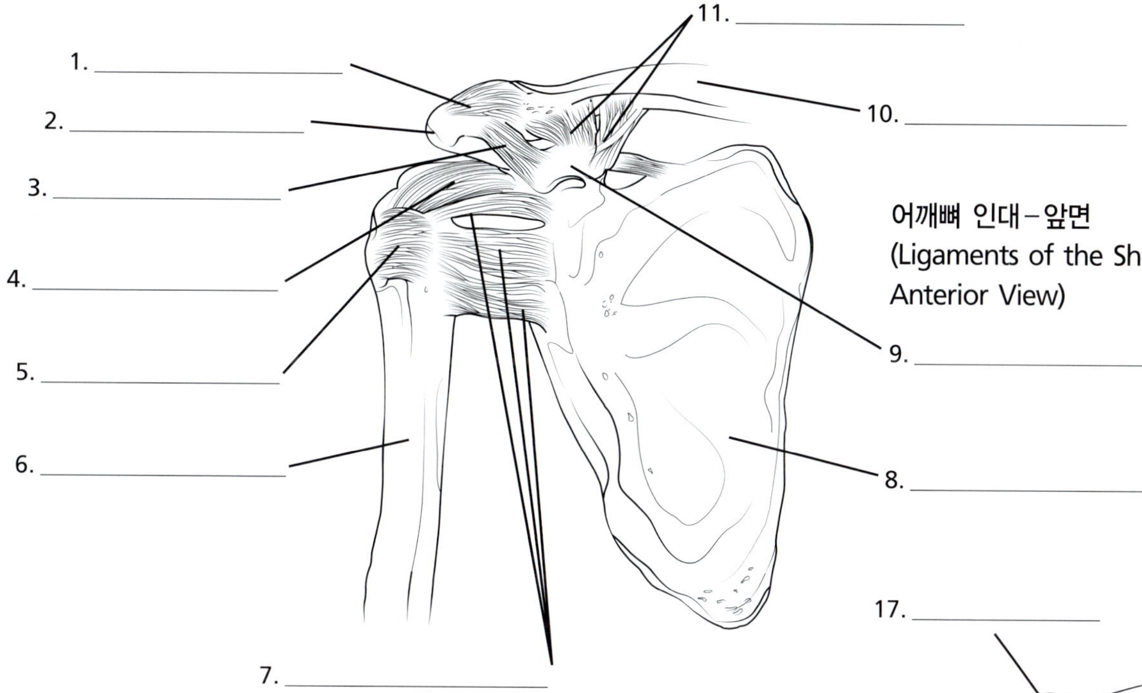

어깨뼈 인대 – 앞면
(Ligaments of the Shoulder – Anterior View)

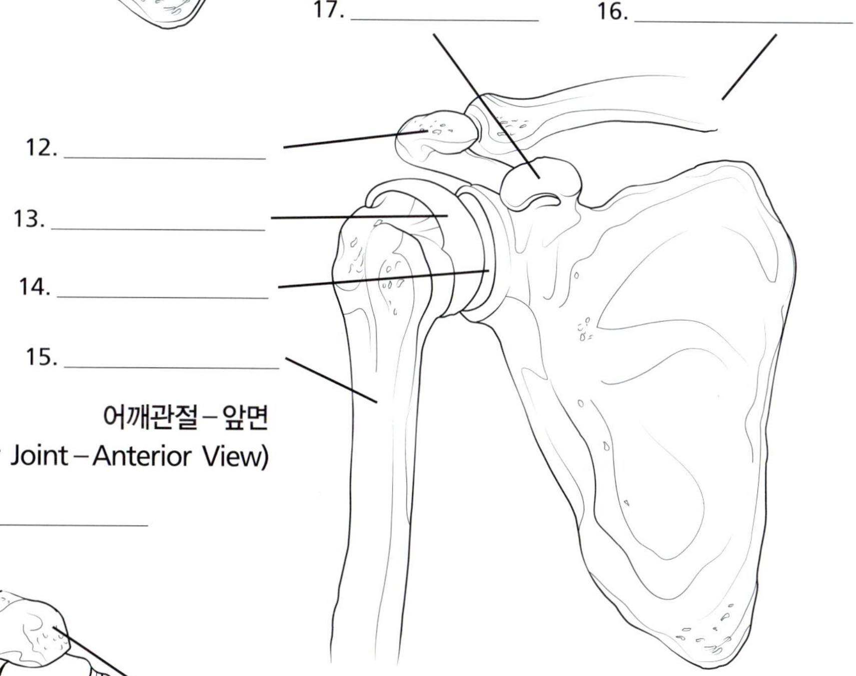

어깨관절 – 앞면
(Shoulder Joint – Anterior View)

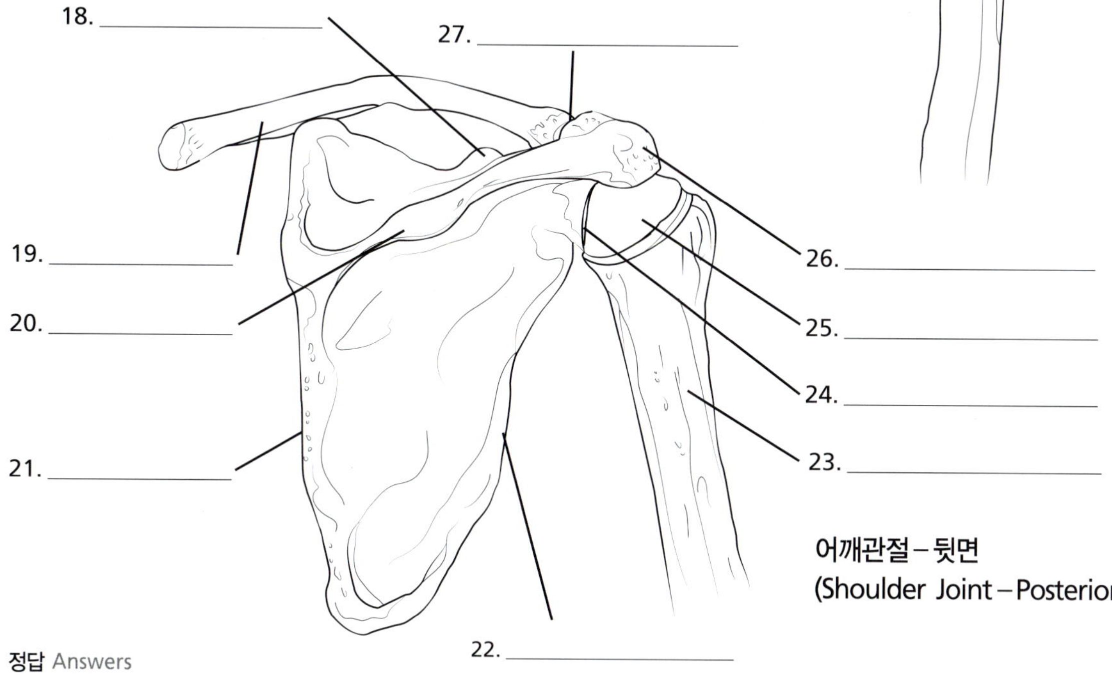

어깨관절 – 뒷면
(Shoulder Joint – Posterior View)

정답 Answers

1. 봉우리빗장인대, Acromioclavicular ligament, 2. 어깨뼈봉우리, Acromion, 3. 부리어깨봉우리인대, Coracoacromial ligament, 4. 부리위팔인대, Coracohumeral ligament, 5. 위팔가로인대, Transverse humeral ligament, 6. 위팔뼈몸통, Shaft of humerus, 7. 오목위팔인대, Glenohumeral ligaments, 8. 어깨뼈, Scapula, 9. 부리돌기, Coracoid process, 10. 빗장뼈, Clavicle, 11. 부리빗장인대, Coracoclavicular ligament, 12. 어깨뼈봉우리, Acromion, 13. 위팔뼈머리, Head of humerus, 14. 관절오목, Glenoid clavicle 15. 위팔뼈, Humerus, 16. 빗장뼈, Clavicle, 17. 부리, Coracoid, 18. 부리돌기, Coracoid process, 19. 빗장뼈, Clavicle, 20. 어깨뼈가시, Spine of scapula, 21. 어깨뼈안쪽모서리 Medial border of scapula, 22. 어깨뼈가쪽모서리, Lateral border of scapula, 23. 위팔뼈, Humerus, 24. 하악와, Glenoid fossa, 25. 위팔뼈머리, Head of humerus, 26. 어깨뼈봉우리, Acromion, 27. 봉우리빗장관절, Acromioclavicular joint

팔의 뼈 (Bones of the Upper Limb)

팔꿉치 관절 – 안쪽면
(Elbow Joint – Medial View)

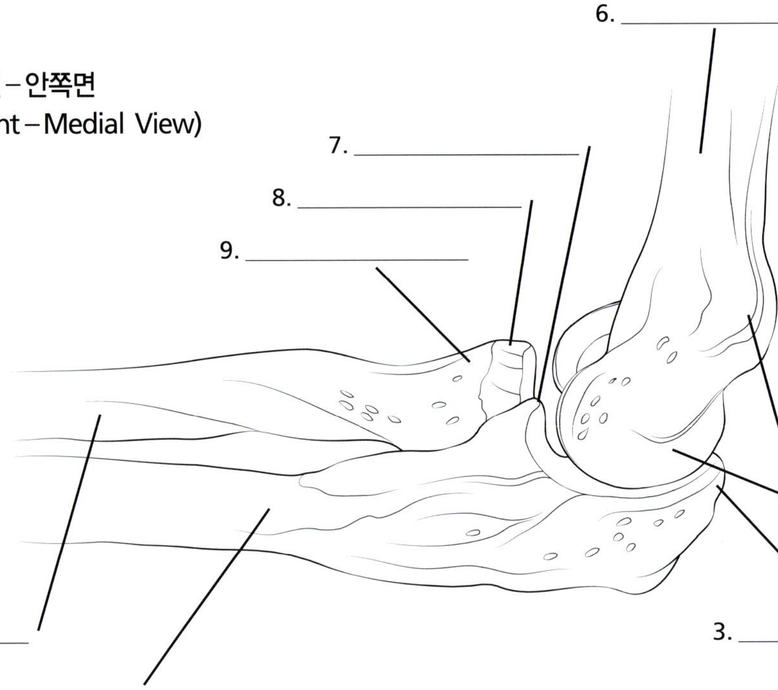

팔꿈치 인대 – 안쪽면
(Ligaments of the Elbow – Medial View)

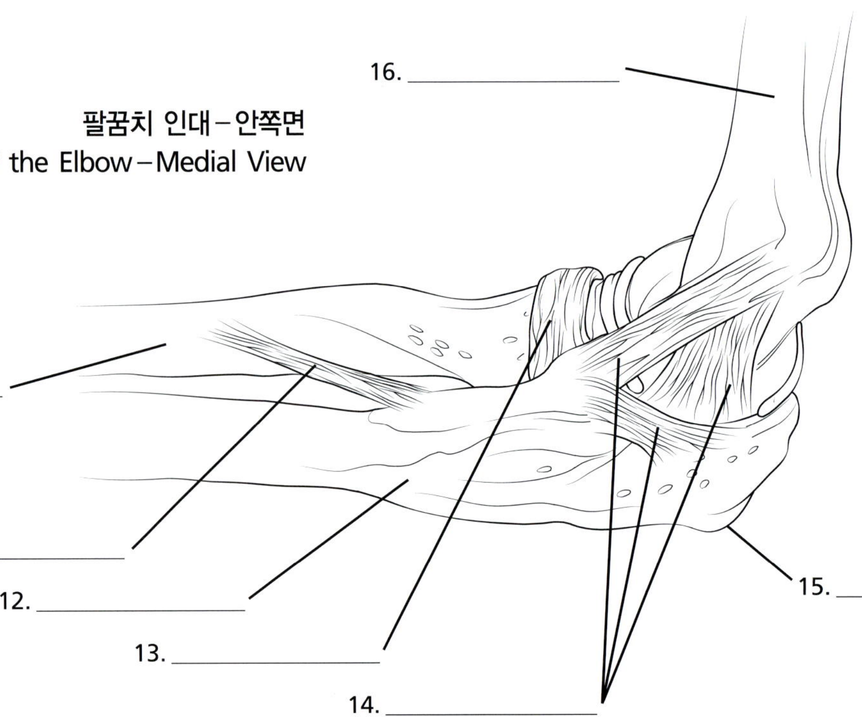

정답 Answers

1.노뼈, Radius, 2. 자뼈, Ulna, 3. 팔꿈치머리, Olecranon, 4. 위팔뼈도르래, Trochlea of humerus, 5. 위팔뼈 안쪽위관절융기, Medial epicondyle of humerus, 6. 위팔뼈, Humerus, 7. 자뼈 갈고리돌기, Coronoid process of ulna, 8. 노뼈 머리, Head of radius, 9. 노뼈 목, Neck of radius, 10. 노뼈, Radius, 11. 빗끈, Oblique cord, 12. 자뼈, Ulna, 13. 노뼈머리띠인대, Annular ligament of radius, 14. 안쪽곁인대, Ulnar collateral ligaments, 15. 팔꿈치머리, Olecranon, 16. 위팔뼈, Humerus

손목과 손의 뼈 – 손등면
(Bones of the Wrist and Hand – Dorsal View)

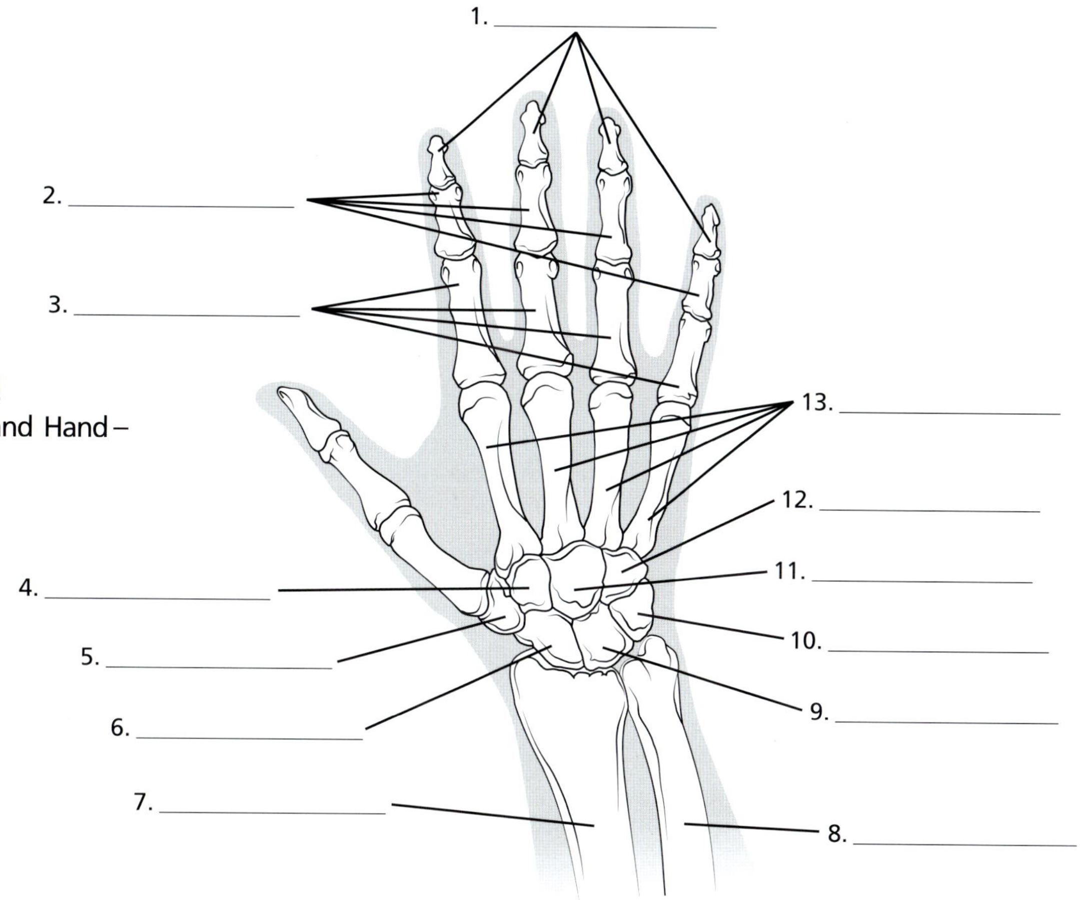

손목과 손의 뼈 – 손바닥면
(Bones of the Wrist and Hand – Palmar (Ventral) View)

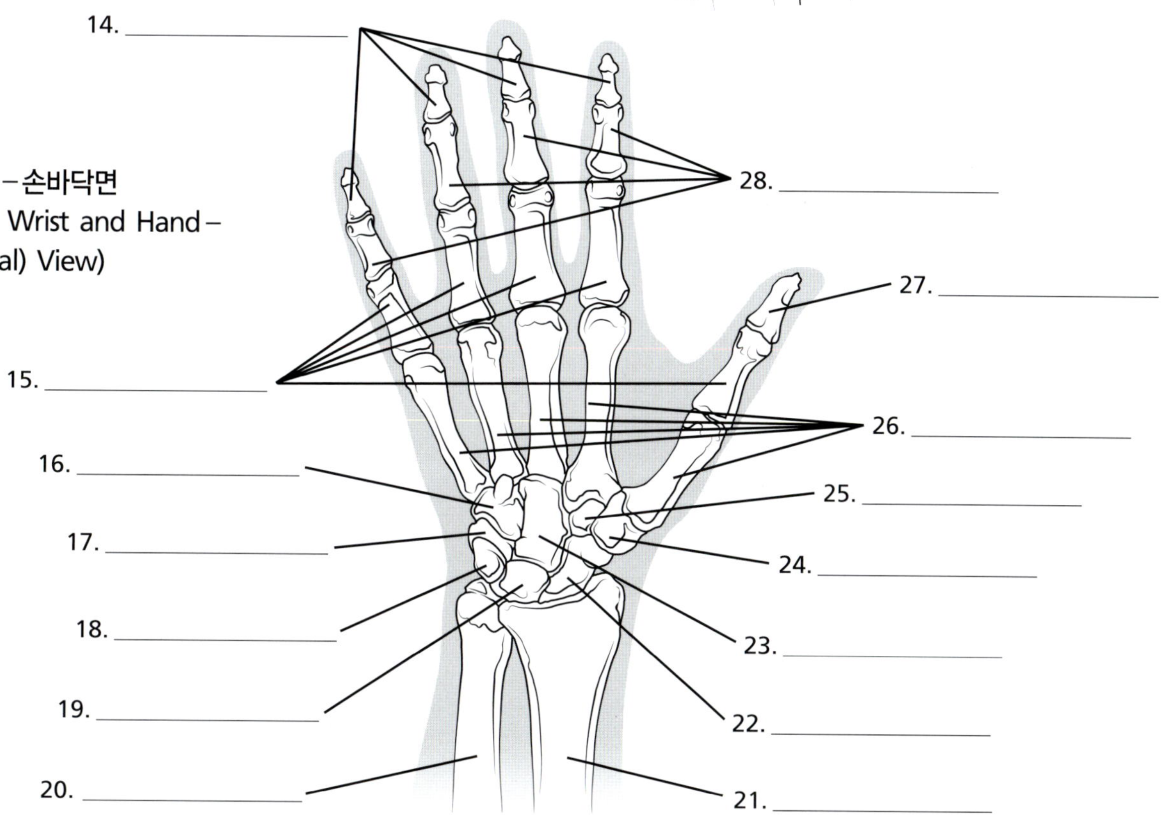

정답 Answers

1. 끝마디뼈, Distal phalanges, 2. 중간마디뼈, Middle phalanges, 3. 첫마디뼈, Proximal phalanges, 4. 작은마름뼈, Trapezoid, 5. 큰마름뼈, Trapezium, 6. 손배뼈, Scaphoid, 7. 노뼈, Radius, 8. 자뼈, Ulna, 9. 반달뼈, Lunate, 10. 세모뼈, Triquetrum, 11. 알머리뼈, Capitate, 12. 갈고리뼈, Hamate, 13. 손허리뼈, Metacarpal bones, 14. 끝마디뼈, Distal phalanges, 15. 첫마디뼈, Proximal phalanges, 16. 갈고리뼈, Hamate, 17. 세모뼈, Triquetrum, 18. 콩알뼈, Pisiform, 19. 반달뼈, Lunate, 20. 자뼈, Ulna, 21. 노뼈, Radius, 22. 손배뼈, Scaphoid, 23. 알머리뼈, Capitate, 24. 큰마름뼈, Trapezium, 25. 작은마름뼈, Trapezoid, 26. 손허리뼈, Metacarpal bones, 27. 엄지 끝마디뼈, Distal phalanx of thumb, 28. 중간마디뼈, Middle phalanges

다리의 뼈 (Bones of the Lower Limb)

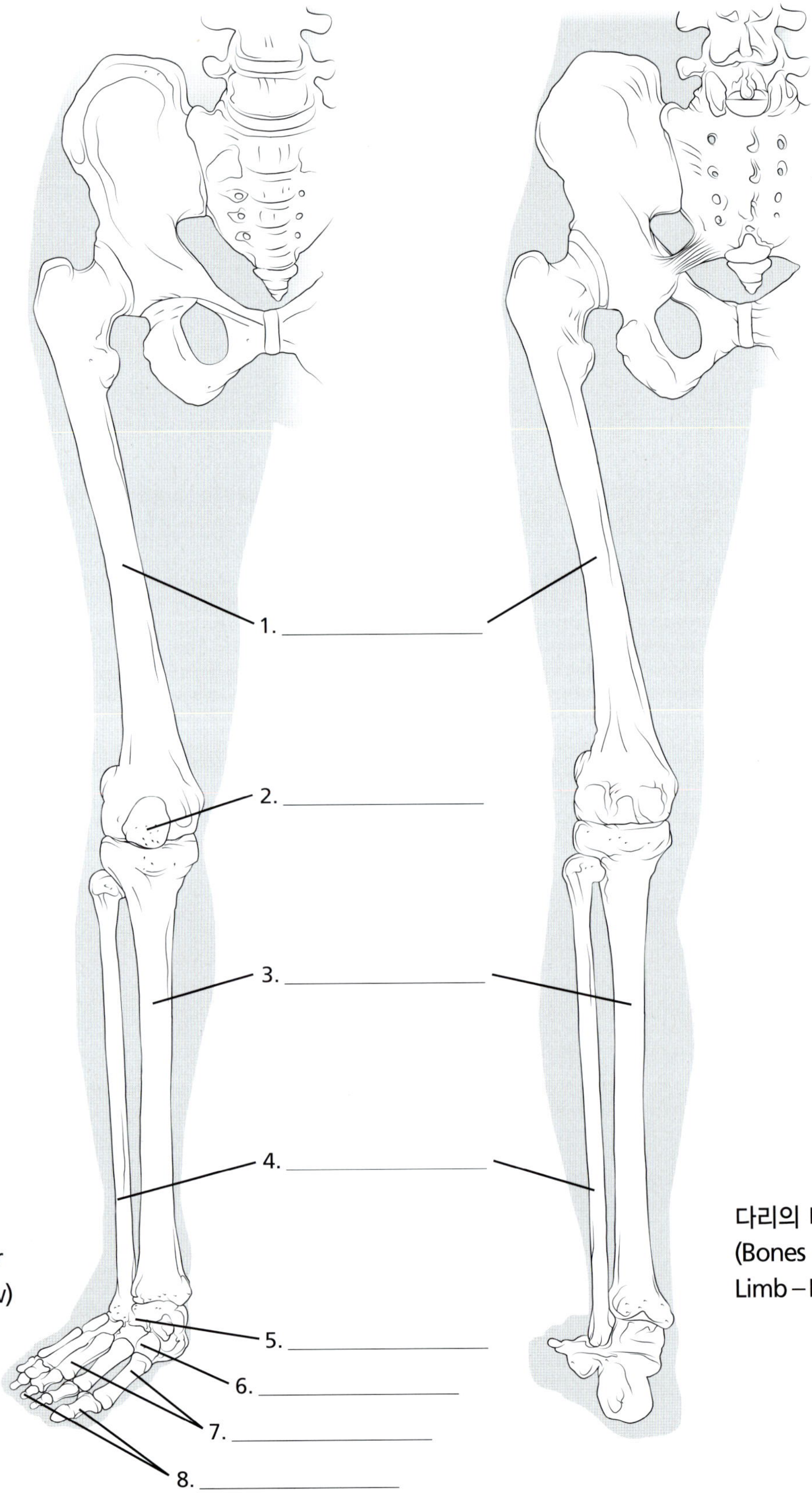

다리의 뼈 – 앞면
(Bones of the Lower Limb – Anterior View)

다리의 뼈 – 뒷면
(Bones of the Lower Limb – Posterior View)

정답 Answers

1. 넙다리뼈, Femur, 2. 무릎뼈, Patella, 3. 정강뼈, Tibia, 4. 종아리뼈, Fibula, 5. 목말뼈, Talus, 6. 발목뼈, Tarsal bones, 7. 발허리뼈, Metatarsal bones, 8. 발가락뼈, Phalanges

무릎의 뼈와 인대 – 앞면
(Bones and Ligaments of the Knee – Anterior View)

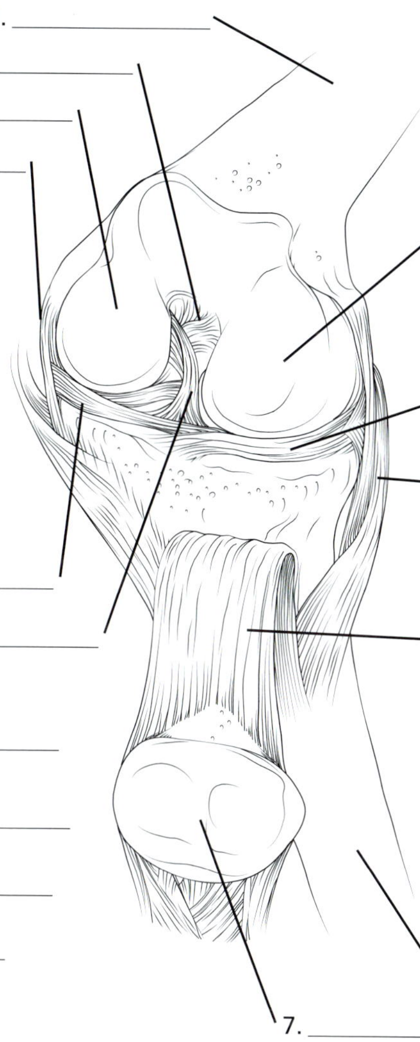

발목의 뼈 – 안쪽면
(Bones of the Ankle – Medial View)

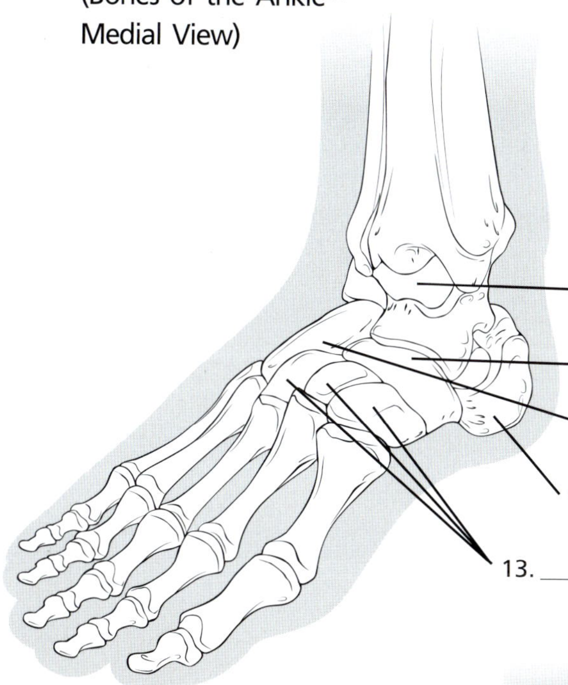

발목과 발의 인대 – 바깥쪽면
(Ligaments of the Ankle and Foot – Lateral View)

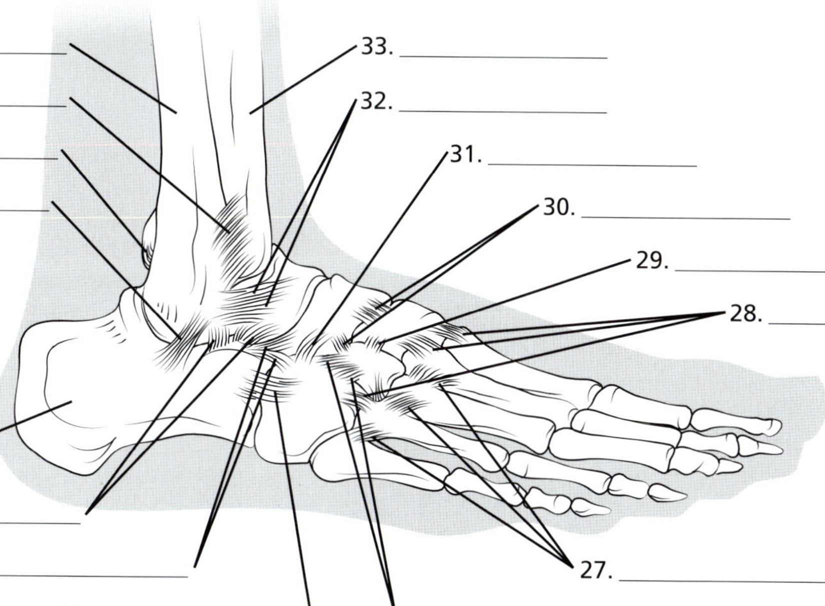

정답 Answers

1. 넙다리뼈, Femur, 2. 뒤십자인대, Posterior cruciate ligament, 3. 넙다리뼈 가쪽관절융기, Lateral condyle of femur, 4. 종아리뼈(가쪽)곁인대, Fibular (lateral) collateral ligament, 5. 가쪽반달, Lateral meniscus, 6. 앞십자인대, Anterior cruciate ligament, 7. 무릎뼈, Patella (reflected), 8. 정강뼈, Tibia, 9. 무릎인대, Patellar ligament, 10. 정강뼈(안쪽)곁인대, Tibial (medial) collateral ligament, 11. 안쪽반달, Medial meniscus, 12. 넙다리뼈 안쪽관절융기, Medial condyle of femur, 13. 쐐기뼈, Cuneiform bones, 14. 발꿈치뼈, Calcaneus, 15. 입방뼈, Cuboid, 16. 발배뼈, Navicular, 17. 목말뼈, Talus, 18. 종아리뼈, Fibula, 19. 앞정강종아리인대, Anterior tibiofibular ligament, 20. 뒤정강종아리인대, Posterior tibiofibular ligament, 21. 발꿈치종아리인대, Calcaneofibular ligament, 22. 발꿈치뼈, Calcaneus, 23. 목말발꿈치 인대, Talocalcaneal ligaments, 24. 두갈래인대, Bifurcate ligament, 25. 등쪽발꿈치입방인대, Dorsal calcaneocuboid ligament, 26. 등쪽쐐기입방인대, Dorsal cuneocuboid ligament, 27. 등쪽발허리인대, Dorsal metatarsal ligaments, 28. 등쪽발목허리인대, Dorsal tarsometatarsal ligaments, 29. 등쪽쐐기사이인대, Dorsal intercuneiform ligament, 30. 등쪽쐐기발배인대, Dorsal cuneonavicular ligaments, 31. 등쪽입방발배인대, Dorsal cuboideonavicular ligament, 32. 앞목말종아리인대, Anterior talofibular ligament, 33. 정강뼈, Tibia

팔과 다리의 신경 (Nerves of the Upper and Lower Limb)

팔의 주요 신경–뒷면 (Major Nerves of the Upper Limb–Posterior View)

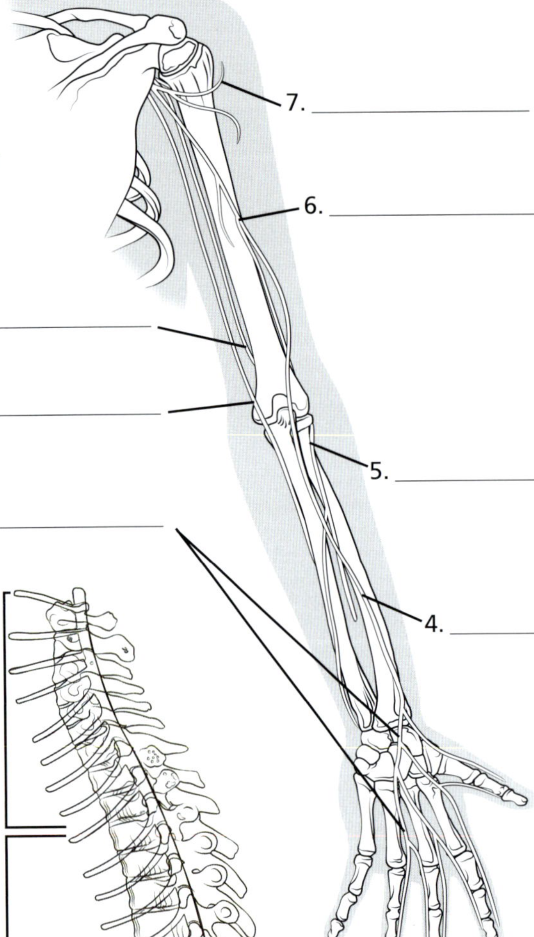

팔의 주요 신경–앞면 (Major Nerves of the Upper Limb–Anterior View)

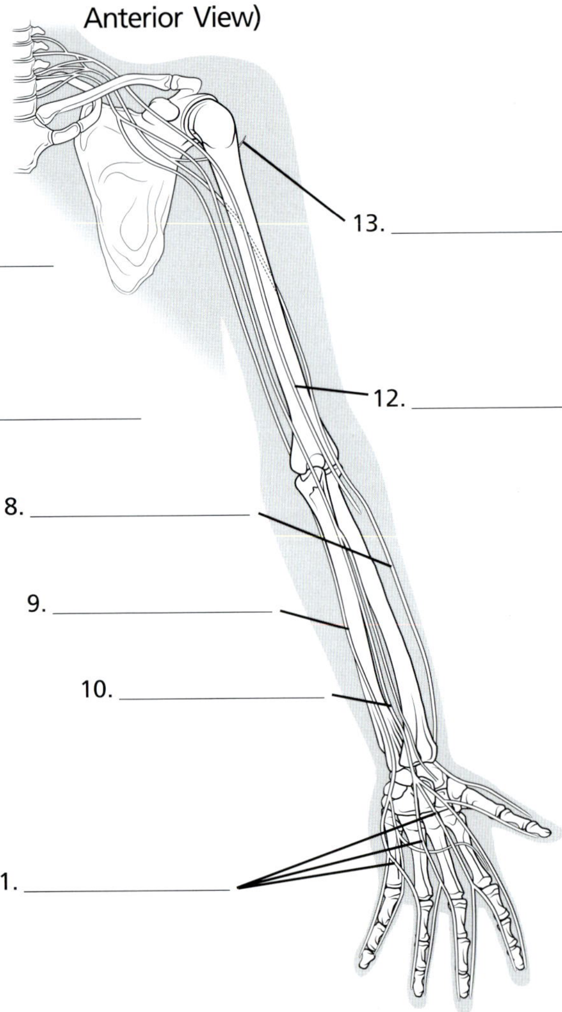

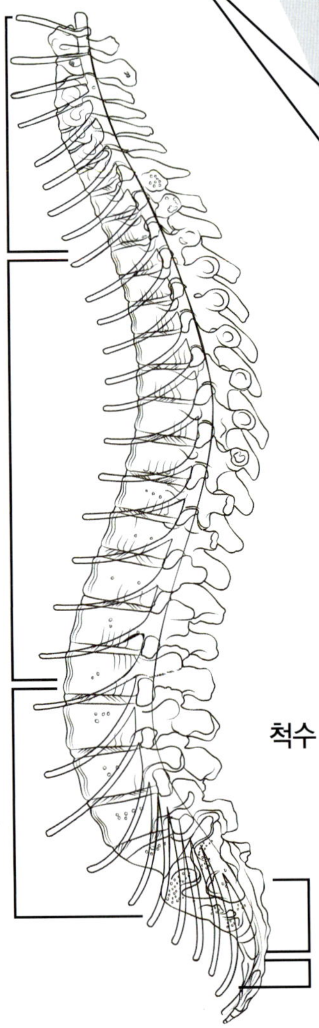

척수 신경(Spinal Nerves)

정답 Answers

1. 정중신경, Median nerve, 2. 자신경, Ulnar nerve, 3. 노신경의 손가락신경, Digital nerves of radial nerve, 4. 노신경의 얕은가지, Superficial branch of radial nerve, 5. 노신경의 깊은가지, Deep branch of redial nerve, 6. 노신경, Radial nerve, 7. 겨드랑신경, Axillary nerve, 8. 노신경, Radial nerve, 9. 자신경, Ulnar nerve, 10. 정중신경, Median nerve, 11. 온바닥쪽손가락신경 Common palmar digital nerves, 12. 근육피부신경, Musculocutaneous nerve, 13. 겨드랑신경, Axillary nerve, 14. 목1~목8 척수신경, Spinal nerves C1–C8, 15. 등1~등12 척수신경, Spinal nerves T1–T12, 16. 허리1~허리5 Spinal nerves L1–L5, 17. 엉치1~엉치5 척수신경 Spinal nerves S1–S5, 18. 꼬리척수신경, Coccygeal spinal nerve

다리의 주요 신경－뒷면
(Major Nerves of the Lower Limb－Posterior View)

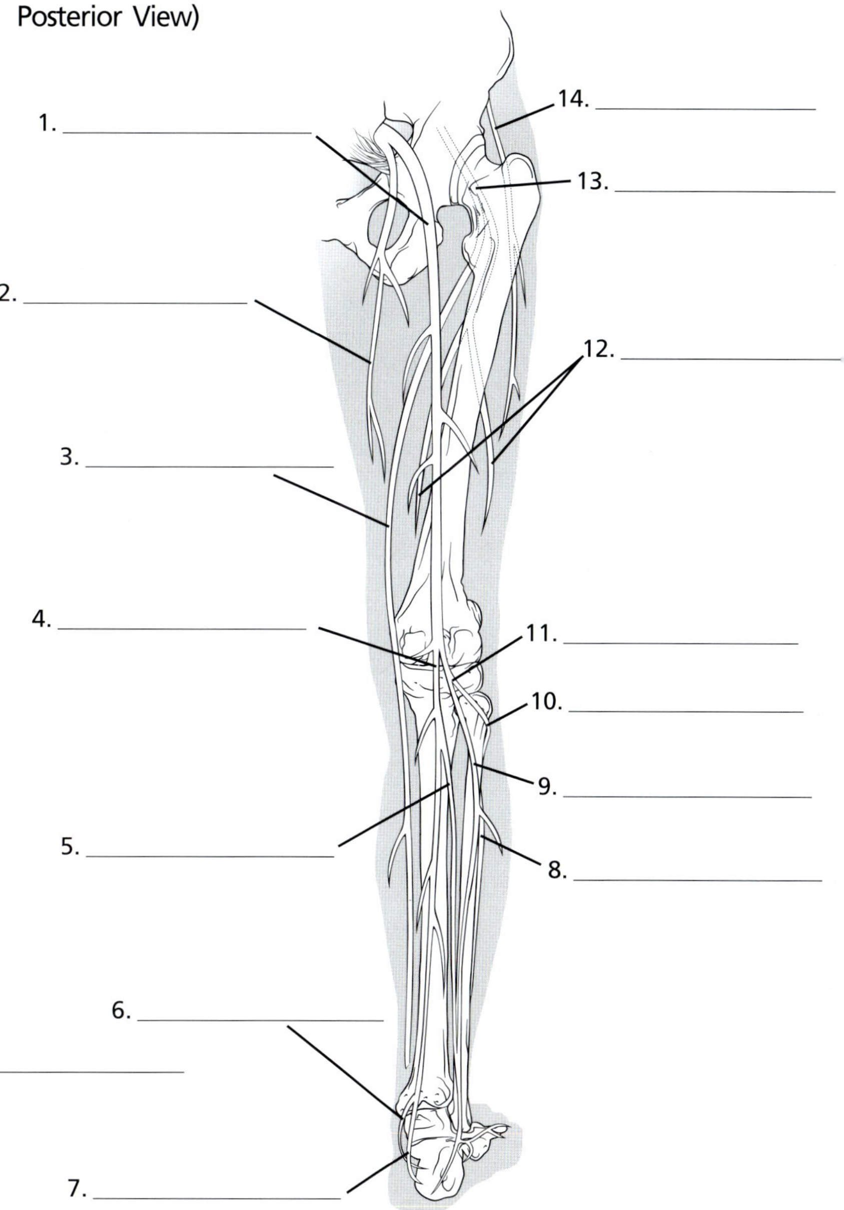

다리의 주요 신경－앞면
(Major Nerves of the Lower Limb－Anterior View)

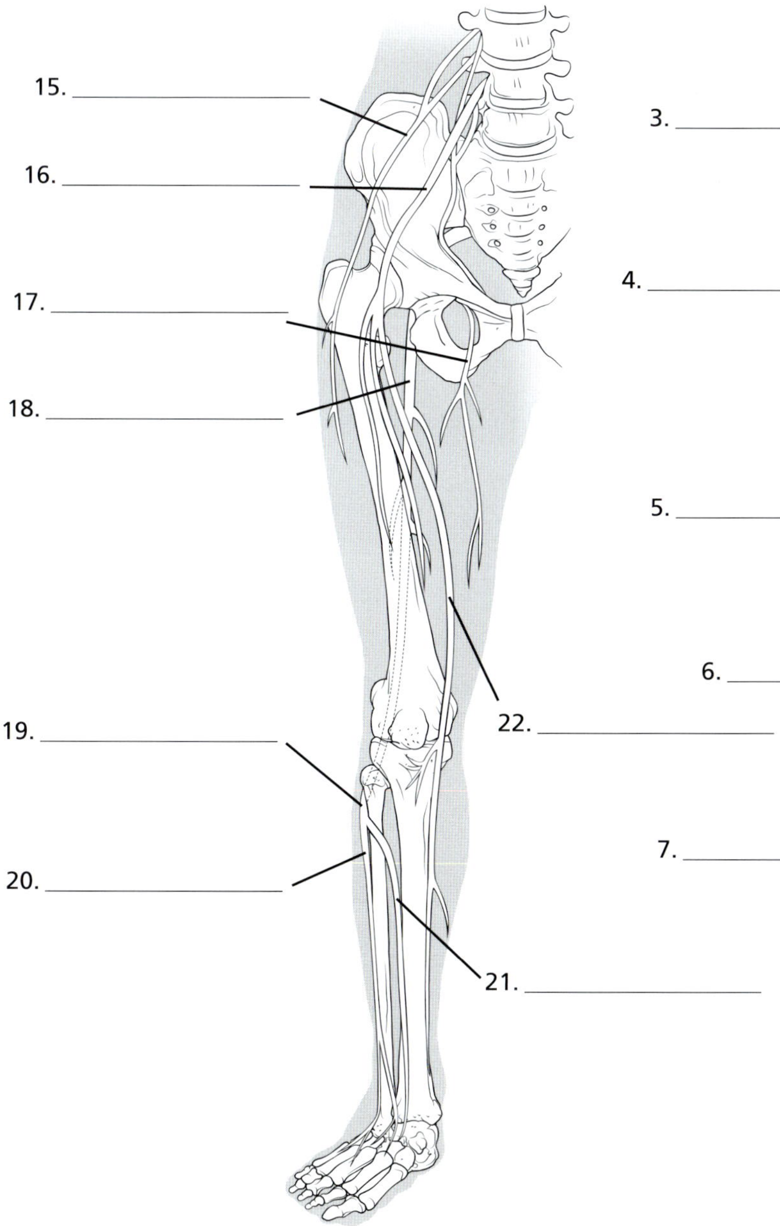

정답 Answers

1. 궁둥신경, Sciatic nerve, 2. 뒤넙다리피부신경, Posterior femoral cutaneous nerve, 3. 두렁신경, Saphenous nerve, 4. 정강신경, Tibial nerve, 5. 안쪽장딴지피부신경, Medial sural cutaneous nerve, 6. 안쪽발바닥신경, Medial plantar nerve, 7. 가쪽발바닥신경, Lateral plantar nerve, 8. 가쪽장딴지피부신경, Lateral sural cutaneous nerve, 9. 깊은종아리신경, Deep fibular (peroneal) nerve, 10. 얕은종아리신경, Superficial fibular (peroneal) nerve, 11. 온종아리신경, Common fibular (peroneal) nerve, 12. 넙다리신경가지, Branches from femoral nerve, 13. 넙다리신경, Femoral nerve, 14. 가쪽넙다리피부신경, Lateral femoral cutaneous nerve, 15. 가쪽넙다리피부신경, Lateral femoral cutaneous nerve, 16. 넙다리신경, Femoral nerve, 17. 폐쇄신경, Obturator nerve, 18. 궁둥신경, Sciatic nerve, 19. 온종아리신경, Common fibular (peroneal) nerve, 20. 얕은종아리신경, Superficial fibular (peroneal) nerve, 21. 깊은종아리신경, Deep fibular (peroneal) nerve, 22. 두렁신경, Saphenous nerve.

참고문헌
Reference

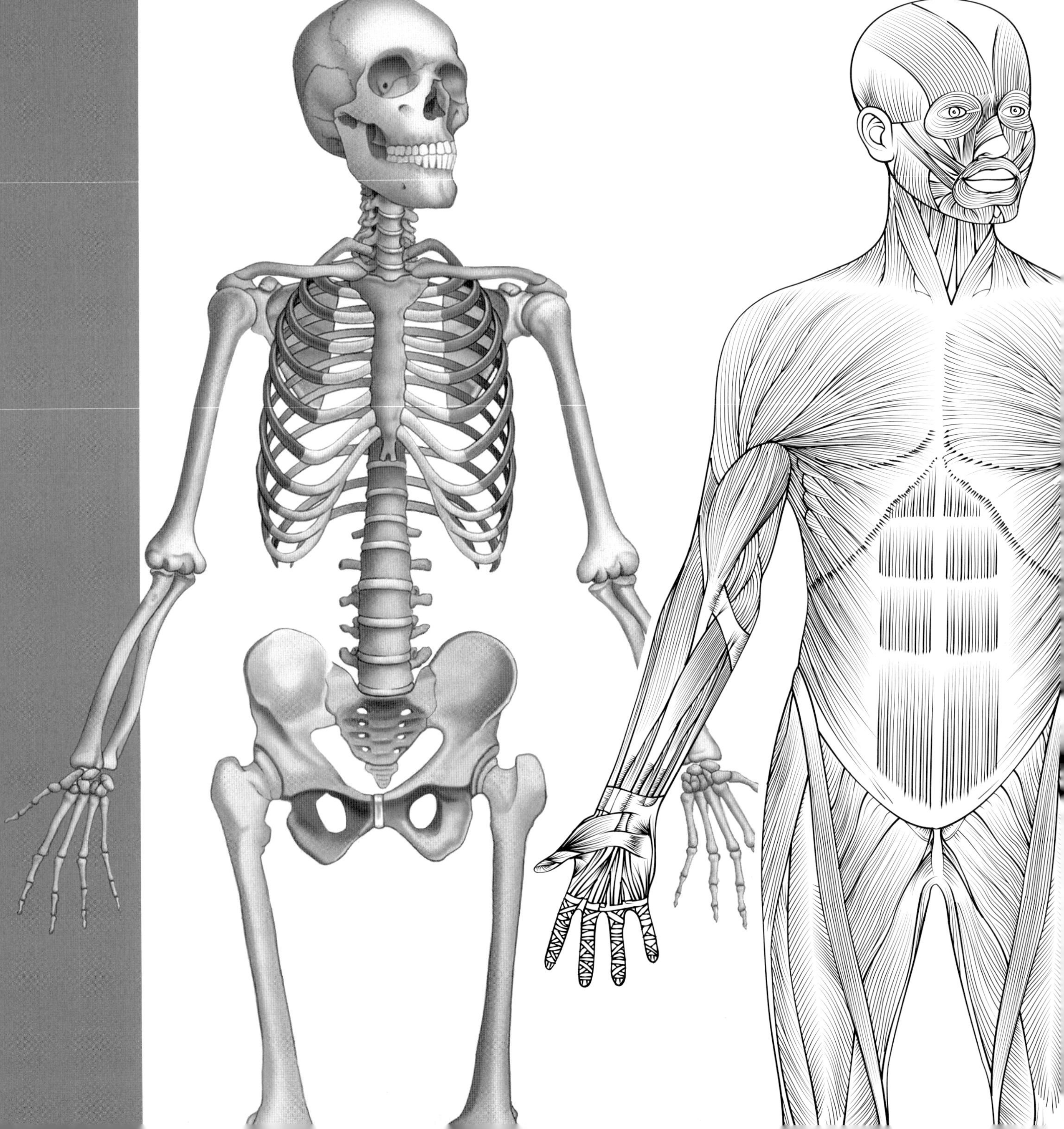

용어해설 (Glossary) 188
찾아보기 (Index) 190

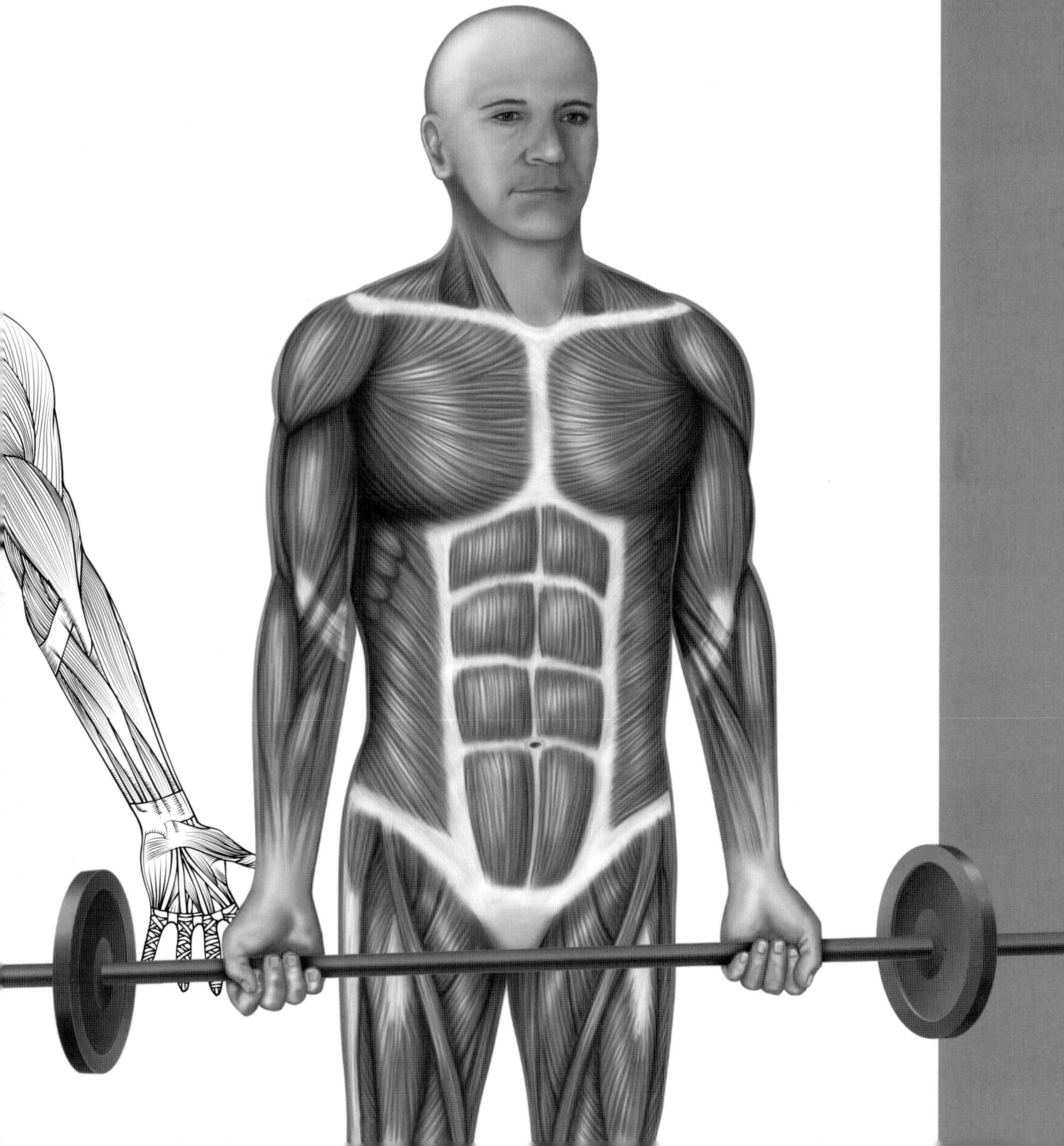

용어사전 (Glossary)

벌림(외전) (Abduction) 사지가 몸의 중심선에서 멀어지는 것

부속근육(Accessory muscles) 2차 근육 또는 작용근

활성화 근육(Active muscles) 운동에 있어 주요 움직임에 가장 연관이 있는 근육. 주작용근(Primary mover)이라고도 한다.

모음(내전) (Adduction) 사지가 몸의 중심선을 향해 움직이는 것

얼터네이트 그립(Alternating grip) 바벨을 잡는 방법의 하나로 한 손은 손등이 위를 향하게, 다른 한 손은 손등이 아래를 향하게 하여 잡는 방법

양측운동(Bilateral exercise) 양쪽 팔 또는 다리를 함께 사용하는 운동

엉덩이(Buttocks) 이 그룹은 표면의 큰볼기근, 그리고 그 아래의 간볼기근과 작은볼기근을 근육을 포함한다.

목뼈(Cervical vertebrae) 목의 7개의 척추뼈. 몸의 뒤쪽에 오목한 곡선을 형성한다.

동심성 수축(Concentric contrtaction) 수축의 결과로 근육이 짧아지는 근육 작용

동심성 단계(Concentric phase) 근육이 수축하면서 짧아지는 동작의 일부분

코어(core) 체간. 근육을 안정화시키는 핵심요소 예를 들어 배가로근, 뭇갈래근, 배빗근

편심성 수축(Eccentric contraction) 근육이 긴장 상태에서 길어지는 근육 작용

편심성 조절(Eccentric control) 신장성 움직임의 부드러운 실행

편심성 부하(Eccentric overload) 바이셉스 컬을 하는 동안 바벨을 원래 위치로 다시 내릴 때와 같이 근육이 수축하는 동안 추가적인 부하에 저항하는 동작이다. 신장성 작용은 수축성 작용(근육 단축)보다 더 많은 무게를 감당할 수 있기 때문에, 운동자가 신장성 단계에 과부하를 걸기 위해서는 보통 바벨에 추가적인 무게를 추가해야 한다.

편심성 단계(Eccentric phase) 근육이 활성화 되는 동안 근육이 길어지는 동작의 일부분

폄(신전) (Extension) 관절에서 사지를 곧게 펴는 행위

폄근(신전근) (Extensor muscles) 폄 운동을 수행하는 근육 그룹

굽힘(굴곡) (Flexion) 관절에서 사지를 구부리는 행위

굽힘근(굴곡근) (Flexor muscles) 굽힘 운동을 수행하는 근육 그룹

발바닥 닿기(foot strike) 운동 시 발이 땅에 닿는 동작

넙다리근(Hamstring) 허벅지 뒤쪽 근육. 햄스트링 근육군은 반힘줄근, 반막근, 넙다리두갈래근을 포함한다.

과신전(Hyper extension) 관절의 정상 가동 범위를 넘어 펴지는 동작

안쪽돌림(내회전) (Internal rotation) 팔의 중심선을 향하여 회전하는 동작. 내회전이라고도 한다.

등척성 수축(Isometric contraction) 근육의 길이에 변화가 없는 근육 수축

등척성 활성화(Isometrically active) 근육이 일정한 길이를 유지하면서 근육을 활성화

운동사슬(Kinetic chain) 신체의 모든 부분을 서로 직간접적으로 연결하는 것. 몸의 한 부분을 움직이는 것은 몸의 다른 부분의 위치와 운동량에 영향을 미칠수 있다.

뒤굽이(후만증) (Kyphosis) 신체의 뒤쪽으로 오목한 척추 기둥의 만곡. 등뼈에서는 정상이다.

앞굽이(전만증) (Lordosis) 신체의 앞쪽으로 오목한 척추 기둥의 만곡. 목뼈와 허리뼈에서는 정상이다.

허리뼈(Lumbar vertebrae) 늑골의 바닥과 골반 사이의 척추뼈. 등 아래 부분을 구성한다.

안쪽 회전(Medial rotation) 안쪽 돌림(내회전)과 같다.

중립 척추(Neutral spine) 관절, 인대 및 디스크에 대한 스트레스가 가장 적은 척추 기둥 또는 척추의 위치이다. 허리뼈에서는 약간의 앞굽이 자세이다.

뒤쪽 코어(Posterior core) 등의 코어 안정화. 예를 들어 뭇갈래근

자세(posture) 웨이트 트레이닝 시 허리의 바른자세는 허리뼈의 정상 만곡을 유지하는 것이다. 등을 평평하게 펴거나 아치형으로 구부리는 것을 피해야 한다.

주작용근(Primary mover) 움직임을 만들어내는 주요 근육

점진적 과부하(Progressive overload) 최적의 근육 훈련을 제공하기 위해 저항력을 점진적으로 추가하는 것

고유수용성 신경근 촉진(Proprooceptive neuromuscular facilitation) 수축을 하는 동안 근육의 긴장도를 유지하기 위한 근육 또는 힘줄에 있는 신장성 수용기로부터 감각 피드백의 역할

넙다리네갈래근(Quadriceps) 허벅지 앞쪽의 넙다리네갈래근 그룹은 가쪽넓은근, 넙다리곧은근, 안쪽넓은근, 중간넓은근을 포함한다.

당김(후인) (Retraction) 어깨뼈를 척추뼈 쪽으로 이동

회전근개 근육(Rotator cuff muscles) 이 근육의 그룹은(어깨밑근, 가시아래근, 가시위근, 작은원근) 어깨 관절에서 역동적인 안정성을 제공하기 위해 어깨뼈에서 시작하고 위팔뼈에서 정지되는 근육 그룹이다.

어깨뼈(Scapular) 일반적으로 견갑골, 날개뼈(shoudler blade)로 알려진 뼈이다,

이차 근육 또는 작용근 움직임을 돕는 근육이지만 주작용근은 아니다.

스포터(Spotter) 운동선수가 올바른 시작 자세로 설 수 있도록 돕고, 바벨이나 아령이 올바른 방향으로 움직일 수 있도록 하며, 운동선수가 운동 중 체중 조절에 어려움을 겪으면 보조하는 사람

안정근 (Stabilizer) 움직임에 관여하지는 않지만 몸의 위치를 유지하는 데 도움을 주는 근육. 운동 사슬 개념에서 중요하다.

슈퍼셋(Super set) 두 개의 운동이 중간중간 쉬지 않고 연달아 진행되어 더욱 강도 높은 운동을 만들어 내는 방법

등뼈(Thoracic vertebrae) 등 위쪽과 가운데로 구성된 등의 12개의 척추뼈는 각각 갈비뼈에 연결되어 있다.

편측 운동(Unilateral exercise) 한쪽 팔 또는 다리만 운동

찾아보기 (Index)

ㄱ

가슴운동 43-57
가시아래근 64-5, 66-7
가시위근 90-1, 92-3
가자미근 110-11, 112-13, 114-15
가쪽넓은근 100-1, 102-3, 104-5, 106-7, 110-11, 116-17, 122-3
고유수용성 신경근 촉진법(PNF) 146-7
골격계 22-7, 174-83
　가쪽면 23, 175
　다리의 뼈 27, 182, 183
　뒷면 23, 175
　무릎, 뼈와 인대 27, 183
　발목과 발의 뼈 27, 183
　발목과 발의 인대 27, 183
　손목과 손 26, 178, 181
　앞면 22, 174
　어깨관절 26, 179
　엉치뼈와 꼬리뼈 177
　척주 24-5, 176
　팔꿈치 180
　팔의 뼈 26, 178, 181
관절 173
관절 173
궁둥구멍근 128
근육 형태 172
근육계 16-21, 154-71
　가쪽면 17, 155
　근육 형태 172
　다리의 깊은 근육 168, 169
　다리의 얕은 근육 21, 168, 169, 170
　뒷면 17, 155
　등 19, 158-9, 160
　등의 깊은 근육 19, 159
　등의 얕은 근육 19, 158
　등의 중간 근육 19, 159
　머리와 목 156-7
　발 171
　복부 18, 160
　손목과 손 167
　앞면 16, 154
　어깨 161-3
　팔꿈치 166
　팔의 깊은 근육 164-5
　팔의 얕은 근육 20, 164-6
긴모음근 100, 102-3, 122-3, 126-7
긴발가락폄근 112, 114
긴엄지폄근 112, 114

ㄴ

넙다리곧은근 100-1, 102-3, 106, 110, 116-17
넙다리근막긴장근 128-9
넙다리두갈래근 108-9, 118-19, 120-1, 124-5
넓은등근 54-5, 60-1, 62-3, 64-5, 66-7, 70-1
노르딕 햄스트링 124-5
　햄스트링의 과도한 부담 124
노쪽손목굽힘근 96-7

ㄷ

다리 운동 98-129
다리의 근육 21, 168-70
　가쪽면 170
　뒷면 21, 169
　앞면 21, 168
다리의 깊은 근육 168-9
다리의 동맥 35
　앞면 35
다리의 뼈 27, 182-3
　뒷면 27, 182
　앞면 27, 182
다리의 신경 185
　뒷면 185
　앞면 185
다리의 정맥 35
　앞쪽 35
다리의 혈관 35
대퇴사두근 운동 116-17
덤벨 스쿼트 100-1
덤벨 체스트 프레스 44-5
　어깨 질환 44
덤벨 플라이 46-7
덤벨의 사용 45
데드리프트 106-7
두덩근 126-7
두덩정강근 126-7
뒤굽이(흉추후만) 54
뒤정강근 112, 114
뒷면의 근육 19, 158-9
　뒷면 19, 158, 159
등세모근 62-3, 64-5, 66-7, 70-1, 88-9, 90-1, 92-3, 94-5, 146-7, 148-9
등운동 58-71
등의 근육 160
　앞면 160
등의 깊은 근육 19, 159
등의 중간 근육 19, 159
딥 50-1

ㄹ

랫풀다운 60-1
　"밀착 그립" 60
　목 손상 요소 60
레그 프레스 122-3
레트럴레이즈 90-1
　회전근개 근육의 과도한 부담 91

루마니안 데드리프트 108-9
리버스 플라이 68-9
  회전근개 근육 스트레스 68
리스트 컬 96-7
리프트 146-7

ㅁ

머리와 목, 근육의 156-7
  가쪽면 157
  앞면 156
메디컬 체크 9
몸통 운동 130-51
무릎, 뼈와 인대의 27, 183
  앞면 27, 183
뭇갈래근 142, 144-5, 146, 148
미끄럼관절 173
미드 케이블 크로스오버 52

ㅂ

바벨 런지 104-5
바벨 스쿼트 100, 102-3
  쿼터 스쿼트 102
  프론트 스쿼트 102
바이셉스컬 74-5
  허리 스트레스 75
반막모양근 108-9, 118, 120, 124
반힘줄모양근 108-9, 118, 120, 124
발목과 발 27, 183
  가쪽면의 인대 27, 183
발의 근육 171
  가쪽면 171
  후내측면 171
발의 뼈 183
  안쪽면 183
발의 인대 27
  가쪽면 27, 183
배곧은근 132-3, 134-5, 136-7, 138-9, 140-1, 142-3, 146-7, 148-9, 150-1
배바깥빗근 132-3, 134-5, 136-7, 138-9, 140-1, 142-3, 146-7, 148-9, 150-1
배속빗근 132-3, 134-5, 136-7, 138-9, 140-1, 142-3, 146-7, 148-9, 150-1
백 익스텐션 144-5
  허리 염좌 144
버드독 140-1
벤치 딥스 50
벤치 프레스 48-9
벤트오버 로우 64-5
복부 18, 160
  근육의 앞면 18, 160

ㅅ

사이드 플랭크 132
손목과 손의 근육 167
  손등면 167
  손바닥면 167
손목과 손의 뼈 181
  손등면 181
  손바닥면 181
손상 경고
  weights 46, 48-9, 76, 88, 126, 146
손의 근육 167
손의 뼈 181
숄더 프레스 86-7
  등의 과도한 아치 87
순환계 32-5
  다리의 혈관 35
  심장 33
  앞면 32
  팔의 혈관 34
슈러그 94-5
  혼합 잡기 94
슈퍼맨 140-1
  무릎과 손목 손상 141
스모 데드리프트 106
스탠딩 칼프 레이즈 112-13
  발목과 종아리의 재활 112-13
스탠딩 케이블 풀다운 54
스텝-업 110-11
시트 레그컬 118-19
시트 로우 66-7
  허리 스트레스 66
시트 밀리터리 프레스 86
시트 자전거운동 138
시트 칼프 레이즈 114-15
  종아리와 손목의 재활 114
신경계 28-31, 184-5
  다리 신경 185
  앞면 28
  척수 30, 31
  척수 신경 31
  팔 신경 184
신체 구역뒷면 15
  앞면 14
신체의 뼈가쪽면 23, 175
  다리 27
  뒷면 23, 175
  무릎 27
  발목과 발 183
  상지 26, 178, 180
  손목과 손 181
  앞면 22, 174
  엉치뼈와 꼬리뼈 177
  척주 24-5, 176
신체의 움직임 38-9
  가쪽면 39
  앞면 38
심장 33
  앞면 33
  뒷면 33
싱글 레그 덤벨 스쿼트 100
싱글 레그 루마니안 데드리프트 108
싱글 암 로우 70-1

ㅇ

아놀드 프레스 86
안장관절 173
안전 9
  등의 과도한 아치 87
  목 손상 요인 60
  무릎과 손목 손상 141
  어깨 탈구 52, 62
  어깨관절 스트레스 79
  어깨손상 44
  팔꿉관절의 과신전 62
  햄스트링 근육의 과도한 부담 124
  허리염좌 66, 75, 92, 144
  허리통증 135
  회전근개 근육 스트레스 68, 79
  회전근개 근육의 과도한 부담 91
안쪽넓은근 100, 102-3, 104-5, 106, 110, 116-17, 122-3
앞톱니근 43, 56-7
얕은 근육다리 21, 168-9, 170
  등 19, 158
  어깨 161, 162-3
  팔 20, 164-6
어깨관절 26, 179
  뒷면 26, 179
  스트레스 79
  앞면 179
어깨세모근 44-5, 48-9, 50-1, 56-7, 86-7, 88-9
어깨세모근 86-7, 88-9, 90-1, 92-3
어깨세모근 뒷면 60-1, 62-3, 64-5, 66-7, 68-9, 70-1
어깨세모근146-7, 148-9
  가쪽면 86-7, 88-9, 90-1, 92-3
  뒷면 60-1, 62-3, 64-5, 66-7, 68-9, 70-1
  앞면 44-5, 48-9, 50-1, 56-7, 86-7, 88-9
어깨와 팔꿈치 손상의 재활운동 46-7
어깨운동 72-97
어깨의 근육 161-3
  가쪽면 163
  뒷면 161
  앞면 162
어깨의 깊은 근육 16-2
어깨의 인대 26, 179
  앞면 26, 179
업라이트 로우 92-3
  허리 염좌 92
엉덩이 모음근 126-7
엉덩이 벌림근 128-9
엉덩이 운동 98-129
엉덩이근육 운동(브릿지) 142-3
엉치뼈와 꼬리뼈 177
  뒷면 177
  앞면 177
워크아웃 150-1
워킹 런지 104
위팔근 60-1, 62-3, 64-5, 66-7, 70-1, 74-5, 76-7, 78-9
위팔노근 60-1, 62-3, 64-5, 66-7, 74-5, 76-7, 92-3
위팔두갈래근 60-1, 62-3, 64-5, 66-7, 74-5, 76-7, 78-9, 92-3, 146-7, 148-9
위팔세갈래근 44-5, 48-9, 50-1, 56-7, 80-1, 82-3, 84-5, 146-7, 148-9
위팔세갈래근 익스텐션 82-3
  한 팔 익스텐션 82
위팔세갈래근 킥백 84-5
위팔세갈래근 푸시다운 80-1
인대발목과 발 27
  무릎 27
  어깨 26, 179

ㅈ

자율신경계 29
자전거 운동 138-9
자쪽손목굽힘근 96-7
작은마름근 62-3, 64-5, 66-7, 70-1
작은볼기근 128
작은원근 62-3, 64-5, 66-7
장딴지근 110-11, 112-13
장딴지빗근 112, 114
절구공이관절 173
접번관절 173
중간넓은근 100, 102, 106, 110, 116, 122
중간볼기근 128
중추신경계 29
짧은모음근 100, 104, 106, 122, 126

ㅊ

차축관절 173
찹 148-9
척수 30-1
  앞면 31
  횡단면 30
척수신경 31, 184
척주 24-5, 176-7
  가쪽면 24, 25, 176
  뒷면 24, 25, 176
척추원반 177
친-업 62-3
  어깨관절의 탈구 62
  팔꿈치의 과신전 62
컨센트레이션 컬 76-7
케이블 크로스오버 52-3
  어깨 탈구 52
케이블 플라이 52
케이블컬 78-9
  어깨관절 스트레스 79
  회전근개 근육 스트레스 79

ㅋ

크런치 134-5

허리통증 135
크로스 바디 크런치 136-7
큰가슴근 43, 44-5, 46-7, 48-9, 50-1, 52-3, 54-5, 56-7
손상 50
큰마름근 62-3, 64-5, 66-7, 70-1
큰모음근 100, 102-3, 104-5, 106, 122-3, 126-7
발목과 발 183
안쪽면의 뼈 183
큰볼기근 100-1, 102-3, 104-5, 106-7, 108-9, 110-11, 122-3, 142-3, 146-7, 148-9
큰원근 60-1, 62-3, 64-5, 66-7, 70-1

ㅌ

타원관절 173
척추세움근 142, 144-5, 146, 148, 150-1

ㅍ

팔 운동 72-97
팔과 다리의 혈관 34-5
팔굽혀펴기 56-7
팔 불안정성 56
팔꿈치, 인대의 166
가쪽면 166
팔꿈치, 인대의 180
안쪽면 180
팔꿉관절 180
안쪽면 180
팔의 근육 20, 164-6
가쪽면 166
뒷면 20, 165
앞면 20, 164
팔의 깊은 근육 164, 165
팔의 동맥, 34
앞면 34
팔의 뼈 26, 178, 180-1
뒷면 26, 178
앞면 26, 178
팔의 신경 184
뒷면 184
앞면 184
팔의 정맥 34
앞면 34
팔의 혈관 34
폐 36
앞면 36
풀오버 54-5
프론트 레이즈 88-9
어깨 재활 88
플라잉 레그컬 118, 120-1
햄스트링 재활 120
플랭크 132-3
어깨 재활 132

ㅎ

하이-케이블 크로스오버 52
하퇴삼두근 근막 110-11
한다리 들기 브릿지 142
해머 컬 76
허리네갈래근 144-5
호흡계 36-7
앞면 37
횡경막 37
아랫면 37
흉요근막 145, 151

A

abdomen, muscles of 18, 160
  anterior view 18, 160
adductor brevis 100, 104, 106, 122, 126
adductor longus 100, 102-3, 122-3, 126-7
adductor magnus 100, 102-3, 104-5, 106, 122-3, 126-7
ankle and foot, bones of 183
  medial view 183
ankle and foot, ligaments of 27, 183
  lateral view 27, 183
anterior deltoid 44-5, 48-9, 50-1, 56-7, 86-7, 88-9
arm exercises 72-97
Arnold press 86
arteries of lower limb 35
  anterior view 35
arteries of upper limb 34
  anterior view 34
articulations 173
autonomic nervous system 29

B

back exercises 58-71
back extension 144-5
  lower back strain 144
back, muscles of 19, 158-9
  posterior view 19, 158, 159
ball-and-socket joint 173
barbell lunge 104-5
barbell squat 100, 102-3
  front squat 102
  quarter squat 102
bench dips 50
bench press 48-9
bent-over row 64-5
biceps brachii 60-1, 62-3, 64-5, 66-7, 74-5, 76-7, 78-9, 92-3, 146-7, 148-9
biceps curl 74-5
  lower back stress 75
biceps femoris 108-9, 118-19, 120-1, 124-5
bicycle 138-9
bird dog 140-1
blood vessels of upper and lower limb 34-5
body regions
  anterior view 14
  posterior view 15
bones of the body
  ankle and foot 183
  anterior view 22, 174
  knee 27
  lateral view 23, 175
  lower limb 27
  posterior view 23, 175
  sacrum and coccyx 177
  upper limb 26, 178, 180
  vertebral column 24-5, 176
  wrist and hand 181
brachialis 60-1, 62-3, 64-5, 66-7, 70-1, 74-5, 76-7, 78-9
brachioradialis 60-1, 62-3, 64-5, 66-7, 74-5, 76-7, 92-3
bridge 142-3
buttock exercises 98-129

C

cable crossover 52-3
  shoulder dislocation 52
cable curl 78-9
  rotator cuff muscle stress 79
  shoulder joint stress 79
cable fly 52
central nervous system 29
chest exercises 43-57
chin-up 62-3
  dislocation of shoulder joints 62
  hyperextension of elbows 62
chop 148-9
circulatory system 32-5
  anterior view 32
  blood vessels of lower limb 35
  blood vessels of upper limb 34
  heart 33
concentration curl 76-7
cross-body crunch 136-7
crunch 134-5
  lower back pain 135

D

deadlift 106-7
deep muscles of back 19, 159
deep muscles of lower limb 168, 169
deep muscles of shoulder 161, 162
deep muscles of upper limb 164, 165
deltoid 146-7, 148-9
  anterior 44-5, 48-9, 50-1, 56-7, 86-7, 88-9
  lateral 86-7, 88-9, 90-1, 92-3
  posterior 60-1, 62-3, 64-5, 66-7, 68-9, 70-1
diaphragm 37
  inferior view 37
dip 50-1
dumbbell chest press 44-5
  shoulder injury 44
dumbbell fly 46-7
dumbbell squat 100-1
dumbbells, use of 45

elbow joint 180
medial view 180
elbow, ligaments of 180
medial view 180
elbow, muscles of 166
lateral view 166
ellipsoidal (condyloid) joint 173
erector spinae 142, 144-5, 146, 148, 150-1
external oblique 132-3, 134-5, 136-7, 138-9, 140-1, 142-3, 146-7, 148-9, 150-1

F

flexor carpi radialis 96-7
flexor carpi ulnaris 96-7
flexor digitorum longus 112, 114
flexor hallucis longus 112, 114
foot, bones of 183
medial view 183
foot, ligaments of 27
lateral view 27, 183
foot, muscles of 171
lateral view 171
posteromedial view 171
front raise 88-9
shoulder rehabilitation 88

G

gastrocnemius 110-11, 112-13
gliding (plane) joint 173
gluteus maximus 100-1, 102-3, 104-5, 106-7, 108-9, 110-11, 122-3, 142-3, 146-7, 148-9
gluteus medius 128
gluteus minimus 128
gracilis 126-7

H

hammer curl 76
hand, bones of 181
hand, muscles of 167
head and neck, muscles of 156-7
anterior view 156
lateral view 157
heart 33
anterior view 33
posterior view 33
high-cable crossover 52
hinge joint 173
hip abduction 128-9
hip adduction 126-7

I

infraspinatus 64-5, 66-7
injury warnings/risks
weights 46, 48, 49, 76, 88, 126, 146
intermediate muscles of back 19, 159
internal oblique 132-3, 134-5, 136-7, 138-9, 140-1, 142-3, 146-7, 148-9, 150-1
intervertebral disks 177

J

joints 173

K

knee, bones and ligaments of 27, 183
anterior view 27, 183

L

lat pulldown 60-1
"close grip" 60
neck injury risk 60
lateral deltoid 86-7, 88-9, 90-1, 92-3
lateral raise 90-1
excessive strain on rotator cuff muscles 91
latissimus dorsi 54-5, 60-1, 62-3, 64-5, 66-7, 70-1
leg exercises 98-129
leg extension 116-17
leg press 122-3
lift 146-7
ligaments
ankle and foot 27
knee 27
shoulder 26, 179
lower limb, blood vessels of 35
lower limb, bones of 27, 182, 183
anterior view 27, 182
posterior view 27, 182
lower limb, muscles of 21, 168-70
anterior view 21, 168
lateral view 170
posterior view 21, 169
lower limb, nerves of 185
anterior view 185
posterior view 185
lungs 36
anterior view 36
lying leg curl 118, 120-1
hamstring rehabilitation 120

M

medical check 9
mid-cable crossover 52
movements of the body 38-9
anterior view 38
lateral view 39
multifidus 142, 144-5, 146, 148
muscle types 172
muscular system 16-21, 154-71
abdomen 18, 160

anterior view 16, 154
back 19, 158-9
deep muscles of back 19, 159
deep muscles of lower limb 168, 169
deep muscles of upper limb 164, 165
elbow 166
foot 171
head and neck 156-7
intermediate muscles of back 19, 159
lateral view 17, 155
posterior view 17, 155
shoulder 161-3
superficial muscles of back 19, 158
superficial muscles of lower limb 21, 168, 169, 170
superficial muscles of upper limb 20, 164, 165, 166
thorax 160
types of muscles 172
wrist and hand 167

N

nervous system 28-31, 184-5
anterior view 28
lower limb nerves 185
spinal cord 30, 31
spinal nerves 31
upper limb nerves 184
Nordic hamstrings 124-5
excessive stress on hamstring muscles 124

O

one-legged bridge 142

P

pectineus 126-7
pectoralis major 43, 44-5, 46-7, 48-9, 50-1, 52-3, 54-5, 56-7
tears 50
piriformis 128
pivot joint 173
plank 132-3
shoulder rehabilitation 132
plantaris 112, 114
posterior deltoid 60-1, 62-3, 64-5, 66-7, 68-9, 70-1
proprioceptive neuromuscular facilitation (PNF) exercise 146-7
pullover 54-5
push-up 56-7
arm destabilization 56

Q

quadratus lumborum 144-5

R

rectus abdominis 132-3, 134-5, 136-7, 138-9, 140-1, 142-3, 146-7, 148-9, 150-1
rectus femoris 100-1, 102-3, 106, 110, 116-17
rehabilitation exercises
shoulder or elbow injuries 46-7
respiratory system 36-7
anterior view 37
reverse fly 68-9
rotator cuff muscle stress 68
rhomboid major 62-3, 64-5, 66-7, 70-1
rhomboid minor 62-3, 64-5, 66-7, 70-1
Romanian deadlift 108-9

S

sacrum and coccyx 177
anterior view 177
posterior view 177
saddle joint 173
safety 9
excessive arching of back 87
excessive strain on rotator cuff muscles 91
excessive stress on hamstring muscles 124
hyperextension of elbows 62
knee or wrist injuries 141
lower back pain 135
lower back strain 66, 75, 92, 144
neck injury risk 60
rotator cuff muscle stress 68, 79
shoulder dislocation 52, 62
shoulder injury 44
shoulder joint stress 79
seated bicycle 138
seated calf raise 114-15
rehabilitation for calves/ankles 114
seated leg curl 118-19
seated military press 86
seated row 66-7
lower back stress 66
semimembranosus 108-9, 118, 120, 124
semitendinosus 108-9, 118, 120, 124
serratus anterior 43, 56-7
shoulder exercises 72-97
shoulder joint 26, 179
anterior view 179
posterior view 26, 179
stress 79
shoulder, ligaments of 26, 179
anterior view 26, 179

shoulder, muscles of 161-3
  anterior view 162
  lateral view 163
  posterior view 161
shoulder press 86-7
  excessive arching of back 87
shrug 94-5
  mixed grip 94
side plank 132
single-arm row 70-1
single-leg dumbbell squat 100
single-leg Romanian deadlift 108
skeletal system 22-7, 174-83
  ankle and foot, bones of 27, 183
  ankle and foot, ligaments of 27, 183
  anterior view 22, 174
  elbow 180
  knee, bones and ligaments of 27, 183
  lateral view 23, 175
  lower limb, bones of 27, 182, 183
  posterior view 23, 175
  sacrum and coccyx 177
  shoulder joint 26, 179
  upper limb, bones of 26, 178, 181
  vertebral column 24-5, 176
  wrist and hand 26, 178, 181
soleus 110-11, 112-13, 114-15
spinal cord 30-1
  anterior view 31
  cross-sectional view 30
spinal nerves 31, 184
standing cable pulldown 54
standing calf raise 112-13
  rehabilitation for ankles/calves 112-13
step-up 110-11
sumo deadlift 106
superficial muscles
  back 19, 158
  lower limb 21, 168, 169, 170
  shoulder 161, 162, 163
  upper limb 20, 164, 165, 166
superman 140-1
  knee or wrist injuries 141
supraspinatus 90-1, 92-3

T

tensor fasciae latae 128-9
teres major 60-1, 62-3, 64-5, 66-7, 70-1
teres minor 62-3, 64-5, 66-7
thoracic kyphosis 54
thoracolumbar fascia 145, 151
thorax, muscles of 160
  anterior view 160
tibialis posterior 112, 114
trapezius 62-3, 64-5, 66-7, 70-1, 88-9, 90-1, 92-3, 94-5, 146-7, 148-9
triceps brachii 44-5, 48-9, 50-1, 56-7, 80-1, 82-3, 84-5, 146-7, 148-9
triceps extension 82-3
  one-arm extension 82
triceps kickback 84-5
triceps pushdown 80-1
triceps surae fascia 110-11
trunk exercises 130-51

U

upper limb, blood vessels of 34
upper limb, bones of 26, 178, 180, 181
  anterior view 26, 178
  posterior view 26, 178
upper limb, muscles of 20, 164-6
  anterior view 20, 164
  lateral view 166
  posterior view 20, 165
upper limb, nerves of 184
  anterior view 184
  posterior view 184
upright row 92-3
  lower back strain 92

V

vastus intermedius 100, 102, 106, 110, 116, 122
vastus lateralis 100-1, 102-3, 104-5, 106-7, 110-11, 116-17, 122-3
vastus medialis 100, 102-3, 104-5, 106, 110, 116-17, 122-3
veins of lower limb 35
  anterior view 35
veins of upper limb 34
  anterior view 34
vertebral column 24-5, 176-7
  lateral view 24, 25, 176
  posterior view 24, 25, 176

W

walking lunge 104
walkout 150-1
wrist and hand, bones of 181
  dorsal view 181
  palmar (ventral) view 181
wrist and hand, muscles of 167
  dorsal view 167
  palmar view 167
wrist curl 96-7

First published in 2012 by Global Book Publishing Pty Ltd

Global Book Publishing Pty Ltd
181 Botany Road, Waterloo
NSW 2017, Australia

한눈에 보는 **근력운동 해부학**

The Student's Anatomy of Exercise Manual

인 쇄 : 2022년 6월 3일
발 행 : 2022년 6월 15일

저 자 : Ken Ashwell
역 자 : 심재훈, 오덕원, 이규완, 이형렬, 박현주,
박혜진, 강민수, 배영대, 김종혁, 어경태
감 수 : 김윤신, 강준한, 나영무
발행인 : 김용덕
발행처 : 메디안 북
편 집 : 최수정
등 록 : 제 25100-2010-51호
주 소 : 서울시 마포구 마포대로 63-8, 818호(도화동 삼창프라자 빌딩)
전 화 : 02-732-4981
팩 스 : 02-711-4981
홈페이지 : www.mcbooks.co.kr

ISBN : 979-11-90450-70-6 93510

정 가 : 33,000원